云南省普通高等学校"十二五"规划教材

美容方剂学

吴志明　秦　竹　主编

U0392718

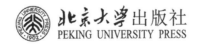

北京大学出版社

PEKING UNIVERSITY PRESS

图书在版编目(CIP)数据

美容方剂学/吴志明,秦竹主编. —北京:北京大学出版社,2012.11
ISBN 978-7-301-21395-7

Ⅰ.①美… Ⅱ.①吴… ②秦… Ⅲ.①美容-方剂学-高等学校-教材 Ⅳ.①R289

中国版本图书馆 CIP 数据核字(2012)第 240734 号

书　　　名:美容方剂学
著作责任者:吴志明　秦　竹　主编
责 任 编 辑:郑月娥
标 准 书 号:ISBN 978-7-301-21395-7/R・0030
出 版 发 行:北京大学出版社
地　　　址:北京市海淀区成府路 205 号　100871
网　　　址:http://www.pup.cn 电子信箱:zye@pup.pku.edu.cn
电　　　话:邮购部 62752015　发行部 62750672　编辑部 62767347　出版部 62754962
印 刷 者:北京鑫海金澳胶印有限公司
经 销 者:新华书店
　　　　　787 毫米×1092 毫米　16 开本　21.5 印张　530 千字
　　　　　2012 年 11 月第 1 版　2019 年 8 月第 2 次印刷
定　　　价:43.00 元

编　委　会

主　编　吴志明　秦　竹
副主编　李　铭　李丽琼　张　胜　熊洪艳　张　明　马凤丽
编　委　（以姓氏笔画为序）

马凤丽（云南中医学院）

石　瑜（云南中医学院）

孙艳红（云南中医学院）

吕锐萍（昆明市中医医院）

吴志明（云南中医学院）

吴施国（云南中医学院）

吴艳霞（云南中医学院）

吴承道（昆明吴氏嘉美美容医院）

李丽琼（云南中医学院）

李　铭（保山中医药高等专科学校）

张　明（云南中医学院）

张　胜（云南中医学院）

秦　竹（云南中医学院）

熊洪艳（云南中医学院）

魏丹霞（昆明市中医医院）

内 容 提 要

我国中医药美容的应用有着悠久的历史,在美颜护肤方面积累了极为丰富而宝贵的经验。在21世纪全球医学美容倡导"美容回归自然"的大形势下,纯天然美容疗法正受到越来越多人的青睐,中医药美容也已成为一项引人注目的医疗美容方法。美容方剂学是中医美容理、法、方、药中的重要组成部分,是阐明和研究中医美容治法与中医美容方剂配伍规律及临床运用的一门学科,是学习中医美容专业必修的基础课程之一。美容方剂学与中医美容临床紧密相连,起着沟通基础与临床的桥梁作用。

本书为云南省普通高等学校"十二五"规划教材,共分24章(总论与各论)。总论(第1~6章)重点阐述方剂的组方原则与变化形式,方剂与治法的关系,以及方剂的分类、剂型、煎药方法、服药方法等基础理论和基本知识。各论(第7~24章)依据以法统方的原则,将方剂分为解表、泻下、和解、清热及美容外用剂等18章。各论每章选择我国古代经典方书中具有代表性的、为现代临床常用的基本方为正方,每首正方下列组成、用法、功用、主治、方解、运用、实验研究、临床报道、验案举例等项,从多角度释明每首方剂的组方原则和功用。特别要说明的是,本教材特列"美容外用剂"一章,分祛斑除黑、疗渣消痘、去痣消疣、抗皱驻颜、增白润肤、乌须防脱六节,具有专业性、实用性、学术性、独创性等特点,使之更好地适应中医学专业(美容方向)或医学美容技术专业学科知识的结构特点,以提高该专业学生的学习兴趣。

本书可供中医学专业中医美容方向或中医院校医学美容技术专业学生作教材使用,也可供美容从业人员及美容爱好者阅读参考。

前　言

　　美容方剂学是在中医理论指导下,研究美容方剂的基本理论及其在美容治疗、美容保健等方面运用的一门应用学科,也是方剂学的一个分支学科。它与中医美容临床紧密相连,起着沟通基础与临床的桥梁作用,是中医学专业(中医美容方向)或医学美容技术专业必修的基础课程之一。

　　中医药美容的应用有着悠久的历史,在养颜护肤方面积累了极为丰富而宝贵的经验。在我国最早的方书《五十二病方》中,就收录了除疣消癜之类的美容药方。《神农本草经》收载药物 365 种,其中具有保健和美容作用的有 160 种。此后《伤寒论》的"猪肤汤"、《肘后备急方》的"令面白如玉方"等,一直沿用至今。《备急千金要方》、《千金翼方》辟有"面药"、"妇人面药"、"令身香"、"生发黑发"等专门章节,共收载美容秘方 130 首;《外台秘要》设美容专卷,分 28 类,收方 200 多首;《太平圣惠方》和《圣济总录》收美容方剂 300 首;《普济方》被后人称为中医美容方剂大汇总,不但汇集了明朝以前的大量效方,而且创制了"白面方"等美容新方。

　　随着人们生活水平的日益提高和审美意识的普遍觉醒,全球出现了历史上规模空前的美容热。五花八门的整形术、形形色色的美容霜、花样翻新的换肤术、铺天盖地的减肥素等等,充斥着大大小小的医学美容门诊。然而,目前临床上使用的美容用品,绝大多数采用西方医学中的化学合成剂,它不仅治疗效果不尽如人意,而且存在着毒副作用大、治标不治本等多种弊端。因此,"美容回归自然"已成为 21 世纪全球医学美容的呼唤,纯天然美容疗法正受到越来越多人的青睐。中医药美容与祖国的传统中医药学一脉相承,5000 多年的文明史为后人积淀下丰富而珍贵的美容经验与方法。中医药美容一枝独秀,已成为一门非常引人注目的学科。

　　中医药美容十分强调和重视人的整体观,它采用内外兼治、整体调理等方法,从根本上起到美容与健体相结合的治疗效果。中医美容方剂以其标本兼顾、安全无毒、疗效可靠等优点,愈来愈受到国内外美容界人士的密切关注与高度评价。为顺应时代发展的趋势和需求,全国大多数中医院校相继开办了中医美容及医学美容技术专业。但到目前为止,中医美容方剂学教材及相关专门著作尚少,给中医美容方剂的传承与创新带来了一定的困难。在这种背景之下,编写一套高等中医院校使用的《美容方剂学》教材,不仅有利于丰富中医方剂学及中医美容学的学术内容,而且能提高皮肤病整体综合治疗效果,促进人类皮肤美容保健的维护。

　　本教材在编写上依据方剂学教材一贯的编撰体例进行各章各节的编撰,这一方面使我们的教学不失中医辨证论治、理法方药之特色,同时也符合学生职业医师资格考试的需要。

　　全书分为上、下两篇。上篇总论(共 6 章)主要介绍方剂学与美容方剂学的概念及发展简史、方剂与治法、方剂的分类、方剂的剂型、方剂的组成与变化,以及方剂的煎服方法;下篇各论将方剂按照不同治法(或功用)分为解表剂、泻下剂、和解剂、清热剂、表里双解剂、温里剂、补益剂、固涩剂、安神剂、理气剂、理血剂、治风剂、治燥剂、祛湿剂、祛痰剂、消食剂、驱虫剂、美容外用剂共18章,选录基础方、代表方和临床常用方共236首。书末还附有"方名索引"。

各论部分每章方剂分为概述、正方、小结、复习思考题四部分。概述部分包括每章方剂的含义、适应证、分类和使用注意,以及每节方剂的适应证、药物配伍和代表方。每首正方主要有方名与出处、组成、用法、功用、主治、方解、运用、实验研究、临床报道和验案举例等内容。小结部分主要对每章方剂内容提纲挈领地给予概括、总结和对比。复习思考题是根据每章方剂的重点内容提出问题,以指导学生对本章内容进行复习总结,并培养学生独立思考和分析问题的能力。

每首方剂的组成和用法均引自原始古籍文献,包括药名、用量和炮制方法等内容。为了便于教学和临床应用,在相应的括号之内又标注了现代用量(均以"g"为单位)和现代用法。对于"主治病证"及"临床表现",一般是以原古籍为基础,结合后世运用情况综合表述。"方解"内容主要是对组成药物的基本结构和配伍关系进行分析、归纳。"运用"部分主要包括辨证要点和现代运用。"实验研究"主要参考近现代文献对方中单味药及其组合等的药理研究成果。"临床报道"和"验案举例"均是从公开发表的期刊文献中摘录,内容不计多寡,有则选录,无则略去。

特别要说明的是,本教材专列"美容外用剂"一章,分祛斑除黑、疗渣消痘、去痣消疣、抗皱驻颜、增白润肤及乌须防脱六节,共计66首方。该章专门对美容治疗外用剂及美容保健外用剂进行了收集、整理和编撰,精选了具有代表性的方剂,并对其组方用药、功效作用、方解运用等方面进行系统论述;在编写体例上尽量做到与前面各章的方剂相吻合,运用文献检索,将某些方剂的临床经验及现代研究成果充实于其中,使这部教材更能体现中医美容方剂之特点,并使之更好地适应中医学专业(美容方向)或医学美容技术专业学科知识的结构特点,以提高该专业学生的学习兴趣。

在本教材的编写过程中,主要参阅了普通高等教育"十一五"国家级规划教材《方剂学》(主编:邓中甲)、全国中医药高职高专院校教材《美容中药方剂学》(主编:黄丽萍)、新世纪全国高等中医药院校中医美容系列教材《中医美容学》(主编:刘宁)等相关内容。由于我们水平有限,书中难免有许多不足之处,恳请同仁及学习者不吝赐教,以便我们不断改进、日臻完善。

《美容方剂学》编委会

2012 年 6 月

目 录

上篇 | 总 论

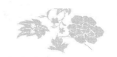

第一章

绪　　论

第一节　方剂、方剂学、美容方剂学的概念

方剂,是指在中医理论指导下,在辨证审因、确定治法之后,按照组方结构要求,选择合适的药物,酌定用量、用法,妥善配伍而成,是用于防治疾病、增进健康的一组中药,又称"医方"、"药方"、"处方"或"汤头"。

方,有法、术之意;剂,古作齐,指调和。"方者法也,剂者齐也"即是此意。早期的方剂含有医方、医术、调剂等意。人们在长期临床实践中,通过反复验证、不断完善,逐渐掌握某些药物的配合使用与某些病证有着固定的疗效关系。这些有着特定适应病证的有效配方即是方剂,即现代临床中所用的"成方"。所以,方剂既不是多味药物的简单组合,也不是临床随症药物的相互拼凑,而是在中医治法理论指导下,通过辨证选药,有目的地将单味药或多味药经过合理配伍、酌定用量,用以治疗特定病证的一组药物。

方剂学是研究和阐明方剂的组成理论及其临床运用的一门学科。它是在中医理论指导下运用中药防治疾病的经验总结,是中医学理、法、方、药体系中的重要环节,也是中医学的主要基础学科之一。

美容方剂学是在中医理论指导下,研究美容方剂的基本理论及其在美容治疗、美容保健等方面运用的一门学科,也是方剂学的一个分支学科。随着经济发展和生活水平的提高,人们对美的追求越来越重视。中医美容方剂作为传统医学,其在美容治疗和美容保健方面一直备受关注,而美容方剂学作为方剂学的分支学科,在 20 世纪 90 年代逐渐被提出和发展起来。

方剂学作为一门中医基础课程,不仅综合了中医基础理论、中医诊断学、中药学各科知识,而且充分展现了中医在辨证论治方面的丰富内容,对临床医生遣药组方发挥着重要的指导作用。美容方剂学是方剂学在日常生活中美容保健和美容治疗方面的应用,所以学习美容方剂学,必须掌握方剂学的基本知识,比如:方剂与治法,方剂的剂型,方剂的组成结构与变化形式等内容。

第二节　中医美容方剂学的起源与发展

中国传统医药学是一个伟大的宝库,其中有关美容方剂的历史也相当悠久,早在两千年前就已经有了研制简单美容制剂的记载。自战国至清末的医籍、医著中,就有增白悦颜、祛斑莹面、毛发美饰、酒渣粉刺、灭斑除疣、除臭散香 6 大类 1233 首美容方剂,涉及 269 味中草药。当然,这些多数是为当时朝廷贵族服务的。由此可以看出,中医美容方剂学源远流长,其发展大致经历了六个阶段:先秦两汉时期,魏晋南北朝时期,隋唐时期,宋金元时期,明清时期,近现代时期。在长期的发展沿革中,中医美容已经形成了自身独特的历史理论体系。

一、先秦两汉时期

自从有了人类,就开始了美容知识的积累。考古学家在人类的遗址上曾发现了小石子、贝壳或兽牙等物制作的美丽串珠,用于装饰;早在新石器时代的洞穴壁画上就出现了美容化妆的痕迹。随着社会经济、文化的发展,人们追求自身美的愿望日益高涨,化妆用品也随之不断增多,故在公元前一千多年前,就已经有了"香汤淋浴"、"月粉梳妆"的生动描述,这便是有关中医美容的起源与萌芽时期。

春秋战国时期,奴隶社会趋于瓦解,封建社会逐步确立,社会生产力显著提高,科学文化进步较快,诸子百家总结各个领域的经验,上升为理论,其中也包括一些有关美容保健方面的论述,而被当时的医家所采纳。这一时期,中医美容学的主要成就,是理论上整体观的确立,以及在整体观念指导下的一些卓有成效的美容方法的产生。西周时代的《诗经》作为我国现存文献中最早记载药物的书籍,对美容也有所论述,如《诗经·卫风伯兮》载有"自伯之东,首如飞莲,色无膏沐,谁适为容"。"膏沐"即当时妇女用来润泽头发的一种化妆品。战国时期的《山海经》载有中药146种,其中有12种动、植物药具有美颜色、去赘疣、疗痤疮等美容作用,如《中山经》所载的豪鱼,"状如鲔,赤喙尾赤羽,可以已白癣";天婴,"其状如龙骨,可以已痤";荀草,"服之美人色"等,这是对美容中药的最早记载。1973年湖南长沙马王堆汉墓中出土帛书《五十二病方》,是我国历史上现存最古老的一部方书,书中记载预防和治疗瘢痕的方剂就有6首,如"一、令伤毋殷(瘢),取彘膏、□衍并冶,敷之"。另一部同时出土的《养生方》中有3首长寿方,还有"令人面泽"和"去毛"、"黑发"的专方。

先秦时期的《黄帝内经》附方13首,列出了6种剂型,最早提出了方剂学的"七方"分类法,并论述了方剂的组方结构和配伍原则。它不仅奠定了方剂学的理论基础,而且也记载了一些美容治疗的方法,如《灵枢·经筋》首次提到了"马膏"疗法,即将药物和按摩结合起来的一种美容治疗方法。成书于东汉时期的《神农本草经》记载了100多种关于"悦泽"、"美色"、"轻身"、使人"头不白"的美容药物,并首次提到了有关美容药品的独特剂型——面脂,如中药白芷"长肌肤、润泽,可作面脂"。

东汉"医圣"张仲景所著《伤寒杂病论》载方323首,创造性地将理、法、方、药融为一体,不仅丰富了治法内容,而且成为现代方剂组方配伍的典范以及组方变化的开端,被后世医家尊崇为"方书之祖"。书中所创立的当归芍药散治疗肝血瘀滞引起的肝斑,麻子仁丸治疗燥热所致的皮肤粗糙,猪肤汤润肤悦颜去皱等方法,至今仍为后人所沿用。

二、魏晋南北朝时期

此为传统中医美容学的形成时期,亦是中医美容方剂学发展的鼎盛时期。东晋著名医家葛洪的《肘后备急方》(又称《肘后救卒方》)共收单方510首、复方494首。葛氏所集之方,力求"单行径易,约而有验;篱陌之间,顾眄皆药;众急之病,无不毕备;家有此方,可不用医"。又出于"救卒",其所收方剂,多以治疗中风、昏厥、溺水、外伤、中毒等突发急症为主。其中所载的美容方剂之早、之多、之专,以及其有关美学思想的体现,堪称中医美容第一书。书中所录的美容方有66条,应用于美容的药物有95种。

由晋人刘涓子初辑,后经南齐龚庆宣整理而成的《刘涓子鬼遗方》(又称《神仙遗论》、《痈疽方》),主要收录和论述金疮、痈疽、疥癣、汤火伤等外科方剂140余首,为现存最早的外科方书,反映了魏晋南北朝时期外科的用药成就。书中也收载了一些美容方剂,如《刘涓子鬼遗方·卷五》中载"治面黄,麝香膏方"、"治头秃生发,白芷膏方"等。

陈延之所撰《小品方》,对《伤寒杂病论》以来的经验方进行了系统整理,在隋唐时期与仲景之书齐名。原书约亡于唐末至宋初之战乱,但不少本草和方书存其佚文。现有内容涉及临床各科,理、法、方、药俱论,亦重点收录简、便、廉、效之方。该书记述的治疗方法也较全面,除内服方外,还有灸、熨、割、烙、涂、浴、摩、熏等外治法。

三、隋唐时期

隋唐两代,随着社会经济的进步,国内各民族的交往合作和中外各国间的广泛交流,加之唐王朝对医药的重视,方剂学又取得了较大的发展。这一时期,方书大量涌现,其数量之多,卷帙之巨,都是空前的。其中现存的《备急千金要方》(简称《千金要方》)、《千金翼方》和《外台秘要》则基本上代表了唐代方剂学的真实水平。

唐代医家孙思邈所著《备急千金要方》、《千金翼方》(以下合称《千金方》)各30卷,前者载方5300余首,后者载方2200余首,其中属于中医美容方剂的有170余首,如《备急千金要方·卷六》首次专门设立了"面药"章节,论述了有关"洗首面,令白净悦泽"的澡豆方,"治面无光泽,皮肉皱黑,久用之,令人洁白光润"的玉屑面膏方等。其弟子孟诜撰《食疗本草》,载食药260味,其中有许多美容食物,如"荔枝,微温……健气及颜色","樱桃,温……令人好颜色,美志","萝卜,性冷……服之令人白净肌细",丰富了食膳美容的内容。

王焘的《外台秘要方》是继孙思邈《千金方》之后,唐代又一部大规模的方书和临床医学著作。全书计40卷,1104门,收方6800余首。该书的特点是整理并保存了一大批唐代及唐以前的医方,如《小品方》《刘涓子鬼遗方》《深师方》《崔氏方》《集验方》等,至今该书仍是研究这些资料的重要文献。其中第三十二卷专论美容,共收录美容方剂220余首,分列34类,有面部美容、美发生发方、澡豆、口脂方、美手方、香体熏衣方等,是对唐以前美容方剂的一次总结。

隋唐时期中医美容可谓承上启下、全面发展,不仅初步形成了美容方剂学的体系,也为宋金元时期的进一步提高打下了坚实的基础。

四、宋金元时期

高度中央集权的宋代封建王朝,结束了五代以来的分裂混战局面。国家的统一、经济的振兴使科学文化达到了前所未有的高峰,方剂学也得到了相应的进步。北宋一些帝王偏好医药,对方剂也较为关注。宋太祖赵匡胤本人就留心方药,研习医术,并亲自收集验方1000多首。宋太宗、宋徽宗等人也亲自为方书撰写过序言或总论。当时一批文化素养较高的儒臣积极参与医药,也促进了宋代方书的繁盛。嘉祐二年(公元1057年),集贤院设立校正医书局,成为我国最早的国家医书编撰出版机构,再加上雕版印刷术的推广使用、活字印刷术的发明,为医药方书的刻印提供了极大的方便。因此,宋代成为本草和方书校刊汇纂的重要时期,也是传统中医美容方剂学的拓展时期。此期的中医书籍汗牛充栋,大部分都涉及美容问题。

这一时期的方书,既有官修的《普救方》《太平圣惠方》《圣济总录》等集大成之巨著,又有众多各具特色的个人著述,如许叔微《普济本事方》、张锐《鸡峰普济方》、陈言《三因极一病证方论》、严用和《济生方》、王衮《博济方》、苏东坡及沈括《苏沈良方》、杨士瀛《仁斋直指方》及《旅舍备要方》等120余种。其中《太平圣惠方》、《圣济总录》、《太平惠民和剂局方》,均收载有很多美容方剂。

《太平圣惠方》是我国历史上由政府组织编写的第一部方书。全书100卷,共1670门,载方16834首。包括脉法、处方用药、五脏病证、内、外、骨伤、金创、胎产、妇、儿、丹药、食治、补益、针灸等,每一病证,冠以隋代巢元方《诸病源候论》有关论述。第四十卷主要收录了美容方187首,如"治面上生疮诸方"、"治面诸方"、"治粉刺诸方"、"治黑痣诸方"等;第四十一卷为须发专方,共列"治法白令黑方"、"治眉发须不生诸方"等120首;此外,在其他卷中,还有治羸瘦、白癜风、针眼、目不明、牙齿黄黑、牙齿脱落、揩齿令白净、口臭、唇疮、热疮、(各种)癣、漆疮、手足皲裂等损容疾病诸方440余首,以及各种补益驻颜方240余首。全书共有美容方剂980余首。

《圣济总录》又名《政和圣剂总录》,是北宋政和年间(1111—1118年),由宋徽宗赵佶诏令征集当时民间及医家所献大量医方,又将内府所藏的秘方合在一起,由圣济殿御医整理汇编而成。全书共200卷,分66门,包括内、外、妇、儿、五官、针灸、养生、杂治等,其中有关美容方剂仅面体、髭发两门,就有处方100余首。另外,在食疗一门还收录了许多药膳美容良方,如驻颜祛皱的"大枣粥",至今仍在使用。

《太平惠民和剂局方》一名《和剂局方》,简称《局方》,是宋政府组织编成并颁行的我国第一部成药典。全书10卷,共14门,载方788首。所载医方均系收录民间常用的有效中药方剂,记述了其主治、配伍及具体修制法。在"诸虚门"及其他各门中,也散在收载了许多具有增白驻颜、乌发固齿、延年润肤作用的美容方剂,如青娥丸"常服壮筋骨,活血脉,乌髭须,益颜色"、何首乌丸"补暖腑脏……黑髭发,驻颜容"等。除此之外,《苏沈良方》、《洪氏集验方》、《济生方》、《类证普济本事方》、《鸡峰普济方》、《是斋百一选方》、《魏氏家藏方》等等,都载有美容方或法。

金元时期的战争,给方剂学的发展造成了不良影响,但许多临床医家仍潜心于医方的研究和总结。除危亦林《世医得效方》之外,方剂学的成就主要反映在临床医学著作之中。其他医方专书还有:刘完素《宣明论方》、张从正《经验方》《秘录奇方》、李东垣《东垣试效方》、杨用道《附广肘后方》、朱丹溪《局方发挥》、许国祯《御药院方》、孙允贤《医方集成》、李仲南《永类钤方》、陈子靖《医方大成》等。

其中,元初许国祯的《御药院方》,是现存最早的宫廷处方集,也是我国第一部皇家御用药方集。它以宋金元三朝御药院所制成方为基础,于至元四年(1267年)刻板成书。全书共11卷,分14门,收方1072首,包括内、外、妇、儿、五官、养生、美容等多方面内容。由于该书收集的多是宋金元三代的宫廷秘方,所以能较全面地反映当时宫廷用药的经验,不少方剂还是一般方书中所没有的,是一部名副其实的宫廷秘方。而且书中汇集了金元以前大量宫廷美容用方,如"御前洗面药"、"皇后洗面药"等,突出了宫廷用药的特色。美容方主要分布在补虚损门、治杂病门、治咽喉口齿门、洗面药门等。"补虚损门"中载有黑髭鬓、驻颜色、悦泽面目、固牙齿、润泽肌肤的内服方 34 首,其他门中还散载有黑发、润发、生发、去油、除垢、去屑、美面、去皱、莹肌、退毛、洗牙、洁齿等功效的外用方 30 余首。这不仅是对宋金元时期皇家御用药方的一次总结,而且还丰富了金元以前美容方药的内容。

五、明清时期

迨至明代,方剂学的发展得到了进一步的提高。这一时期的方书,既有搜罗广博、规模宏大的官修巨著,又有内容集约的袖珍良方。整个方剂学的发展方兴未艾,方书的成就不仅体现在卷帙之浩繁、方剂数目之巨大,而且理、法、方、药日臻成熟。明代的临床医学著述中,也有丰富的方剂学内容。如王肯堂的《证治准绳》,其收方之广,向为医界所称道;张介宾《景岳全书》,尤其是其中"新方八略"所创制的部分方剂,对后世影响极大。此外,吴又可《温疫论》、虞抟《医学正传》、龚廷贤《万病回春》、秦景明《症因脉治》、绮石《理虚元鉴》、薛己《外科发挥》、陈实功《外科正宗》、武之望《济阴纲目》等,均对方剂学有其特殊贡献,留下了许多传世的新方。

其中,最有代表性的方书著作首推《普济方》,载方 61739 首,它是我国古代规模最大的一部方书。由明太祖第五子周定王朱橚主持,教授滕硕、长史刘醇等人收集编写而成。内容包括总论、脏腑身形、伤寒杂病、外科、妇科、儿科、针灸等。书中记载了许多疾病的治法,如汤药、按摩、针灸等,有关美容方的收录也是规模空前,共载方 747 首,成为明代以前美容方书之大成者。另外,明·胡文焕校刊的《寿养丛书》,收有《香奁润色》一卷,辑录了大量美容方,美发、白面、玉容、驻颜、白牙、润唇、美手、香身等各种美饰用化妆品方应有尽有,可谓是妇女美饰的一本专书。

这一时期本草书中的附方,也蔚然可观。仅李时珍的《本草纲目》一书,就有简便灵验的单方 11000 多首。这些内容,不但是方剂学的组成部分,而且加强了方和药的有机结合,同时也是对美容中药的一次大总结。其记载的美容中药近 300 种,功效涉及增白、护肤、祛皱、消斑、去雀斑、乌发、香体、洁齿、悦颜等方面。其方法强调内治与外治相结合,将中医美容学发展到一个新的阶段。

到了清代,方剂学的发展呈现出一派新的特色,其内容趋向于由博返约,更注重理论性、实用性。这一时期,代表性的著作有汪昂的《医方集解》、吴昆的《医方考》、罗东逸的《古今名医方论》、王晋三的《绛雪园古方选注》以及吴仪洛的《成方切用》等。另外,各种验方、单方辑本亦不断增多,达 300 余种,成为清代方书的一大特点。

而清代美容方剂主要荟萃于清宫档案之中。中国中医研究院清宫医案研究室 1981 年出版的《慈禧光绪医方选议》就收录了不少美容专方,如长发香发方、令发不落、洗头沐浴方等都在海内外产生了一定影响。

六、近现代时期

新中国成立以后,美容方剂学得到了进一步发展。近 60 年来,其主要成果突出在两个方面:一方面是对一大批古代的重要方书,如《肘后方》、《小品方》、《千金方》、《外台秘要》、《太平惠民和剂局方》、《圣济总录》、《普济方》等,进行了校刊出版、影印或辑复,为美容方剂学的文献研究提供了极大的方便;另一方面是重新编辑的古今医方、验方、方书辞典及其他方剂工具书亦大量涌现,其中尤以南京中医药大学主编的《中医方剂大辞典》最具代表性。该书分 11 个分册,共 1800 万字,收录历代方剂 96592 首,汇集了古今方剂学研究的成果,内容浩瀚,考订严谨,填补了自明初《普济方》问世以来缺少大型方书的空白,同时也使美容方剂学的系统整理达到了较高水平。

　　随着半个多世纪以来中医药高等教育的不断发展,医药院校不同层次使用的美容方剂学教材、教学参考书更是不断更新;同时,方剂的组方原理、配伍规律和复方效用的研究等方面也不断深入,从而进一步丰富、发展了美容方剂学的理论内容。随着中药制剂学的分化,中成药在生产工艺、剂型改进、药效、药理、毒理、质量标准和临床应用等方面,都取得了举世瞩目的进步;新的产品不断研制成功,剂型不断改进和更新,设备、技术和检测手段更加先进,疗效可靠而安全的法定处方、协定处方不断增加,使美容方剂学的研究正在面临新的机遇和挑战。

　　综上所述,中医美容方剂学有着悠久的历史,其发展大致经历了六个阶段。而中医美容的各种方药和方法,被历代医药学家反复运用、筛选,日臻完善,其精华将为现代中医美容及世界美容提供行之有效的天然药物及自然方法。今天,现代中医各基础学科和临床学科的发展,为中医美容方剂学的发展打下了基础。我们相信,在不久的将来,美容方剂学的发展会提高到一个新的水平。

复习思考题

　　1. 试述方剂学、美容方剂学的含义。

　　2. 试述《五十二病方》、《黄帝内经》、《刘涓子鬼遗方》、《太平圣惠方》、《御药院方》、《普济方》对美容方剂学的主要贡献。

(马凤丽)

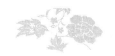

第二章

方剂与治法

第一节　方剂与治法的概念和关系

治法,即指在中医辨证论治过程中,在治疗原则指导下,根据患者的临床表现,辨清证候,审明病因、病机之后,有针对性地采取的治疗方法。

治法的形成首先源于对方药作用认识的深化,以及对病因、病机理论认识的提升。早在《黄帝内经》中已有丰富的治法理论,为中医学奠定了治法理论的基础。如《素问·阴阳应象大论》云:"形不足者,温之以气;精不足者,补之以味。其高者,因而越之;其下者,引而竭之;中满者,泻之于内。"《素问·至真要大论》云:"寒者热之,热者寒之,微者逆之,甚者从之,坚者削之,客者除之,劳者温之,结者散之,留者攻之,燥者濡之,急者缓之,散者收之,损者益之。"至汉末,医圣张仲景创造性地将治法和方证融为一体,总结了一整套临床辨证论治的六经辨证体系。其后,随着历代医家对中医理论和临床实践的不断丰富和总结,治法内容也得以不断完善。

方剂和治法,都是中医学理、法、方、药体系的重要组成部分。临床辨证论治首先是"辨证",然后是确立治法,最后环节才是选药组方,因此只有辨证正确,治法的针对性才能明确和具体,根据治法遣药组方才能获得预期的疗效。由此可看出,治法是联系辨证理论和遣药组方的纽带,也是学习和运用方剂不可缺少的基础。而方剂是作为中医临床治疗疾病的重要手段,是在辨证、立法的基础上选药配伍而成的。在临床辨证论治的过程中,辨证的目的在于确定病机,论治的关键在于确立治法,治法是针对病机产生,而方剂必须相应地体现治法。只有首先理解方剂与治法的关系,才能正确地遣药组方或运用成方。

从中医学形成和发展的过程来看,治法是后于方药形成的一种理论。但当治法已由经验上升为理论之后,就成为遣药组方和运用成方的指导原则。由此可见,治法是指导遣药组方的原则,方剂是体现和完成治法的主要手段。虽然我们常说"方以药成",却又首先强调"方从法出,法随证立"。方与法二者之间的关系,是相互为用、密不可分的。

除了上述以法组方、以法遣方这两个主要方面以外,方剂和治法的关系,还体现在以法可以类方和以法可以释方两个方面。前者在本教材总论第三章相关内容中讨论,后者在教材各论方解中体现。上述"以法组方"、"以法遣方"、"以法类方"、"以法释方"这四个方面,就构成了中医学历来所强调的"以法统方"的全部内容。

第二节　常用治法

中医学的治法内容,可以归纳为两个层次,即具体治法和治疗大法。具体治法是针对具体证候所确定的治疗方法,各论中每一具体方剂的"功用"即体现了该方的具体治法。例如,根据风寒表实证所确立的发汗解表、宣肺平喘法,根据邪在少阳所确立的和解少阳法等。治疗大法是具有一定概括性的、针对某一类病机共性所确立的治法,如表证用汗法、寒证用温法、热证用清法、虚证用补法、实证用泻法等,本教材中"常用治法"所讨论的"八法"即属这一层次。清代医家程钟龄在《医学心悟·医门八法》中提出:"论病之源,以内伤、外感四字括之。论病之情,则以寒、热、虚、实、表、里、阴、阳八字统之。而论治病之方,则又以汗、和、下、消、吐、清、温、补八法尽之。"现将常用的八法内容,简要介绍如下:

1. 汗法　汗法是通过开泄腠理、调畅营卫、宣发肺气等作用,使在表的外感六淫之邪随汗而解的一类治法。汗法主要适用于外感六淫之邪所致的表证。另外,凡是腠理闭塞,营卫郁滞的寒热无汗,或腠理疏松,虽有汗但寒热不解的病证,也可用汗法治疗。例如:麻疹初起,疹点隐而不透;水肿腰以上肿甚;疮疡初起而有恶寒发热;疟疾、痢疾而有寒热表证等均可应用汗法治疗。然而,由于病情有寒热,邪气有兼夹,体质有强弱,故汗法又有辛温、辛凉的区别,以及汗法与补法、下法、消法等其他治疗方法的结合运用。

2. 吐法　吐法是通过涌吐的方法,使停留在咽喉、胸膈、胃脘的痰涎、宿食或毒物从口中吐出的一类治法。适用于宿食壅阻胃脘,毒物尚在胃中;痰涎壅盛之中风、癫狂、喉痹,以及干霍乱吐泻不得等,属于病位居上、病势急暴、内蓄实邪、体质壮实之证。因吐法易伤胃气,故体虚气弱、妇人新产、孕妇等均应慎用。

3. 下法　下法是通过泻下、荡涤、攻逐等作用,使停留于胃肠的宿食、燥屎、冷积、瘀血、结痰、停水等从下窍而出,以祛邪除病的一类治法。凡邪在肠胃而致大便不通、燥屎内结,或热结旁流,以及停痰留饮、瘀血积水等形症俱实之证,均可使用。由于病情有寒热,正气有虚实,病邪有兼夹,所以下法又有寒下、温下、润下、逐水、攻补兼施之别,并与其他治法结合运用。

4. 和法　和法是通过和解或调和的方法,使半表半里之邪,或脏腑、阴阳、表里失和之证得以解除的一类治法。《伤寒明理论》说:"伤寒邪在表者,必渍形以为汗;邪在里者,必荡涤以为利;其于不内不外,半表半里,既非发汗之所宜,又非吐下之所对,是当和解则可矣。"所以和解是专治邪在半表半里的一种方法。至于调和之法,戴天章说:"寒热并用之谓和,补泻合剂之谓和,表里双解之谓和,平其亢厉之谓和。"(《广温疫论》)可见,和法是一种既能祛除病邪,又能调整脏腑功能的治法,无明显寒热补泻之偏,性质平和,全面兼顾,适用于邪犯少阳、肝脾不和、肠寒胃热、气血营卫失和等证。和法的应用范围较广,分类也多,其中主要有和解少阳、透达膜原、调和肝脾、疏肝和胃、分消上下、调和肠胃等。至于《伤寒论》中对某些经过汗、吐、下,或自行吐利而余邪未解的病证,宜用缓剂或峻剂小量分服,使余邪尽除而不重伤其正的,亦称为和法,是属广义和法的范围,它与和解、调和治法所指含义不同,不属治法讨论范围。

5. 温法　温法是通过温里祛寒的作用,以治疗里寒证的一类治法。里寒证的形成,有外感内伤的不同,或由寒邪直中于里,或因失治误治而损伤人体阳气,或因素体阳气虚弱,以致寒从中生。同时,里寒证又有部位浅深、程度轻重的差别,故温法又有温中祛寒、回阳救逆和温经散寒的区别。由于里寒证形成和发展过程中,往往阳虚与寒邪并存,所以温法又常与补法配合运用。至于寒邪伤人肌表的表寒证,当用辛温解表法治疗,已在汗法中讨论,不在此列。

6. 清法　清法是通过清热、泻火、解毒、凉血等作用,以清除里热之邪的一类治法。适用于里热证、火证、热毒证以及虚热证等里热病证。由于里热证有热在气分、营分、血分、热壅成毒以及热在某一脏腑之分,因而在清法之中,又有清气分热、清营凉血、清热解毒、清脏腑热等不同。热证最易伤阴,大热又易耗气,所以清热剂中常配伍生津、益气之品。若温病后期,热灼阴伤,或久病阴虚而热伏于里的,又当清法与滋阴并用,更不可纯用苦寒直折之法,热必不除。至于外感六淫之邪所致的表热证,当用辛凉解表法治疗,已在汗法中讨论,不在此列。

7. 消法　消法是通过消食导滞、行气活血、化痰利水、驱虫等方法,使气、血、痰、食、水、虫等渐积形成的有形之邪渐消缓散的一类治法。适用于饮食停滞、气滞血瘀、癥瘕积聚、水湿内停、痰饮不化、疳积虫积以及疮疡痈肿等病证。消法与下法虽同是治疗内蓄有形实邪的方法,但在适应病证上有所不同。下法所治病证,大抵病势急迫,形症俱实,邪在肠胃,必须速除,而且是可以从下窍而出者。消法所治,主要是病在脏腑、经络、肌肉之间,邪坚病固而来势较缓,属渐积形成,且多虚实夹杂,尤其是气血积聚而成之癥瘕痞块、痰核瘰疬等,不可能迅即消除,必须渐消缓散。消法也常与补法、下法、温法、清法等其他治法配合运用,但仍然是以消为主要目的。

8. 补法　补法是通过补益人体气血阴阳,或改善脏腑生理功能,以主治人体气血阴阳之不足或脏腑功能下降等所引起的各种虚证的一类治法。此外,在正虚不能祛邪外出时,也可以补法扶助正气,并配合其他治法,达到扶正祛邪的目的。虽然补法有时可收到间接祛邪的效果,但一般是在无外邪时使用,以免"闭门留寇"之弊。补法的具体内容甚多,既有补益气、血、阴、阳的不同,又有分补五脏之侧重,但较常用的治法分类仍以补气、补血、补阴、补阳为主。在这些治法中,已包括了分补五脏之法。

上述八种治法,除吐法较少使用外,其他治法都是临床所常用的。而且对于多数疾病而言,病情往往是复杂的,不是单一治法能够符合治疗需要的,常需数种治法配合运用。因此,对于"八法"内容我们不能单一、片面地理解,应该将其彼此联系、融会贯通,灵活使用到临床辨证论治中。

复习思考题

1. 简述方剂与治法的关系。
2. 试述常用"八法"的含义及适应证。

(马凤丽)

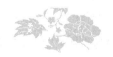

第三章

方剂的分类

方剂的分类,历代医家见仁见智,先后创立了多种分类方法,其中主要有"七方"说、病证分类法、祖方分类法、功用分类法、综合分类法等。

一、"七方"说

"七方"说始于《黄帝内经》。《素问·至真要大论》说:"君一臣二,制之小也。君一臣三佐五,制之中也。君一臣三佐九,制之大也";"君一臣二,奇之制也。君二臣四,偶之制也。君二臣三,奇之制也。君二臣六,偶之制也";"补上治上制以缓,补下治下制以急,急则气味厚,缓则气味薄";"近而奇偶,制小其服;远而奇偶,制大其服。大则数少,小则数多,多则九之,少则二之。奇之不去则偶之,是谓重方"。这是"七方"说的最早记载。从《素问·至真要大论》所述内容来分析,它是根据病邪的微甚、病位的表里、病势的轻重、体质的强弱以及治疗的需要,概括地说明制方的方法,并不是为了方剂分类而设。至金·成无己在《伤寒明理论》中说:"制方之用,大、小、缓、急、奇、偶、复七方是也",才明确提出"七方"的名称,并将《内经》的"重"改为"复",于是后人引申"七方"为最早的方剂分类法。成氏虽倡"七方"之说,但除了在分析方剂时有所引用外,其所著《伤寒明理论》中也未按"七方"分类。况且迄今为止,也未见到按"七方"分类的方书。由此可见,"七方"应当是古代的一种组方理论。

二、病证分类法

按病证分类的方书首推《五十二病方》,该书记载了52种疾病,医方283首,涉及内、外、妇、儿、五官等科,但组方简单,用量粗略,部分病名、药名已无从查考,不具有临床指导意义。汉·张仲景《伤寒杂病论》、唐·王焘《外台秘要》、宋·王怀隐等《太平圣惠方》、明·朱橚《普济方》、清·张璐《张氏医通》、清·徐大椿的《兰台轨范》等,均为病证分类的代表作。这种分类方法,便于临床以病索方。

病证分类法还包括了以脏腑病证或以病因等分类方剂的不同方法,如《备急千金要方》《外台秘要》《三因极一病证方论》等都是以病证分类为基础的相关方法结合的方书。

三、祖方(主方)分类法

明·施沛所编著的《祖剂》,选《黄帝内经》《伤寒论》《金匮要略》《太平惠民和剂局方》以及后世医家的部分基础方剂,冠以祖方,用以归纳其他同类方剂。清代《张氏医通》除按病因、病证列方外,另编一卷《祖方》,选古方34首为主,各附衍化方若干首。这种分类方法,对归纳病机、治法共性的类方研究具有较好的作用,但往往不能推本溯源,始末不清。例如以宋代《局方》二陈汤为祖方,而将唐代《千金方》的温胆汤反作附方。

四、功用(治法)分类法

方剂的功用与其所体现的治法是一致的,故以治法分类方剂的方法是由早期功用分类的基础上逐渐发展成熟的,这种方法始于"十剂"说。唐代陈藏器于《本草拾遗·条例》中提出"药有宣、通、补、泄、轻、重、涩、滑、燥、湿十种",并于"宣可去壅"、"通可去滞"、"补可去弱"、"泄可去闭"、"轻可去实"、"重可去怯"、"滑可去著"、"涩可去脱"、"燥可去湿"、"湿可去枯"之下,各举数药为例。可见陈氏所归纳的"十种"之说,原是针对药物按功用分类的一种方法。宋·赵佶《圣济经》于每种之后加一"剂"字,如《圣济经·审剂篇》云:"故郁而不散为壅,以宣剂散之。"金·成无己《伤寒明理论》中说:"制方之体,宣、通、补、泄、轻、重、滑、涩、燥、湿十剂是也。"至此方书中才有"十剂"这个名称。但对十剂分类,还不足以完全概括临床常用方药,所以后世各家又有增益,如《本草衍义》于十剂外增加寒、热二剂;明代缪仲淳增加升、降二剂;明·徐思鹤的《医家全书》除十剂外,增加了调、和、解、利、寒、温、暑、火、平、夺、安、缓、淡、清等,共为二十四剂。方书中除清·陈修园《时方歌括》载方 108 首是按上述十二剂分类外,其余尚不多见。

明·张景岳鉴于"古方之散列于诸家者,既多且杂,或互见于各门,或彼此之重复",因而"类为八阵,曰补、和、攻、散、寒、热、固、因"。并在《景岳全书·新方八略引》中说:"补方之制,补其虚也";"和方之制,和其不和者也";"攻方之制,攻其实也";"用散者,散表证也";"寒方之制,为清火也,为除热也";"热方之制,为除寒也";"固方之制,固其泄也";"因方之制,因其可因者也。凡病有相同者,皆按证而用之,是谓因方"。张氏选集古方 1516 首,自制新方 186 首,皆按八阵分类。此外,为便于专科临证运用,又另列妇人、小儿、痘疹、外科四大门类,作为补充。可见,张氏的八阵分类方法是对原有功用(治法)分类方法的进一步完善和发展。

清·程钟龄在《医学心悟》中提出:"论治病之方,则又以汗、和、下、消、吐、清、温、补八法尽之",明确提出了"以法统方"的思想,也是对治法分类方剂的理论总结。

五、综合分类法

清·汪昂著《医方集解》,开创了新的综合分类法,既能体现以法统方,又能结合方剂功用和证治病因,并照顾到治有专科。分别为补养、发表、涌吐、攻里、表里、和解、理气、理血、祛风、祛寒、清暑、利湿、润燥、泻火、除痰、消导、收涩、杀虫、明目、痈疡、经产、救急等 22 类。这种分类法,概念清楚,提纲挈领,切合临床,照顾面广,被后世多数医家所推崇,如清·吴仪洛的《成方切用》、清·张秉成的《成方便读》都是借用汪氏的分类方法。

综上所述,历代医家对于方剂的分类,各有取义,繁简不一。古今方书浩瀚,前人所累积的有效方剂,不计其数。加之一方可以多用,一方常兼几法。在整理历代方剂时,如何使分类细而不犯烦琐,简而不致笼统或挂漏,还需要很好地研究总结。

复习思考题

1. 方剂的分类方法主要有哪几种？
2. 何谓"七方"、"十剂"、"八阵"？请分别论述。
3. 综合分类法是由哪位医家提出来的,具体内容是什么？

（马凤丽）

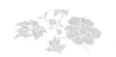

·第四章·

方剂的剂型

方剂组成以后,还要根据病情与药物的特点制成一定的形态,称为剂型。方剂的剂型历史悠久,有着丰富的理论和宝贵的实践经验。早在《黄帝内经》中就有汤、丸、散、膏、酒、丹等剂型,历代医家又有很多发展,明代《本草纲目》所载剂型已有 40 余种。新中国成立以来,随着制药工业的发展,又研制了许多新的剂型,如片剂、冲剂、注射剂等。现将常用剂型的主要特点及制备方法简要介绍如下:

一、汤剂

古称汤液,是将中药饮片加水或酒浸泡后,再用适当火候煎煮一定时间,去渣取汁而成的液体剂型。主要供内服,如麻黄汤、桂枝汤等。但在中医美容临床中常外用作洗浴、熏蒸及含漱。汤剂的特点是吸收快、药效发挥迅速,而且可以根据病情的变化随证加减,用于病证较重或病情不稳定的患者。汤剂的不足之处是服用量大,某些药的有效成分不易煎出或易挥发散失,不适于大生产,亦不便于携带。

二、散剂

散剂是将药物粉碎,混合均匀而制成的粉末状制剂,分为内服和外用两类。内服散剂一般是研成细粉,以温开水冲服,量小者亦可直接吞服,如七厘散;亦有制成粗末,以水煎取汁服者,称为煮散,如银翘散。外用散剂一般作为外敷,掺散疮面或患病部位,如金黄散、生肌散;亦有作点眼、吹喉等用,如八宝眼药、冰硼散等。散剂的特点是制作简便,吸收较快,节省药材,便于服用及携带。

三、丸剂

丸剂是将药物研成细粉或药材提取物,加适宜的黏合剂制成的圆形固体剂型,多适用于慢性、虚弱性疾病,如六味地黄丸等。但也有丸剂药性比较峻猛,多为芳香类药物与剧毒药物,不宜作汤剂煎服,如安宫牛黄丸、舟车丸等。丸剂的特点是吸收较慢,药效持久,节省药材,便于服用与携带。常用的丸剂有蜜丸、水丸、糊丸、浓缩丸等。

1. 蜜丸 蜜丸是将药物细粉用炼制的蜂蜜为黏合剂制成的丸剂,分为大蜜丸和小蜜丸两种。蜜丸性质柔润,作用缓和持久,并有补益和矫味作用,常用于治疗慢性病和虚弱性疾病,需要长期服用。

2. 水丸 俗称水泛丸,是将药物细粉用水(冷开水或蒸馏水)或酒、醋、蜜水、药汁等为黏合剂制成的小丸。水丸较蜜丸崩解、溶散得快,吸收、起效快,易于吞服,适用于多种疾病,如银翘解毒丸、保和丸、左金丸、越鞠丸等。

3. 糊丸 糊丸是将药物细粉用米糊、面糊、曲糊等为黏合剂制成的小丸。糊丸黏合力强,质地坚硬,崩解、溶散迟缓,内服可延长药效,减轻有毒药物的不良反应和对胃肠的刺激,如舟车丸、黑锡丹等。

4. 浓缩丸 浓缩丸是将药物或方中部分药物煎汁浓缩成膏,再与其他药物细粉混合干燥、粉碎,用水或蜂蜜或药汁制成丸剂。因其体积小,有效成分高,服用剂量小,可用于治疗多种疾病。

其他尚有蜡丸、水蜜丸、微丸、滴丸等。

四、膏剂

膏剂是将药物用水或植物油煎熬去渣而制成的剂型,有内服和外用两种。内服膏剂有流浸膏、浸膏、煎膏三种;外用膏剂分软膏、硬膏两种。其中流浸膏与浸膏多数用于调配其他制剂使用,如合剂、糖浆剂、冲剂、片剂等。现将煎膏与外用膏剂分述如下:

1. 煎膏 又称膏滋,是将药物加水反复煎煮,去渣浓缩后,加炼蜜或炼糖制成的半液体剂型。其特点是体积小、含量高、便于服用、口味甜美、有滋润补益作用,一般用于慢性虚弱性患者,有利于较长时间用药,如鹿胎膏、八珍益母膏等。

2. 软膏 又称药膏,是将药物细粉与适宜的基质制成具有适当稠度的半固体外用制剂。其中用乳剂型基质的亦称乳膏剂,多用于皮肤、黏膜或疮面。软膏具有一定的黏稠性,外涂后渐渐软化或熔化,使药物慢慢吸收,持久发挥疗效,适用于外科疮疡疖肿、烧烫伤等。

3. 硬膏 又称膏药,古称薄贴。它是以植物油将药物煎至一定程度,去渣,煎至滴水成珠,加入黄丹等搅匀、冷却后制成的硬膏。用时加温摊涂在布或纸上,软化后贴于患处或穴位上,可治疗局部疾病和全身性疾病,如疮疡肿毒、跌打损伤、风湿痹证以及腰痛、腹痛等,常用的有狗皮膏、暖脐膏等。

五、酒剂

古称酒醴,又称药酒。它是将药物用白酒或黄酒浸泡,或加温隔水炖煮,去渣取液,供内服或外用。酒有活血通络、易于发散和助长药效的特性,故常在祛风通络和补益剂中使用,如风湿药酒、参茸药酒、五加皮酒等。外用酒剂尚可祛风活血、止痛消肿。

六、丹剂

丹剂并非一种固定的剂型,分内服和外用两种。内服丹剂没有固定剂型,有丸剂,也有散剂,每以药品贵重或药效显著而名之曰丹,如至宝丹、活络丹等。外用丹剂亦称丹药,是以某些矿物类药经高温烧炼制成的不同结晶形状的制品。常研粉涂撒疮面,治疗疮疡痈疽,亦可制成药条、药线和外用膏剂应用。

七、茶剂

是将药物经粉碎加工而制成的粗末状制品,或加入适宜黏合剂制成的方块状制剂。用时以沸水泡汁或煎汁,不定时饮用。大多用于治疗感冒、食积、腹泻,近年来又有许多健身、减肥的新产品,如午时茶、刺五加茶、减肥茶等。

八、露剂

亦称药露,多为用新鲜含有挥发性成分的药物,用蒸馏法制成的芳香气味的澄明水溶液。一般作为饮料及清凉解暑剂,常用的有金银花露、青蒿露等。

九、锭剂

是将药物研成细粉,或加适当的黏合剂制成规定形状的固体剂型。有纺锤形、圆柱形、条形等,可供外用与内服。内服,取研末调服或磨汁服;外用,则磨汁涂患处,常用的有紫金锭、万应锭等。

十、糊剂

糊剂是将药物加工成细末后,再用液体(常用水、酒、醋、人乳等)作赋形剂而制成的泥糊状半固体剂型,或直接将鲜药或生药加工捣制成细腻之泥糊状药剂。中医美容中常用的糊剂有中药面膜、蔬菜水果面膜等。

十一、涂膜剂

涂膜剂是将高分子成膜材料(高分子化合物)及药物溶解在挥发性有机溶剂(如乙醇、丙酮、醋酸乙酯及乙醚等)中而制成的外用液体涂剂。这是一种新的美容剂型,使用时涂于患处,溶剂挥发后即形成薄膜,对患处有保护作用,并且通过皮肤的水合作用逐渐释放所含药物,而对患处起治疗或营养作用。如中医美容常用的痤疮涂膜剂。

十二、线剂

亦称药线,是将丝线或棉线置药液中浸煮,经干燥制成的外用制剂。用于治疗瘘管、痔疮或赘生物,通过所含药物的轻度腐蚀作用和药线的机械紧扎作用,使其引流通畅,或萎缩、脱落。

十三、栓剂

古称坐药或塞药,是将药物细粉与基质混合制成一定形状的固体制剂。用于腔道并在其间融化或溶解而释放药物,有杀虫止痒、润滑、收敛等作用。《伤寒杂病论》中曾有蛇床子散坐药及蜜煎导法,即最早的阴道栓与肛门栓。近年来栓剂发展较快,可用以治疗全身性疾病。它的特点是通过直肠(也有用于阴道)黏膜吸收,有 $50\% \sim 70\%$ 的药物不经过肝脏而直接进入大循环,一方面减少药物在肝脏中的"首过效应",同时减少药物对肝脏的毒性和副作用,还可以避免胃肠液对药物的影响及药物对胃黏膜的刺激作用。婴幼儿直肠给药尤为方便,常用的有小儿解热栓、消痔栓等。

十四、冲剂

冲剂是将药材提取物加适量赋形剂或部分药物细粉制成的干燥颗粒状或块状制剂。用时以开水冲服。冲剂具有作用迅速、味道可口、体积较小、服用方便等特点,深受患者欢迎。常用的有感冒退热冲剂、复方羚角冲剂等。

十五、片剂

片剂是将药物细粉或药材提取物与辅料混合压制而成的片状制剂。片剂用量准确,体积小。味很苦或具恶臭的药物压片后可再包糖衣,使之易于服用。如需在肠道吸收的药物,则又可包肠溶衣,使之在肠道中崩解。此外,尚有口含片、泡腾片等。

十六、糖浆剂

糖浆剂是将药物煎煮、去渣取汁、浓缩后,加入适量蔗糖溶解制成的浓蔗糖水溶液。糖浆剂具有味甜量小、服用方便、吸收较快等特点,适用于儿童服用,如止咳糖浆、桂皮糖浆等。

十七、口服液

口服液是将药物用水或其他溶剂提取,经精制而成的内服液体制剂。该制剂集汤剂、糖浆剂、注射剂的特点,具有剂量较少、吸收较快、服用方便、口感适宜等优点。近年来发展很快,尤其是保健与滋补性口服液日益增多,如人参蜂王浆口服液、杞菊地黄口服液等。

十八、注射剂

亦称针剂,是将药物经过提取、精制、配制等制成的灭菌溶液、无菌混悬液或供配制成液体的无菌粉末,供皮下、肌肉、静脉等注射的一种制剂。具有剂量准确、药效迅速、适于急救、不受消化系统影响的特点,对于神志昏迷、难于口服用药的患者尤为适宜,如清开灵注射液、生脉注射液等。

十九、提炼油

即从花、草、树木中加工提取出来的香精。用于按摩、涂抹和嗅鼻,以提高机体免疫力,从而达到预防、治疗和美容保健的一种自然疗法,如中医美容常用的香薰美容法。

以上诸种剂型各有特点,临证应根据病情与方剂特点酌情选用。此外,尚有胶囊剂、灸剂、熨剂、灌肠剂、搽剂、气雾剂等,临床中都在广泛应用,而且还在不断研制新剂型,以提高药效,便于临床使用。

复习思考题

1. 常用剂型有哪几种?
2. 简述汤剂、丸剂、散剂的特点。

(马凤丽)

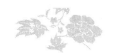

第五章

方剂的组成与变化

第一节 方剂的组成结构

每一首方剂,固然要根据病情,在辨证立法的基础上选择合适的药物,妥善配伍而成。但在组织不同作用和地位的药物时,还应符合严密的组方基本结构,即"君、臣、佐、使"的组方形式。这样才能做到主次分明,全面兼顾,扬长避短,提高疗效。

关于"君、臣、佐、使"组方基本结构的理论,最早见于《黄帝内经》。《素问·至真要大论》说:"主病之为君,佐君之为臣,应臣之为使。"其后,金人张元素有"力大者为君"之说。李东垣说:"主病之为君,……兼见何病,则以佐使药分治之,此制方之要也。"又说:"君药分量最多,臣药次之,佐使药又次之,不可令臣过于君。君臣有序,相与宜摄,则可以御邪除病矣。"明代何伯斋更进一步说:"大抵药之治病,各有所主。主治者,君也。辅治者,臣也。与君药相反而相助者,佐也。引经及治病之药至病所者,使也。"可以看出,无论是《内经》,还是张元素、李东垣、何伯斋,虽对君、臣、佐、使的含义作了一定的阐发,但还不够系统和全面。今据各家论述及历代名方的组成规律,进一步分析归纳如下:

君药:即针对主病或主证起主要治疗作用的药物。

臣药:有两种意义。① 辅助君药加强治疗主病或主证作用的药物;② 针对重要的兼病或兼证起主要治疗作用的药物。

佐药:有三种意义。① 佐助药,即配合君、臣药以加强治疗作用,或直接治疗次要兼证的药物;② 佐制药,即用以消除或减弱君、臣药的毒性,或能制约君、臣药峻烈之性的药物;③ 反佐药,即病重邪甚,可能拒药时,配用与君药性味相反而又能在治疗中起相成作用的药物,以防止药病格拒。

使药:有两种意义。① 引经药,即能引领方中诸药至特定病所的药物;② 调和药,即具有调和方中诸药作用的药物。

综上所述,一个方剂中药物的君、臣、佐、使,主要是以药物在方中所起作用的主次地位为依据。除君药外,臣、佐、使药都具有两种以上的意义。在遣药组方时并没有固定的模式,既不是每一种意义的臣、佐、使药都必须具备,也不是每味药只任一职。每一方剂的具体药味多少,以及君、臣、佐、使是否齐备,全视具体病情及治疗要求的不同,以及所选药物的功能来决定。但是,任何方剂组成中,君药不可缺少。一般来说,君药的药味较少,而且不论何药在作为君药时其用量都比作为臣、佐、使药应用时要大。这是一般情况下对组方基本结构的要求。至于有些药味繁多的大方,或多个基础方剂组合而成的"复方",分析时只需按其组成

方药的功用归类,分清主次即可。为进一步说明君、臣、佐、使理论的具体运用,以麻黄汤为例分析如下:

麻黄汤出自《伤寒论》,由麻黄、桂枝、杏仁、炙甘草四味药组成,主治外感风寒表实证,症见恶寒发热、头痛身疼、无汗而喘、舌苔薄白、脉象浮紧等。其病机为外感风寒,卫阳被遏,营阴郁滞,肺气不宣。治法为辛温发汗,宣肺平喘。其方义分析如下:

君药——麻黄:辛温,发汗解表以散风寒;宣发肺气以平喘逆。

臣药——桂枝:辛甘温,解肌发表,助麻黄发汗散寒;温通经脉,解头身之疼痛。

佐药——杏仁:苦平,降肺气助麻黄平喘(佐助药)。

使药——炙甘草:甘温,调和诸药。

通过对麻黄汤的分析,可知遣药组方时既要针对病机考虑配伍用药的合理性,又要按照组成的基本结构要求将方药组合成为一个主次分明、全面兼顾的有机整体,使之更好地发挥整体效果。这是需要充分运用中医药理论为指导,进行周密设计的。

至于"以法统方"和"君臣佐使"理论的关系,前者是遣药组方的原则,是保证方剂针对病机,切合病情需要的基本前提;后者是组方的基本结构和形式,是体现治法、保障疗效的手段。只有正确把握上述两方面的基本理论和技能,加之熟练的用药配伍技巧,才能组织好理想的有效方剂。

第二节　方剂的变化形式

临证不依病机、治法选用成方,谓之"有方无法";不据病情加减而墨守成方,又谓"有方无药"。因此在临证运用成方时,我们应根据病人体质状况、年龄长幼、四时气候、地域差异,以及病情变化而灵活加减,做到"师其法而不泥其方,师其方而不泥其药"。徐灵胎说:"欲用古方,必先审病者所患之证相合,然后施用,否则必须加减。无可加减,则另择一方。"(《医学源流论·执方治病论》)说明方剂在运用时不可囿于成方,应当通过灵活变化来适应具体病情的需要。方剂的运用变化主要有以下形式:

一、药味加减的变化

药物是决定方剂功用的主要因素。当方剂中的药物增加或减少时,必然要使方剂组成的配伍关系发生变化,并由此导致方剂功用的改变。这种变化主要用于临床选用成方,其目的是使之更加适合变化了的病情需要。必须指出,在此所指的药味增减的变化,是指在主病、主证、基本病机以及君药不变的前提下,改变方中的次要药物,以适应变化了的病情需要,即我们常说的"随证加减"。例如桂枝汤,该方由桂枝、芍药、生姜、大枣、甘草五味药组成,具有解肌发表、调和营卫之功,主治外感风寒表虚证,见有头痛发热、汗出恶风、脉浮缓或浮弱、舌苔薄白等症。若在此证候基础上,兼有宿疾喘息,则可加入厚朴以下气除满、杏仁降逆平喘(即桂枝加厚朴杏子汤);若在桂枝汤证基础上,因风邪阻滞太阳经脉,以致津液不能敷布,经脉失去濡养,而见项背强几几者,可加葛根解肌舒筋(桂枝加葛根汤);又如桂枝汤证因误下而兼见胸满,此时桂枝汤证仍在者,因方中芍药之酸收,不利于胸满,则当减去芍药,以专于解肌散邪(桂枝去芍药汤)。

上述三例都是在主病(太阳中风)、主证(恶风、发热、自汗)、君药(桂枝)不变的前提下,改变方中的次要药物(臣、佐等),以适合兼证变化的需要。由此可见,在选用成方加减时,一定要注意所治病证的病机、主证都与原方基本相符,否则是不相宜的。还有一点,即对成方加减时,不可减去君药,否则就不能说是某方加减,而是另组新方了。

二、药量增减的变化

药物的用量直接决定药力的大小。某些方剂中用量比例的变化还会改变方剂的配伍关系,从而可能改变该方功用和主治证候的主要方面。例如小承气汤与厚朴三物汤,两方都由大黄、枳实、厚朴三味组成。但小承气汤主治阳明腑实轻证,病机是热实互结在胃肠,治当轻下热结,所以用大黄四两为君、枳实三枚为臣、厚朴二两为佐;厚朴三物汤主治大便秘结、腹满而痛,病机侧重于气闭不通,治当下气通便,所以用厚朴八两为君、枳实五枚为臣、大黄四两为佐。两方相比,厚朴用量之比为1∶4。大黄用量虽同,但小承气汤煎分两次服,厚朴三物汤分三次服,每次实际服量也有差别(见表1),故两方在功用和主治的主要方面有所不同。又如四逆汤与通脉四逆汤,两方都由附子、干姜、炙甘草三味组成。但前方姜、附用量比较小,主治阳微寒盛而致四肢厥逆、恶寒蜷卧、下利、脉微细或沉迟细弱的证候,有回阳救逆的功用;后方姜、附用量比较大,主治阴寒极盛格阳于外而致四肢厥逆、身反不恶寒、下利清谷、脉微欲绝的证候,有回阳逐阴、通脉救逆的功用(见表2)。

表1　小承气汤与厚朴三物汤鉴别表

方剂名称	方药组成配伍				主治主候	备注
	君	臣	佐	使		
小承气汤	大黄四两	枳实三枚	厚朴二两		阳明腑实证(热结):潮热谵语,大便秘结,腹痛拒按	分二服
厚朴三物汤	厚朴八两	枳实五枚	大黄四两		气滞便秘(气闭):脘腹满痛不减,大便秘结	分三服

表2　四逆汤和通脉四逆汤鉴别表

方剂名称	方药组在配伍			主治主候	备注
	炙甘草	生附子	干姜		
四逆汤	二两	一枚	一两五钱	下利清谷,呕吐,恶寒,四肢厥逆,身体疼痛,脉微细或沉迟细弱	四逆汤证是由阳衰寒盛所致,故以姜、附回阳救逆
通脉四逆汤	二两	一枚(大者)	三两	下利清谷,四肢厥逆,身反不恶寒	通脉四逆汤证是阴寒极盛格阳于外所致,故加重姜、附用量以回阳逐阴、通脉救逆

从以上举例来看,四逆汤和通脉四逆汤的主治证候和病机虽基本相同,但是病情轻重明显不同,所以只是药量大小有异,配伍关系基本不变。小承气汤和厚朴三物汤的主治证候和病机都有不同,所以方药组成的配伍关系上有了改变,药量也随之而异。由此可知,药量的增加或减少,可以是单纯药力的改变,也可以随着组成配伍关系的改变而功用、主治发生改变。

三、剂型更换的变化

中药制剂种类较多,各有特点。由于剂型不同,在作用上也有区别。如理中丸是用治脾胃虚寒的方剂,若改为汤剂内服,则作用快而力峻,适用于证情较急重者;反之,若证情较轻或缓者,不能急于求效,则可以改汤为丸,取丸剂作用慢而力缓,所以《伤寒论》中理中丸(人参、白术、干姜、甘草各等分)服法中指出"然不及汤"。这种以汤剂易为丸剂,意取缓治的方式,在方剂运用中极为普遍。此外,由于剂型的选择常决定于病情的需要和药物的特点,所以剂型更换的变化,有时也能改变方剂的功效和主治。例如,九味羌活汤为治疗外感风寒湿邪兼有里热所致感冒的常用方,但王好古在《此事难知》中说本方"治杂病如神",并指出"炼蜜作丸尤效"。又如《金匮要略》所载桂枝茯苓丸原为治疗瘀阻胞宫证而设,功能活血祛瘀,缓消癥块,但《济阴纲目》将本方改为汤剂,易名催生汤,改用于产妇临产,见腹痛、腰痛而胞浆已下时服,有催生之功。

上述药味、药量、剂型等的变化形式,可以单独应用,也可以相互结合使用,有时很难截然分开。但通过这些变化,能充分体现出方剂在临床中的具体运用特点。只有掌握这些特点,才能制裁随心,以应万变之病情,从而达到预期的治疗目的。

复习思考题

1. 试述君药、臣药、佐药、使药的含义。
2. 方剂的变化形式主要有哪几种?

(马凤丽)

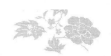

第六章

方剂的煎服方法

第一节　煎　药　法

一、煎药用具

一般以瓦罐、砂锅为好,搪瓷器具或不锈钢制品亦可,忌用铁器、铜器。因为有些药物与铜、铁一起加热后,会起化学反应或降低溶解度。例如,人参含有不饱和脂肪酸,遇铁可形成脂肪酸铁沉淀。早在明代李时珍曾提出"人参忌铁器"之说,所以煎煮人参时勿用铁器。此外,煎药的用具容量宜大,以利于药物沸腾时不断翻滚,促使药物加速浸出,并可避免外溢损耗。而且煎药时须加盖,以防煎煮时水分过快蒸发,也有利于保存药物的挥发性成分。

二、煎药用水

一般选用自来水、井水、蒸馏水等,也可用酒或酒水各半。用水量视药量、药物质地及煎煮时间长短而定。由于饮片均为失水后的干品,组织内部细胞萎缩,一旦加水发生水合作用,引起细胞膨胀时,能吸收大量的水分。因此,在煎煮时,一定要有足够量的水,才能满足煎煮的需要。

三、煎药火候

煎药火候有"武火"、"文火"之分。急火、大火谓之武火;慢火、小火谓之文火。一般先用武火,煮沸后改用文火。另外,也要根据药物性味、疾病性质,酌定火候。如解表剂一般要急火快煎,煎煮时间在 10～15 分钟为宜;补益剂要小火慢煎,煎煮时间以 40～60 分钟为宜。掌握好煎药的火候与时间,是提高汤剂有效浓度的关键。尤其要注意的是,如药物不慎煎煳后,须弃去,不可加水再煎服。

四、煎药方法

煎药前,先将药物放进容器中,加冷水漫过药面,浸透20～30分钟后再煎煮,则有效成分易于煎出。煎药时,不宜频频打开锅盖,以防中药气味走散,以减少药物的挥发性成分损失。某些特殊的药物,要采用以下煎法:

1. 先煎　介壳类、矿物类药物,某些质地较轻而用量又多以及泥沙多的药物。

2. 后下　气味芳香(含挥发油)的药物,宜在其他药物即将煎好时下,稍煎 4～5 分钟即可。

3. 包煎　某些药物,煎煮之后药汁混浊难咽、对咽喉有刺激,或易于粘锅,或总是漂浮水面而不下沉(植物种子、花序),如海金沙、车前子、赤石脂、旋复花等,要用纱布包煎。

4. 单煎　贵重药物,避免有效成分被其他药物吸收,可单煎另服,或与其他药汁和服。如人参、西洋参等,应切成薄片,放入加盖碗内,隔水炖1～2小时。对于贵重又难于煎出气味的羚羊角等,应切成薄片另煎2小时取汁和服,也可磨汁或锉成细粉调服。

5. 溶化或烊化　胶质、黏性大而且容易溶解的药物,如阿胶、龟胶、饴糖、蜂蜜、鹿角胶等,应单独溶化,趁热另服,或与煎好的药汁混合服用,以免其黏性影响其他药物的煎煮。

6. 冲服　某些芳香或贵重药物,如牛黄、麝香、冰片、苏合香、三七粉等,不宜煎煮,应研末冲服。

第二节　服　药　法

方剂的服法包括服药时间和服药方法。服法的恰当与否,对疗效有一定影响。清·徐灵胎于《医学源流论》中说:"病之愈不愈,不但方必中病,方虽中病,而服之不得法,则非特无功,而反有害,此不可不知也。"因此,方剂的服用方法也应予以重视。兹就历代方剂运用情况,总结说明于下。

一、服药时间

一般来说,宜在饭前1小时服药,以利于药物尽快吸收。但对胃肠有刺激的方药,宜饭后服用,以防产生副作用。滋补方药,宜空腹服用;治疟方药,宜在发作前2小时服用;安神方药,宜在睡前服用;急证重病可不拘时间服用;慢性病应定时服用,使之能持续发挥药效。根据病情的需要,有的可一天数服,有的可煎泡代茶时时饮用。个别方剂,古人对服药时间有特殊要求,如鸡鸣散在天明前空腹冷服效果较好,可参考运用。

前人有些服药论述,是考虑病位的上下远近,从有利于除邪和养生而论,亦可供临床参考。如《千金要方·序例》记载的"病在胸膈以上者,先食后服药;病在胸膈以下者,先服药后食;病在四肢血脉者,宜空腹而在旦;病在骨髓者,宜满而在夜。"以及《医心方》载葛仙翁曰:"服治病之药,以食前服之;服养生之药,以食后服之。"

二、服药方法

运用汤剂,通常是1日1剂,将头煎、二煎兑合,分2次或3次温服。但特殊情况下,亦可1日连服2剂,以增强药力。散剂和丸剂是根据病情和具体药物定量,日服2次或3次。散剂中有些可直接用水送服,如七厘散等;有些粗末散剂,可加水煮沸取汁,如香苏散等;还有些散剂是用于外敷或掺洒疮面,如生肌散等;亦有作为点眼或吹喉用的,如八宝眼药、冰硼散等。各种丸剂都可以直接用水送服,至于其他不同剂型,可参考制剂情况及方药功用酌情而定。

针对不同情况,前人还总结出一些汤剂的经验服法。如服发汗解表药,宜趁热服,药后还须温覆避风,使遍身漐漐微似有汗。热证用寒药可冷服以助其清,寒证用热药可热服以助其温,但有时寒热偏盛、阴阳离决、相互格拒,出现服药后呕吐的情况,如系真寒假热证候则宜热药冷服,系真热假寒证候则宜寒药热服。此谓反佐服药法,即《素问·五常政大论》中所说的"治热以寒,温而行之;治寒以热,凉而行之;治温以清,冷而行之;治清以温,热而行之"。若见服药呕吐者,宜先服少许姜汁,或用鲜生姜擦舌,或嚼少许陈皮,然后再服汤药;或采用冷服、少量频饮的方法。对于昏迷病人及吞咽困难者,现多用鼻饲法给药。

使用峻烈药或毒性药,应审慎从事,宜先进小量,而后逐渐增大,至有效止,不可过量,以免发生中毒。《神农本草经·序例》中说:"若用毒药疗病,先起如黍粟,病去即止,不去倍之,不去十之,取去为度。"明确提示毒性药的运用规范。总之,在治疗过程中,应根据病情和药物的性能来决定不同的服法。

附:古方药量考证

古方用药分量,尤其是唐代以前的方剂,从数字看,和现在相差很大。这是因为古代度量衡制度在各个历史时期不同所致。古称以黍、铢、两、斤计量,而无分名。到了晋代,贝以十黍为一铢、六铢为一分、四分为一两、十六两为一斤(即以铢、分、两、斤计量)。

及至宋代,遂立两、钱、分、厘、毫之目,即十毫为一厘、十厘为一分、十分为一钱、十钱为一两,以十累计,积十六两为一斤。元、明以至清代,沿用宋制,很少变易。故宋、明、清之方,凡言分者,是分厘之分,不同于晋代二钱半为一分之分。清代之称量称为库平,后来通用市称。

古方容量,有斛、斗、升、合、勺之名,但其大小,历代亦多变易,考证亦有差异。例如,李时珍认为:"古之一两,今用一钱,古之一升,即今之二两半。"同时,明人张景岳认为:"古之一两,为今之六钱,古之一升,为今之三合三勺。"兹引《药剂学》(南京药学院编,1960年版)历代衡量与秤的对照表(表3),作为参考。

表3　历代衡量与秤的对照表

时代	古代用量	折合市制	古代容量	折合市制
秦代	一两	0.5165 市两	一升	0.34 市升
西汉	一两	0.5165 市两	一升	0.34 市升
新莽	一两	0.4455 市两	一升	0.20 市升
东汉	一两	0.4455 市两	一升	0.20 市升
魏晋	一两	0.4455 市两	一升	0.21 市升
北周	一两	0.5011 市两	一升	0.21 市升
隋唐	一两	1.0075 市两	一升	0.58 市升
宋代	一两	1.1936 市两	一升	0.66 市升
明代	一两	1.1936 市两	一升	1.07 市升
清代	一两(库平)	1.194 市两	一升(营造)	1.0355 市升

附注:表中古今衡量和度量的比较,仅系近似值。

至于古方有云"等分"者,非重量之分,是指各药斤两多少皆相等,大都用于丸、散剂,在汤、酒剂中较少应用。古代有刀圭、方寸匕、钱匕、一字等名称,大多用于散药。所谓方寸匕者,作匕正方一寸,抄散取不落为度;钱匕者,是以汉五铢钱抄取药末,亦以不落为度;半钱匕者,则为抄取一半;一字者,即以开元通宝钱币(币上有"开元通宝"四字)抄取药末,填去一字之量;至于刀圭者,乃十分方寸匕之一。其中,一方寸匕药散约合五分,一钱匕药散约合三分,一字药散约合一分(草本药散要轻些)。另外,有以类比法作药用量的,如

一鸡子黄 = 一弹丸 = 40 桐子 = 80 粒大豆 = 480 粒大麻子 = 1440 粒小麻子

　　古今医家对古代方剂用量,虽曾作了很多考证,但至今仍未作出结论。但汉代和晋代的衡量肯定比现在为小,所以汉晋时代医方的剂量数字都较大。对古方仍录其原来的用量,主要是作为理解古方的配伍意义、结构特点、变化原因,以及临证用药配伍比例的参考。在临床应用时,应当按近代中药学并参考近代各家医案所用剂量,随地区、年龄、体质、气候及病情需要而定。

　　根据我国国务院的指示,从 1979 年 1 月 1 日起,全国中医处方用药的计量单位一律采用以"g"为单位的国家标准。兹附十六进制与国家标准计量单位换算率如下:

$$1 \text{斤}(16 \text{两}) = 0.5 \text{kg} = 500 \text{g}$$
$$1 \text{市两} = 31.25 \text{g}$$
$$1 \text{市钱} = 3.125 \text{g}$$
$$1 \text{市分} = 0.3125 \text{g}$$
$$1 \text{市厘} = 0.03125 \text{g}$$

(注:换算尾数可以舍去)

复习思考题

　　1. 方剂的煎法中,煎药时应注意哪些问题?

　　2. 试举例说明哪些药物分别适合包煎、单煎、冲服和溶化?

　　3. 方剂的服法中,服药时间有哪些规定?

(马凤丽)

下篇 | 各 论

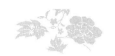

·第七章·

解 表 剂

◆含义

　　凡以解表药为主组成,具有发汗、解肌、透疹等作用,主治表证的方剂,统称解表剂。

◆适应证

　　主要用于治疗表证。凡风寒所伤或温病初起,以及麻疹、疮疡、水肿、痢疾等病初起兼表证,症见恶寒,发热,头疼,身痛,无汗或有汗,苔薄白,脉浮等表证者,均可用解表剂治疗。

◆分类

　　辛温解表、辛凉解表、扶正解表。

◆使用注意

　　1. 不宜久煎,以免药性耗散,作用减弱。

　　2. 在服法上一般宜温服,服后宜避风寒,或增衣被,或辅之以粥,以助汗出。

　　3. 取汗程度以遍身持续微汗为佳,若汗出不彻则病邪不解,汗出太过则耗气伤津。汗出病瘥,即停服,不必尽剂。

　　4. 禁食生冷、油腻之品。

　　5. 若表邪未尽,而又见里证者,一般原则应先解表,后治里;表里并重者,则当表里双解。

　　6. 若外邪已入于里,或麻疹已透,或疮疡已溃,或虚证水肿,均不宜使用。

第一节　辛温解表

适应证

　　风寒表证。

药物配伍

　　常以辛温解表药如麻黄、桂枝、羌活、苏叶、防风等为主组成方剂。因寒邪束表,每致营阴郁滞,肺失宣降,故此类方剂每配伍活血通脉的桂枝、川芎及宣降肺气的杏仁、桔梗等。

代表方

　　麻黄汤、桂枝汤、小青龙汤、九味羌活汤等。

麻 黄 汤
《伤寒论》

【组成】 麻黄 三两(9 g),去节　　桂枝 二两(6 g),去皮　　杏仁 七十个(6 g),去皮尖
甘草 一两(3 g),炙

【用法】 上四味,以水九升,先煮麻黄,减二升,去上沫,内诸药,煮取二升半,去滓,温服
八合。覆取微似汗,不须啜粥,余如桂枝法将息。(现代用法:水煎服,温覆取微汗。)

【功用】 发汗解表,宣肺平喘。

【主治】 外感风寒表实证。恶寒发热,头疼身痛,无汗而喘,舌苔薄白,脉浮紧。

【方解】 本方麻黄味苦辛性温,归肺与膀胱经,善开腠发汗,驱散在表之风寒;宣肺平
喘,泄闭郁之肺气,用以为君药。由于本方证属卫郁营滞,单用麻黄发汗,只能解卫气之闭
郁,所以又用透营达卫的桂枝为臣药,解肌发表,温通血脉,既助麻黄解表,使发汗之力倍增;
又畅行营阴,使疼痛之症得解。二药相须为用,是辛温发汗的常用组合。杏仁降利肺气,与
麻黄相伍,一宣一降,以恢复肺气之宣降,加强宣肺平喘之功,是为宣降肺气的常用组合,为
佐药。炙甘草既能助麻、杏以止咳平喘,又能益气和中,调和药性,是使药而兼佐药之用。四
药配伍,表寒得散,营卫得通,肺气得宣,则诸症可愈。

【运用】

1. 辨证要点:本方是治疗外感风寒表实证的基础方。临床以恶寒发热,无汗而喘,脉浮
紧为辨证要点。

2. 现代运用:用于治疗普通感冒、流行性感冒、急性气管—支气管炎、支气管哮喘等属
于外感风寒表实证者。

【实验研究】

发汗解热止痛:麻黄中含麻黄碱、伪麻黄碱及挥发油。麻黄碱能兴奋中枢,促进汗腺分
泌;麻黄挥发油有发汗解热作用。桂枝中主含桂皮醛与挥发油。桂皮醛可刺激汗腺分泌,发
汗解热;桂枝挥发油又能解痉,镇痛,扩张末梢血管。

镇咳平喘:麻黄碱、伪麻黄碱对支气管平滑肌均有解除痉挛及扩张作用。杏仁中所含苦
杏仁苷经过分解可产生微量氢氰酸,抑制呼吸中枢而镇咳平喘。甘草中的甘草次酸有祛痰
止咳作用。三药合用,有较好的镇咳平喘作用。

抑制病毒:麻黄、桂枝、甘草,对流感病毒有较好的抑制作用。

【临床报道】

丁氏选用蝉蜕麻黄汤治疗荨麻疹 50 例。结果:痊愈 34 例,显效 11 例,无效 5 例,总有
效率 90%。对照组 45 例采用扑尔敏和强的松口服,痊愈 20 例,显效 11 例,无效 14 例,总有
效率 68.8%。两组均以 10 天为 1 个疗程。两组治疗总有效率有显著性差异($P<0.05$)。[丁
香军,丁兆吉,魏延州,等.蝉蜕麻黄汤治疗慢性荨麻疹 50 例.陕西中医,1996,17(11):508]

【验案举例】

张某,女,41 岁,2007 年 2 月 17 日初诊。2 年来,全身皮肤反复起风团疹,时轻时重,午
后及夜间加剧。近 1 个月来发作瘙痒较频,曾用西药强的松、扑尔敏、葡萄糖酸钙,中成药防
风通圣丸、湿毒清胶囊等治疗未见好转。每日发作 1 次,午后及夜间加剧且时间较长,出汗
较少。四肢躯干散在大小不等、形状不一的粉红色风团样扁平丘疹,周围红晕,触之稍硬,部

分皮疹融合成大片,可见抓痕。舌苔薄黄白相兼、舌质偏红,脉濡细。证属气血阴亏、风热型。治宜养阴和血,止痒,疏散风热,解表发汗。方用麻黄汤加减:麻黄13 g,桂枝12 g,荆芥15 g,防风13 g,干姜13 g,生地15 g,黄芩15 g,茯苓20 g,当归20 g,川芎15 g,蝉蜕12 g,苦参15 g,甘草10 g。共3剂,1日1剂,水煎3次口服。服药1剂后瘙痒停止,皮疹大部分消退,除出现胃脘部不适外,无其他副作用。继服前方3剂后瘙痒停止,皮疹全部消退。上方加丹参13 g,再服3剂后症状消失。随访1年未复发。[余德群.麻黄汤治疗慢性荨麻疹1例.实用中医药杂志,2008,24(9):598]

桂 枝 汤

《伤寒论》

【组成】　桂枝　三两(9 g)　　　芍药　三两(9 g)　　　甘草　二两(6 g),炙　　　生姜　三两(9 g)
大枣　十二枚(3 g)

【用法】　上五味,㕮咀,以水七升,微火煮取三升,适寒温,服一升。服已须臾,啜热稀粥一升余,以助药力。温覆令一时许,遍身漐漐微似有汗者益佳,不可令如水流漓,病必不除。若一服汗出病瘥,停后服,不必尽剂;若不汗,更服,依前法;又不汗,后服小促其间,半日许令三服尽。若病重者,一日一夜服,周时观之,服一剂尽,病证犹在者,更作服;若汗不出,乃服至二三剂。禁生冷、黏滑、肉、面、五辛、酒酪、臭恶等物。(现代用法:水煎服,温覆取微汗。)

【功用】　解肌发表,调和营卫。

【主治】　外感风寒表虚证。恶风发热,汗出,头痛,鼻鸣干呕,苔白不渴,脉浮缓或浮弱者。

【方解】　本方是调和营卫、调和阴阳治法的代表方。方中桂枝辛甘而温,既可解肌发表而祛在表之风邪,又可助阳通络,透营达卫,为君药。芍药酸苦而凉,滋阴敛营,敛固外泄之营阴,为臣药。桂、芍相合,等量相须为用:一为针对卫强营弱,体现营卫同治,邪正兼顾;二为相辅相成,桂枝得芍药,使汗而有源,芍药得桂枝,则滋而能化;三为相制相成,散中有收,汗中寓补。此为本方外可解肌发表,内调营卫阴阳的基本结构。生姜辛温,既助桂枝辛散表邪,又兼和胃止呕;大枣甘平,意在益气补中,且可滋脾生津。姜枣相配,是为补脾和胃、调和营卫的常用组合,共为佐药。炙甘草调和药性,合桂枝辛甘化阳以实卫,合芍药酸甘化阴以和营,功兼佐使之用。综观本方,药虽五味,但结构严谨,发中有补,散中有收,邪正兼顾,阴阳并调。故清代柯琴称桂枝汤"为仲景群方之冠,乃滋阴和阳,调和营卫,解肌发汗之总方也"(《伤寒来苏集·伤寒附翼》)。

【运用】

1. 辨证要点:本方为治疗外感风寒表虚证的基础方,又是调和营卫、调和阴阳治法的代表方。临床应用以恶风,发热,汗出,脉浮缓为辨证要点。凡外感风寒表实无汗者禁用。

另外,本方不仅可用于外感风寒表虚证,而且还运用于病后、产后、体弱等因营卫不和所致的病证。正如徐彬所说:"桂枝汤,外证得之,解肌和营卫;内证得之,化气调阴阳。"(《金匮要略论注》卷上)

2. 现代运用:用于治疗普通感冒、流行性感冒属于外感风寒表虚证者;以及功能性发热、多形红斑、荨麻疹、皮肤瘙痒症等属于营卫失调者。

【实验研究】

抗菌作用:桂枝醇提取物能抑制大肠杆菌、枯草杆菌、金黄色葡萄球菌、白色葡萄球菌、志贺氏痢疾杆菌、伤寒或副伤寒杆菌、肺炎球菌、多气杆菌、变形杆菌、炭疽杆菌、沙门氏菌、霍乱弧菌等,桂枝煎剂或醇浸剂对流感病毒也有较好抑制作用。白芍煎剂对志贺氏菌、福氏菌、史氏痢疾杆菌、伤寒或副伤寒杆菌、金黄色葡萄球菌、溶血性链球菌、肺炎双球菌、绿脓杆菌、变形杆菌及某些皮肤癣菌均有抑制作用。甘草有加强桂枝、芍药抗菌力的作用。大枣含丰富的蛋白质及维生素 A、B、C 等,能增加血清总蛋白、白蛋白,提高机体抵抗力。

【临床报道】

王氏采用桂枝汤加味治疗慢性荨麻疹 31 例。共 51 例,随机分为两组。治疗组 31 例,男 17 例,女 14 例;年龄 16~58 岁,平均 42.6 岁;病程 3~72 个月,平均 16 个月。对照组 20 例,男 11 例,女 9 例;年龄 15~60 岁,平均 41.3 岁;病程 3~6 个月,平均 15 个月。两组病例在性别、年龄、病程等方面基本相同,经统计学处理,具有可比性。治疗组(中药组):桂枝 10 g,白芍 10 g,防风 9 g,蝉蜕 6 g,黄芪 15 g,白鲜皮 12 g,生姜 3 片,甘草 5 g,大枣 6 g。每日 1 剂,水煎 3 次,取汁 300 mL,分 3 次服用。加减法:疹块色淡红,遇冷症状增剧者,加麻黄、荆芥;疹块色红,遇冷症状减轻者,加连翘、浮萍;心烦口渴,舌红脉数者,加牡丹皮、生地黄、紫草;痒甚者,加刺蒺藜;夹湿者,加苍术、赤小豆、薏苡仁;营血不足者,加当归、何首乌、鸡血藤。对照组(西药组):赛庚啶 4 mg,每晚 1 次;阿司咪唑 10 mg,每日 1 次晨服;维生素 C 0.2 g,每日 3 次。两组均以 10 天为 1 个疗程,3 个疗程后评定疗效。服药期间停服其他相关治疗药物,忌食海鲜、辛辣等食物。治疗组痊愈 26 例(其中 1 个疗程痊愈 8 例,2 个疗程痊愈 14 例,3 个疗程痊愈 4 例),好转 3 例,未愈 2 例,治愈率为 83.87%,总有效率为 93.55%。对照组痊愈 13 例(其中 1 个疗程痊愈 6 例,2 个疗程痊愈 6 例,3 个疗程痊愈 1 例),好转 4 例,未愈 3 例,治愈率为 65.0%,总有效率为 85.0%。经统计学处理,两者之间有非常显著的差异($P<0.01$),说明治疗组疗效明显优于对照组。[王全,刘智碧.桂枝汤加味治疗慢性荨麻疹 31 例.山东中医杂志,1999,18(5):205-206]

【验案举例】

患者,男,42 岁,1996 年 4 月 6 日初诊。每于夜晚 12 时至次日凌晨 1 时全身遍起淡红色风团,瘙痒难忍,尤以四肢为甚,持续约 1 小时,定时而发,至时而止,已 1 年余,伴眠差,舌淡苔白,脉沉细。经多方治疗,效果不明显。中医辨证为营血不足,营卫不和。予以桂枝汤加味:桂枝 10 g,白芍 10 g,生姜 3 片,甘草 5 g,大枣 6 g,当归 10 g,鸡血藤 15 g,何首乌 15 g,防风 9 g,黄芪 15 g,刺蒺藜 15 g。服药 6 剂后病情发作明显减轻,皮疹减少,瘙痒减轻,持续时间缩短(约 0.5 小时)。继进前方 10 剂,病情痊愈。随访半年未发。[王全,刘智碧.桂枝汤加味治疗慢性荨麻疹 31 例.山东中医杂志,1999,18(5):205-206]

麻黄桂枝各半汤
《奇效良方》

【组成】 麻黄(去根节)　桂枝　芍药 各二钱半(9 g)　甘草 二钱半(9 g),炙　杏仁 十个(12 g),去皮尖

【用法】 上作一服,水二钟,生姜五片,大枣二枚,煎至一钟,不拘时服。(现代用法:水煎服。)

【功用】　发汗解表,调和营卫。

【主治】　太阳中风表郁轻证。发热恶寒如疟状,或面赤身痒,汗欲出而不得出,舌苔薄白,脉浮。

【方解】　本方麻黄辛温发汗,兼以宣发肺气;杏仁苦温可降利肺气,二药相配有利于肺气宣降,使邪气外出。桂枝辛甘而温,既可解肌发表,祛在表之风邪,又可温阳通脉,透营达卫;芍药酸苦而凉,益阴养血,两药相配,共同调和阴阳。生姜辛温,既助麻黄、桂枝解肌散邪,又能温胃止呕;大枣甘平,既能益气补中,又能滋脾生津,姜枣相合,还可升腾脾胃生发之气而调和营卫。炙甘草甘温益气,调和诸药,同时合桂枝"辛甘化阳"以扶阳,合芍药"酸甘化阴"以益阴。综观本方,配伍严谨,散收结合,邪正兼顾,阴阳并调,既可以发散邪气,又可以扶助正气,发汗解表而不伤正,调和营卫而不留邪。

【运用】

1. 辨证要点:遇冷刺激即出现风疹块,疹块色淡,无汗,舌质正常,苔薄白,脉浮紧。西医诊断为"寒冷型荨麻疹"。本病多因禀赋不受,又食鱼虾等腥荤动风之物;或因饮食失节胃肠实热;或因平素体虚卫表不固,复感风热风寒之邪,郁于皮毛肌腠之间而发病;再有情志不遂,肝郁不舒,气机壅滞不畅,郁而化火,灼伤阴血感受风邪而诱发。

2. 现代运用:用于治疗普通感冒、流行性感冒、功能性发热、荨麻疹、皮肤瘙痒症等属于表邪郁闭,营卫失调者。

【临床报道】

姜氏临床运用麻黄桂枝各半汤加减治疗荨麻疹 60 例,均为门诊病人。其中男性 25 例,女性 35 例;年龄 15～68 岁,平均年龄 38.5 岁;病程 1 周至 8 年;15～24 岁 20 例,25～40 岁 28 例,41～68 岁 10 例。麻黄桂枝各半汤加减:桂枝 5 g,麻黄 3 g,炙甘草 3 g,生姜 3 片,杏仁 3 g,大枣 4 枚。发病急骤,疹块色红,面积大者加双花 10 g、连翘 10 g、黄芩 10 g、赤芍 10 g;遇冷加重用黄芪 15 g、防风 6 g;素体虚弱反复发作,缠绵不愈者加当归 10 g、熟地 10 g;剧痒难眠者加刺蒺藜 10 g、酸枣仁 10 g;恶心呕吐者加藿香 10 g、佩兰 10 g。水煎服,每日 1 剂,每剂分 2 次温服。急性荨麻疹 1 周为 1 疗程,慢性荨麻疹 4 周为 1 疗程。结果:治愈 46 例(76.66%),显效 6 例(10%),有效 5 例(8.33%),无效 3 例(5%),总有效率 95%。[姜红玲.麻黄桂枝各半汤加减治疗荨麻疹 60 例.湖南中医药大学学报,2009,29(11):37-38]

【验案举例】

于某,女,28 岁,工人,2006 年 11 月 21 日初诊。主诉:1 年来,每遇凉水、冷风,面部手足即痒,随即出现淡红色大面积风团,加衣取暖,症状消失。曾在西医院诊断为"寒冷型荨麻疹",予以开瑞坦 10 mg(每日 1 次)、维生素 C 0.2 g(每日 3 次),西替利嗪 10 mg(每日 1 次)等西药多次口服。当时症状消失,停药后遇冷刺激即痒,逐渐出现风疹块,反反复复,遂来就诊。患者身体瘦弱,疹块色淡,无汗,舌质正常,苔薄白,脉浮紧。西医诊断:寒冷型荨麻疹。中医诊断:瘾疹。辨证为平素体弱,风寒外袭而表闭,卫阳被遏。治疗应疏风散寒,益气固表,调和营卫。处方:麻黄桂枝各半汤加黄芪 15 g、白术 10 g、防风 6 g,每日 1 剂,煎 2 次早晚分服。嘱其保暖,忌鱼腥辛辣之品。服药 7 剂后痒减轻,遇凉风出现少量风疹块。服药 14 剂后,瘙痒消失,偶尔接触凉水,未出现皮疹。要求患者继续坚持服用 2 个月,随访患者遇到冷刺激未见复发。[姜红玲.麻黄桂枝各半汤加减治疗荨麻疹 60 例.湖南中医药大学学报,

34   ❧ 美容方剂学 ❧

2009,29(11):37-38]

九味羌活汤

张元素方,录自《此事难知》

【组成】 羌活 一两半(9g)　　防风 一两半(9g)　　苍术 一两半(9g)　　细辛
五分(3g)　　川芎 一两(6g)　　香白芷 一两(6g)　　生地黄 一两(6g)　　黄芩 一两
(6g)　　甘草 一两(6g)

【用法】 上药九味㕮咀,水煎服。若急汗,热服,以羹粥投之;若缓汗,温服,而不用汤投
之。(现代用法:水煎温服。)

【功用】 发汗祛湿,兼清里热。

【主治】 外感风寒湿邪,内有蕴热证。恶寒发热,无汗,头痛项强,肢体酸楚疼痛,口苦
微渴,舌苔白或微黄,脉浮或浮紧。

【方解】 本方君药羌活,性辛温气味芳香,可散寒祛湿,通利关节,宣痹止痛,为治太阳
风寒湿邪在表之要药。防风辛甘性温,为风中之润剂,功能祛风除湿,散寒止痛;苍术辛苦而
温,功可发汗祛湿,为祛太阴寒湿的主要药物,两药相合,协助羌活祛风散寒,除湿止痛,共为
臣药。细辛、白芷、川芎祛风散寒,宣痹止痛,其中细辛善止少阴头痛,白芷擅解阳明头痛,川
芎长于止少阳、厥阴头痛,此三味与羌活、苍术合用,为本方"分经论治"的基本结构;生地、黄
芩清泄里热,并防诸辛温燥烈之品伤津,以上五药俱为佐药。甘草调和诸药为使。九味配
伍,既可祛风寒湿邪,又能解表清里,共成发汗祛湿,兼清里热之剂。

【运用】

1. 辨证要点:本方为主治外感风寒湿邪而兼有内热证的常用方,亦是体现"分经论治"
思想的代表方。临床应用以恶寒发热,头痛无汗,肢体酸楚疼痛,口苦微渴为辨证要点。本
方虽有生地、黄芩之寒,但总属辛温燥烈之剂,故风热表证及阴虚内热者不宜使用。

2. 现代运用:用于治疗普通感冒、流行性感冒、急性心肌炎、风湿性关节炎、偏头痛等属
于外感风寒湿邪,兼有里热者。

【实验研究】

九味羌活汤水提物和醇提物20g/kg剂量时,能明显抑制小鼠扭体反应,减少扭体次数。
其醇提物25g/kg剂量对热板法所致小鼠疼痛反应有明显抑制作用,提高小鼠痛阈值。用小
鼠巴豆油耳肿胀法和大鼠蛋清足肿胀法实验发现,其醇提液30g/kg对动物急性炎症水肿模
型有明显抑制作用,显示本方有较强的镇痛、抗炎作用。[蒋孟良.九味羌活汤镇痛抗炎作用
的研究.中成药,1992,11(2):25]

九味羌活汤能减少小鼠自发活动次数;促进抗体产生,加速机体对内毒素的清除,表明
本方有一定的镇静和调节免疫作用。[沈映君,等.解表方药研究的思路与实践.中医杂志,
1992,33(5):52]

【临床报道】

观察九味羌活汤治疗泛发性白癜风的临床疗效,21例患者采用内服九味羌活汤,外用
加减羌活汤酊,以1个月为1个疗程,共治疗3个疗程。结果:显效12例,有效7例,无效2
例,总有效率为90.5%。[顾仲明.九味羌活汤治疗白癜风21例.上海中医药杂志,2005,39
(5):25-26]

【验案举例】

刘某,男,19岁,1989年3月6日初诊。全身皮肤出现风团半月,开始出现于下肢,然后臀部、腰背、前胸相继出现,以肱股内侧较多,皮肤奇痒,搔之疹块凸起,此起彼伏,时轻时重。不思饮食,睡眠不安,大便秘结,否认过敏史。舌红苔薄白,脉弦稍浮。审其病因,乃外邪侵袭,遏于肌表,热结于内。治宜疏风止痒,清热通腑。拟方:羌活、防风、苍术、川芎、白芷各10 g,生地30 g,黄芩15 g,细辛、甘草各3 g,牛蒡子、苍耳子各10 g,刺蒺藜、地肤子各15 g,大黄6 g(后下)。2剂后,全身风团大部消退,大便已通,但腹部又现小片风团。前方去大黄,再服3剂,皮肤风团全部消退。嘱再服2剂巩固疗效。一年后随访,未复发。[谢继光.九味羌活汤用验.四川中医,1991,(12):9-10]

小 青 龙 汤
《伤寒论》

【组成】　麻黄 三两(9 g),去节　　芍药 三两(9 g)　　细辛 三两(6 g)　　干姜 三两(6 g)　　甘草 三两(6 g),炙　　桂枝 三两(9 g),去皮　　半夏 半升(9 g),洗　　五味子半升(6 g)

【用法】　上八味,以水一斗,先煮麻黄,减二升,去上沫,内诸药,煮取三升,去滓,温服一升。(现代用法:水煎温服。)

【功用】　解表散寒,温肺化饮。

【主治】　外寒里饮证。恶寒,发热,头身疼痛,无汗,喘咳,痰涎清稀而量多,胸痞,或干呕,或痰饮喘咳,不得平卧,或身体疼重,头面四肢浮肿,苔白滑,脉浮。

【方解】　本方麻黄、桂枝相须为君药,发汗解表,且麻黄又能宣发肺气而平喘咳,桂枝化气行水以利里饮之化。干姜、细辛为臣药,温肺化饮,兼助麻、桂解表祛邪。然而素有痰饮,纯用辛温发散,恐耗伤肺气,故佐用五味子敛肺止咳,芍药和营养血,二药与辛散之品相配,一散一收,既可增强止咳平喘之功,又可制约诸药辛散太过之性,且可防止温燥药物伤津;半夏燥湿化痰,和胃降逆,亦为佐药。炙甘草兼为佐使之药,既可益气和中,又能调和诸药辛散之性。药虽八味,配伍严谨,散中有收,开中有合,散不伤正,收不敛邪,则诸证自平。

【运用】

1. 辨证要点:本方是治疗外感风寒,寒饮内停喘咳的常用方剂。临床应用以恶寒发热,无汗,喘咳,痰多而稀,舌苔白滑,脉浮为辨证要点。因其辛散温化之力较强,应以确属水寒相搏于肺者,方宜使用,且视病人体质强弱酌定剂量。阴虚干咳无痰或痰热证者,不宜使用。

2. 现代运用:用于治疗急、慢性支气管炎,支气管哮喘,肺心病,阻塞性肺气肿,流行性感冒,百日咳,过敏性鼻炎,卡他性眼炎,卡他性中耳炎等属于外寒内饮者。

【验案举例】

患者,男,60岁,2005年7月9日初诊。因全身泛发红色风团伴瘙痒前来就诊。来诊前在外院以西药抗过敏治疗未效。现见躯干、四肢泛发红色风团,伴瘙痒甚,口干,心烦躁,无汗,恶寒,无发热,二便可;舌质偏暗,苔根白厚微腻,脉浮稍数。诊断:急性荨麻疹。处方一:大青龙汤,药用麻黄8 g,桂枝7 g,杏仁8 g,大枣10 g,生石膏45 g,炙甘草5 g,生姜2片。2剂,水煎温服。嘱服后忌吹风扇、空调,宜在家休息以候少发汗出。处方二:桂枝加葛根汤加石膏,桂枝10 g,白芍10 g,炙甘草5 g,大枣5 g,生姜2片,葛根15 g,生石膏40 g。1剂,嘱次日水煎温服。将息如前。2005年7月11日二诊:风团瘙痒明显减轻,恶寒消失,心烦消退,口干多饮,小便少,不甚通畅感;舌暗,舌前部无苔,根黄厚而剥,脉浮细稍数。继予五苓散合猪苓汤加味:猪苓10g,茯苓12g,泽泻15g,白术10g,桂枝10g,滑石15g,阿胶烊化7g,薏苡仁30g,荆芥10g,白蒺藜15g,炙甘草5g。3剂,水煎服。2005年7月14日三诊:风团已不再起,瘙痒消失,仅夜间轻痒,口干明显好转,小便通畅;舌暗苔少,根黄腻减,脉浮细略弦。继以桂枝加葛根汤,3剂巩固而愈。[欧阳卫权.经方在皮肤科中的应用.中医药临床杂志,2006,18(3):230-231]

第二节　辛凉解表

适 应 证

疮痈疖肿初起,伴有表证。风热感冒。

药物配伍

常用辛凉解表药如薄荷、牛蒡子、桑叶、菊花等为主组成方剂。由于温邪袭人,具有发病急、转变快、易搏结气血,蕴而成毒,且多挟有秽浊之气等特点。加之温邪上受,首先犯肺,每致肺气失宣。故此类方剂多配伍清热解毒的银花、连翘及宣降肺气的桔梗、杏仁等。

代 表 方

桑菊饮、银翘散、麻黄杏仁甘草石膏汤等。

桑　菊　饮
《温病条辨》

【组成】　桑叶　二钱五分(7.5g)　　　菊花　一钱(3g)　　　杏仁　二钱(6g)　　　连翘一钱五分(5g)　　　薄荷　八分(2.5g)　　　苦桔梗　二钱(6g)　　　生甘草　八分(2.5g)　　　苇根二钱(6g)

【用法】　水二杯,煮取一杯,日二服。(现代用法:水煎温服。)

【功用】　疏风清热,宣肺止咳。

【主治】　风温初起,表热轻证。咳嗽,身热不甚,口微渴,脉浮数。

【方解】　方中桑叶性凉味甘苦,疏散上焦风热,且善走肺络,能清热宣肺而止咳嗽;菊花味辛甘性寒,疏散风热,清利头目而肃肺,二药轻清灵动,直走上焦,协同为用,以疏散肺中风热见长,故共为君药。薄荷辛凉疏散风热,以助君药解表之力;杏仁苦降,功善肃降肺气,桔梗辛散,功能开宣肺气,二药相须为用,一宣一降,以复肺脏宣降功能而止咳,是宣降肺气的常用组合,三者共为臣药。连翘透邪解毒,芦根清热生津,共为佐药。甘草调和诸药为使。诸药相伍,使上焦风热得以疏散,肺气得以宣降,则表证解,咳嗽止。

【运用】

1. 辨证要点:本方是主治风热犯肺之咳嗽证的常用方剂。临床应用以咳嗽,发热不甚,微渴,脉浮数为辨证要点。因其为"辛凉轻剂",故肺热甚者,当予加味后运用,否则病重药轻,药不胜病;若系风寒咳嗽,不宜使用。

2. 现代运用:用于治疗寻常痤疮、扁瘊、疣目、小儿风热紫癜、上呼吸道感染、流行性感冒、急性支气管炎、肺炎、急性结膜炎等属于风热犯肺或肝经风热,病邪轻浅者。

【实验研究】

解热作用:桑叶、野菊花、连翘、薄荷、芦根均有解热作用。

抗菌作用:蒲公英有抗病毒消炎作用,连翘有抗菌作用。

杨氏观察到,桑菊饮能明显增加大鼠肾上腺中胆固醇的含量,升高血浆中醛固酮和皮质醇水平,降低肾上腺中维生素 C 含量,兴奋下丘脑—垂体—肾上腺皮质轴。此既表明本方对实验性急性炎症模型有较强的抑制作用,又揭示其抗炎作用的产生是通过多种途径整合而实现。[杨奎,等.桑菊饮抗炎作用的研究.中药药理与临床,1994,(3):44]

【临床报道】

寻常痤疮患者 133 例,年龄 14~35 岁,平均年龄 25.5 岁;男 70 例,女 63 例。临床诊断为面颈部寻常痤疮,分炎性和非炎性两类,按照 Pillsbury 的 4 级法分级,其中Ⅰ级 26 例,Ⅱ级 48 例,Ⅲ级 31 例,Ⅳ级 28 例。随机分为观察组和对照组两组。观察组 70 例,男 38 例,女 32 例;对照组 63 例,男 32 例,女 31 例。病程最短的 2 周,最长的 7 年,平均病程 6 个月。采用桑菊饮加减:桑叶 12 g,菊花 15 g,连翘 15 g,薄荷 4.5 g,杏仁 12 g,桔梗 12 g,甘草 6 g。根据炎症性质分级加减,红斑、脓疱较重,加白花蛇舌草 20 g、金银花 15 g、蒲公英 15 g、紫花地丁 15 g;结节性损害,加夏枯草 15 g,重用浙贝母 30 g;囊肿重用丹参 30 g、浙贝母 30 g;皮肤油脂较多,加茯苓 12 g、薏苡仁 30 g。煎制方法:用水浸泡 30 分钟,文火煎沸 5~10 分钟后服用,每日 1 剂,煎服 2 次。观察组与对照组均用 0.05% 维 A 酸乳膏,每晚外用 1 次,每日口服甲硝唑片 0.2 g/次,3 次/天。观察炎性皮损(丘疹、脓疱、结节和囊肿)和非炎性皮损(白头粉刺和黑头粉刺)消退率。按照痊愈、显效、好转和无效 4 个等级评定,治愈皮损消退率为 95% 以上,有效为 70%~95%,好转 30%~69%,无效为消退率 <30%。皮损消退率=[(治疗前损害总个数−治疗后损害总个数)/治疗前损害总个数]×100%。有效率=(痊愈和显效例数/总例数)×100%。[易尚文.桑菊饮加减治疗寻常痤疮临床观察.中国中西医结合皮肤性病学杂志,2009,8(5):319]

【验案举例】

患儿双下肢见大小不等的紫红瘀斑,啼哭不安、微热、轻度水肿,行动不便;舌尖红、苔白,脉浮数。辨证为风热紫癜。治以疏风清热,凉血化斑。处方:桑叶 10 g,菊花 10 g,薄荷 10 g,连翘 10 g,杏仁 10 g,赤芍 10 g,刺蒺藜 10 g,茜草 10 g,仙鹤草 10 g,茅根 10 g,地骨皮 10 g。连服 2 剂而愈。[胡晓丽.桑菊饮加减在儿科中的运用.中医临床研究,2010,2(7):77]

银 翘 散

《温病条辨》

【组成】　连翘　一两(30 g)　　银花　一两(30 g)　　苦桔梗　六钱(18 g)　　薄荷　六钱(18 g)　　竹叶　四钱(12 g)　　生甘草　五钱(15 g)　　芥穗　四钱(12 g)　　淡豆豉　五钱(15 g)　　牛蒡子　六钱(18 g)

【用法】　上为散。每服六钱(18 g),鲜芦根汤煎,香气大出,即取服,勿过煮。肺药取轻清,过煮则味厚入中焦矣。病重者,约二时一服,日三服,夜一服;轻者,三时一服,日二服,夜一服;病不解者,作再服。(现代用法:作汤剂,水煎服,用量按原方比例酌减。)

【功用】　辛凉透表,清热解毒。

【主治】　温病初起。发热,微恶风寒,无汗或有汗不畅,头痛口渴,咳嗽咽痛,舌尖红,苔薄白或薄黄,脉浮数。

【方解】　本方银花、连翘气味芳香,既有辛凉透邪清热之效,又具芳香避秽解毒之功,在透散卫分表邪的同时,兼顾了温热病邪易蕴而成毒及多挟秽浊之气的特点,故重用为君药。薄荷、牛蒡子味辛而性凉,疏散风热,清利头目,且可解毒利咽;荆芥穗、豆豉辛而微温,解表散邪,此两者虽属辛温,但辛而不烈,温而不燥,配入辛凉解表方中,增强辛散透表之力,是为去性取用之法,以上四药俱为臣药。芦根、竹叶清热生津;桔梗开宣肺气而止咳利咽,同为佐药。甘草既可调和药性,护胃安中,又合桔梗利咽止咳,是属佐使之用。本方所用药物均系清轻之品,加之用法强调"香气大出,即取服,勿过煮",体现了吴氏"治上焦如羽,非轻莫举"(《温病条辨》卷四)的用药原则。

【运用】

1. 辨证要点:《温病条辨》称本方为"辛凉平剂",是治疗风温初起之风热表证的常用方。临床应用以发热,微恶寒,咽痛,口渴,脉浮数为辨证要点。凡外感风寒及湿热病初起者禁用。

2. 现代运用:用于治疗皮肤病如湿疹、风疹、荨麻疹、疮痈疖肿、麻疹、水痘初起、痤疮、银屑病、玫瑰糠疹、过敏性紫癜等伴有外感风热表证者;以及流行性感冒、上呼吸道感染、急性咽炎、扁桃体炎、腮腺炎、流脑、乙脑等属温病初起者。

【实验研究】

解热作用:薄荷、荆芥、连翘、牛蒡子、竹叶、芦根均有解热作用。

抗菌作用:银花、连翘均为广谱抗菌药,均有抗病毒消炎作用。桔梗、甘草有去痰作用和一定的抗炎作用。

【临床报道】

采用银翘散治疗小儿幼儿急疹108例,其中男性68例,女性40例;年龄最大2岁,最小5个月,大多患儿年龄为6～10个月。内服中药银翘散为主,配合针刺合谷、外关、曲池、大椎穴。夹惊者针刺十宣、人中、印堂穴;夹滞者针刺四缝穴。手法用强刺激泻法,快速点刺不留针,根据病情,连续针刺3～5次,每日1次直至热退疹出。银翘散药物加减组成:银花20g,连翘30g,荆芥20g,牛蒡子20g,薄荷12g,桔梗20g,竹叶12g,芦根20g,甘草9g,由本院制剂室共研成细面儿,过120目细筛备用。用法用量:3～5个月大,每次服0.3g,每日3次;6～10个月大,每次服0.5g,每日3次;11个月～1岁半,每次服1g,每日3次;2～3岁,每次服1.5g,每日3次。服时用温水冲服。结果:108例患儿全部治愈,且无1例并发症。[李志强.银翘散治疗小儿幼儿急疹108例.中医临床研究,2011,3(1):75]

【验案举例】

患者,女,27岁,2001年5月8日初诊。患者10天前外出,汗出后便觉周身皮肤瘙痒,搔抓则起大片风团,色红,30分钟后消退,2～3小时后又起,迁延不断已4天。就诊时见躯干、四肢泛发大片红色风团,扪之热,咽部潮红,舌质红,苔薄黄,诉大便干,2日未行,皮肤划痕症(一)。中医证属风热束表,肺卫失宣。治以辛凉透表,宣肺清热。予银翘散加减:银花20g,连翘10g,荆芥10g,防风10g,浮萍10g,蝉衣6g,牛蒡子10g,薄荷6g,生甘草10g,升麻6g,水煎服。3剂后复诊,诉药后第3天起,风团发作间隔明显延长,偶见少许风团,瘙痒减轻。依上方去升麻、防风、牛蒡子,加生地 20 g、当归 10 g、赤芍 10 g。又 3 剂后皮疹未再发生。随访 1 年,未复发。[蓝海冰.银翘散加减治疗皮肤病验案举隅.北京中医,2005,24(4):230]

麻黄杏仁甘草石膏汤

《伤寒论》

【组成】　麻黄　四两(9 g),去节　　杏仁　五十个(9 g),去皮尖　　甘草　二两(6 g),炙　石膏　半斤,(18 g)碎,绵裹

【用法】　以水七升,煮麻黄去上沫,内诸药,煮取二升,去滓,温服一升。(现代用法:水煎温服。)

【功用】　辛凉疏表,清肺平喘。

【主治】　外感风邪,邪热壅肺证。身热不解,咳逆气急,甚则鼻煽,口渴,有汗或无汗,舌苔薄白或黄,脉浮而数者。

【方解】　本方麻黄辛甘而温,开宣肺气以平喘,发汗解表以散邪;石膏辛甘大寒,清泄肺热以生津,辛散解肌以透邪,二药一辛温,一辛寒,一以宣肺为主,一以清肺为主,且能透邪于外,合用则相反之中寓有相辅之意,既消除致病之因,又调理肺的宣发功能,故共用为君。石膏倍于麻黄,使本方不失为辛凉之剂。麻黄得石膏,宣肺平喘而不助热;石膏得麻黄,清解肺热而不凉遏,又是相制为用。杏仁味苦,降利肺气而平喘咳,与麻黄相配,则宣降相因;与石膏相伍,则清肃协同,是为臣药。炙甘草既能益气和中,又与石膏相合而生津止渴,更能调和于寒温宣降之间,为佐使药。四药合用,解表与清肺并用,以清为主;宣肺与降气结合,以宣为主,共成辛凉疏表,清肺平喘之功。

【运用】

1. 辨证要点:本方为治疗表邪未解,邪热壅肺之喘咳的基础方。因石膏倍麻黄,其功用重在清宣肺热,不在发汗,所以临床应用以发热,喘咳,苔薄黄,脉数为辨证要点。

《伤寒论》原用本方治疗太阳病,发汗未愈,风寒入里化热,"汗出而喘"者。后世用于风寒化热,或风热犯肺,以及内热外寒,但见邪热壅肺,身热喘咳,口渴脉数,无论有汗、无汗,皆可以本方加减而获效。此外,应根据肺热程度及表热多少适当调整麻黄与石膏的用量比例。

对于麻疹已透或未透而出现身热烦躁,咳嗽气粗而喘,属疹毒内陷,肺热炽甚者,亦可以本方加味用之。

2. 现代运用:本方常用于治疗顽固性荨麻疹、感冒、上呼吸道感染、急性支气管炎、支气管肺炎、大叶性肺炎、支气管哮喘、麻疹合并肺炎等属表证未尽,热邪壅肺者。

【临床报道】

运用麻杏石甘汤加味治疗顽固性荨麻疹 14 例,疗效满意。男 5 例,女 9 例;年龄 16～53 岁。症状及体征:部分或全身起风疹,瘙痒,四肢尤甚,皮疹色红,成点、成片;舌红苔微黄或白腻,脉数或缓。主方:麻黄 5 g,杏仁 10 g,石膏 20 g,甘草 5 g。加减:恶风怕冷者加防风、黄芪;肠胃积热者加大黄、黄柏;此起彼伏者加刺蒺藜、金银花;湿盛者加苦参、薏苡仁;血虚者加生地、首乌。水煎,日 1 剂,分 2 次服用。结果:痊愈(皮疹消退,瘙痒消失,1 年以上未复发)12 例,显效(皮疹消退 80% 以上,且复发)1 例,无效(诸症未减)1 例。[郑琨.麻杏石甘汤加味治疗顽固性荨麻疹 14 例.湖北中医杂志,1996,18(5):25]

【验案举例】

范某,女,27岁,1994年5月13日初诊。主诉周身起风疹瘙痒,反复发作,持续3年多。发作时颜色鲜红,大如豆瓣,或融合成片,伴发热、口渴、烦闷不安,食欲减退,且易感冒。曾内服息斯敏、扑尔敏等抗过敏类药,外涂消炎止痒剂,症状暂时缓解而后复发。由于不能根治而前来就诊。查,WBC:12.4×10^9/L,T:37.6℃,RBC:3.6×10^{12}/L。诊见全身皮肤淡红色疹块,大小不一,四肢尤甚,舌苔薄白微黄,脉浮数。证属肺胃郁热,风邪袭表,兼气虚。治以主方加防风、黄芪、苦参各15g。连服6剂药后痒失疹消。为巩固疗效,嘱继进3剂。[郑琨.麻杏石甘汤加味治疗顽固性荨麻疹14例.湖北中医杂志,1996,18(5):25]

升麻葛根汤

《太平惠民和剂局方》

【组成】　升麻　　芍药　　甘草 炙 各十两(300g)　　　葛根 十五两(450g)

【用法】　上为粗末。每服三钱(9g),用水一盏半,煎取一中盏,去滓,稍热服,不拘时候,一日二三次。以病气去,身清凉为度。(现代用法:作汤剂,水煎服,用量按原方比例酌减。)

【功用】　解肌透疹。

【主治】　麻疹初起。疹发不出,身热头痛,咳嗽,目赤流泪,口渴,舌红,苔薄而干,脉浮数。

【方解】　本方升麻味辛甘性寒,入肺、胃经,升胃中清阳,解肌透疹,清热解毒,为君药。葛根味辛甘性凉,入胃经,解肌透疹,生津除热,为臣药。二药相配,轻扬升散,通行肌表内外,对疹毒欲透未透,病势向外者,能因势利导,故为透达疹毒的常用组合。芍药当用赤芍,味苦性寒而入血分,清热凉血之中兼能活血,用之以解血络热毒,为佐药。使以炙甘草调和药性。四药配伍,共奏解肌透疹之功。

【运用】

1. 辨证要点:本方为麻疹初起,疹尚未发,或虽发而不透的基础方。临床应用以疹发不出或出而不畅,舌红,脉数为辨证要点。若麻疹已透,或疹毒内陷而见气急而粗,喘息抬肩,鼻翼煽动者,则当禁用。

2. 现代运用:本方除用治麻疹外,亦治带状疱疹、单纯性疱疹、水痘、腹泻、急性细菌性痢疾等病属邪郁肌表,肺胃有热者。

【临床报道】

用加味升麻葛根汤治疗麻疹17例。其中男6例,女11例;年龄3～5岁6例,6～10岁8例,11岁以上3例;病程最短12天,最长17天,平均15天。方选葛根、麻黄、白芍、桑叶、薄荷、牛蒡子、蝉蜕、荆芥穗、桔梗、金银花、连翘各10g,甘草6g,芫荽1根。每日1剂,分2次煎服,1周为1个疗程。疗效评判:高热渐退,麻疹能顺利透发,疹点依次逐步隐没回退,咳喘随热退而减,伴随症状消失,精神转佳,胃纳渐增,身体渐趋康复为治愈。结果:17例均在1周内治愈。其中服药最多4例,一般2剂,治愈率为100%。[牛系群.加味升麻葛根汤治疗麻疹17例.安徽中医临床杂志,1996,8(4):176]

【验案举例】

常某,男,10岁,1995年2月18日初诊。诊时发热,咳嗽,清涕,颜面红赤,身热灼手,呼吸气粗,眼泪汪汪,无汗,舌红无苔,未现疹点。前医曹氏用青霉素、氢化可的松、维生素C静滴,治疗2日高热不退。查体温达40.2℃,先予加味升麻葛根汤1剂,药后高热未退,但见面、颈、胸部现少许白色疹点，疹待透发。继续服用1剂后，口腔黏膜红赤，见柯氏斑，胸背红色疹点满布，体温未降，未现喘息、烦躁不安症状；继续予2剂后，体温回复，疹点依次渐回。1周后皮肤陆续呈糠麸状脱屑，并有色素沉着，将息而愈。［牛系群.加味升麻葛根汤治疗麻疹17例.安徽中医临床杂志,1996,8(4):176］

第三节　扶正解表

适应证

表证而兼正气虚弱者。

药物配伍

每由辛温解表的麻黄、羌活、防风、苏叶等与益气助阳的人参、黄芪、附子、细辛等构成益气解表、助阳解表之方剂。素体阴血不足而感受外邪，治疗不能专事发表，因阴血亏虚，汗源不充，感受外邪，不能作汗达邪，若强行发汗，更耗阴血，甚至造成汗多亡阴的不良后果。因此，此类方剂常由辛而微温或辛凉的解表药，如葱白、豆豉、薄荷、葛根等，与滋阴养血的玉竹、生地等组成滋阴解表、养血解表的方剂。

代表方

荆防败毒散、参苏饮、麻黄细辛附子汤等。

败　毒　散
《太平惠民和剂局方》

【组成】　柴胡 去苗　　前胡 去苗,洗　　川芎　　枳壳 去瓤,麸炒　　羌活 去苗　独活 去苗　　茯苓 去皮　　桔梗　　人参 去芦　　甘草 各三十两(900 g)

【用法】　上为粗末。每服二钱(6 g),水一盏,加生姜、薄荷各少许,同煎七分,去滓,不拘时服,寒多则热服,热多则温服。(现代用法:作汤剂煎服,用量按原方比例酌减。)

【功用】　散寒祛湿,益气解表。

【主治】　气虚外感风寒湿表证。憎寒壮热,头项强痛,肢体酸痛,无汗,鼻塞声重,咳嗽有痰,胸膈痞满,舌淡苔白,脉浮而按之无力。

【方解】　本方羌活、独活均为辛温之品,可发散风寒,除湿止痛,羌活长于祛上部风寒湿邪并止痛,独活长于祛下部风寒湿邪并止痛,合而用之,为通治一身风寒湿邪的常用组合,二者共为君药。川芎行气活血,并能祛风胜湿;柴胡解肌透邪,并能行气,二药既可助君药解表逐邪,又可行气活血加强宣痹止痛之力,共为臣药。桔梗辛散,宣肺利膈,可升提上行之力,枳壳苦温,理气宽中,以降泄下行之力,二药相配,一升一降,是宣降肺气、宽胸利膈的常用组合;前胡化痰止咳;茯苓渗湿消痰,俱为佐药。生姜、薄荷为引,以助解表之力;甘草调和药性,兼以益气和中,皆为佐使之品。方中人参亦属佐药,甘温益气,扶正祛邪,一则助正气以鼓邪外出,并寓防邪入里之义;二则令全方散中有补,不致耗伤真元。综观全方,诸药相伍邪正兼顾,祛邪为主,解表而不伤正,扶正而不滞邪,相辅相成,相得益彰。

喻嘉言用本方治疗外邪陷里而成之痢疾,意即疏散表邪,表气疏通,里滞亦除,其痢自止。此种治法,称为"逆流挽舟"法。

【运用】

1. 辨证要点:本方是一首益气解表的常用方。临床应用以憎寒壮热,肢体酸痛,无汗,脉浮按之无力为辨证要点。然方中药物多为辛温香燥之品,外感风热及阴虚外感者,均忌用。若时疫、湿温、湿热蕴结肠中而成之痢疾,切不可用。

2. 现代运用:本方常用于感冒、流行性感冒、支气管炎、风湿性关节炎、痢疾、过敏性皮炎等属外感风寒湿邪兼气虚者。针对疮痈初起、麻疹初起而有表寒证者;疱疹、扁平疣、荨麻疹、皮肤瘙痒症、湿疹、脂溢性皮炎等属于外感风寒湿者,均可用本方治之。

【实验研究】

柴胡主含柴胡皂苷,有镇静、抗惊厥、解热、抗病毒、免疫调节、抗炎、保肝护肾以及抗肿瘤等多方面药理活性;羌活主要含有羌活挥发油,其成分有 α-蒎烯、β-蒎烯、ε-萜品烯、柠檬烯、乙酸龙脑酯等,有抗炎、抗过敏、解热、镇痛等作用;茯苓含有茯苓聚糖、胆碱、酶等多种成分,对金黄色葡萄球菌、大肠杆菌、变形杆菌有抗菌作用,能减轻对动物的炎症损伤;荆芥含挥发油,对伤寒、副伤寒菌苗精制破伤风类毒素混合剂引起的体温升高家兔有解热作用,对小鼠热板法有镇痛作用,镇痛的主要成分为 d-薄荷酮,挥发性成分 3-甲基环己酮也有镇痛作用。

【临床报道】

45 例扁平疣患者均为中医门诊 1994 年至 1995 年的病例。颜面皮损 31 例,手背部皮损 6 例,混合型 8 例;男性 10 例,女性 35 例;年龄最大 35 岁,最小 7 岁。治疗方法坚持一病一方不辨证,不增减药物。荆防败毒散加苍术方:荆芥、防风、羌活、独活、柴胡、前胡、枳壳、茯苓、桔梗、川芎各 9 g,苍术 30 g,甘草 6 g。小儿用量按年龄递减。1 日 1 剂,水煎服,7 天为 1 疗程。服药期间,忌食鱼虾和辛辣等食物。疗效判定标准,痊愈:扁平疣症状、体征消失,随访 11 年无复发;无效:治疗前后症状、体征无改变。结果:服药 1 疗程痊愈 7 人;服药 2 疗程痊愈 26 人;服药 3 疗程 12 人,痊愈 8 人,无效 4 人。本组痊愈率为 91.1%。[罗齐民,杨梅. 荆防败毒散加苍术治疗扁平疣 45 例. 新疆中医药,1998,16(63):24]

【验案举例】

戴某,女,26 岁,经商,1995 年 9 月 17 日初诊。主诉:面部、手背部扁平丘疹已 7 年,近半年来增多。检查:脉缓有力,来去从容,舌质淡红、苔薄白。一般情况较好,视其面部的颊颜部皮损面积大,皮损为光滑的扁平丘疹,大的如米粒,小的如针头,有的簇聚成群,呈淡红色,大的皮损呈褐色。无痛无痒,患者精神十分痛苦。诊为扁平疣。乃汗郁化湿,湿郁成痰而成。治以发汗解表、燥湿化痰。方用荆防败毒散加苍术。连服 2 个疗程,扁平疣消失。随访 1 年,未见复发。[罗齐民,杨梅. 荆防败毒散加苍术治疗扁平疣 45 例. 新疆中医药,1998,16(63):24]

参 苏 饮

《太平惠民和剂局方》

【组成】 人参　紫苏叶　干葛 洗　半夏 汤洗七次,姜汁制炒　前胡 去苗　茯苓 去皮 各三分(各 6 g)　枳壳 去瓤,麸炒　桔梗 去芦　木香　陈皮 去白　甘草 炙 各半两(各 4 g)

【用法】 㕮咀,每服四钱(12 g),水一盏半,姜七片,枣一个,煎六分,去滓,微热服。不拘时候。(现代用法:加生姜 7 片,大枣 1 枚,水煎温服。)

【功用】 益气解表,理气化痰。

【主治】　气虚外感风寒,内有痰湿证。恶寒发热,无汗,头痛,鼻塞,咳嗽痰白,胸脘满闷,倦怠无力,气短懒言,舌苔白,脉弱。

【方解】　本方苏叶辛温,归肺脾经,为君药,功擅发散表邪,又能宣肺止咳,行气宽中。葛根解肌发汗;人参益气健脾,二药共为臣药。苏叶、葛根得人参相助,则无发散伤正之虞,大有启门驱贼之势。半夏、前胡、桔梗止咳化痰,宣降肺气;木香、枳壳、陈皮理气宽胸,醒脾畅中;茯苓健脾,渗湿消痰。使化痰与理气兼顾,既寓治痰先治气之意,又使升降复常,有助于表邪之宣散,肺气之开合,七药俱为佐药。甘草补气安中,兼和诸药,为佐使。煎服时,少加生姜、大枣,协苏、葛可解表,合参、苓、草能益脾。诸药配伍,共成益气解表,理气化痰之功。

【运用】

1. 辨证要点:本方为治气虚外感风寒,内有痰湿证的常用方。临床应用以恶寒发热,无汗头痛,咳痰色白,胸脘满闷,倦怠乏力,苔白,脉弱为辨证要点。

2. 现代运用:用于治疗感冒、上呼吸道感染、慢性支气管炎等属于气虚外感风寒,内有痰湿者。

【实验研究】

临床用本方治疗感冒、上呼吸道感染等属气虚外感风寒者有较好效果。现代药理以参苏颗粒剂探讨其作用机理,结果发现本方有持续降温;延长痛反应时间;延长氨雾刺激所致小鼠咳嗽的潜伏期;减少咳嗽次数;促进小鼠支气管对酚红的排泌;升高脾指数及碳廓清指数等作用。由此提示参苏饮不仅有较好的解热、镇痛、镇咳、祛痰等作用,而且具有提高非特异性免疫功能的作用。[魏云,等.参苏颗粒剂的药理作用研究.中药药理与临床,1992,8(3):7]

【验案举例】

邓旒,"号乐天,福建省邵武人,清代医家。擅长儿科,尤精麻痘"(《中医大辞典》)。晚年著有《保赤指南车》十卷,卷一至卷三为麻科部分,对麻疹的辨治具有丰富的经验。强调疏透:疹毒起于脾,热流于肺,脏腑之中,肺伤尤甚。故在麻疹未出或出而未透时,必须强调疏托透毒外出,此即"麻为阳毒,以透为顺"之谓也。其初发之际,最忌风寒及食生冷,不可误用寒凉之剂,使气滞血凝,皮肤闭塞,而应以温暖辛散之味,如苏、葛、防、柴等,令邪毒易透。常用苏葛汤、加减参苏饮、加减葛根汤或荆防败毒散。[郑益民.邓旒治麻疹之特色.福建中医药,1986,17(2):55-56]

麻黄细辛附子汤
《伤寒论》

【组成】　麻黄　二两(6 g),去节　　　附子　一枚(9 g),炮,去皮,破八片　　　细辛　二两(3 g)

【用法】　以水一斗,先煮麻黄,减二升,去上沫,内诸药,煮取三升,去滓,温服一升,日三服。(现代用法:水煎服。)

【功用】　助阳解表。

【主治】

1. 素体阳虚,外感风寒证。发热,恶寒甚剧,虽厚衣重被,其寒不解,神疲欲寐,脉沉微。

2. 暴哑。突发声音嘶哑,甚至失音不语,或咽喉疼痛,恶寒,发热,神疲欲寐,舌淡苔白,脉沉无力。

【方解】　本方麻黄辛温,发汗解表,为君药。附子辛热,温肾助阳,为臣药。麻黄行表以开泄皮毛,逐邪于外;附子在里以振奋阳气,鼓邪于外,二药配合,相辅相成,为助阳解表的常用组合。细辛归肺、肾二经,芳香气浓,性善走窜,通彻表里,既能祛风散寒,助麻黄解表,又可鼓动肾中真阳之气,协附子温里,为佐药。三药并用,补散兼施,使外感风寒之邪得以表散,在里之阳气得以维护,则阳虚外感可愈,为治表里俱寒的典型方剂。

【运用】

1. 辨证要点:本方既是主治少阴阳虚,外感风寒的代表方、基础方,又是治疗大寒客犯肺肾所致咽痛声哑的常用方。临床应用以恶寒甚,发热轻,神疲欲寐,脉沉为辨证要点。若少阴阳虚而见下利清谷,四肢厥逆,脉微欲绝等证,则应遵仲景"先温其里,乃攻其表"的原则,否则误发其汗,必致亡阳危候,不可不慎。

2. 现代运用:本方常用于感冒、流行性感冒、支气管炎、病窦综合征、风湿性关节炎、过敏性鼻炎、暴盲、暴喑、喉痹、皮肤瘙痒等属阳虚外感者。

【实验研究】

日本学者将麻黄细辛附子汤 100 μg/mL 加于腹腔巨噬细胞的悬浮液中,呈现浓度依赖性抑制钙离子载体(CaI)A23187(1 μg/mL)或血小板活化因子(PAF)1 ng/mL 刺激所致的腹腔巨噬细胞内钙离子(Ca^{2+})浓度的上升,与非添加组相比差异显著。显示其抗炎作用可能与对细胞膜具有某种稳定性有关。[沟口靖弘.麻黄细辛附子汤对腹腔渗出巨噬细胞内钙离子的影响.国外医学·中医中药分册,1992,14(2):15]

另有实验观察到:① 对组胺释放的作用:以水、乙醇或丙酮和甲醇混合(1∶1)溶媒提取的麻黄细辛附子汤 0.4 mg/mL,均能显著抑制特异抗原(海鞘)或非特异抗原刺激嗜碱细胞释放组胺,其抑制率依剂量改变而改变。② 对脂氧合酶活性的作用:以上三种溶媒提取的麻黄细辛附子汤冲服分别使(1~14C)花生四烯酸和 5-过氧羟基-6,8,11,14-二十四烯醇酸(5-HETE)的产生明显减少,抑制溶液中白血病细胞液中脂氧合酶的活性。③ 对活性氧的作用:以上三种溶媒提取的麻黄细辛附子汤冲服剂分别使中性粒细胞系统、黄花色精氧化酶系统产生的活性氧明显降低;因该方不抑制吞噬细胞的代谢,提示该方具有清除身体局部产生的活性氧的作用。于此表明,本方有较强的抗过敏和抗氧化作用。[丹羽韧负.麻黄细辛附子汤冲服剂的抗过敏及抗氧化作用机制.国外医学·中医中药分册,1989,11(3):15]

小　结

解表剂主要用于治疗外感六淫所致的表证。共选方 12 首,按功效归纳为三类。

1. 辛温解表　此类方剂适用于外感风寒表证。其中麻黄汤中麻、桂并用,发汗散寒力强,并善宣肺平喘,为辛温解表重剂,适用于外感风寒,恶寒发热,无汗而喘之表实证。桂枝汤中桂、芍并用,发汗解表不如麻黄汤,但有调和营卫之功,为辛温解表之和剂,适用于外感风寒,发热有汗而恶风之表虚证,以及一切营卫不和的杂病。麻黄桂枝各半汤具有发汗解表,调和营卫之功,适用于太阳中风表郁轻证,主治表邪郁闭,营卫失调之各种病证。九味羌活汤发汗祛湿之力较强,且兼清里热,适用于外感风寒夹湿,恶寒发热,无汗身痛,兼有口苦微渴等里热证者。小青龙汤长于解表散寒,温肺化饮,适用于素有寒饮又感风寒之恶寒发热,咳喘痰多清稀,胸膈满闷者。

2. 辛凉解表　此类方剂适用于外感风热或风温初起的表证。其中银翘散与桑菊饮均为治疗风热表证的常用方剂,但桑菊饮解表之力轻,重在宣肺止咳,适用于风热较轻,邪在肺络,以咳嗽为主症者,为辛凉轻剂;银翘散解表之力大,且能清热解毒,适用于风热犯卫之热重寒轻,咳嗽咽痛,口渴等症,为辛凉平剂。麻黄杏仁甘草石膏汤长于辛凉宣肺,清热平喘,适用于外邪入里化热所致的肺热喘咳症,应用时应当根据发热轻重及汗之有无而酌定麻黄与石膏的用量。升麻葛根汤解肌清热而透疹,适用于麻疹欲出不出而身热无汗者。

3. 扶正解表　此类方剂适用于正虚而感受外邪之证。其中败毒散散寒祛湿,益气解表,适用于体虚而感风寒湿邪之表证,痢疾初起见表寒证者亦可应用。参苏饮功能益气解表,且长于理肺化痰,适用于气虚外感风寒,兼有痰阻气滞证。麻黄细辛附子汤助阳解表,适用于阳虚外感风寒者。

复习思考题

1. 使用解表剂应注意哪些问题?

2. 简述麻黄汤中麻黄、桂枝的配伍意义?

3. 简述桂枝汤中桂枝、白芍的配伍意义?

4. 麻黄汤与桂枝汤在组成、功用、主治方面有何异同?

5. 九味羌活汤为何人所制? 其组成、功用、主治证如何?

6. 小青龙汤主治何证?

7. 银翘散由哪些药物组成? 其配伍意义如何?

8. 试从组成、功用、主治方面比较银翘散与桑菊饮的异同。

9. 麻黄杏仁甘草石膏汤以何药为君? 其配伍意义是什么?

10. 败毒散主治何证? 其临床辨证要点是什么?

11. 解表剂中有哪些方剂可以治疗皮肤病? 阐述这些方剂能治疗哪种证型的皮肤病。

(张明)

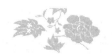

第八章

泻 下 剂

✦ **含义**

凡以泻下药为主组成,具有通导大便,排除胃肠积滞,荡涤实热,或攻逐水饮、寒积等作用,以治里实证的方剂,统称泻下剂。

✦ **适应证**

里实证。

✦ **分类**

寒下、温下、润下、逐水和攻补兼施。

✦ **使用注意**

1. 若表证未解,里实虽成,不可纯用泻下剂;应权衡表证与里实证之轻重缓急,或先解表后攻里,或表里双解。

2. 若兼瘀血、虫积、痰浊,则宜配合活血祛瘀、驱虫、化痰等法。

3. 对年老体弱、孕妇、产后或正值经期、病后伤津或亡血者,均应慎用或禁用泻下剂,必要时宜配伍补益扶正之品。

4. 泻下剂大都易伤胃气,使用时应中病即止,慎勿过剂。

5. 服药期间应注意调理饮食,少食或忌食油腻或不易消化的食物,以免重伤胃气。

第一节 寒 下

适应证

里热积滞实证。

药物配伍

常用寒下药如大黄、芒硝等为主组成方剂。由于实热积滞于肠胃,易致气机升降阻滞,甚则导致气滞血瘀,故常配伍行气与活血祛瘀药,如厚朴、枳实、木香、桃仁、丹皮等。

代表方

大承气汤、大黄牡丹汤等。

大承气汤

《伤寒论》

【组成】　大黄 四两(12 g),酒洗　　厚朴 半斤(24 g),去皮,炙　　枳实 五枚(12 g),炙　　芒硝 三合(9 g)

【用法】　上四味,以水一斗,先煎二物,取五升,去滓;内大黄,更煎取二升,去滓;内芒硝,更上微火一、二沸,分温再服。得下,余勿服。(现代用法:水煎服,先煎厚朴、枳实,大黄后下,芒硝溶服。)

【功用】　峻下热结。

【主治】

1. 阳明腑实证。大便不通,频转矢气,脘腹痞满,腹痛拒按,按之则硬,甚或潮热谵语,手足濈然汗出,舌苔黄燥起刺,或焦黑燥裂,脉沉实。

2. 热结旁流证。下利清水,色纯青,其气臭秽,脐腹疼痛,按之坚硬有块,口舌干燥,脉滑实。

3. 里热实证之热厥、痉病或发狂等。

【方解】　本方大黄苦寒通降,泻热通便,荡涤胃肠实热积滞,是为君药。芒硝咸寒润降,泻热通便,软坚润燥,以除燥坚,用以为臣。硝、黄配合,相须为用,泻下热结之功益峻。实热内阻,腑气不行,故佐以厚朴下气除满,枳实行气消痞,合而用之,既能消痞除满,又使胃肠气机通降下行以助泻下通便。四药相合,共奏峻下热结之功。本方峻下热结,承顺胃气之下行,故名"大承气"。吴鞠通《温病条辨》说:"承气者,承胃气也……曰大承气者,合四药而观之,可谓无坚不破,无微不入,故曰大也。"

本方煎服方法为先煎枳、朴,后下大黄,芒硝溶服。因大黄生用、后下则泻下之力峻,久煎则泻下之力缓,正如《伤寒来苏集·伤寒附翼》所说:"生者气锐而先行,熟者气钝而和缓。"

【运用】

1. 辨证要点:本方为治疗阳明腑实证的基础方,又是寒下法的代表方。临床应用以痞、满、燥、实四证及舌红苔黄,脉沉实为辨证要点。本方为泻下峻剂,凡气虚阴亏,燥结不甚者,以及年老、体弱者等均应慎用;孕妇禁用;注意中病即止,以免损耗正气。

2. 现代运用:用于治疗急性单纯性肠梗阻、黏连性肠梗阻、蛔虫性肠梗阻、急性胆囊炎、急性胰腺炎、幽门梗阻等急腹症;某些热性病过程中出现高热、神昏、谵语、惊厥、发狂而见大便不通、苔黄脉实者;以及蛇丹(带状疱疹)、剥脱性皮炎、荨麻疹等伴有心烦口渴,便秘溲赤,舌苔黄,脉滑数者。

【实验研究】

大承气汤能促进豚鼠结肠带平滑肌细胞的细胞膜去极化,加快慢波电位发放,增加峰电位的发放频率;能促进胆囊切除术患者血浆胃动素水平的回升和实验性肠梗阻家兔十二指肠肠壁血管活性肠肽(VIP)水平下降;抑制肠梗阻大鼠 $^{45}Ca^{2+}$ 内流和肠黏膜组胺含量及血浆组胺酶活性的降低,阻止小鼠离体小肠对葡萄糖和 Na^+ 的吸收;能显著抑制实验性腹膜炎家兔肾、空肠、回肠、胃黏膜、胃浆肌层等血流量的大幅度降低,抑制肠梗阻动物门静脉、肠壁组织的 VIP 水平增高。此外,该方还有一定抗菌、抗内毒素作用。对于腹内感染患者,大承气汤可加速血中内毒素的消除,抑制肿瘤坏死因子的诱生,降低前列腺素 EⅡ 水平。实验研究主要从梗阻、血运障碍及感染等方面揭示了大承气汤治疗急腹症的机理。[邓文龙,等.近年中医方剂药理学研究进展(上).中国实验方剂学杂志,1995,(1):5]

【临床报道】

徐氏近年来运用四妙丸合大承气汤加减治疗湿疹取得满意疗效。临床资料 34 例中,男 18 例,女 16 例;年龄最大 68 岁,最小 6 岁;病程最长 30 天,最短 3 天,多数在 14 天左右。患者头、面、四肢远端外露部位皮肤出现密集的点状红斑及粟粒大小的丘疹或丘疱疹,丘疹基底潮红,轻度浮肿,皮损部位有轻重不等的瘙痒和灼热感。治疗处方:黄柏 10 g,苍术 10 g,薏苡仁 10 g,大黄 9 g,芒硝 6 g,厚朴 9 g,枳实 9 g,蝉蜕 9 g,桃仁 9 g,赤芍 9 g,金银花 20 g。瘙痒甚者加苦参 10 g、地肤子 15 g;丘疹糜烂渗出较重者加蒲公英 30 g、连翘 15 g。每日 1 剂,水煎服,连服 3 剂后改为隔日 1 剂,10 天为 1 个疗程,间隔 5 天再行第 2 疗程;小儿用量酌减。治疗期间忌食辛辣,鸡、羊肉等,以确保疗效。疗效判定标准,痊愈:皮疹消退,症状消失;好转:皮疹部分消退。结果:痊愈 13 例,好转 3 例,总有效率 100%。[徐连英.四妙丸合大承气汤加减治疗湿疹 34 例小结.甘肃中医,2002,15(5):38]

【验案举例】

王某,女,35 岁,1986 年 5 月 16 日初诊。每日周身出风团 5 年,伴瘙痒、腹痛。近 8 天加剧。本科诊为肠胃型荨麻疹急性发作,予西药治疗 1 周无明显改善。追问病史,素有便秘,常四五日一解,近已旬日未解。舌红苔黄,脉弦滑数。此乃燥屎内结,化热生风之故。予大承气汤加减:生大黄 12 g(后下),芒硝 10 g(冲),枳实 9 g,厚朴 11 g,乌梢蛇 10 g,地龙 11 g,蝉蜕 6 g,白僵蚕 12 g。服药 2 剂大便得通,诸症减半。再予原方加减调服 20 余剂而愈。追访半年无复发。[纪钧,黎废.大承气汤在皮肤科中的运用.广西中医药,1991,14(2):68]

大黄牡丹汤
《金匮要略》

【组成】　大黄 四两(12 g)　　牡丹 一两(3 g)　　桃仁 五十个(9 g)　　冬瓜仁 半升(30 g)　　芒硝 三合(9 g)

【用法】　以水六升,煮取一升,去滓,内芒硝,再煎沸,顿服之。(现代用法:水煎服。)

【功用】　泻热破瘀,散结消肿。

【主治】　肠痈初起,湿热瘀滞证。右少腹疼痛拒按,按之其痛如淋,甚则局部肿痞,或右足屈而不伸,伸则痛剧,小便自调,或时时发热,自汗恶寒,舌苔薄腻而黄,脉滑数。

【方解】　肠痈初起,多由湿热郁蒸,气血凝聚,结于肠中,肠络不通所致。本方大黄苦寒攻下,泻热逐瘀,荡涤肠中湿热瘀结之毒;丹皮苦辛微寒,能清热凉血,活血散瘀,两药合用,泻热破瘀,共为君药。芒硝咸寒,泻热导滞,软坚散结,助大黄荡涤实热,使之速下;桃仁活血破瘀,合丹皮散瘀消肿,共为臣药。瓜瓣(临床常用冬瓜仁)甘寒滑利,清肠利湿,引湿热从小便而去,并能排脓消痈,为治内痈要药,是为佐药。综观全方,合泻下、清利、破瘀于一方,使湿热得清,瘀滞得散,肠腑得通,则痈消而痛止,为治湿热瘀滞肠痈的有效方剂。

【运用】

1. 辨证要点:本方为治疗湿热血瘀肠痈的常用方。临床应用以右下腹疼痛拒按,舌苔黄腻,脉滑数为辨证要点。凡肠痈溃后以及老人、孕妇、产后或体质过于虚弱者,均应慎用或忌用。

2. 现代运用:用于治疗单纯性阑尾炎、肠梗阻、急性胆道感染、胆道蛔虫、胰腺炎、急性盆腔炎、输卵管结扎后感染等属于湿热瘀滞者。

【实验研究】

实验研究表明,大黄牡丹汤除具有增强阑尾蠕动,增大阑尾容积以及改善血液循环等作用外,还能增强免疫功能,提高网状内皮系统的吞噬功能,为治疗阑尾炎提供了可靠的科学依据。[王润生,等.中医复方研究和应用.北京:中国科学技术出版社,1993:81]

【临床报道】

张仲景《伤寒论》、《金匮要略》乃传世佳作,其所载方剂配伍精当,疗效确切,不但适于外感热病,而且对内伤杂病也有治疗作用,尤其是扩大用于皮肤病防治,收效显著。矢数氏治湿疹久病不愈者,但诊其腹部无抵抗压痛,皮肤污秽呈瘀血外观,即用驱瘀丸(系桃核承气汤与大黄牡丹汤合方而成),每获良效。[吴成,杨喜雅.经方治疗皮肤病概述.国医论坛,1988,33:50-52]

大 陷 胸 汤
《伤寒论》

【组成】　大黄　六两(10 g),去皮　　芒硝　一升(10 g)　　甘遂　一钱匕(1 g)

【用法】　上三味,以水六升,先煮大黄,取二升,去滓,内芒硝,煮一二沸,内甘遂末,温服一升。得快利,止后服。(现代用法:水煎,溶芒硝,冲甘遂末服。)

【功用】　泻热逐水。

【主治】　水热互结之结胸证。心下疼痛,拒按,按之硬,或从心下至少腹硬满疼痛,手不可近。伴见短气烦躁,大便秘结,舌上燥而渴,日晡小有潮热,舌红,苔黄腻或兼水滑,脉沉紧或沉迟有力。

【方解】　本方甘遂善攻逐水饮,泻热破结,为君药。大黄、芒硝荡涤肠胃,泻结泄热,润燥软坚,为臣佐之用。综观全方,泻热与逐水并施,使水热之邪从大便而去,且药简量大,力专效宏,为泻热逐水之峻剂。

本方煎法大黄先煮,乃取其"治上者治宜缓"之意。

本方与大承气汤虽同为寒下峻剂,都用大黄、芒硝以泻热攻下,但二方主治证之病因、病位不同,故其配伍及用法上均有差异。

【运用】

1. 辨证要点:本方为治疗大结胸证的常用方。临床应用以心下硬满,疼痛拒按,便秘,舌燥,苔黄,脉沉有力为辨证要点。凡平素虚弱,或病后不任攻伐者,禁用本方。因本方为泻热逐水峻剂,既要防止利下过度,伤及正气,又要及时攻下,以防留邪为患。能否继续攻下,应视药后快利与否而定。

2. 现代运用:本方常用于急性胰腺炎、急性肠梗阻、肝脓疡、渗出性胸膜炎、胆囊炎、胆石症等属于水热互结者。

【实验研究】

大陷胸汤有减轻肾实质损害,促进尿闭动物排尿,加速体内毒素排泄;增强肠蠕动,促进肠内容物的推进,有很强的导泻作用;增强非特异性免疫功能,提高小鼠腹腔巨噬细胞的吞噬功能等作用。[王均宁.大陷胸汤治疗危急重症的临床与实验研究.中成药,2001,23(2):129]

第二节 温 下

适应证

里寒积滞实证。

药物配伍

寒邪非温不去,积滞非下不除,故常用泻下药大黄、巴豆等与温里药附子、干姜、细辛等配伍,变寒下药为温下之用,以达温散寒结,通下里实之功。若寒积兼有脾气不足者,宜适当配伍补气之品,如人参、甘草等。

代表方

大黄附子汤、温脾汤等。

大黄附子汤

《金匮要略》

【组成】 大黄 三两(9 g) 附子 三枚(12 g),炮 细辛 二两(3 g)

【用法】 以水五升,煮取二升,分温三服。若强人,煮取二升半,分温三服。服后如人行四五里,进一服。(现代用法:水煎服。)

【功用】 温里散寒,通便止痛。

【主治】 寒积里实证。腹痛便秘,胁下偏痛,发热,手足厥冷,舌苔白腻,脉弦紧。

【方解】 本方意在温下,故重用辛热之附子,温里散寒,止腹胁疼痛;以苦寒泻下之大黄,泻下通便,荡涤积滞,共为君药。细辛辛温宣通,散寒止痛,助附子温里散寒,是为臣药。大黄性味虽属苦寒,但配伍附子、细辛之辛散大热之品,则寒性被制而泻下之功犹存,为去性取用之法。三味协力,而成温散寒凝,苦辛通降之剂,合成温下之功。

附子与细辛相配是仲景方中治疗寒邪伏于阴分的常用方法,如麻黄细辛附子汤中是与麻黄同用,意在助阳解表;本方是与苦寒泻下之大黄同用,重在制约大黄寒性,以温下寒积,意在温阳通便。一药之异,即变助阳解表而为温下之法。且方中附子用至三枚,远比麻黄细辛附子汤为大,此中轻重,当临证用药细心体会其深意。

【运用】

1. 辨证要点:本方为温下法的代表方,又是治疗冷积便秘实证的常用方。临床应用以腹痛便秘,手足不温,苔白腻,脉弦紧为辨证要点。使用时注意大黄用量一般不超过附子。

2. 现代运用:本方常用于急性阑尾炎、急性肠梗阻、睾丸肿痛、胆绞痛、胆囊术后综合征、慢性痢疾、尿毒症等属寒积里实者。

【实验研究】

本方有较好的抗缺氧作用,可明显延长多种原因所致缺氧动物存活时间。如对常压下致小鼠整体缺氧和结扎颈部动脉致小鼠脑缺血缺氧;对氰化钾和亚硝酸钠中毒致细胞缺氧,均能延长小鼠存活时间。还能对抗由异丙肾上腺素所致的小鼠缺氧,其作用较心得安 0.2 mL/10 g 好。实验结果表明,本方的这一作用,可能是通过降低肾上腺素能系统的功能,减少动物整体耗氧量,增加心肌组织细胞耐缺氧能力,提高脑组织对缺血的耐受力,降低脑组织的耗氧量等多方面作用来实现的。[李在邠.大黄附子汤抗缺氧作用的实验研究.辽宁中医杂志,1998,12(11):33]

温　脾　汤
《备急千金要方》

【组成】　大黄　五两(15 g)　　当归　　干姜　各三两(各9 g)　　附子　人参　芒硝　甘草　各二两(各6 g)

【用法】　上七味,㕮咀,以水七升,煮取三升,分服,一日三次。(现代用法:水煎服。)

【功用】　温补脾阳,攻下冷积。

【主治】　寒积里实证。腹痛便秘,脐下绞结,绕脐不止,手足不温,苔白不渴,脉沉弦而迟。

【方解】　本方附子配大黄为君,用附子之大辛大热温壮脾阳,解散寒凝,配大黄泻下已成之冷积。芒硝润肠软坚,助大黄泻下攻积;干姜温中助阳,助附子温中散寒,均为臣药。人参、当归益气养血,使下不伤正,共为佐。甘草既助人参益气,又可调和诸药,为使。诸药协力,使寒邪去,积滞行,脾阳复。综观本方,由温补脾阳药配伍寒下攻积药组成,温通、泻下与补益三法兼备,寓温补于攻下之中,具有温阳以祛寒,攻下不伤正之特点。

本方与大黄附子汤同属温下剂,都能主治冷积便秘。本方是由脾阳不足,中气虚寒,而致冷积内停,证属虚中夹实,故方中配以干姜、人参、甘草以顾护中阳。大黄附子汤为寒积里实证,证实无虚,故配细辛辛温宣通,助附子散寒止痛。

【运用】

1. 辨证要点:本方为治疗脾阳不足,冷积中阻的常用方。临床应用以腹痛,便秘,手足不温,苔白,脉沉弦为辨证要点。

2. 现代运用:本方常用于急性单纯性肠梗阻或不全梗阻等属中阳虚寒,冷积内阻者。脾胃虚寒之冷积便秘的肥胖患者可用此方。

【实验研究】

通过临床观察,温脾汤有改善肾功能、改善血液流变学指标的作用。用温脾汤治疗的慢性肾衰竭(CRF)证属脾肾虚衰,湿浊内生者,全血黏度、血浆黏度、红细胞聚集指数、红细胞电泳均显著降低,而对照组这方面作用不明显。说明温脾汤有改善 CRF 高黏血症的作用。其作用机理可能是通过调整机体状态、改善肾功能、改善体内"黏、聚、集、凝"状态,达到改善 CRF 患者高黏血症的作用。由于全血黏度增高,可增加外周血管阻力,使血压升高,甚则诱发高血压脑病,所以对 CRF 患者能在肾功能改善的同时,降低全血黏度,对治疗 CRF 很有意义。[徐书立.温脾汤对慢性肾衰病人血液流变学的影响.中医研究,1999,12(6):22]

第三节　润　　下

适应证

肠燥津亏,大便秘结证。

药物配伍

属肠胃燥热之"热秘",常用润下药如麻子仁、杏仁、郁李仁之类,适当配伍寒下药如大黄、芒硝,以及滋阴养血药如白芍、当归等组成方剂。属肾气虚弱之"虚秘",常用温肾益精,养血润肠药如肉苁蓉、牛膝、当归之类为主,配伍升清降浊之品如升麻、枳壳、泽泻等组成方剂。

代表方

麻子仁丸、济川煎等。

麻子仁丸(脾约丸)

《伤寒论》

【组成】　麻子仁　二升(500 g)　　芍药　半斤(250 g)　　枳实　半斤(250 g),炙　大黄　一斤(500 g),去皮　　厚朴　一尺(250 g),炙,去皮　　杏仁　一升(250 g),去皮尖,熬,别作脂

【用法】　上六味,蜜和丸,如梧桐子大,饮服十丸,日三服,渐加,以知为度。(现代用法:上药为末,炼蜜为丸,每次9 g,每日1～2次,温开水送服;亦可按原方用量比例酌减,改汤剂煎服。)

【功用】　润肠泄热,行气通便。

【主治】　胃肠燥热,脾约便秘证。大便干结,小便频数。

【方解】　本方证乃因肠胃燥热,脾津不足所致,《伤寒论》称之为"脾约"。成无已说:"约者,约结之约,又约束也。经曰:脾主为胃行其津液者也,今胃强脾弱,约束津液不得四布,但输膀胱,致小便数而大便硬,故曰其脾为约。"(《伤寒明理论》)

本方麻子仁性味甘平,质润多脂,功能润肠通便,是为君药。杏仁上肃肺气,下润大肠;白芍养血敛阴,缓急止痛,共为臣。大黄、枳实、厚朴即小承气汤,以轻下热结,除胃肠燥热,为佐。蜂蜜甘缓,既助麻子仁润肠通便,又可缓和小承气汤攻下之力,以为佐使。综观本方,虽用小承气以泻下泄热通便,而大黄、厚朴用量俱从轻减,更取质润多脂之麻仁、杏仁、芍药、白蜜等,一则益阴增液以润肠通便,使腑气通、津液行,二则甘润减缓小承气汤攻下之力。具有下不伤正,润而不腻,"攻润相合"的特点,以达润肠、通便、缓下之功,使燥热去、阴液复而大便自调。

本方为丸剂,而且只服十小丸,以次渐加,均意在缓下,润肠通便。

【运用】

1. 辨证要点:本方为治疗胃肠燥热,脾津不足之"脾约"证的常用方,又是润下法的代表方。临床应用以大便秘结,小便频数,舌苔微黄为辨证要点。本方虽为润肠缓下之剂,但含有攻下破滞之品,故年老体虚、津亏血少者不宜常服,孕妇慎用。

2. 现代运用:本方常用于虚人及老人肠燥便秘、习惯性便秘、产后便秘、痔疮术后便秘等属胃肠燥热者。

济　川　煎

《景岳全书》

【组成】　当归　三至五钱(9～15 g)　　牛膝　二钱(6 g)　　肉苁蓉　二至三钱(6～9 g)，酒洗去咸　　泽泻　一钱半(4.5 g)　　升麻　五分至七分或一钱(1.5～3 g)　　枳壳　一钱(3 g)

【用法】　水一盅半，煎七分，食前服。(现代用法：作汤剂，水煎服。)

【功用】　温肾益精，润肠通便。

【主治】　肾阳虚衰，阴津不足证。大便秘结，小便清长，腰膝酸软，头目眩晕，舌淡苔白，脉沉迟。

【方解】　本方肉苁蓉味甘咸性温，功能温肾益精，暖腰润肠，为君药。当归补血润燥，润肠通便；牛膝补益肝肾，壮腰膝，性善下行，共为臣药。枳壳下气宽肠而助通便；泽泻渗利小便而泄肾浊；妙用升麻以升清阳，清阳升则浊阴自降，相反相成，以助通便之效，以上共为佐药。诸药合用，既可温肾益精治其本，又能润肠通便以治标。用药灵巧，补中有泻，降中有升，具有"寓通于补之中，寄降于升之内"的配伍特点。

【运用】

1. 辨证要点：本方为温润通便，治疗肾虚便秘的常用方。临床应用以大便秘结，小便清长，腰膝酸软，舌淡苔白，脉沉迟为辨证要点。凡热邪伤津及阴虚者忌用。

2. 现代运用：本方常用于习惯性便秘、老年便秘、产后便秘等属于肾虚津亏肠燥者。

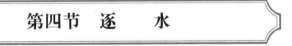

第四节　逐　　水

适 应 证

水饮壅盛于里的实证。

药物配伍

常用大戟、芫花、甘遂、牵牛子等峻下逐水药为主组成方剂。因此类药物药力峻猛，有一定的毒性，故常须配伍养胃扶正之品，如大枣等。

代 表 方

十枣汤。

十　枣　汤

《伤寒论》

【组成】　芫花　熬　　甘遂　　大戟　各等分

【用法】　三味等分，各别捣为散。以水一升半，先煮大枣肥者十枚，取八合去滓，内药末。强人服一钱匕，羸人服半钱，温服之，平旦服。若下后病不除者，明日更服，加半钱，得快下利后，糜粥自养。(现代用法：上三味等分为末，或装入胶囊，每服0.5～1 g，每日1次，以大枣10枚煎汤送服，清晨空腹服。得快下利后，糜粥自养。)

【功用】　攻逐水饮。

【主治】

1. 悬饮。咳唾胸胁引痛,心下痞硬胀满,干呕短气,头痛目眩,或胸背掣痛不得息,舌苔滑,脉沉弦。

2. 水肿。一身悉肿,尤以身半以下为重,腹胀喘满,二便不利。

【方解】　本方甘遂善行经隧水湿,是为君药。大戟善泄脏腑水湿,芫花善消胸胁伏饮痰癖,均为臣药。三药峻烈,各有专攻,合而用之,则经隧脏腑胸胁积水皆能攻逐,且逐水之力愈著。然三药峻猛有毒,易伤正气,故以大枣十枚为佐,煎汤送服,寓意有三:缓和诸药毒性;益气护胃,减少药后反应;培土制水,邪正兼顾。

【运用】

1. 辨证要点:本方为泻下逐水的代表方,又是治疗悬饮及阳水实证的常用方。临床应用以咳唾胸胁引痛,或水肿腹胀,二便不利,脉沉弦为辨证要点。本方作用峻猛,只可暂用,不宜久服。用之如泻后精神胃纳俱好,而水饮未尽去者,可再投本方;如泻后精神疲乏,食欲减退,则宜暂停攻逐;如患者体虚邪实,又非攻不可者,可用本方与健脾补益剂交替使用,或先攻后补,或先补后攻。使用本方应注意四点:一是三药为散,大枣煎汤送服;二是于清晨空腹服用,从小量开始,以免量大下多伤正,如服后下少,明日加量;三是服药得快利后,宜食糜粥以保养脾胃;四是年老体弱者慎用,孕妇忌服。

2. 现代运用:本方常用于渗出性胸膜炎、结核性胸膜炎、肝硬化、慢性肾炎所致的胸水、腹水或全身水肿,以及晚期血吸虫病所致的腹水等属于水饮内停里实证者。

【实验研究】

经口给家兔甘遂离体肠蠕动实验表明,甘遂能使肠管强烈收缩,有增强肠平滑肌张力及收缩频率的作用。经口给小鼠生甘遂或炙甘遂的乙醇浸膏,约半数小鼠呈现明显的泻下作用。甘遂还能增强小鼠肠内推进及推净速度。芫花中含有芫花素,能兴奋肠体,使肠蠕动增加,使肠平滑肌张力提高。大戟有效成分同样具有明显致泻作用。[李仪奎,等.中药药理学.北京:中国中医药出版社,1992:86]

另有实验表明:方中芫花有显著的利尿作用,可使大鼠尿量及排钠率显著增加,加大剂量时排钾亦增加。无论灌服或静脉注射,也无论对正常动物或对盐水负荷的动物,其利尿作用均很显著。大戟对盐水负荷动物也有显著利尿作用,但甘遂利尿作用则不显著。提示同为逐水药,但各自的特点和机制是不同的,合为全方后可能起到相辅相成的效果。为治疗胸腔积液、肝硬化腹水、肾炎水肿提供了部分实验药理学依据。[邓文龙.中医方剂的药理与应用.重庆:重庆出版社,1990:223]

第五节　攻补兼施

适应证

里实正虚之大便秘结证。

药物配伍

常用大黄、芒硝等攻下药与人参、当归、生地、玄参、麦冬等补益药配伍组成方剂。

代表方

黄龙汤、增液承气汤等。

黄　龙　汤
《伤寒六书》

【组成】　大黄（9 g）　　芒硝（12 g）　　枳实（6 g）　　厚朴（3 g）　　当归（9 g）
人参（6 g）　　甘草（3 g）（原书未著用量）

【用法】　水二盅,姜三片,枣二枚,煎之后,再入桔梗煎一沸,热服为度。（现代用法:上
药加桔梗 3 g、生姜 3 片、大枣 2 枚水煎,芒硝溶服。）

【功用】　攻下通便,补气养血。

【主治】　阳明腑实,气血不足证。自利清水,色纯青,或大便秘结,脘腹胀满,腹痛拒按,
谵语,身热口渴,神疲少气,甚则循衣摸床,撮空理线,神昏肢厥,舌苔焦黄或焦黑,脉虚。

【方解】　本方大黄、芒硝、枳实、厚朴（即大承气汤）攻下热结,荡涤肠胃实热积滞,急
下以存正气。人参、当归益气补血,扶正以利祛邪,使攻不伤正。肺与大肠相表里,欲通胃
肠,必先开宣肺气,故配桔梗开肺气以利大肠,以助通腑之大黄上宣下通,以降为主。姜、
枣、草补益脾胃,助参、归补虚,甘草又能调和诸药。九药合用,既攻下热结,又补益气血,使
祛邪不伤正,扶正不碍邪。综合本方,用药精妙,配伍得当,攻补兼施,为邪正合治之良方。

【运用】

1. 辨证要点:本方为攻补兼施的代表方,又是治疗阳明腑实兼气血不足证的常用方。
临床应用以大便秘结,或自利清水,脘腹胀满,身热口渴,神倦少气,舌苔焦黄或黑,脉虚为辨
证要点。

2. 现代运用:本方常用于伤寒、副伤寒、流行性脑脊髓膜炎、乙型脑炎、老年性肠梗阻等
属于阳明腑实,而兼气血不足者。

【实验研究】

通过对 21 例胃癌根治手术后患者负氮平衡指标、体重及部分内脏蛋白质参数的观察,
发现黄龙汤肠道营养支持组的负氮平衡和体重下降及内脏蛋白质变化较对照组轻（$P <$
0.01）。表明术后早期使用黄龙汤进行肠道营养支持,可减轻负氮平衡,刺激蛋白质的合成,
有利于伤口愈合。[季全生,等.黄龙汤在胃癌根治术后早期肠道营养支持中的价值.南京中
医学院学报,1994,10(6):15]

增液承气汤
《温病条辨》

【组成】　玄参　一两(30 g)　　麦冬　八钱(25 g),连心　　细生地　八钱(25 g)　　大黄
三钱(9 g)　　芒硝　一钱五分(5 g)

【用法】　水八杯,煮取二杯,先服一杯,不知,再服。（现代用法:汤剂煎服。）

【功用】　滋阴增液,泻热通便。

【主治】　阳明温病,热结阴亏证。燥屎不行,下之不通,咽干口燥,舌红苔黄,脉细数。

【方解】　本方重用玄参滋阴泻火,润肠通便,为方中君药。麦冬、生地甘寒养阴生津,共
为臣药,且麦冬入肺胃二经,养胃阴以散津于肺,使肺热清肃下行。三药合用即增液汤,共凑
滋阴增液,润燥通便之功。大黄、芒硝软坚润燥,泻热通便,使热去阴复。诸药相配,攻补兼

施,寓泻于补,为"增水行舟"之法。

吴鞠通在《温病条辨》中指出:"津液不足,无水舟停者,间服增液,再不下者,增液承气汤主之。"说明热结阴亏,燥屎不行者,使用此法,应当审慎。

【运用】

1. 辨证要点:本方主要用于治疗温热病热结阴亏之便秘。临床应用以大便秘结,下之不通,小便短少,咽干口燥为辨证要点。

2. 现代运用:本方常用于虚人及老人肠燥便秘、习惯性便秘、产后便秘、痔疮术后便秘等属热结津亏之燥屎不下,以及痤疮。

【实验研究】

通过皮下注射 D-半乳糖、限水叠加复方地芬诺酯灌胃建立津亏便秘衰老模型,观察该模型动物相关的皮肤衰老指标,以评价便秘对皮肤衰老的影响,并通过增液承气汤作用于该复合模型,探讨其对皮肤作用的可能机制,从现代医学角度诠释中医学"肺外合皮毛,肺与大肠相表里"理论。实验结果表明:增液承气汤可有效改善证候模型小鼠的皮肤老化与皮肤组织改变。其作用机理可能为:加强清除自由基,减少组织损伤;唤醒 TGFβ 信号转导通路,促进成纤维细胞的增殖与细胞外基质成分的合成,改善微循环血供;上调皮肤 AQP3 的表达及增加 HA 含量;增强肺组织 SOD 活力,促进肺组织 AQP1 合成,提高肺抵抗氧化应激的能力,恢复肺行水布津之能,达到濡养润泽皮肤,延缓皮肤衰老的作用。[彭圆.增液承气汤对津亏便秘衰老模型小鼠皮肤影响的实验研究.湖北中医药大学,2010.博士论文]

【临床报道】

采用增液承气汤加味治疗寻常痤疮 110 例,分为中药组及西药对照组。中药组共 110 例,采用清热养阴,解毒通便法。方用增液承气汤加味:玄参 15 g,麦冬 12 g,生大黄 10 g,生地 20 g,芒硝 6 g,白花蛇舌草 30 g,生山楂 10 g。加减法:皮损重而感染者加黄连、生栀子、蒲公英、地丁;有结节、囊肿者加贝母、白芷、夏枯草;皮脂溢出过多者加生苡仁、生白术、生枳壳;月经不调者酌加桃仁、红花、丹参、益母草。每日 1 剂,水煎 2 次服用;同时取其药滓,另加入芒硝 44 g,白花蛇舌草 120 g,加水 1000 mL,煎水熏洗患处,每日 4～5 次,每次 20 分钟。20 天为 1 疗程。服药期间禁食辛辣肥甘厚味之品,忌用各种化妆品及其他药物。对照组 50 例,口服甘草锌胶囊 0.25 g、灭滴灵 0.2 g,均为每日 3 次;局部外用 1% 红霉素软膏,每日 2 次。20 天为 1 疗程。服药期间禁忌同中药组。疗效标准:皮损完全消退者为痊愈;皮损消退 2/3 或女子经前有少数皮损者为显效;皮损部分消退者为有效;用药 15 天皮损无变化者为无效。治疗结果:中药组 110 例中,痊愈 69 例,显效 21 例,有效 15 例,无效 5 例,总有效率为 95.5%。对照组 50 例中痊愈 17 例,显效 10 例,有效 7 例,无效 16 例,总有效率为 68%。两组疗效经统计学处理有极显著差异($X=123.4,P<0.01$),中药组疗效明显优于对照组。[徐学武.增液承气汤加味治疗寻常痤疮 110 例.湖北中医杂志,1991,13(85):18-19]

【验案举例】

巫某,男,28 岁,工人,1988 年 5 月 11 日初诊。颜面部起皮疹,面部油腻 3 年。3 年前发现面部油腻,后额部出现红色丘疹及绿豆大脓疱,胸背部均受累。曾服中药枇杷清肺饮,西药四环素、灭滴灵等,无明显效果。有嗜酒史。检查:前额、两颊、下颏、胸背部可见米粒至绿豆大小的丘疹,色暗红,额部可见少数脓疱,面部油腻,平素便秘,舌红苔黄,脉滑数。诊为寻常痤疮。辨证为肺胃燥热,蕴阻肌肤。治以清热养阴,解毒通便,予增液承气汤。服11剂后,皮疹全部消退而愈。[徐学武.增液承气汤加味治疗寻常痤疮110例.湖北中医杂志,1991,13(85):18-19]

小　结

　　泻下剂共选方10首,按功效不同,分为寒下、温下、润下、逐水和攻补兼施五类。

　　1. 寒下　适用于里热积滞实证。以大便秘结,腹满胀痛,苔黄厚,脉实为主要见症。大承气汤、大黄牡丹汤、大陷胸汤均能泻下热结。但大承气汤为峻下热结的代表方,方中大黄生用后下为君,攻逐之力峻猛,主治阳明腑实而痞、满、燥、实四证俱备者;大黄牡丹汤功专泻热破瘀,为治湿热血瘀肠痈的主方;大陷胸汤则以大黄与甘遂相配为主,重在泻热逐水,是治疗水热互结于心下所致大结胸证的常用方剂。

　　2. 温下　适用于里寒积滞实证。以大便秘结,脘腹胀满,腹痛喜温,手足不温,脉沉紧为主要病症。大黄附子汤、温脾汤均能泻下寒积,均以附子、大黄相配温经散寒,泻下通便为主。而大黄附子汤为温下的代表方剂,主治寒实内结所致的便秘;温脾汤兼能温补脾阳,主治脾阳不足,冷积内停之便秘。

　　3. 润下　适用于肠燥津亏,大便秘结之证。以便秘,溺赤,身热,口干,舌红苔黄,脉滑数为主症。麻子仁丸、济川煎均能润肠通便。其中麻子仁丸是以润肠药配小承气汤组成,故为攻润相合之剂,主治肠胃燥热、津液不足的脾约便秘证;济川煎以温肾益精,润肠通便的肉苁蓉为君,配升清降浊之品,而成"用通于补"之剂,主治肾虚津亏便秘之证。

　　4. 逐水　适用于水饮壅盛于里的实证。以胸胁引痛,或水肿腹胀,二便不利,脉实有力等为常见证候。十枣汤以攻逐水饮之峻药配伍益脾缓中的大枣组方,逐水中兼能培土扶正,使邪去而正不伤,以奏攻逐水饮之功,主治悬饮或水肿实证。

　　5. 攻补兼施　适用于里实正虚而大便秘结之证。以腹满便秘而兼气血不足为主要临床表现。黄龙汤、增液承气汤均能泄热通便,兼以扶正。黄龙汤是攻补兼施的代表方,又是治疗阳明腑实兼气血不足证的常用方,但偏于攻下泄热。而增液承气汤攻下之中有滋阴增液作用,主治阳明燥结,燥屎难下而阴液大伤之证,滋阴增液之力尤强。

复习思考题

1. 试述泻下剂的含义、适应范围、分类及使用注意事项。
2. 简述大承气汤的主治证候,并分析药物组成及意义。

3. 简述大黄与附子在温脾汤中的配伍意义。

4. 分析大黄在大承气汤、大黄附子汤、温脾汤、麻子仁丸中的配伍意义。

5. 试述寒下剂与温下剂的主要配伍方法,并举例说明。

6. 简述麻子仁丸的配伍特点。

7. 简述十枣汤中大枣的配伍意义。

8. 泻下剂中有哪些方剂可以治疗皮肤病? 详述这些方剂能治疗哪种证型的皮肤病。

（张明）

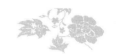

第九章

表里双解剂

✦ **含义**

凡以解表药配伍泻下药或清热药、温里药等为主组成,具有表里同治作用,以治疗表里同病的方剂,统称表里双解剂。

✦ **适应证**

适用于外有表邪,里有实积的证候,临床既有表寒或表热的症状,又有里实之证。可用于治疗表里同病之表实里虚、表虚里实、表寒里热、表热里寒,以及表里俱热、表里俱寒、表里俱虚、表里俱实等病证。对于表证未除,里证又急者,如仅用表散,则在里之邪不得去;仅治其里,则在外之邪亦不解。此时,当用表里双解剂以表里同治的作用,使病邪得以分消。

✦ **分类**

解表攻里、解表清里、解表温里三类。

✦ **使用注意**

1. 必须具备既有表证,又有里证,方可应用,否则即不相宜。

2. 辨别表证与里证的寒热虚实,然后针对病情选择适当的方剂。

3. 分清表证与里证的轻重主次,而后权衡表药与里药的比例,方无太过或不及之弊。

第一节　解表攻里

适应证

外感风邪,内蕴实热,表里俱实之证,或少阳阳明合病。

药物配伍

用防风、荆芥、麻黄、薄荷祛除风热表邪;大黄、芒硝、山栀、滑石以清里热。或是以柴胡和解少阳,配黄芩除少阳之邪;以大黄配枳实内泻阳明之热。

代表方

防风通圣散、大柴胡汤。

防风通圣散

《宣明论方》

【组成】 防风　麻黄　连翘　薄荷叶　川芎　当归　白芍 炒　大黄 酒蒸　芒硝 后下 各五钱(各15g)　石膏　黄芩　桔梗 各一两(各30g)　滑石 三两(90g)　甘草 二两(60g)　荆芥　栀子　白术 各一分(各3g)

【用法】 上为末,每服二钱(6g),水一大盏,生姜三片,煎至六分,温服。(现代用法:水煎取汁,分两次服。)

【功用】 疏风解表,泻热通便。

【主治】 风热壅盛,表里俱实证。憎寒壮热,头目昏眩,目赤睛痛,口苦口干,咽喉不利,胸膈痞闷,咳呕喘满,涕唾稠黏,大便秘结,小便赤涩,苔腻微黄,脉数有力。亦治疮疡肿毒,肠风痔漏,风瘙瘾疹等。

【方解】 本方防风、荆芥、麻黄、薄荷轻浮发散,疏风解表,使风热之邪从汗而解;大黄、芒硝泻热通便,荡涤胃肠积热;山栀、滑石清热利湿,使里热从二便而解。更以桔梗清利咽喉,石膏清解肺胃之热,黄芩、连翘泻火解毒。以上诸药相配,上下分消,表里并治,且以祛邪为主。火热之邪,易耗伤气血;汗下并用,易损伤正气,故用当归、白芍、川芎养血和血;白术健脾燥湿;炙甘草和中缓急,兼以调和诸药。煎药时加生姜三片,既可以发汗祛邪,又可以温运和中。综观本方,汗、下、清、补四法具备,则清中有疏,泻中有补,使“汗不伤表,下不伤里”,从而达到表里双解,使上中下三焦并治。

【运用】

1. 辨证要点:本方为治疗外感风邪,内蕴实热,表里、三焦俱实之证而设。临床以憎寒壮热,头痛目眩,目赤睛痛,口苦咽干,便秘尿赤,舌红苔黄,脉数为辨证要点。

2. 现代运用:感冒、扁桃腺炎、外耳道疖肿、高血压、偏头痛、习惯性便秘、老年性瘙痒、面部蝴蝶斑、风疹、神经性皮炎、斑秃、肥胖症等属于风热壅盛,表里俱实者。

【实验研究】

伪麻黄碱与麻黄碱互为同分异构体,是从中药麻黄中提取的主要生物碱之一。以伪麻黄碱为原料合成的新化合物伪麻黄碱水杨酸盐,具有比阿司匹林更强的解热、镇痛和抗炎作用,且胃肠道等毒副反应轻。白芍总甙(TGP)是白芍的主要活性成分。TGP 抑制炎性因子白细胞介素1(IL-1)、白三烯、前列腺素 E_2(PGE$_2$)的合成与释放,发挥有效抗炎作用。TGP 对免疫呈现功能与浓度依赖性双向调节作用,具有中枢性镇痛作用,但不属于吗啡受体激动剂。白术对絮状表皮藓菌、星形奴卡氏菌、脑膜炎球菌均有抑制作用;其所含成分 atractylenolides 对动物急性炎症有抑制作用;白术多糖(PAM)对小鼠脾淋巴细胞免疫功能具有调节作用。薄荷有抗炎镇痛作用。用连翘浸出液滤纸片对大肠杆菌、金黄色葡萄球菌、白色葡萄球菌、甲型链球菌、乙型链球菌抑菌作用进行研究,结果显示连翘对以上细菌均有明显抑菌作用。川芎哚给小鼠注射 300 mg/kg,有明显镇痛作用;川芎嗪对正常小鼠和荷瘤小鼠脾淋巴细胞增殖反应有明显的抑制作用。大黄酸显著影响巨噬细胞脂类炎性介质活化过程,可能是大黄的抗炎作用机制之一;大黄具有清热泻火作用,其作用机理为:大黄可以降低感染家兔第三脑室灌流液中 PGE 含量,影响中枢环核苷酸的水平,从而达到降温作用。当归对多种致炎剂引起的急性毛细血管通透性增加、组织水肿及慢性炎症损伤均有显著抑制作用,且能抑制炎症后期肉芽组织增生,但不影响肾上腺及胸腺的重量,提示其抗炎作用不依赖于垂体-肾上腺系统。当归8 g/kg灌胃对豚鼠Forssman皮肤血管炎及大鼠反向皮肤过敏反应具有显著的抑制作用,且能明显抑制大鼠被动Arthus反应。提示当归对Ⅱ、Ⅲ型变态反应炎症也有抑制作用。当归水提物对腹腔注射醋酸引起的扭体反应表现出镇痛作用,其镇痛作用强度是阿司匹林的1.7倍,有报告认为胆碱为其镇痛的一个成分。当归多糖能增强机体免疫功能,当归多糖及其分离组分可以提高大剂量泼尼龙(PSL)所致免疫缺陷小鼠补体C_3含量及单核吞噬细胞功能,对抗PSL对细胞及体液免疫功能的抑制,使PSL抑制状态下小鼠脾淋巴细胞IL-2分泌功能改善。有研究表明,当归多糖及其分离出的多种组分均有镇痛作用。当归多糖可显著抑制己烯雌酚、缩宫素和醋酸诱发的小鼠扭体反应,提高热板法所致小鼠痛觉反应的痛阈,作用强度与剂量有关。甘草具有糖皮质激素样抗炎作用,抗炎的主要有效成分是甘草甜素和甘草次酸,对大鼠棉球性肉芽肿、甲醛性足肿胀、角叉莱胶性关节炎等均有一定的抑制作用;甘草中的黄酮类化合物抗菌成分较多,作用较强,其对革兰氏阳性菌中的金黄色葡萄球菌和枯草杆菌的抑制作用相当于链霉素,对白色链球菌、包皮垢分枝杆菌、酵母菌、军团病杆菌、真菌等也有抑制作用。黄芩甙可显著抑制细胞内白三烯B_4、白三烯C_4的生物合成,还可显著抑制人工三肽(fMLP)激发的白细胞内Ca^{2+}升高,并促进细胞内cAMP水平提高,表明黄芩甙显著影响白细胞的多种功能并揭示了其抗炎作用机理;黄芩中6种类黄酮成分、黄芩甙和黄芩酮对人体免疫功能的影响,显著地抑制PHA诱导的淋巴细胞增殖。[尤淑贤.防风通圣散治疗皮肤病探析.福建中医药,2007,38(5):62-64]

【临床报道】

1. 湿疹:向氏以防风通圣散治疗湿疹118例。药用:防风6 g,荆芥6 g,连翘10 g,麻黄3 g,薄荷6 g,川芎10 g,当归10 g,白芍10 g,白术10 g,栀子10 g,大黄6 g,芒硝3 g,石膏10 g,黄芩10 g,桔梗10 g,滑石10 g,甘草3 g,生姜3片。加减法:偏风寒者去黄芩、芒硝、石膏;偏血热,抓后有血痂者去麻黄、川芎,加乌梢蛇、刺蒺藜、全蝎、白鲜皮;血虚风燥者去滑石、大黄、石膏、芒硝,重用当归、白芍,加何首乌、黄芪、党参、生地黄。以上中药加水煎服,每次服200 mL,3次/天,1剂可服2天,药渣可用来外洗外敷。[向炳元,向惠,张玲.防风通圣散治疗皮肤病200例的临床观察.中华临床医药,2004,5(13):102]

2. 荨麻疹:向氏等以防风通圣散加减治疗慢性荨麻疹58例。基本方药:防风10 g,荆芥9 g,连翘10 g,麻黄9 g,薄荷6 g,当归10 g,川芎9 g,炒白芍10 g,白术10 g,栀子10 g,酒大黄15 g,芒硝15 g,生石膏30 g,黄芩10 g,桔梗10 g,滑石30 g,甘草6 g。每日1剂,水煎取汁600 mL,早晚2次分服,7天为1个疗程。3个疗程后评定疗效,有效率为89.66%。对慢性荨麻疹的多种证型均有效,对内有郁热,复感风邪,表里俱实,风热壅盛的胃肠实热型尤为适宜。[向炳元,向惠,张玲.防风通圣散治疗皮肤病200例的临床观察.中华临床医药,2004,5(13):102]

3. 皮肤瘙痒症:向氏以防风通圣散治疗皮肤瘙痒症40例。多则2周,少则5~7天,迅速止痒而痊愈。治法同前,不再赘述。糖尿病属于祖国医学"消渴"范畴,其基本病机虽为阴虚燥热,但老年人糖尿病瘙痒症有其特点。老年人运动量减少,胃肠功能减退,气机不畅,腑气不通,燥热内盛,易出现胃肠腑实。腑气以降为顺,腑气不通,浊气不降,壅而化热,内热壅盛;加之素体肝肾阴虚,阴虚内燥,邪热炽盛,壅而不降,闭于清窍,郁于肌肤,故见头晕、心烦不寐、皮肤瘙痒等。[向炳元,向惠,张玲.防风通圣散治疗皮肤病 200 例的临床观察.中华临床医药,2004,5(13):102]

4.痤疮:李氏应用本方治疗面部痤疮 46 例。重症施以煎剂,方药:防风 15 g,麻黄 6 g,荆芥 12 g,薄荷 6 g,川芎 10 g,当归 15 g,炒白芍 15 g,栀子 12 g,大黄 10 g,芒硝 6 g(后下),石膏 30 g,黄芩 12 g,桔梗 15 g,滑石 15 g,甘草 6 g。水煎服,每日 1 剂,早晚 2 次温服,10 天为 1 个疗程,一般服用 1～2 个疗程。然后改用防风通圣丸,每次 9 g,每日 2 次,1 月为 1 个疗程,每服 2～5 个疗程(2～5 月)。病情较轻者仅用防风通圣丸,每次 9 g,每日 2 次,1 月为 1 个疗程,一般应用 3～5 个疗程。有效率为 98%。[李爱萍.防风通圣丸(散)治疗面部痤疮.河南中医,2003,23(11):54]

5.斑秃:陶氏用本方加减治疗斑秃,证属脾胃湿热蕴结,发失所养。治法:清热除湿,祛风养血。方用防风通圣散:荆芥、连翘、栀子、白术各 12 g,当归、白芍、黄芩各 15 g,川芎、薄荷、麻黄、大黄、芒硝、桔梗、甘草各 10 g,石膏、滑石各 30 g,生姜 6 g。称准药量用白酒浸泡一夜,焙干研为细末,每次 6 g,每日 2 次,开水送服。另用醇酒 500 mL,半夏 60 g,浸泡一夜后涂搽患处,每日早晚各搽 1 次。内外用药连用 3 月,至新发长出如故。[陶开国.防风通圣散在皮肤科的应用.四川中医,1998,16(4):54]

6.神经性皮炎:王氏等用本方加减治疗泛发型牛皮癣 50 例。并以醋酸去炎松尿素软膏、恩肤霜、肤疾宁帖膏等外用药治疗,疗效确切。[王哲焱,等.中西医结合治疗神经性皮炎 50 例.内蒙古中医药,2001,20(4):20]

【验案举例】

周氏等治疗一位 20 岁女性痤疮患者。诊见患者颜面痤疮密布,疮尖夹有小脓疱,刺痒难忍;小便赤涩,大便不畅,烦躁易怒;月经提前,色红量多,痛苦难言;舌红苔薄黄,脉象弦滑稍数。证属风热壅盛,予防风通圣散治之。每次 6 g,每日 3 次。治疗 1 周后症状减轻;继用 15 天,痤疮全部消失,颜面皮肤恢复正常。[周贵明,等.防风通圣散临床新用举隅.实用中医药杂志,2001,98(3):37]

大 柴 胡 汤

《金匮要略》

【组成】　柴胡 半斤(15 g)　　黄芩 三两(9 g)　　芍药 三两(9 g)　　半夏 半升(9 g),洗　生姜 五两(15 g),切　枳实 四枚(9 g),炙　大枣 十二枚(4 g),擘　大黄 二两(6 g)

【用法】　上八味,以水一斗二升,煮取六升,去滓,再煮,温服一升,日三服。(现代用法:水煎 2 次,去滓,再煎,分 2 次温服。)

【功用】　和解少阳,内泻热结。

【主治】　少阳阳明合病。往来寒热,胸胁苦满,呕不止,郁郁微烦,心下痞硬,或心下满痛,大便不解或胁热下利,舌苔黄,脉弦数有力。

【方解】　本方是以和解为主与泻下并用的方剂。方中重用柴胡为君药。配臣药黄芩和解清热,以除少阳之邪;轻用大黄配枳实以内泻阳明热结,行气消痞,亦为臣药。芍药柔肝缓急止痛,与大黄相配可治腹中实痛,与枳实相伍可以理气和血,以除心下满痛;半夏和胃降逆,配伍大量生姜,以治呕逆不止,共为佐药。大枣与生姜相配,能和营卫而行津液,并调和脾胃,功兼佐使。总之,本方既不悖于少阳禁下的原则,又可和解少阳,内泻热结,使少阳和阳明合病得以双解。较小柴胡汤专于和解少阳一经者力量为大,故名曰"大柴胡汤"。

【运用】

1. 辨证要点:大柴胡汤为治疗少阳阳明合病的常用方,临床应用以往来寒热,胸胁苦满,心下满痛,呕吐,便秘,苔黄,脉弦数有力为辨证要点。

2. 现代应用:本方用于急性胰腺炎、急性胆囊炎、胆石症、胆道蛔虫病、胃及十二指肠溃疡等属少阳及阳明合病者。

【实验研究】

柴胡有明显的镇静、镇痛、抗炎解热,利胆、护肝、增强机体免疫功能,以及抗菌、抗病毒等作用。枳实又能促进肠蠕动,使胆囊收缩增强,促进胆汁排泄。白芍能抑制淀粉酶活性。黄芩对金黄色葡萄球菌、溶血性链球菌、肺炎双球菌、大肠杆菌、痢疾杆菌、绿脓杆菌、结核杆菌等有抑制作用,对流感病毒、乙肝病毒均有抑制作用;黄芩苷对急慢性炎症均有抑制作用,有镇静降脂保肝利胆、抗凝血、抗血栓形成、抗肿瘤作用,对呼吸道感染、急性胆道感染均有良效。大黄有免疫调控、清除氧自由基、抑菌抗炎抗病毒等作用。枳实可抗溃疡、镇痛、镇静、抗过敏、抗休克、抗血栓形成(增加冠脉、脑、肾血流量),能促进肠蠕动,使胆囊收缩、奥狄括约肌张力增强。半夏能解除支气管痉挛,有抗溃疡、抗心律失常、抗肿瘤、解毒、抗炎等作用。白芍有抗炎、调节免疫、镇静、抗惊厥、解热、解痉、保肝、扩张血管、降温等作用,能增加心肌血流量,抑制细菌和某些致病性真菌,抑制胰淀粉酶活性。大枣有增强免疫、增加肌力、降低胆固醇、护肝、抗氧化、抑制癌细胞增殖及抗突变作用。生姜有促进消化液分泌和增进食欲作用,有止呕、镇痛抗炎、保肝利胆、抗氧化等作用;煎剂有保护胃黏膜作用,兴奋血管运动中枢、呼吸中枢和心脏;对伤寒杆菌、霍乱弧菌、阴道滴虫有抑杀作用。[王家兴.解析大柴胡汤.中华中西医学杂志,2008,6(11):36-37]

【临床研究】

治疗急性胰腺炎:① 脾胃湿热型:主证寒热往来,胁部胀满疼痛,胸闷不舒,上腹部疼痛、压痛或刺痛。舌质红,苔白腻或黄腻脉弦细或弦滑数。多有黄疸。治则:清热祛湿,舒肝利胆。处方:大柴胡汤原方加栀子、郁金、茵陈、黄柏、乳香、没药、红花。② 肝郁气滞型:主证腹中阵痛或窜痛,或发寒热,胸胁苦满,不欲饮食,两胁胀痛,或口苦、咽干、头晕目眩,或呕恶欲吐,舌苔薄黄,脉弦数。证状分析:因精神抑郁或思虑过度,或暴怒等因素引起肝气郁滞。气滞不舒,思则气结,怒则气上,诸因皆可使气滞不行,肝气郁滞。肝经循两胁入腹,故见腹痛、窜痛、胸胁苦满、两胁胀痛。肝胆相表里,肝郁而化热,热熏胆气外溢,故口苦咽干,肝热上扰,故头晕目眩。肝气横逆克制脾胃,脾气不升,胃气不降,故呕恶欲吐,不欲饮食。治则:疏肝理气、清热。处方大柴胡汤原方加川楝子、延胡索、木香、郁金。③ 脾胃实热型:主证腹满痛拒按,有痞、满、燥、实、坚诸症悉俱,口干渴、尿短赤,舌质红、苔黄燥厚、脉洪数,高热,甚则神昏谵语。证状分析:此为阳明府实证热结转阳明,腑气不通,故痞满。热结于里、津液大伤故燥实,热伤津故口渴,热伤液故尿短赤。舌红苔黄燥,脉洪数皆内热之象,热扰神明则神昏谵语。治则:清热解毒,急下存阴。处方:大柴胡汤加芒硝、川朴、双花、公英、莲心。[王家兴.解析大柴胡汤.中华中西医学杂志,2008,6(11):36-37]

第二节　解表清里

适应证

表邪未解,热邪入里之实热证。

药物配伍

用葛根解表清里。配伍黄芩、黄连以清肠胃之热。

代表方

葛根黄芩黄连汤。

葛根黄芩黄连汤

《伤寒论》

【组成】　葛根 半斤(15 g)　　甘草 二两(6 g),炙　　黄芩 三两(9 g)　　黄连 三两(9 g)

【用法】　上四味,以水八升,先煮葛根,减二升,内诸药,煮取二升,去滓,分温再服。(现代用法:水煎服。)

【功用】　解表清热。

【主治】　外感表证未解,热邪入里之协热下利。身热,下利臭秽,肛门有灼热感,胸脘烦热,口干作渴,喘而汗出,舌红苔黄,脉数。

【方解】　本方重用葛根为君药,甘辛而凉,入脾胃经,既能解表清热,又能升发脾胃清阳之气而止利。原方先煮葛根,后纳诸药,可使"解肌之力优而清中之气锐"(《伤寒来苏集》)。配伍苦寒之黄芩、黄连为臣,其性寒能清利胃肠之热,味苦可燥胃肠之湿,二者相合则清热燥湿,泻火解毒,厚肠止利。甘草甘缓和中,并协调诸药为佐使。如此则表解里和,身热下利诸症可愈,共成解表清里之剂。

本方功能解表清里,然从药物配伍作用来看,显然以清里热为主。正如尤怡所云:"其邪陷于里者十之七,而留于表者十之三。"由于葛根能清热升阳止利,汪昂称之"为治泻主药",故本方对热泻、热痢,不论有无表证,皆可用之。

【运用】

1. 辨证要点:以身热,下利臭秽,肛门有灼热感,苔黄脉数为辨证要点。

2. 现代运用:本方常用于急性胃肠炎、细菌性痢疾、麻疹下利、秋季腹泻、肠伤寒、糖尿病及恶性肿瘤化疗后腹泻等属肠热者。

第三节　解表温里

适应证

风寒束表,寒凝气滞,白瘀于内之实寒证。

药物配伍

以麻黄、白芷祛除在表之风寒邪气。用干姜、肉桂温里散寒。

代表方

五积散。

五　积　散

《仙授理伤续断秘方》

【组成】　白芷　川芎　炙甘草　茯苓 去皮　当归 去芦　肉桂 去粗皮　芍药　半夏 汤洗七次 各三两（各90g）　陈皮 去白　枳壳 去囊,炒　麻黄 去根节 各六两（各180g）　苍术 二十四两（720g）,米泔浸,去皮　干姜 四两（120g）,爁　桔梗 十二两（360g）,去芦头　厚朴 四两（120g）,去粗皮

【用法】　以上除枳壳、肉桂二味别为粗末外,余锉细,用慢火炒令色变,摊冷,次入枳壳、桂令匀。每服三钱,水一盏,入生姜三片,煎至一中盏,去渣,稍热服。（现代用法:除作散剂外,亦作汤剂,水煎服,用量按比例酌减。）

【功用】　发表温里,顺气化痰,活血消积。

【主治】　外感风寒,内伤生冷。身热无汗,头痛身疼,项背拘急,胸满恶食,呕吐腹痛,以及妇女血气不和,心腹疼痛,月经不调等属于寒凝气滞血瘀者。

【方解】　本方为寒、湿、气、血、痰五积而设,故名"五积散"。方中麻黄、白芷辛温发汗,解表散邪;干姜、肉桂温里祛寒,为本方主要部分。配伍苍术、厚朴燥湿健脾,陈皮、半夏、茯苓理气化痰,以消痰积;当归、川芎、芍药活血止痛,以化血积。桔梗与枳壳同用可升降气机,宽胸利膈,加强理气化痰之效,适宜于痰阻气滞之证。炙甘草和中健脾,调和诸药。诸药合用,解表温里,以祛邪为主,有化解寒、湿、气、血、痰五积之功,为治疗五积证之效方。故汪昂在《医方集解》中称:"为解表温中除湿之剂,去痰消痞调经之方也。"

【运用】

1. 辨证要点:见发热无汗,头痛身疼,项背拘急等表实证;又有胸满恶食,呕吐腹痛,或腹胁胀痛等证。

2. 现代运用:主要用于坐骨神经痛、腰痛、喘咳、胃痛、痛经等属于表里寒湿者;亦常用于妇女寒湿带下、风寒湿所致的类风湿性关节炎等。

小　结

表里双解剂共选方4首,按功用分为解表攻里、解表清里、解表温里三类。

1. **解表攻里**　防风通圣散与大柴胡汤同属解表攻里之剂。防风通圣散是解表与清热、攻下合用的方剂,主治风热壅盛,表里俱实之证。大柴胡汤功能和解少阳,内泻热结,主治少阳阳明合病,以往来寒热,心下满痛或痞鞕,便秘或协热下利,苔黄脉弦为辨证要点。

2. **解表清里**　葛根黄芩黄连汤为解表清里之剂,以清热止利,外解表邪,主治泄泻、痢疾属于里热为主,而表证未解者。

3. **解表温里**　五积散属于解表温里之剂,以发表温里、顺气化痰、活血消积,是为寒、湿、气、血、痰五积而设,主治外感风寒,内伤生冷之证。

复习思考题

1. 简述防风通圣散组方用药的配伍特点。

2. 防风通圣散可以治疗哪些美容或皮肤科疾病?

3. 大柴胡汤的主治病证及临床表现有哪些? 方中为何重用生姜?

4. 简述葛根黄芩黄连汤的辨证要点。

5. 五积散之名因何而设? 方中的主要部分和辅助部分各为哪些药物?

（张明）

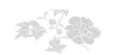

·第十章·

和 解 剂

✦ **含义**

　　凡具有和解少阳、调和肝脾、调和肠胃等作用,治疗伤寒邪在少阳、肝脾不和、肠胃不和等证的方剂,统称和解剂。属于"八法"中的"和法"。

✦ **适应证**

　　和解剂组方既无大寒大热之品,又无大泻大补之药,既祛邪又扶正,既透表又清里,既疏肝又治脾,无明显寒热之偏,性质平和,作用和缓,照顾全面。应用范围较广,适应证较复杂。

　　1.伤寒少阳证。少阳属胆,位于半表半里,既不宜发汗,又不宜吐下,唯有和解一法最为适当。

　　2.肝脾不和证。胆附于肝,互为表里,胆经发病可影响及肝,肝经发病也可影响及胆,且肝胆疾病又可累及脾胃。

　　3.肠胃不和证。中气虚弱,寒热互结,可导致肠胃不和。

✦ **分类**

　　和解少阳、调和肝脾及调和肠胃三类。

✦ **使用注意**

　　1.凡邪在肌表、未入少阳,或邪已入里、阳明热盛者,不宜使用。

　　2.和解剂以祛邪为主,纯虚不宜用,以防其伤正;因兼顾正气,纯实者亦不可选。

　　3.七情内伤而见肝脾不和者,可配合中医心理疗法,以心身兼治。

第一节　和解少阳

适应证

　　伤寒邪在少阳的病证。症见往来寒热,胸胁苦满,默默不欲饮食,心烦喜呕,以及口苦、咽干、目眩、脉弦等。

药物配伍

　　常用柴胡或青蒿与黄芩相配为主组方,兼有气虚者,佐以益气扶正之品,并防邪陷入里;兼有湿邪者,佐以通利湿浊之品,导邪下泄。

代表方

小柴胡汤、蒿芩清胆汤等。

小 柴 胡 汤
《伤寒论》

【组成】　柴胡　半斤(24 g)　　黄芩　三两(9 g)　　人参　三两(9 g)　　甘草　三两(9 g),炙　　半夏　半升(9 g),洗　　生姜　三两(9 g),切　　大枣　十二枚(4 g),擘

【用法】　上七味,以水一斗二升,煮取六升,去滓,再煎,取三升,温服一升,日三服。(现代用法:水煎服。)

【功用】　和解少阳。

【主治】

1. 伤寒少阳证。往来寒热,胸胁苦满,默默不欲饮食,心烦喜呕,口苦,咽干,目眩,舌苔薄白,脉弦者。

2. 热入血室证。妇人中风,经水适断,寒热发作有时。

3. 疟疾、黄疸及内伤杂病而见少阳证者。

【方解】　本方为和解少阳的代表方剂。方中柴胡苦平,入肝胆经,透泄少阳之邪,疏泄气机之滞,为君药。黄芩苦寒,清泄少阳半里之热,为臣药。柴胡配黄芩,是为和解少阳的常用组合。胆气犯胃,胃失和降,佐以半夏、生姜和胃降逆止呕;佐以人参、大枣益气健脾,既可扶正以祛邪,又可御邪内传。炙甘草助参、枣扶正,调和诸药,为使药。诸药合用,以和解少阳为主,兼补胃气。使邪气得解,枢机得利,胃气调和,则诸证自除。

【运用】

1. 辨证要点:本方为治疗少阳证的基础方,又是和解少阳法的代表方。临床应用以往来寒热,胸胁苦满,默默不欲饮食,心烦喜呕,口苦,咽干,苔白,脉弦为辨证要点。临床上只要抓住前四者中的一、二主证,便可用本方治疗,不必待其证候悉具。正如《伤寒论》所说:"伤寒中风,有柴胡证,但见一证便是,不必悉具。"

2. 现代运用:本方用于感冒、流行性感冒、疟疾、慢性肝炎、肝硬化、急慢性胆囊炎、胆结石、急性胰腺炎、中耳炎、产褥热、急性乳腺炎、睾丸炎、胆汁反流性胃炎、胃溃疡、肿瘤等属于邪踞少阳,胆胃不和者。

【实验研究】

小柴胡汤组方中各中药不同的化学成分有不同的美容作用。人参具有营养、修复、保湿、润肤、增白、防敏、抗老化、祛斑等美容作用,它含有人参皂苷、果胶、多种维生素、微量元素等成分,除具有营养皮肤的作用外,人参总苷还能抑制脂质过氧化,清除自由基,推迟细胞衰老,人参皂苷 Rb1 还可通过调节金属蛋白酶(MMPs)活性防治皮肤光老化。黄芩可抗氧化、降血脂、抗炎、抗菌、抗变态反应、减少毛细血管通透性等,其提取液不仅对酪氨酸酶有明显的抑制作用,而且对紫外线 240～400 nm 均有较强的吸收,对皮肤起到保护和增白作用。周氏等运用体外正常人黑素细胞(MC)纯培养方法直接研究黄芩苷及紫外线(UV)对黑素细胞合成黑素的影响,观察到黄芩苷对 UV 有较强的吸收能力,能很好防止 UV 对皮肤的损伤。日本学者 Tsukahara 发现,姜(*Zingiber officinale*)和蔷薇(rose)的提取物能够抵抗 UV 照射,抑制成纤维细胞衍生的弹性蛋白酶,有助于对抗皱纹。甘草的有效成分之一为甘

草次酸,将其应用于化妆品中可调节皮肤的免疫功能,增强皮肤的抗病能力,具有抗氧化、抗过敏、抗炎等作用,还能有效抑制酪氨酸酶的活化,阻止黑色素的产生,具有美白功效。有研究显示,甘草次酸对细胞膜的脂质过氧化有抑制作用。黄晓等研究发现,小柴胡汤能明显提高 D-半乳糖致亚急性衰老模型大鼠血清与海马组织中超氧化物歧化酶(SOD)活性,降低丙二醛(MDA)和心肌 LPF 的含量。表明小柴胡汤可抗氧化,减轻自由基损伤,具有一定的抗衰老作用。[周密思,等.小柴胡汤延缓皮肤衰老功效的理论探讨.中国实验方剂学杂志,2011,17(10):277-279]

【临床报道】

小柴胡汤加减治疗银屑病 49 例,取得了较好的疗效。临床资料:49 例患者均为门诊病人,其中男 28 例,女 21 例;年龄最小 11 岁,最大 63 岁,平均 28 岁;病程最短 6 天,最长 32 年,平均 11.15 年;急性进展期 16 例,慢性静止期 33 例。所有病例均为寻常型银屑病。药物及服用方法:柴胡 9 g,黄芩 6 g,半夏 6 g,人参 6 g,炙甘草 3 g,生姜 6 g,大枣 4 g。痒甚加白鲜皮,头部重加荆芥、防风,四肢甚加牛膝。水煎服,连服 60 天为 1 疗程。服药期间停用任何其他药物。疗效判定标准,痊愈:皮损全部消退;有效:皮损消退大于 70%;好转:皮损消退大于 30%,小于 70%;无效:皮损消退小于 30%。结果:经过 1 疗程治疗,痊愈 33 例(67.35%),有效 8 例(16.33%),好转 4 例(8.16%),无效 4 例(8.16%),其中无效 4 例均为病程超过 10 年以上者。治疗过程中,未发现任何不良反应。治愈病人随访半年,未见复发。[刘卫兵,谷峡.小柴胡汤加减治疗银屑病 49 例.皮肤病与性病,1997,19(4):25-26]

【验案举例】

孙某,男,23 岁,工人。患者于一年前无明显诱因面部两颊对称出现淡黑色斑,逐渐扩展到双眉、鼻及上唇部位,斑色日益加重,曾用色斑霜治疗无效,故来我院门诊治疗。皮肤科所见:双颊、双眉及鼻根见深黑色斑,呈对称分布,形状不规则,面颊部可达 5 cm×7 cm,全身无任何不适。使用"小柴胡汤"为基本方的面膜治疗 2 周后,双眉和鼻部色斑消失,仅在两颊部留下少许不规则色斑,颜色变为淡褐色。其后继用 2 周,色斑全部消退。半年后随访,未见复发。[陈宝明,等.小柴胡汤加减治疗黄褐斑临床观察.大同医专学报,1998,18(2):25-26]

蒿芩清胆汤
《重订通俗伤寒论》

【组成】 蒿脑钱 半至二钱(4.5～6 g) 淡竹茹 三钱(9 g) 仙半夏 钱半(4.5 g) 赤茯苓 三钱(9 g) 青子芩 钱半至三钱(4.5～9 g) 生枳壳 钱半(4.5 g) 陈广皮 钱半(4.5 g) 碧玉散 三钱(9 g),(滑石、甘草、青黛)包

【用法】 原方未著用法。(现代用法:水煎服。)

【功用】 清胆利湿,和胃化痰。

【主治】 少阳湿热证。寒热如疟,寒轻热重,口苦膈闷,吐酸苦水,或呕黄涎而黏,甚则干呕呃逆,胸胁胀疼,小便黄少,舌红苔白腻,间现杂色,脉数而右滑左弦者。

【方解】 本方首用苦寒芬芳之青蒿,清透少阳热邪;黄芩苦寒,善清胆热,并能燥湿,两药相合,既可内清少阳湿热,又能透邪外出,共为君药。竹茹善清胆胃之热,化痰止呕;枳壳下气宽中,除痰消痞;半夏燥湿化痰,和胃降逆;陈皮理气化痰,宽胸畅膈,四药相伍,使热清湿化痰除,共为臣药。赤茯苓、碧玉散清热利湿,导邪从小便而去,为佐使药。综合全方,可

使胆热清,痰湿化,气机畅,胃气和,则诸症均解。

与小柴胡汤比较,蒿芩清胆汤立足于清胆、除湿、和胃;小柴胡汤立足于透、疏,略带扶正。

【运用】

1. 辨证要点:蒿芩清胆汤为治疗少阳湿热证的代表方。临床应用以寒热如疟,寒轻热重,胸胁胀疼,吐酸苦水,舌红苔腻,脉弦滑数为辨证要点。

2. 现代运用:本方常用于肠伤寒、急性胆囊炎、急性黄疸性肝炎、胆汁返流性胃炎、肾盂肾炎、疟疾、盆腔炎、钩端螺旋体病等属少阳湿热,痰浊内阻者。

第二节　调和肝脾

适应证

肝脾不和证。

药物配伍

常用疏肝理气药如柴胡、枳壳、陈皮等,与健脾药如白术、茯苓、甘草等配伍组方。

代表方

四逆散、逍遥散、柴胡疏肝散、痛泻要方。

四　逆　散

《伤寒论》

【组成】　甘草 炙　　枳实 破,水渍,炙干　　柴胡　　芍药 各十分(各6 g)

【用法】　上四味,捣筛,白饮和服方寸匕,日三服。(现代用法:水煎服。)

【功用】　透邪解郁,疏肝理脾。

【主治】

1. 阳郁厥逆证。手足不温,或腹痛,或泄利下重,脉弦。

2. 肝脾不和证。胁肋胀闷,脘腹疼痛,脉弦等。

【方解】　方中取柴胡入肝胆经,升发阳气,疏肝解郁,透邪外出,为君药。白芍敛阴养血柔肝为臣,与柴胡合用,以补养肝血,条达肝气,可使柴胡升散而无耗伤阴血之弊。佐以枳实理气解郁,泄热破结,与柴胡为伍,一升一降,加强舒畅气机之功,共奏升清降浊之效;与白芍相配,又能理气和血,使气血调和。使以甘草,调和诸药,益脾和中。综合四药,共奏透邪解郁,疏肝理脾之效,使邪去郁解,气血调畅,清阳得伸,四逆自愈。原方用白饮(米汤)和服,亦取中气和则阴阳之气自相顺接之意。

【运用】

1. 辨证要点:本方原治阳郁厥逆证,后世多用作疏肝理脾的基础方。临床应用以手足不温,或胁肋、脘腹疼痛,脉弦为辨证要点。

2. 现代运用:慢性肝炎、胆囊炎、胆石症、胆道蛔虫症、肋间神经痛、胃溃疡、胃肠神经官能症、附件炎、输卵管堵塞、急性乳腺炎等属肝胆气郁,肝脾(或胆胃)不和者。

【实验研究】

四逆散煎剂在细胞培养内具有一定抗水泡性口炎病毒(VSV)作用,表现为本方具有直接灭活病毒、抑制病毒的繁殖和对病毒攻击细胞的保护作用。本方具有缓解平滑肌痉挛;抗休克作用;强心作用;抗心律失常作用;耐缺氧作用;扩张脑血管,改善脑缺血;改善血流动力学,降血脂;抗溃疡等作用。

采用胃排空试验、胃阻抗试验、胃条离体试验、血浆胃动素测定、胃肌细胞超微结构观察等方法,观察了中药复方四逆散治疗功能性消化不良的作用强度和作用机理。研究表明:四逆散能增加昆明种小鼠胃排空流体和固体的能力,提高 SD 大鼠离体胃条的兴奋性和整体动物 IGG 胃运动的频率,升高血浆胃动素的水平,促进胃壁平滑肌的收缩。结论:一定剂量的四逆散具有促胃动力作用,其作用机制可能与四逆散在一定剂量下能提高胃动素水平、增强胃平滑肌细胞嵌合有关。[彭成,等.四逆散治疗功能性消化不良的实验研究.成都中医药大学学报,1999,22(1):39]

逍 遥 散
《太平惠民和剂局方》

【组成】 甘草 半两(15 g),微炙赤 当归 去苗,锉,微炒 茯苓 去皮,白者
白芍药 白术 柴胡 去苗 各一两(各30 g)

【用法】 上为粗末,每服二钱(6 g),水一大盏,烧生姜一块切破,薄荷少许,同煎至七分,去渣热服,不拘时候。(现代用法:共为散,每服 6~9 g,煨姜、薄荷少许,共煎汤温服,日 3 次;亦可作汤剂,水煎服,用量按原方比例酌减;亦有丸剂,每服 6~9 g,日服 2 次。)

【功用】 疏肝解郁,养血健脾。

【主治】 肝郁血虚脾弱证。两胁作痛,头痛目眩,口燥咽干,神疲食少,或月经不调,乳房作胀,脉弦而细者。

【方解】 本方为调和肝脾的名方。方中以柴胡疏肝解郁,使肝气得以条达,为君药。当归甘辛苦温,养血和血,且其味辛散,乃血中气药;白芍酸苦微寒,养血敛阴,柔肝缓急;归、芍与柴胡同用,补肝体而助肝用,使血和则肝和,血充则肝柔,共为臣药。木郁则土衰,肝病易传脾,故以白术、茯苓、甘草健脾益气,非但实土以御木侮,且使营血生化有源,共为佐药。用法中加薄荷少许,疏散郁遏之气,透达肝经郁热;烧生姜降逆和中,且能辛散达郁,亦为佐药。柴胡为肝经引经药,又兼使药之用。

【运用】

1. 辨证要点:本方为疏肝健脾的代表方,又为妇科调经的常用方。临床应用以两胁作痛,神疲食少,或月经不调,脉弦而细为辨证要点。

2. 现代运用:本方常用于治疗慢性肝炎、肝硬化、胆石症、胃及十二指肠溃疡、慢性胃炎、胃肠神经官能症、乳腺小叶增生、更年期综合征、盆腔炎、不孕症、不育症、子宫肌瘤等属肝郁血虚脾弱者。

【实验研究】

当归是妇女美容和治疗损容性疾病的要药,除对子宫有兴奋和抑制双向调节作用外,尚有抗维生素 E 缺乏作用;当归中还含有维生素 A、维生素 B 等与美容密切相关的维生素。维生素 A 能抗衰老,维护皮肤健康,美化眼睛;维生素 B$_{12}$ 有抗贫血作用,可使面色红润;维生素 E 可增强皮肤细胞的活力而使皮肤光滑,富有弹性,是抗衰老美容剂。柴胡为疏肝解郁之珍品,有解热、镇痛、消炎和轻度降压作用,并能显著改善肝功能,常用此药疏肝解郁。茯苓润

肌肤悦颜色。白茯苓有"利窍而益肌"的美容功效,其主要成分为β-茯苓聚糖,有缓慢而持久的利尿作用,能促进钠、氯、钾等电解质的排出,还有镇静和降血糖作用,能延缓衰老,调节人体的离子代谢平衡,洁白皮肤等,长期服用可耐老、驻颜。白术能提高机体的免疫能力,有抗衰老作用;此外,对皮肤致病真菌如絮状表皮癣菌等有抑制作用,有"醋浸白术可治皯"的说法。甘草有肾上腺皮质激素样作用,能抗炎、抗衰老、调和诸药、通行十二经。甘草甜素是两分子的葡萄糖醛酸与三萜化合物中皂苷的一种甘草次酸的聚合物,其甘草次酸具有糖皮质激素样作用,即抗炎抗过敏、类固醇样作用及免疫调节作用。薄荷利咽喉,令人口气香洁。本品含有大量的挥发油成分,小量内服能兴奋中枢神经,兴奋胃肠道平滑肌运动,增加消化液分泌,制止肠内异常发酵,有制腐、除异臭作用;外用能使皮肤毛细血管收缩,并使局部发生清凉感,同时能抑菌,故有消炎、止痛、止痒作用。薄荷很早即被用来洁口除臭,或制成香粉扑身,以作美容之用。[曹阳,刘侠,李永光.逍遥散美容作用探究.中医药信息,2008,25(6):46-47]

【临床报道】

张燕等采用液氮冷冻加服中药逍遥散加减治疗黄褐斑76例,并设单纯采用氮冷冻治疗70例作对照。结果:治疗组治愈39例,好转21例,无效16例,总有效率为78.95%;对照组治愈14例,好转25例,无效31例,总有效率为55.71%。两组治愈率、有效率有显著差异(P<0.01)。王耘采用柴胡、郁金、当归、白芍、牡丹皮、白术、桃仁、红花、茯苓、薄荷配合维生素C治疗黄褐斑50例,总有效率为92%。结果表明,该病以肝郁血滞为主,佐以疏肝化瘀法是治疗该病的有效方法。[苗明三,王升启.现代方剂学——药理与临床[M].北京:清华大学出版社,2004:445-446]

【验案举例】

李某,女,32岁。半年前因工作压力过大,不知不觉两颊上出现了淡褐色斑块,斑色渐加重,且月经忽前忽后,经量亦日渐减少、经色暗,经前一周开始出现胸胁、乳房胀痛、乳头疼痛、失眠多梦、大便干结、精神抑郁等症状,舌淡苔白,脉弦。中医诊断:黄褐斑。证属肝郁气滞型。治以疏肝理气活血,以逍遥散加减治疗。处方:柴胡10 g,赤白芍各15 g,当归10 g,益母草20 g,薄荷6 g,陈皮10 g,香附10 g,丹参30 g,丹皮10 g,甘草6 g,僵蚕10 g,每日1剂,水煎服。连服3个月,并配合心理疏导疗法而愈。[刘艳梅,冯秋敏,尹英实,等.逍遥散妇科病治验4则.中华综合医学杂志,2005,6(11):1014-1015]

柴胡疏肝散
《景岳全书》

【组成】　陈皮　醋炒　　柴胡　各二钱(6 g)　　　川芎　　香附　　枳壳　麸炒
芍药　各一钱半(4.5 g)　　　甘草　五分(1.5 g),炙

【用法】　水一盏半,煎八分,食前服。(现代用法:水煎服。)

【功用】　疏肝行气,和血止痛。

【主治】　胁肋疼痛,寒热往来。面部色斑,其性情急躁或郁闷,胸胁作痛,寒热往来,纳差,痛经或月经不调,乳房作胀,舌苔薄白或紫暗,脉弦而细者。

【方解】　本方中柴胡疏肝解郁;陈皮、枳壳、川芎、香附行气疏肝,和血止痛;白芍养血柔肝;炙甘草调和诸药。诸药配伍,共奏疏肝解郁,行气活血之功。

【运用】

1. 辨证要点：本方为妇科疏解肝郁以及调经止痛的常用方。临床应用以胸胁作痛，性急或郁结难解，痛经或月经不调，乳房作胀，苔薄白，脉弦而细为辨证要点。

2. 现代运用：本方常用于治疗斑秃、色斑、疱疹。

【实验研究】

本方具有保肝作用、中枢神经系统抑制作用、类雌激素样作用、缓解品滑肌痉挛、抗肿瘤作用。

郑氏等应用细胞培养技术和 RT-PCR 法研究柴胡疏肝散对肝郁病人 Th 细胞内分化信号蛋白(Pkc)表达及肝郁大鼠 Th 细胞蛋白激酶 C 表达的影响。结果表明，柴胡疏肝散通过下调肝郁病人 Th 细胞分化信号蛋白 Pkc 和肝郁大鼠 Th 细胞蛋白激酶 C 表达水平而调节机体免疫力。[郑爱华,蔡光先,李家邦,等.柴胡疏肝散、四君子汤对肝郁、脾虚病人 Th 细胞蛋白激酶 C 表达的影响.湖南中医学院学报,2003,23(6):15]

【临床报道】

杨红用柴胡疏肝散加减治疗斑秃 100 例,男 42 例,女 54 例;年龄 8～60 岁,平均 28.2 岁;病程 15 天～45 年;86 例为初次发病,14 例为复发。对照组 100 例,男 46 例,女 54 例;年龄 7～58 岁,平均 25.2 岁;病程 20 天～5 年;82 例为初次发病,18 例为复发。治疗组服用中药柴胡疏肝散加减,方剂组成为:柴胡、当归、黄芪各 20 g,香附、川芎、丹参、女贞子、酸枣仁、远志各 15 g,木瓜、人参各 10 g,红花 9 g,天麻 6 g。夜间多汗者加麦冬、五味子;纳差者加白术、神曲。每日 1 剂,2 煎 2 服(儿童用量根据年龄及体重比例酌减)。对照组服用养血生发胶囊,4 粒/次,2 次/天。两组均外用去万液(自配制剂)与丹参注射液的混合液,每日 2 次。去万液组成:去炎松粉、二甲基亚砜、蒸馏水。两组均在治疗 6 周后评定疗效:治疗组总有效率 51%,对照组总有效率 16%。两组经 X 检验差异有显著性($X^2=17.47,P<0.01$)。[杨红.柴胡疏肝散加减治疗斑秃 100 例.中国中西医结合皮肤性病学杂志,2005,4(1):43]

唐氏采用柴胡疏肝散加味分三期治疗 60 例疱疹,均为门诊病人,其中男性 27 例,女性 33 例;年龄 20～56 岁,平均年龄 43.8 岁;病程 3～18 天,平均 9 天;头、面部疱疹 15 例,其余均为躯干部及四肢疱疹。病之早期,多为突起红斑水疱,灼热刺痛,常带状排列,水疱小而清亮。此为风温之邪伤及肝经,致使肝气不疏,郁而化火,循经发作所致。治宜疏风清火,除湿止痛。方用柴胡疏肝散加板蓝根、泽泻、车前草。中期多为水疱成簇,痛如火燎,疱疹大小不一,色黯紫红混浊,分布成带状,有如蛇形缠绕,此为湿毒郁阻肝经,熏蒸肌肤,并使气滞血瘀所致。治宜清肝利湿,解毒通络。方用柴胡疏肝散加大青叶、木通。带状疱疹后期,多为疱疹结痂脱落,肤色正常,沿神经支配的皮肤神经分布有持续性疼痛,如针刺、虫咬或刀割状。此为经脉受损,营血耗伤,气滞血瘀所致。治宜柔肝养血,活血行滞。方用柴胡疏肝散加当归、熟地黄、西洋参。治疗期间患者停服其他治疗药物,忌烟酒和刺激性食物,并注意休息。每日 1 剂,水煎分早、晚 2 次服用,7 天为 1 个疗程。治疗结果:本组 60 例患者,治愈 43 例,好转 13 例,未愈 4 例,总有效率 93.3%。[唐艺洪.柴胡疏肝散治疗带状疱疹 60 例.中国中医药现代远程教育,2010,8(9):47-48]

【验案举例】

张某,女,60岁,退休。3日前后背脊柱及胸椎右侧起红疹,阵发性抽痛,晚间明显,触之疼痛。曾求他医治疗,以胸椎小关节结构及功能紊乱给予针灸和服中药2剂,服后红疹仍增多,并起水疱,灼痛难忍,遂来我门诊求治。诊见红斑疱疹已成簇成带,始发于第8胸椎右下,沿第8肋神经呈带状分布一直到腋下。疹呈紫红色且混浊状,如火烧灼痛,舌质红、苔黄厚,脉弦紧。病已经进入中期,方用柴胡疏肝散加大青叶、木通。4剂后水疱干爽,部分结痂,疼痛明显减轻,舌红少苔,脉弦细,病已进入后期。改用柴胡疏肝散加当归、熟地黄、西洋参,4剂后,皮疹消失,痂皮脱落,临床体征消失,疼痛消失。[唐艺洪.柴胡疏肝散治疗带状疱疹60例.中国中医药现代远程教育,2010,8(9):47-48]

痛 泻 要 方

《丹溪心法》

【组成】　白术　三两(90 g),炒　　　白芍药　二两(60 g),炒　　　陈皮　一两五钱(45 g),炒　防风　一两(30 g)

【用法】　上细切,分作八服,水煎或丸服。(现代用法:作汤剂,水煎服,用量按原方比例酌减。)

【功用】　补脾柔肝,祛湿止泻。

【主治】　脾虚肝旺之痛泻。肠鸣腹痛,大便泄泻,泻必腹痛,泻后痛缓,舌苔薄白,脉两关不调,左弦而右缓者。

【方解】　方用白术苦甘而温,补脾燥湿以治土虚,为君药。白芍酸寒,柔肝缓急止痛,与白术相配,于土中泻木,为臣药。陈皮辛苦而温,理气燥湿,醒脾和胃,为佐药。配伍少量防风,具升散之性,与术、芍相伍,辛能散肝郁,香能舒脾气,且有燥湿以助止泻之功,又为脾经引经之药,故兼具佐使之用。四药相合,可以补脾胜湿而止泻,柔肝理气而止痛,使脾健肝柔,痛泻自止。

【运用】

1. 辨证要点:痛泻要方为治疗肝脾不和之痛泻的常用方。临床应用以肠鸣腹痛,大便泄泻,泻必腹痛,泻后痛缓,脉左弦而右缓为辨证要点。

2. 现代运用:本方常用于急性肠炎、慢性结肠炎、肠易激综合征等属肝旺脾虚者。

第三节　调 和 肠 胃

适 应 证

肠胃不和之寒热错杂,虚实夹杂,升降失常证。

药物配伍

常用辛温药与苦寒药,如干姜、生姜、半夏、黄连、黄芩等为主组成方剂。

代 表 方

半夏泻心汤。

半夏泻心汤

《伤寒论》

【组成】　半夏　半升(12 g),洗　　黄芩　　干姜　　人参　各三两(各9 g)　　黄连　一两(3 g)　　大枣　十二枚(4 g),擘　　甘草　三两(9 g),炙

【用法】　上七味,以水一斗,煮取六升,去滓再煎,取三升,温服一升,日三服。(现代用法:水煎取汁,分两次服。)

【功用】　寒热平调,消痞散结。

【主治】　寒热互结之痞证。心下痞,但满而不痛,或呕吐,肠鸣下利,舌苔腻而微黄。

【方解】　方用辛温之半夏散结除痞,又善降逆止呕,为君药。臣以干姜之辛热以温中散寒,黄芩、黄连之苦寒以泄热开痞。以上四味相伍,具有寒热平调,辛开苦降之用。然寒热互结,又缘于中虚失运,故方中又以人参、大枣甘温益气,以补脾虚,共为佐药。使以甘草补脾和中而调和诸药。综合全方,寒热互用以和其阴阳,苦辛并进以调其升降,补泻兼施以顾其虚实,是为本方的配伍特点。使寒去热清,升降复常,则痞满可除,呕利自愈。

【运用】

1. 辨证要点:半夏泻心汤为治疗中气虚弱,寒热错杂,升降失常而致肠胃不和的常用方;又是体现调和寒热,辛开苦降的代表方。临床应用以心下痞满,呕吐泻利,苔腻微黄为辨证要点。

2. 现代运用:本方常用于急慢性肠胃炎、慢性结肠炎、慢性肝炎、早期肝硬化等属于中气虚弱,寒热互结者。

【实验研究】

本方具有抗溃疡作用和抗缺氧作用。

通过半夏泻心汤煎液对小鼠胃肠蠕动功能的影响、半夏泻心汤煎液对家兔十二指肠平滑肌肌电活动的影响、半夏泻心汤煎液对家兔离体小肠运动的影响三个实验,观察了半夏泻心汤对动物胃肠道的影响。研究表明:半夏泻心汤对实验动物正常的胃肠运动功能呈轻微抑制作用;对药物干扰下的动物胃肠蠕动功能、动物在体十二指肠平滑肌肌电活动、动物离体小肠机械收缩功能均呈兴奋与抑制的双向调节作用。结论:半夏泻心汤既可兴奋胃肠,促进胃肠蠕动,又可降低平滑肌张力,解除胃肠道平滑肌痉挛,对改善胃肠道紊乱是十分有益的。[温武兵,等.半夏泻心汤调和胃肠作用的动物实验研究.中国医药学报,2000,15(2):66]

【临床报道】

钟氏等采用清胃半夏泻心汤加味治疗各年龄段痤疮200例。其中女180例,男20例,以女性为主;年龄20～46岁,其中20～30岁55例,31～40岁105例,40岁以上40例;病程1个月～10年。饮食调理:忌食辛辣、油腻、煎炸食物,多饮开水,多食蔬菜和水果,保持大便通畅。中药予半夏泻心汤加味:黄连10 g,黄芩20 g,炒香附15 g,五灵脂15 g,炒茜草15 g,旱莲草15 g,紫草15 g,土茯苓20 g,赤芍15 g,千里光20 g,银花20 g,生地15 g。随证加减:胃中积热、胃酸过多、嗳气吞酸者加煅牡蛎30 g、乌贼骨30 g;口干苦而黏者加炒柴胡10 g;口咽干、略黏稠痰者,加浙贝母20 g。于月经期前10天开始服用中药汤剂,每个月4剂,3个周期为1个疗程,连服3个疗程。经过1个疗程治疗,临床治愈90例,显效62例,有效42例,无效6例,总有效率为90%,病程较长者治疗效果较差。[钟琼仙,冯亚葵.半夏泻心汤加味治疗肺胃积热型痤疮200例临床观察.云南中医中药杂志,2010,31(7):30]

小　结

　　和解剂共选方 7 首,按功用分和解少阳、调和肝脾、调和肠胃三类。

　　1. 和解少阳　小柴胡汤为和解少阳的代表方,主治伤寒少阳病而致往来寒热,胸胁苦满,心烦喜呕,默默不欲饮食等症。蒿芩清胆汤清胆利湿,和胃化痰,主治温暑之邪犯少阳,兼有痰湿中阻,热重于湿,症见寒热如疟,寒轻热重,胸膈胀闷,呕吐酸苦,或吐黄涎而黏,苔腻微黄等。

　　2. 调和肝脾　四逆散有透邪解郁,疏肝理脾之功,主治阳气内郁,而致四肢逆,手足寒,或脘腹疼痛,或泄利下重等症。逍遥散养血疏肝,健脾和营,主治肝郁血虚,脾不健运,而致两胁作痛,寒热往来,头痛目眩,口咽干燥,神疲食少,以及月经不调,乳房胀痛诸症。柴胡疏肝散疏肝解郁,和血止痛,主治因气郁而致血瘀之胁肋疼痛,寒热往来。痛泻要方主治脾受肝邪,大便泄泻,泄必腹痛,泻后痛有不解之证;久泄不已,更加升麻,以升下陷之清阳而致泄泻。

　　3. 调和肠胃　半夏泻心汤和胃降逆,开结除痞,主治肠胃之间寒热错杂,虚实互见,遂致心下痞,上为呕吐,下为肠鸣下利者,故用苦降辛开,寒热并治,使邪去痞消,呕利均止。若内有水气,更加干噫食臭,腹中雷鸣者加生姜。若胃气虚甚,而有水谷不化,干呕心烦不安者,当加炙甘草以益气补虚。

复习思考题

　　1. 小柴胡汤为何配伍人参、大枣等扶正之品? 本方为何可以治疗热入血室证? 其配伍特点和辨证要点是什么?

　　2. 逍遥散的主治病证及临床表现有哪些? 有何配伍特点?

　　3. 蒿芩清胆汤为什么选用青蒿而不用柴胡?

　　4. 四逆散以何药为君? 何药为臣? 其配伍意义是什么?

　　5. 逍遥散用于美容与皮肤疾病的机理。

　　6. 试述柴胡在小柴胡汤、逍遥散、四逆散中的配伍意义。

　　7. 痛泻要方配伍防风的意义是什么?

　　8. 试述芍药在四逆散、逍遥散、痛泻要方中的配伍意义。

　　9. 通过分析半夏泻心汤的配伍意义,归纳其配伍特点。

（张明）

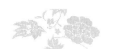

· 第十一章 ·

清　热　剂

◆ **含义**

　　凡以清热药为主组成,具有清热、泻火、凉血、解毒等作用,治疗里热证的方剂,统称清热剂。属于"八法"中的"清法"。

◆ **适应证**

　　清热剂一般是在表证已解、热已入里,或里热已盛、尚未结实的情况下使用。若邪热在表,应当解表;里热已成腑实,则宜攻下;表邪未解,热已入里,又宜表里双解。

◆ **分类**

　　分为清气分热、清营凉血、清热解毒、清脏腑热、清虚热等五类。

◆ **使用注意**

　　火热毒邪是损容性疾病的主要致病因素。

　　火热之邪有内外之分,但治疗均以苦寒之品清泄,阴虚导致的虚火则以甘凉之品养阴。对于平素阳气不足,脾胃虚弱者,使用清热剂可配伍醒脾和胃之品,以免伤阳碍胃;对于热邪炽盛,服清热剂入口即吐者,可于清热剂中少佐温热药,或采用凉药热服法,此即《素问·五常政大论》所说"治热以寒,温而行之"的反佐法。

第一节　清气分热

适应证

　　热在气分证。症见身热不恶寒,反恶热,多汗,口渴饮冷,舌红苔黄,脉数有力等。此时当用清热生津法治之。

药物配伍

　　常用辛甘大寒的石膏与苦寒质润的知母为主组方。由于里热炽盛易伤津耗气,因此应在清泄里热的同时,适当配入养阴生津的药物,如天花粉、石斛、芦根等;或配入补气药,如人参、炙甘草等。

代表方

　　白虎汤、竹叶石膏汤。

白 虎 汤

《伤寒论》

【组成】 石膏 一斤(50 g),碎　　知母 六两(18 g)　　甘草 二两(6 g),炙　　粳米六合(9 g)

【用法】 上四味,以水一斗,煮米熟汤成,去滓,温服一升,日三服。

【功用】 清热生津。

【主治】 气分热盛证。壮热面赤,烦渴引饮,汗出恶热,脉洪大有力。

【方解】 本方原为治阳明经证的主方,后世温病学家又以此为治气分热盛的代表方剂。方中生石膏辛甘大寒,入肺、胃二经,功善清解,透热出表,为君药。知母苦寒质润,既助石膏清肺胃之热,又滋阴润燥救已伤之阴津,为臣药。石膏与知母相须为用,可增强清热生津之功。佐以粳米、炙甘草益胃生津,亦可防止大寒伤中之弊。炙甘草兼以调和诸药为使。四药相配,共奏清热生津,止渴除烦之功,使其热清津复,诸症自解。

【运用】

1. 辨证要点:本方为治阳明经热、气分热盛证的基础方。临床应用以身大热,汗大出,口大渴,脉洪大为辨证要点。

2. 现代运用:本方常用于感染性疾病,如大叶性肺炎、流行性乙型脑炎、流行性出血热、牙龈炎,以及小儿夏季热、面部敏感性皮肤病、糖尿病、风湿性关节炎等属气分热盛者。

【临床报道】

万细丛用白虎汤治疗红斑类皮肤病,凡见有皮肤红斑,辨证属肺胃气分热盛者,清热加山栀、黄芩、大黄、寒水石,透热加银花、连翘、香薷、凌霄花,均获痊愈。徐宜厚用白虎汤加沙参、竹叶、绿豆壳、灯芯、治夏季皮炎 40 例,治愈 24 例,好转 16 例,未见无效病例。[文小平,等.白虎汤的现代临床新用.中成药,1992,16(1):46]

【验案举例】

林某,女,24 岁,2000 年 7 月 10 日初诊。眼面红肿 3 天,于 3 天前到美容店做面部护肤,回家后数小时即出现面部皮肤红肿。就诊西医皮肤科,用开瑞坦、地塞米松治疗 3 天未效,改诊中医。诊时见满面皮肤通红肿胀,纹理消失,两眼肿胀,睁眼困难,颈部皮肤红肿呈大片水肿性红斑,尿黄短,大便干结。口干不渴、无大热、无大汗,舌红、苔黄、脉滑。证属里热炽盛,热盛化风。治以清热熄风。处方:石膏 40 g,知母 10 g,生地 20 g,银花 20 g,皂角刺 10 g,防风 10 g,白蒺藜 30 g,甘草 3 g。上药服 2 剂,脸颈大片水肿性红斑消退,睁眼自如,大便通畅;续服 2 剂善后。本例虽无大热、大汗、大渴、脉洪大等白虎汤四大症,但辨证属里热炽盛,服之取效迅速。[金文君.白虎汤证治探要.广州医学院学报,2002,30(2):63-64]

竹叶石膏汤

《伤寒论》

【组成】 竹叶 二把(6 g)　　石膏 一斤(50 g)　　半夏 半升(9 g),洗　　麦门冬一升(20 g),去心　　人参 二两(6 g)　　甘草 二两(6 g),炙　　粳米 半升(10 g)

【用法】 上七味,以水一斗,煮取六升,去滓,内粳米,煮米熟,汤成去米,温服一升,日三服。

【功用】　清热生津，益气和胃。

【主治】　伤寒、温病、暑病余热未清，气津两伤证。身热多汗，心胸烦闷，气逆欲呕，口干喜饮，气短神疲，或虚烦不寐，舌红苔少，脉虚数。

【方解】　方中竹叶配石膏清透气分余热，除烦止渴为君。人参配麦冬补气养阴生津为臣。半夏降逆和胃以止呕逆为佐，其性虽温，但配入清热生津药中，则温燥之性去而降逆之用存，且有助于输转津液，使参、麦补而不滞，使石膏清而不寒。甘草、粳米和脾养胃以为使。全方清热与益气养阴并用，祛邪扶正兼顾，清而不寒，补而不滞，为本方的配伍特点。

【运用】

1. 辨证要点：本方为治疗热病后期，余热未清，气阴耗伤的常用方。临床应用以身热多汗，气逆欲呕，烦渴喜饮，舌红少津，脉虚数为辨证要点。

2. 现代运用：本方常用于流脑后期、夏季热、中暑等属余热未清，气津两伤者。糖尿病的干渴多饮属胃热阴伤者，亦可应用。

【临床报道】

孙氏用竹叶石膏汤加味结合塞来昔布治疗放射性口炎，咽痛加射干9g、蝉蜕6g；口干加芦根12g，花粉10g；口苦加黄芩9g；便秘加大黄6~9g。显效（不良反应症状有明显改善，并能顺利进行放疗者）12例，有效（口干喉痛、黏膜充血，轻度影响饮食，经用本方后，一直能控制在最初阶段，能坚持放疗者）16例，无效（出现口咽疼痛、口咽黏膜充血、糜烂或口腔溃疡，影响饮食者，需要其他药物辅助治疗，勉强可接受放疗者）3例，总有效率62%。刘氏、钟氏用竹叶石膏汤加减治疗小儿急性扁桃体炎，疗效满意。廖氏用竹叶石膏汤治疗特发性血小板减少性紫癜，取得了满意疗效。郭氏用常规西药对症支持疗法配合竹叶石膏汤加减治疗热恋阴伤型川崎病10例，通过西药对症支持治疗，辅以中药分型论治，临床结果表明，对缩短病程、控制病情，具有良好效果。[刘旺华.竹叶石膏汤的临床应用进展.中国中医药现代远程教育，2009，7(8)：86-87]

【验案举例】

周某，女，28岁，工人，1996年4月6日初诊。患者于1995年10月2日产男婴，20天后每于饭后吐出食物数口，月余后每次吐出食物的三分之一。曾赴市某医院诊治数次，均诊断为神经性呕吐，效果不佳，故于今日前来我院诊治。诊见：饭后数分钟即吐出食物约100 mL，口渴欲饮，烦热不安，倦怠少气，溲少便干，形体消瘦，舌红乏津，少苔，脉细数。辨证为胃阴不足，胃络失养，气火上逆。给予麦门冬汤加大黄8g（后下）、炒莱菔子12g。3付，水煎，徐徐服之，日1付。1996年4月10日复诊：患者服上方3付后，每天除腹泻2次外，余症如故。仔细诊察，患者形体虽瘦，但面部色红，脉虽细数但有力，说明患者为阳胜之体。再详问病史，患者产后20天内，为滋补身体，屡食煎炸、油腻之品，蕴积化热，灼伤胃津，胃失润降，气逆于上而致呕吐。治宜清热生津，降逆和胃。方用竹叶石膏汤加减：生石膏60g，竹叶10g，麦冬15g，半夏10g，粳米30g，竹茹15g，太子参12g，黄芩6g，炙甘草3g，玉竹10g。5付，水煎，徐徐服之。三诊时上方5付尽剂后，呕吐减半，口渴、烦热减轻，大便已不干，小便量稍增。守原方继服5付。1996年4月22日四诊：呕吐已止，口渴、烦热消失，二便正常，仍感神疲少气，舌质偏红有津，舌苔薄黄，脉细略数。治宜上方去生石膏，加沙参12g，继进3付，以益气生津，调理脾胃。[董德保.竹叶石膏汤治验举隅.河南中医，2003，23(1)：12-13]

第二节　清营凉血

适应证

邪热传营,或热入血分诸证。可见身热夜甚,心烦不寐,时有谵语,斑疹隐隐,舌绛而干,脉数等;或出血,发斑,昏狂,谵语,舌绛起刺,脉数等。

药物配伍

用水牛角、生地等清营凉血药物为主。适当配入具有宣通气机作用的银花、连翘、竹叶等,以促进营分邪热透出气分而解。另配入具有活血作用的丹皮、赤芍等以促其瘀血消散,使血止而不留瘀。

代表方

清营汤、犀角地黄汤。

清　营　汤

《温病条辨》

【组成】　犀角（水牛角代）(30 g)　　生地黄　五钱(15 g)　　元参　三钱(9 g)　　竹叶心一钱(3 g)　　麦冬　三钱(9 g)　　丹参　二钱(6 g)　　黄连　一钱五分(5 g)　　银花　三钱(9 g)　　连翘　二钱(6 g),连心用

【用法】　上药,水八杯,煮取三杯,日三服。（现代用法:作汤剂,水牛角镑片先煎,后下余药。）

【功用】　清营解毒,透热养阴。

【主治】　热入营分证。身热夜甚,神烦少寐,时有谵语,目常喜开或喜闭,口渴或不渴,斑疹隐隐,脉细数,舌绛而干。

【方解】　方中犀角苦咸寒清解营分之热毒,为君药。生地黄凉血滋阴,麦冬清热养阴生津,玄参滋阴降火解毒,共为臣药。银花、连翘、竹叶清热解毒,轻清透泄,使营分热邪有外达之机,促其透出气分而解,此即"入营犹可透热转气"之具体应用;黄连苦寒,清心解毒;丹参清热凉血,并能活血散瘀,可防热与血结,共为佐药。全方以清营解毒为主,配以养阴生津和"透热转气",使入营之邪透出气分而解,诸症自愈。

【运用】

1. 辨证要点:本方为治疗热邪初入营分证的常用方。临床应用以身热夜甚,神烦少寐,斑疹隐隐,舌绛而干,脉数为辨证要点。

2. 现代运用:本方常用于乙型脑炎、流行性脑脊髓膜炎、红皮病型银屑病或其他热性病证等属热入营分者。

【实验研究】

本方具有解热作用、抗炎作用、免疫调节作用、抗氧化作用、改善血液流变性、对心肌损害的改善作用、对糖尿病早期肾脏病变的干预作用、对血栓闭塞性脉管炎的治疗作用。加减清营汤对血栓闭塞性脉管炎病人的血脂代谢和体液免疫功能有一定的调节作用,可降低 H_2O_2 对血栓闭塞性脉管炎血管内皮细胞的损伤程度。此外,还有对烧伤的治疗作用。清营

汤可有效地提高烧伤小鼠的整体免疫力,抗感染,促进创面愈合。[张保国,等.清营汤药效及现代临床运用.中成药,2009,31(11):42-44]

【临床报道】

本方可用于治疗发热、流行性乙型脑炎、病毒性脑炎、肾小球性血尿、传染性单核细胞增多症、血栓闭塞性脉管炎、恙虫病、川崎病、水痘、过敏性紫癜、银屑病、药物性皮炎、红斑鳞屑性皮肤病、玫瑰糠疹等。如治疗银屑病:王晓莲用清营汤加减治疗红皮病型银屑病120例,结果经2个月治疗,总有效率为90%。[张保国,等.清营汤药效及现代临床运用.中成药,2009,31(11):42-44]

【验案举例】

患者,女,57岁。因关节痛在某诊所注射青霉素,3天后双下肢出现红色斑丘疹以及风团,并迅速扩展至上半身及头面部,灼热瘙痒,伴头晕,轻度畏寒等。在当地医院诊断为"过敏性皮炎",予以氢化可的松静滴,效果不佳。患者又先后在另外两个诊所就诊,先后静滴地塞米松及强的松口服,如此辗转求医共治疗22天,病情反而加重,波及巩膜、黏膜,全身皮肤发热刺痒难受,夜不能寐。遂到本院就诊。入院时查体:T 37.2℃,R 20次/分,P 88次/分,BP 136/86 mmHg,神清,巩膜皮肤无黄染,浅表淋巴结不肿大。眼结膜及口腔黏膜呈血红色,头面部显著红肿,全身皮肤密集分布红色及暗红色斑丘疹。心肺听诊无异常。血常规检查:白细胞11.8×10⁹/L,中性粒细胞88%,红细胞及血红蛋白、血小板正常。尿常规:尿蛋白阴性,镜检白细胞(+++)。舌红绛,苔黄腻,脉弦滑。治则:清热解毒养阴。方药:苦参氯化钠注射液200 mL滴注,1次/日,双黄连注射液20 mL加入生理盐水中点滴,同时予以中药清营汤加减:水牛角30 g、生地15 g、玄参15 g、双花15 g、连翘15 g、黄连10 g、栀子10 g、生石膏15 g、生甘草10 g,每剂煎3次,每一、二次煎汤内服,第3次多加水煎汤洗澡。次日就诊,则见全身红肿已大部分消退,病人诉病后二十多天昨晚首次安睡。照上方连用3天,临床痊愈。[李志明.中药清营汤加减治愈药物性皮炎1例体会.基层医学论坛,2006,10(11):1022-1023]

犀角地黄汤

《小品方》,录自《外台秘要》

【组成】　犀角(水牛角代)一两(30 g)　　生地黄 半斤(24 g)　　芍药 三分(12 g)
牡丹皮 一两(9 g)

【用法】　上药四味,㕮咀,以水九升,煮取三升,分三服。(现代用法:作汤剂,水煎服,水牛角镑片先煎,余药后下。)

【功用】　清热解毒,凉血散瘀。

【主治】　热入血分证。

1. 热扰心神,身热谵语,舌绛起刺,脉细数。

2. 热伤血络,斑色紫黑、吐血、衄血、便血、尿血等,舌红绛,脉数。

3. 蓄血瘀热,喜忘如狂,漱水不欲咽,大便色黑易解等。

【方解】

方中犀角(水牛角代)苦咸寒,为君,凉血清心解毒。生地甘苦寒,凉血滋阴生津,为臣。用苦微寒之赤芍与辛苦微寒之丹皮共为佐药,清热凉血,活血散瘀,可收化斑之功。四药相配,共成清热解毒,凉血散瘀之剂。本方配伍特点是凉血与活血散瘀并用,使热清血宁而无耗血动血之虑,凉血止血又无冰伏留瘀之弊。

【运用】

1. 辨证要点:本方是治疗温热病热入血分证的常用方。临床应用以各种失血,斑色紫黑,神昏谵语,身热舌绛为辨证要点。

2. 现代运用:本方常用于重症肝炎、过敏性紫癜、急性湿疹、急性荨麻疹、急性白血病、败血症等属血分热盛者。

【实验研究】

以水牛角替代犀角组成的犀角地黄汤具有解热、抗炎、抗过敏、抗变态反应、保肝、改善微循环及增强免疫、降低血瘀证动物血管内皮细胞黏附分子的药效学作用。[张保国,等.犀角地黄汤药效研究及临床新用.中成药,2009,31(12):21]

【临床报道】

田翠时等治疗特发性血小板减少性紫癜15例,用犀角地黄汤加女贞子、旱莲草等以水煎服,西药对照组13例用地塞米松、丙球等治疗。1个月为1疗程。结果:治疗组和对照组总有效率分别为86.7%、84.6%(P>0.05)。刘艳采用犀角地黄汤加紫草、大青叶等,治疗脓疱型银屑病20例,2个月为1疗程,结果总有效率达100%。丛培华用犀角地黄汤加黄连、黄芩、板蓝根等以水煎服,治疗带状疱疹80例,7天为1疗程,总有效率98.75%。郑建本等采用犀角地黄汤加野菊花、银花、蒲公英等以水煎服,治疗痤疮80例,2周为1个疗程,结果总有效率95%。瞿伟等采用犀角地黄汤加僵蚕、白蒺藜、地肤子以水煎服,治疗糖尿病皮肤瘙痒症45例,对照组32例用赛庚定口服,结果治疗组总有效率100%,对照组总有效率68.8%(P<0.05)。[张保国,等.犀角地黄汤药效研究及临床新用.中成药,2009,31(12):1919-1921]

【验案举例】

王某,女,6岁,1999年4月初诊。双下肢紫癜反复发作2月余,曾在某院专科治疗,口服强的松由30 mg/天渐增至80 mg/天,未能控制病情。查:体温正常,尿常规未见异常,患儿双下肢紫癜大小不一,密集成片,压之不褪色,面容胖大似浮肿感,烦躁口渴,便干,舌红苔黄,脉滑数。证属热盛迫血妄行型。治宜清热凉血止血,佐以活血。方用:水牛角20 g,生地炭30 g,赤芍、丹皮各8 g,仙鹤草、茜草、白茅根、紫草、玄参、旱莲草各12 g,甘草6 g。每天1剂,水煎分2次服,并嘱逐渐减强的松用量。连服2周后紫癜仍有少许新出,原皮损开始减退。前方生地炭改用生地,加三七粉3 g(另冲),继续服至1月,皮肤紫癜明显消退,无新皮损再现,强的松减至30 mg/天,其他症状亦减。嘱上方加太子参10 g、大枣3枚,继续调理2月余而愈,停用强的松。半年后随访未再复发。[韩世荣.犀角地黄汤加味治疗过敏性紫癜60例.陕西中医,2002,23(11):996-997]

第三节　清热解毒

适应证

温疫、温毒、火毒及疮疡疔毒等证。

药物配伍

常以黄芩、黄连、连翘、金银花、蒲公英、大青叶等清热解毒泻火药为主组方。若疫毒壅于上焦,攻冲头面,可配伍辛凉疏散之品,如薄荷、牛蒡子、僵蚕等;热毒壅聚上中二焦,兼见便秘溲赤者,可配大黄、芒硝等以导热下行;若热毒炽盛,充斥三焦,可以"三黄"、栀子之属,苦寒直折;热在气分,配伍石膏、知母之属以清热泻火;若热毒深重,侵犯血分,可酌配生地、丹皮之属以凉血解毒;疮疡肿毒初起,热毒壅聚,气滞血瘀,当配伍理气活血、散结疏邪药以促其消散。

代表方

黄连解毒汤、凉膈散、普济消毒饮、仙方活命饮、五味消毒饮。

黄连解毒汤
方出《肘后备急方》,名见《外台秘要》引崔氏方

【组成】　黄连　三两(9g)　　黄芩　　黄柏　各二两(各6g)　　　栀子　十四枚(9g),擘

【用法】　上四味切,以水六升,煮取二升,分二服。(现代用法:水煎服。)

【功用】　泻火解毒。

【主治】　一切实热火毒、三焦热盛之证。大热烦躁,口燥咽干,错语不眠;或热病吐血、衄血;或热甚发斑,或身热下利,或湿热黄疸;或外科痈疡疔毒,小便黄赤,舌红苔黄,脉数有力。

【方解】　方中以大苦大寒之黄连清泻心火为君,并且兼泻中焦之火。臣以黄芩清上焦之火。佐以黄柏泻下焦之火;栀子清泻三焦之火,导热下行,引邪热从小便而出。四药合用,苦寒直折,三焦之火邪去而热毒解,诸症可愈。

【运用】

1. 辨证要点:本方为苦寒直折,清热解毒的基础方。临床应用以大热烦躁,口燥咽干,舌红苔黄,脉数有力为辨证要点。

2. 现代运用:本方常用于败血症、脓毒血症、银屑病、聚合性痤疮,以及感染性炎症等属热毒为患者。

【实验研究】

1. 抗菌、消炎镇痛作用:黄连解毒汤灌胃给药,对大鼠皮下注射15％啤酒酵母混悬液引起的体温升高有显著的降温作用,其降温效果与阿司匹林相比没有显著差异。

2. 延长睡眠时间作用:佐佐木健郎对黄连解毒汤延长睡眠的作用作了多方面的实验研究。其最新研究观察了黄连解毒汤提取剂(OGT)及其构成生药对ddY雄性小鼠巴比妥睡眠延长作用,证实OGT的睡眠延长作用主要依赖于黄连、黄柏,与其主要成分小檗碱无关。

3. 改善脑缺血作用:曹于平等观察了黄连解毒汤提取物对大鼠实验性脑缺血的保护作用和对小鼠断头缺血的保护作用,证实黄连解毒汤提取物可明显延长小鼠断头后的喘气时间。

4. 防止动脉硬化作用:杨丽波等通过实验得出,黄连解毒汤抑制肾上腺素凝集最强,低浓度时亦能抑制肾上腺素与其他兴奋剂组合而成的肾上腺素增效作用,认为黄连解毒汤是其他药物所不能替代的、独特的抗血小板剂。

5. 降压作用:三川潮等在对154种生药的研究中发现,本方中的黄芩、黄柏具有较强的Ca^{2+}离子拮抗剂样活性成分,Ca^{2+}离子拮抗剂舒张外周血管,降低外周阻力,使血压下降,黄连解毒汤的降压作用与此有关。荒川和男等通过实验发现,黄连解毒汤对与中枢多巴胺调

节机制有关的高血压有明显的降压效果。

6. 对胃黏膜、胃肠道的作用:吴锦梅等通过实验发现,黄连解毒汤对大黄冷浸液引起的小鼠腹泻及新斯的明引起的小鼠小肠运动机能亢进有明显的拮抗作用;对小鼠小肠推进呈明显的抑制作用;能抑制正常兔肠管的自发运动,并对乙酰胆碱及氯化钡引起的兔肠管痉挛有明显的解痉作用。[张艺平,等.黄连解毒汤药理研究最新进展.中国实验方剂学杂志,2000,6(6):61-62]

【验案举例】

付某,男,4岁,2009年8月27日初诊。患儿2个月时,出现全身红色皮疹散发或片状分布,曾先后经多家医院治疗,效果不佳。诊见:患儿表情痛苦,时时抓搔皮疹,疹色紫红,渗水较多,颜面、颈部、四肢、躯体均大片分布,皮疹之间无正常肤色,内衣粘在皮肤上,沾满了渗出物,大便干结,舌红、苔黄,脉弦。2009年8月21日创面细菌培养示:金黄色葡萄球菌生长。西医诊断为特应性皮炎。中医辨证为风热湿毒内蕴。治宜疏风解毒。药用:蝉衣、薄荷、生甘草各3g,夏枯草、滑石粉、野菊花、土茯苓各10g,苦参、丹皮各6g,黄柏5g,生薏仁15g。7剂,每日1剂,水煎分2次温服。二诊:3日前又发热,予头孢克肟、板蓝根等口服。来诊时发热已退,湿疹同前,舌红、苔腻,二便尚调。考虑热毒内盛,充斥表里三焦,非解毒无以平矣,遂拟黄连解毒汤清三焦之热毒为主,加地肤子等燥湿止痒,滑石、甘草渗湿利下。药用:黄连1.5g,黄芩、黄柏、野菊花各5g,黑山栀、地肤子、土茯苓、滑石各10g,苦参6g,甘草3g。7剂。三诊:皮疹较前好转,舌红、苔腻,二便尚调。仍依前法调治,上方去地肤子,加白鲜皮10g,丹皮6g。7剂。四诊:患儿皮疹明显好转,按前方调治3周后,湿疹已干燥,皮肤仅有细小红疹散在,无渗出,皮疹之间见正常肤色,内衣已干净。遂去黄连,加茯苓、生薏仁等健脾益胃,调治1周收功。[刘飞霞.董幼祺应用黄连解毒汤治疗皮肤病经验.浙江中医杂志,2010,45(7):484-485]

凉　膈　散
《太平惠民和剂局方》

【组成】　川大黄　朴硝　甘草 炙 各二十两(各600g)　　山栀子仁　薄荷 去梗　黄芩 各十两(各300g)　连翘 二斤半(1250g)

【用法】　上药为粗末,每服二钱(6g),水一盏,入竹叶七片,蜜少许,煎至七分,去滓,食后温服。小儿可服半钱,更随岁数加减服之。得利下,住服。(现代用法:上药共为粗末,每服6～12g,加竹叶3g,蜜少许,水煎服;亦可作汤剂煎服。)

【功用】　泻火通便,清上泄下。

【主治】　上中二焦邪郁生热证。烦躁口渴,面赤唇焦,胸膈烦热,口舌生疮,睡卧不宁,谵语狂妄,或咽痛吐衄,便秘溲赤,或大便不畅,舌红苔黄,脉滑数。

【方解】　方中连翘轻清透散,长于清热解毒,透散上焦之热,故重用为君。配黄芩以清胸膈郁热;山栀通泻三焦,引火下行;大黄、芒硝泻火通便,以荡涤中焦燥热内结,共为臣药。薄荷清头目、利咽喉;竹叶清上焦之热,均为佐药。使以甘草、白蜜,既能缓和硝、黄峻泻之力,又能生津润燥,调和诸药。全方配伍,共奏泻火通便,清上泄下之功。

【运用】

1. 辨证要点:本方为治疗上、中二焦火热炽盛的常用方。临床应用以胸膈烦热,面赤唇焦,烦躁口渴,舌红苔黄,脉数为辨证要点。

2. 现代运用:本方常用于咽炎、急性扁桃体炎、剥脱性唇炎、单纯性疱疹、胆道感染、急性黄疸型肝炎等属上、中二焦火热者。

【实验研究】

用大肠杆菌内毒素复制家兔温病模型,观察凉膈散对模型动物的化瘀作用。结果凉膈散能够抑制内毒素所致家兔血小板计数(BPC)、凝血酶原时间(PT)、血浆纤维蛋白原含量(Fb)及血液流变性的异常改变,并能抑制 ADP 诱导的正常和模型家兔血小板聚集。

传统认为,凉膈散是清热通便、清上泻下之剂,以清热解毒为主要功效。实际上该方还有良好的化瘀功能。现代研究亦发现,大黄、山栀、黄芩、连翘等单味药分别具有抗凝、抑制血小板聚集、改善微循环等作用。本实验发现,凉膈散对内毒素所致家兔血液高凝、高聚、高黏状态均有不同程度的改善作用,体现了该方的化瘀作用。[余林中,等.凉膈散对家兔内毒素温病模型的化瘀作用研究.中药药理与临床,1998,14(1):7-8]

【临床报道】

凉膈散合西青散治疗小儿手足口病 56 例,取得了较好的疗效。临床资料:男 36 例,女 20 例;年龄 10 个月～13 岁,其中 5 岁以下 48 例(86%);病程 1～2 天。发热 37 例(66%),体温大多在 38.5℃左右。口腔黏膜溃疡及手掌和足掌疱疹 56 例(100%),臀部及肛周皮疹 24 例(43%),大便干燥或便秘 32 例(57%),舌红苔黄腻者 38 例(67%)。实验室检查:末梢血白细胞增高 2 例,淋巴细胞比例增高 35 例。大多伴有鼻塞、流涕、咳嗽、纳差、口臭、流涎。56 例均符合卫生部 2008 年颁布的《肠道病毒(EV71)感染诊疗指南》中小儿手足口病的诊断标准。组方:连翘 6～9 g,薄荷 3～6 g,淡竹叶 6～9 g,黄芩 3～6 g,大黄 3 g,青黛 3 g(包),人中白 6～9 g,银花 6～9 g,鸭跖草 12～15 g,蝉衣 3～6 g,鲜芦根 15～30 g,甘草 6 g。咳嗽加杏仁、浙贝母、牛蒡子、前胡;鼻塞流涕加辛夷、防风、白芷;纳差、口臭、流涎加陈皮、鸡内金、神曲、炒谷麦芽;苔白腻、大便通润或溏烂者去黄芩、大黄,加茯苓、川朴花、制半夏;高热烦躁加紫雪散。1 天 1 剂,浓煎 150～200 mL,少量多次分服。3 天为 1 个疗程,治疗 1～2 个疗程。西青散方是本院已故名老中医宣志泉经验方,组方:西牛黄、冰片各 1.5 g,青黛 9 g,飞月石 15 g,人中白 9 g,寒水石 15 g,玄明粉、川连各 9 g。上药共研为细末,放瓶中密闭收藏。用时将药末涂于口腔患处,1 天 3～4 次。结果:56 例中显效 34 例,有效 20 例,无效 2 例(1 例因患儿无法喂服中药而放弃治疗;另 1 例因高热、精神萎软而转传染病院住院治疗)。总有效率 96.4%。[罗荣泉.凉膈散合西青散治疗小儿手足口病 56 例.浙江中西医结合杂志,2011,21(4):270]

【验案举例】

张某,男,42 岁,1996 年 7 月 11 日初诊。患者一周前不明原因出现周身不适,四肢倦怠,伴有低热,当时以为感冒未在意,次日晨起发现右胁部有疱疹数枚,痒痛难忍,且逐渐增多,腰背及前胸出现簇积成串之水疱,右侧的脊背部沿第 7、8 根肋骨向前有密集成簇的丘疱疹,大如绿豆,有的融合成大如蚕豆的水泡,壁较厚未破溃。疼痛增剧,寝食难安。诊见:患者体盛力壮,面红耳赤,烦热多渴,热喜冷饮,大便干结,小便红赤,舌红,苔黄燥,脉滑数。诊断:带状疱疹。中医辨证:肝经郁热,热毒壅盛三焦。予凉膈散加金银花 10 g,牡丹皮 9 g,龙胆草 10 g。服上方 1 剂后泻下燥屎,疼痛大减,局部疱疹无发展,查舌红、苔黄而燥。效不更方,再进 3 剂,诸症消失。随访 1 年,未见复发。[董飞侠.凉膈散临床治验.中国中医药报,2012,4(19):14-15]

普济消毒饮

《东垣试效方》

【组成】　黄芩 酒炒　　黄连 酒炒 各五钱(各 15 g)　　陈皮 去白　　甘草 生用　玄参　柴胡　桔梗 各二钱(各 6 g)　　连翘　板蓝根　马勃　牛蒡子　薄荷 各一钱(各 3 g)　　僵蚕　升麻 各七分(各 2 g)

【用法】　上药为末,汤调,时时服之,或蜜拌为丸,噙化。(现代用法:水煎服。)

【功用】　清热解毒,疏风散邪。

【主治】　大头瘟。恶寒发热,头面红肿焮痛,目不能开,咽喉不利,舌燥口渴,舌红苔白兼黄,脉浮数有力。

【方解】　方中重用黄连、黄芩清热泻火,祛上焦头面热毒,共为君。以牛蒡子、连翘、薄荷、僵蚕辛凉疏散头面风热,共为臣。玄参、马勃、板蓝根有加强清热解毒之功;配甘草、桔梗以清利咽喉;陈皮理气疏壅,以散邪热郁结,共为佐药。升麻、柴胡疏散风热,并引诸药上达头面,且寓"火郁发之"之意,功兼佐使之用。诸药配伍,共收清热解毒,疏散风热之功。

【运用】

1. 辨证要点:本方为治疗大头瘟的常用方。临床应用以头面红肿焮痛,恶寒发热,舌红苔白兼黄,脉浮数为辨证要点。

2. 现代运用:本方常用于丹毒、腮腺炎、急性扁桃体炎、痤疮、日光性皮炎、带状疱疹、银屑病等属风热邪毒为患者。

【实验研究】

普济消毒饮源于《东垣试效方》,主治大头瘟。现代常用该方治疗急性感染性疾病,如流行性腮腺炎、扁桃体炎、颜面丹毒、呼吸道感染等疾病。普济消毒饮中黄芩、黄连、连翘、板蓝根等都有抗病原微生物作用,而黄芩甙可促进 con A 诱导小鼠脾淋巴细胞的增殖反应,体内用药可升高巨噬细胞吞噬作用;黄连小檗碱能增强家兔网状内皮系统吞噬作用;板蓝根可增加正常小鼠脾重、淋巴细胞数,增加小鼠外周血淋巴的转化率;柴胡增强巨噬细胞和 NK 细胞活性,提高淋巴细胞转化率,促进皮肤迟发性超敏反应,诱导 T 细胞产生 IL-2。结论:普济消毒饮能提高小鼠机体免疫功能。[黎同明,等.普济消毒饮对小鼠免疫功能的影响.广州中医药大学学报.2005,22(2):141-143]

【临床报道】

普济消毒饮加减治疗流行性腮腺炎 80 例,取得了较好的疗效。临床资料:155 例患儿均来自本院门诊或住院病例,分为治疗组及对照组。治疗组 80 例,住院 27 例,门诊 53 例;男 46 例,女 34 例;年龄 1~15 岁;病程 0.5~4 天;单侧腮肿 14 例,合并有颌下腺或(和)舌下腺肿 5 例,伴发热 62 例。对照组 75 例,住院 26 例,门诊 49 例;男 39 例,女 36 例;年龄 1~15 岁;病程 0.5~5 天;单侧腮肿 9 例,合并有颌下腺或(和)舌下腺肿 4 例,伴发热 56 例。方法:治疗组以普济消毒饮加减治疗为主,辅以对症治疗。结果:经治 1 周,两组疗效无显著性差异($P>0.05$),而经治 4 天,两组疗效比较有显著性差异($P<0.01$)。两组退热、消肿时间比较有显著性差异($P<0.05$)。说明用普济消毒饮加减治疗流行性腮腺炎在缩短疗程、退

热、消肿方面优于对照组。[覃丕恩.普济消毒饮加减治疗流行性腮腺炎80例.广西中医药,2005,28(1):19-20]

【验案举例】

吴某,女,42岁,2010年10月15日初诊。主诉:染发后头面部红、肿、痒、痛3天。现病史:患者4天前染发,第二天晨起即觉头面和耳后红肿、发痒,自行口服扑尔敏、维生素C,2天未见好转,且自觉症状加重,并出现疼痛。检查:头皮、前额、耳前后皮肤红肿连接成片,边界明显,触之灼热,耳廓及额部可见集簇性水疱,个别疱壁已破,流津黄黏,上眼睑肿胀,双目开合受限,伴畏寒,溲赤,舌红苔黄,脉洪大而数。西医诊断:染发皮炎。中医诊断:风毒肿。辨证:血热内壅,外染毒邪。治法:清热解毒,凉血消肿。处方:普济消毒饮加减。药用:黄芩12g,黄连6g,银花15g,连翘15g,大青叶15g,生地24g,丹皮12g,赤芍15g,元参9g,升麻6g,柴胡6g,薄荷6g,苦参6g,白茅根30g,生甘草9g,5剂水煎服。外用:黄芩30g,黄柏30g,马齿苋40g,生地榆20g,五剂水煎冷敷,每日两次,每次15分钟。10月20日复诊:患者双眼睑肿胀已消,余处皮损微红,肿消过半,水疱干涸,自觉痒轻痛止,舌脉同前。守前方再进5剂而愈。[贾利生.普济消毒饮在皮肤科中的应用.中国中医药咨讯,2011,3(21):287-288]

仙方活命饮

《校注妇人良方》

【组成】 白芷 六分(3g) 贝母 防风 赤芍药 当归尾 甘草节 皂角刺 炒 穿山甲 炙 天花粉 乳香 没药 各一钱(各6g) 金银花 陈皮 各三钱(9g)

【用法】 用酒一大碗,煎五七沸服。(现代用法:水煎服,或水酒各半煎服。)

【功用】 清热解毒,消肿溃坚,活血止痛。

【主治】 阳证痈疡肿毒初起。

【方解】 方中金银花性味甘寒,最善清热解毒疗疮,前人称之谓"疮疡圣药",故重用为君。当归尾、赤芍、乳香、没药、陈皮行气活血通络,消肿止痛,共为臣药。白芷、防风透解热毒;贝母、花粉清热化痰散结,使脓未成即消;山甲、皂角刺通行经络,透脓溃坚,可使脓成即溃,均为佐药。甘草清热解毒,并调和诸药;煎药加酒者,借其通瘀而行周身,助药力直达病所,共为使药。诸药合用,共奏清热解毒,消肿溃坚,活血止痛之功。

前人称本方为"疮疡之圣药,外科之首方",适用于阳证而体实的各类疮疡肿毒。若用之得当,则"脓未成者即消,已成者即溃"。

【运用】

1.辨证要点:本方是治疗热毒痈肿的常用方,凡痈肿初起属于阳证者均可运用。临床应用以局部红肿焮痛,甚则伴有身热凛寒,脉数有力为辨证要点。

2.现代应用:本方常用于化脓性炎症,如痤疮、蜂窝组织炎、化脓性扁桃体炎、乳腺炎、脓疱疮、疖肿、深部脓肿等属阳证、实证者。

【实验研究】

辛勤等人对仙方活命饮进行主要药效学研究,阐明了其抗炎及解热作用。方法:以生理盐水为阴性对照药,以阿司匹林为阳性对照药,研究仙方活命饮对健康大鼠琼脂性足趾肿胀程度的影响、对健康大鼠棉球肉芽肿形成的影响,以及对蛋白胨诱发家兔体温升高的影响。结果:以 10 g/kg、5 g/kg 仙方活命饮连续灌胃 3 天,可显著抑制健康大鼠琼脂性足趾肿胀程度;20 g/kg、10 g/kg、5 g/kg 连续静注 7 天,对健康大鼠棉球肉芽肿形成有显著抑制作用。仙方活命饮 20 g/kg 对蛋白胨诱发的家兔体温升高有显著降温作用。结论:仙方活命饮具有抗炎、解热作用。[辛勤,等.仙方活命饮的抗炎及解热作用研究.济宁医学院学报,2002,25(1):37-38]

【临床报道】

仙方活命饮治疗痤疮 28 例,取得了较好的疗效。临床资料:28 例,均为门诊患者,其中女 19 例,男 9 例;年龄最小 12 岁,最大 35 岁;病程最短 2 个月,最长 5 年。皮疹部位:颜面28 例,合并胸部 8 例,合并背部 10 例。治疗方法以仙方活命饮加减:金银花 25 g,黄芩 12 g,防风 9 g,白芷 9 g,当归尾 6 g,赤芍 9 g,桃仁 9 g,穿山甲(先煎)6 g,皂角刺 12 g,陈皮 9 g,天花粉 12 g,甘草 6 g。患处红肿疼痛较重者,加蒲公英 20 g、连翘 15 g、紫花地丁 12 g;有囊肿、结节者,加三棱、牡蛎各 20 g;皮脂溢出重者,加茯苓 15 g、薏苡仁 20 g;伴脂溢性皮炎瘙痒者,加地肤子 12 g、蝉衣 10 g;月经不调者,加柴胡 9 g、益母草 30 g;大便秘结者,加生大黄 9 g。每日 1 剂,水煎分 2 次服,10 天为 1 个疗程。治疗期间停服其他药物,忌食生冷、辛辣、油腻饮食。结果:显效 20 例,好转 6 例,无效 2 例,总有效率 96%。[闫秀萍.仙方活命饮治疗痤疮28 例.山西中医学院学报,2003,4(1):24]

【验案举例】

林某,男,24 岁,1998 年 10 月初诊。患者 4 月前出现双上肢发红作痒,迭起皮疹如粟粒,顶有小水疱,抓破流脂水。经中西药治疗,仍瘙痒不已,昼轻夜甚。诊见:双上肢及背部可见散在粟粒隆出皮面,顶有小水疱,搔破处流血水,患处抓痕累累,舌红、苔黄腻,脉滑数。证属湿热内盛,外感风邪。治宜清热凉血,祛风除湿止痒。方用仙方活命饮加减。处方:穿山甲 10 g,皂角刺 20 g,金银花、浙贝母、生地黄、赤芍各 15 g,当归、牡丹皮、白芷各 9 g,苦参25 g,地肤子 12 g,防风 8 g,蝉蜕、甘草各 6 g。每天 1 剂,水煎分早晚 2 次服。药进 12 剂而愈。随访 2 年未复发。[吴立初.仙方活命饮治疗皮肤病验案 3 则.新中医,2001,33(7):25-26]

五味消毒饮
《医宗金鉴》

【组成】　金银花　三钱(20 g)　　野菊花　　蒲公英　　紫花地丁　　紫背天葵子　各一钱二分(各 15 g)

【用法】　水一盅,煎八分,加无灰酒半盅,再滚二三沸时,热服,被盖出汗为度。

【功用】　清热解毒,消散疔疮。

【主治】　疔疮初起,发热恶寒,疮形如粟,坚硬根深,状如铁钉,以及痈疡疖肿,红肿热痛,舌红苔黄,脉数。

【方解】　方中金银花清热解毒,消散痈肿,为君药。紫花地丁、蒲公英、野菊花、紫背天葵子清热解毒,凉血消肿散结,均为佐药。各药合用,其清热解毒之力甚强,少加酒以通血脉,有利于痈肿疔毒之消散。全方共奏清热解毒,散结消肿之功。

仙方活命饮、五味消毒饮均为阳证疮疡的常用方,均有清热解毒之功。不同点在于:仙方活命饮为痈肿初起的要方,除清热解毒之外,还配伍疏风、活血、软坚、散结之品,功能清热解毒,消肿溃坚,活血止痛;五味消毒饮重在清热解毒,其清解之力较仙方活命饮为优,侧重消散疔毒。

【运用】

1. 辨证要点:本方是治疗疔毒、痈疮的方剂。以局部红肿热痛,舌红苔黄,脉数为辨证要点。

2. 现代应用:外科急性感染,如急性乳腺炎、蜂窝组织炎等;急性泌尿系感染、胆囊炎、肺炎、流行性乙型脑炎等传染病,以及皮肤科疾病具有热毒证候者。

【实验研究】

李尉林等从抗菌活性和对人体免疫功能的影响等方面研究了中药五味消毒饮治疗皮肤细菌感染的机理。结果表明,该方煎液对金黄色葡萄球菌、溶血性链球菌、四联球菌、大肠杆菌、绿脓杆菌普遍具有抗菌作用,其总有效率81.25%,耐药率18.75%,与10种常用抗生素比较,抗菌效力较弱,治疗后 IgG、C3 水平显著上升($P<0.01$),表明该方能选择性增高人体体液免疫功能。董艳等用五味消毒饮(500 g/L)对金黄色葡萄球菌标准株进行前期诱导处理后,再做试验,结果显示,五味消毒饮不仅能直接抑制、杀伤金黄色葡萄球菌,还能明显减弱其残余株的致病力。石学魁等以淋转率、溶血空斑均值、巨噬细胞功能为免疫学指标,肠道菌群数为微生态学指标,对五味消毒饮增强小鼠免疫功能及调整菌群失调的影响进行检测,结果发现,给予五味消毒饮后,可明显增加溶血空斑均值、淋转率、巨噬细胞吞噬率和吞噬指数,提高巨噬细胞的 YC 一花环形成率和肠道菌群数。刘亚威等以五味消毒饮煎剂,对小鼠抗原结合细胞及其免疫器官进行实验,结果显示,五味消毒饮可使其脾脏重量明显增加,对胸腺也有一定的增重作用,可提高 SRFC 数量,增加机体免疫功能。王耀萍等以五味消毒饮合仙方活命饮为基础方,随证加减,同时静脉滴注双黄连粉针剂,对 30 例疮疡患者治疗前后血液流变学等指标进行观察,结果显示,这类病人治疗前血白细胞计数、中性白细胞、血液流变学中的全血黏度高切、低切、血浆黏度、血沉、血沉 K 值均有不同程度增高,治疗后均下降;淋巴细胞治疗前较低,而治疗后升高。[黄水仙,等.五味消毒饮临床应用研究进展.湖南中医药导报,2002,8(9):523-525]

【临床报道】

1. 带状疱疹,马氏用五味消毒饮加四物汤随证稍作加减,水煎服。治疗结果:治疗 38 例,疗程 1~3 周,服药 3~6 剂,全部治愈。

2. 肾盂肾炎,周氏用五味消毒饮加减口服,急性期每日 2 剂,症状控制后改为每日 1 剂,病程超过 50 日以上者,症状消失后用六味地黄丸善后调养。治疗结果:治疗 48 例,疗程 7~88 天。症状消失、尿常规检查 3 次以上无异常或中段尿培养无细菌生长者 39 例,好转 7 例,无效 2 例,总有效率为 96%。

3. 急性乳腺炎,金氏等用自拟大黄公英汤:蒲公英、地丁、金银花、连翘、天花粉、丹参、瓜蒌皮、升麻、赤小豆、漏芦、青皮、大黄。水煎服,每日 1 剂。并加服具有化痰清热散结活血之药末,外敷芒硝液纱条。治疗 432 例,疗程 6~24 天。治疗结果:症状及体征消失者 261 例,好转 135 例,无效 36 例,总有效率为 91.66%。[王爱坚.五味消毒饮临床应用新进展.甘肃中医,1997,10(2):43-44]

第四节 清脏腑热

适应证

适用于邪热偏盛某一脏腑所产生的火热证。

药物配伍

心经热盛,用黄连、栀子、木通、莲子心等以泻火清心;肝胆实火,用龙胆草、夏枯草、青黛等以泻火清肝;肺中有热,用黄芩、桑白皮、石膏、知母等以清肺泻热;热在脾胃,用石膏、黄连等以清胃泻热;热在大肠,用白头翁、黄连、黄柏等以清肠解毒。

代表方

导赤散、枇杷清肺饮、龙胆泻肝汤、左金丸、苇茎汤、玉女煎、泻白散、清胃散、芍药汤、白头翁汤。

导 赤 散

《小儿药证直诀》

【组成】 生地黄　木通　竹叶　生甘草梢 各等分(各6g)

【用法】 上药为末,每服三钱(9g),水一盏,入竹叶同煎至五分,食后温服。(现代用法:水煎服,用量按原方比例酌情增减。)

【功用】 清心利水养阴。

【主治】 心经火热证。心胸烦热,口渴面赤,意欲冷饮,以及口舌生疮;或心热移于小肠,小便赤涩刺痛,舌红,脉数。

【方解】 方中生地黄甘寒而润,入心肾经,凉血滋阴以制心火;木通苦寒,入心与小肠经,上清心经之火,下导小肠之热,两药相配,滋阴制火而不恋邪,利水通淋而不损阴,共为君药。竹叶甘淡,清心除烦,淡渗利窍,导心火下行,为臣药。生甘草梢清热解毒,尚可直达茎中而止淋痛,并能调和诸药,还可防木通、生地黄之寒凉伤胃,为方中佐使。四药合用,共收清热利水养阴之效。

【运用】

1. 辨证要点:本方为治心经火热证的常用方,又是体现清热利水养阴治法的基础方。临床应用以心胸烦热,口渴,口舌生疮或小便赤涩,舌红脉数为辨证要点。

2. 现代运用:本方常用于口腔炎、鹅口疮、小儿夜啼等心经有热者;急性泌尿系感染属下焦湿热者,亦可加减治之。

【实验研究】

任氏以现代药理实验研究的结果认为,导赤散配伍构思精巧。生地黄对糖皮质激素引起的血浆皮质酮受抑制的现象有明显改善作用,且可对机体环苷酸系统反应性调节;木通有利尿及增加尿酸与电解质排泄的作用,并有解热与镇痛效果;生甘草内含有甘草酸与甘草次酸,具有抗炎与保钠排钾的作用;淡竹叶有明显的抗菌作用。李氏等探讨含关木通的复方导赤散与单味关木通对动物肾毒性的差异。通过以导赤散与关木通水煎,每日以不同剂量灌胃7天为实验,观察各组大鼠肾功能及肾组织形态学变化。结果:关木通各剂量组均有导致大鼠急性肾功能减退及组织形态学改变的作用,且与剂量呈正相关;复方导赤散使用关木通较单味应用关木通肾毒性低,且随配伍剂量合理的调配而使肾毒性显著降低。故导赤散有降低关木通肾毒性的作用,导赤散中关木通常规用量无毒。[邹怡.导赤散的现代研究进展.湖南中医学院学报,2004,10(24):109-171]

【临床报道】

刘氏等将消风导赤汤改为散剂,外敷脐部,治疗婴儿湿疹96例。方用生地、赤茯苓、牛蒡子、白鲜皮、金银花、薄荷、木通、黄连、甘草、荆芥、肉桂,粉碎填脐。结果:53例痊愈,16例显效,20例有效,7例无效,总有效率92.7%。[刘秀顺,等.消风导赤散敷脐治疗婴儿湿疹96例.浙江中医杂志,1996,31(7)):55-56]

【验案举例】

帝某,女,30岁,1999年6月1日初诊。面部起红斑伴脱屑2周。面部起红斑,散见于前额、鼻周,伴脱屑、瘙痒,逐渐加重。前额及双侧鼻唇沟见钱币大红斑5个,上覆细薄鳞屑,无渗出,皮脂分泌较多,轻度瘙痒。口干苦,便干溲赤,舌红、苔黄,脉细数。西医诊断:脂溢性皮炎。中医诊断:面游风。证属心火上炎,热盛伤阴。治以清心养阴,予导赤散加味。药用:生地30g,木通6g,竹叶10g,生甘草10g,浮萍10g,白蒺藜15g。7剂,每日1剂,水煎服。6月8日二诊:皮损大小未变,皮色变淡,鳞屑细薄,瘙痒减轻,二便调;舌红、苔黄,脉细数。前方加元参10g,7剂。6月15日三诊:皮损仅见黄豆大一块,色浅淡,无脱屑,不痒,二便正常;舌淡、苔白,脉细。继服前方14剂后痊愈。[胡锋钢.皮肤病验案3则.山西中医,2001,17(2):30]

枇杷清肺饮
《医宗金鉴》

【组成】 人参1g 枇杷叶6g,刷去毛,蜜炙 桑白皮6g 黄连3g 黄柏3g 生甘草1g

【用法】 水煎服,每日2剂,分2次服。

【功用】 清泄肺胃之热。

【主治】 肺风粉刺。

【方解】 本方证因肺胃积热所致,故方中以枇杷叶为君,清泄肺胃积热。桑白皮清泄肺热;黄连苦寒,清胃火,二药配伍,以增强君药清泄肺胃热盛之功,共为臣药。黄柏清热燥湿,泻火解毒,以助君臣泻火之力;人参防止苦寒药物使用过多伤及脾胃,共为佐药。生甘草清热解毒,且可调和诸药,为使药。诸药配伍,共奏清泄肺胃积热之功。

【运用】

1. 辨证要点:本方为治疗粉刺的常用方,亦可用于酒渣鼻等肺胃热盛者。临床应用以舌红脉数为辨证要点。

2. 现代运用:本方常用于治疗痤疮、酒渣鼻。

【实验研究】

加味枇杷清肺饮治疗马拉色菌毛囊炎见效较快,约60%的患者经过2周治疗皮损可以部分消退,但是从长期观察,与伊曲康唑的有效率相近。从疗程方面看,中药需要服4周,而伊曲康唑只需要服 2 周,伊曲康唑疗程较短。二者比较,各有所长。[赵雅梅.加味枇杷清肺饮治疗马拉色菌毛囊炎临床疗效及作用机理研究.中国中西医结合皮肤性病学杂志,2009,8(1):122-123]

【临床报道】

张立用枇杷清肺饮加刺血疗法研究治疗痤疮的疗效。方法:治疗组 33 例,采用口服枇杷清肺饮加刺血疗法治疗;对照组 32 例,只口服枇杷清肺饮治疗。结果:治疗组有效率为93％,对照组为 71.88％,两组差别有统计学意义(P＜0.05)。治疗组与对照组比较,痤疮消失时间明显缩短(P＜0.05)。结论:枇杷清肺饮加刺血疗法治疗痤疮,起效快,疗程短,效果显著,不良反应小。[张立.枇杷清肺饮加刺血疗法治疗痤疮 33 例临床观察.中国医药指南,2011,10(30):55-56]

【验案举例】

患者,女,20 岁,2009 年 10 月初诊。面部皮疹 1 年余,此前患者曾在多家医院就医,诊断为"痤疮",应用西药内服外用,疗效不明显,遂来我科要求用中医治疗。刻下:面部见较密集红色丘疹,顶端脓疱,少量黑头粉刺,数个红色结节。自述常有口干心烦,大便干燥,小便短赤。舌质红,苔薄黄,脉数。诊断:痤疮。系肺胃湿热熏蒸,怫郁肌表而致。治以清热泻火,解毒散结。方用:枇杷叶 12 g,夏枯草 9 g,桑白皮 15 g,黄芩 9 g,银花 9 g,连翘 9 g,海浮石30 g,白芍 10 g,生甘草 6 g。日 1 剂,水煎分 2 次服,同时外用抗脂霜。并嘱患者饮食宜清淡,少食辛辣、油炸食品,多食蔬菜水果,保持大便通畅,心情愉快,注意作息时间,勿熬夜。治疗 2 周后,面部皮疹明显消退,无新发皮疹。原方减去海浮石和白芍,继服 2 周后,患者面部皮肤光洁,大小便如常。遂停药并嘱患者注意饮食起居。随访 1 个月未见复发。[张梅.枇杷清肺饮治疗痤疮 60 例报告.中国社区医师·医学专业,2011,13(280):104]

龙胆泻肝汤

录自《医方集解》

【组成】　龙胆草 酒炒(6 g)　　黄芩 炒(9 g)　　栀子 酒炒(9 g)　　泽泻(12 g)　木通(6 g)　　当归 酒炒(3 g)　　生地黄 酒炒(9 g)　　柴胡(6 g)　　生甘草(6 g)车前子(9 g)(原书未著用量)

【用法】　水煎服,亦可制成丸剂,每服 6～9 g,日二次,温开水送下。

【功用】　清泻肝胆实火,清利肝经湿热。

【主治】

1. 肝胆实火上炎证。头痛目赤,胁痛,口苦,耳聋,耳肿,舌红苔黄,脉弦数有力。

2. 肝经湿热下注证。阴肿,阴痒,筋痿,阴汗,小便淋浊,或妇女带下黄臭等,舌红苔黄腻,脉弦数有力。

【方解】　方中龙胆草大苦大寒,既能泻肝胆实火,又能利肝胆湿热,故为君药。黄芩、栀子苦寒泻火,燥湿清热,加强君药泻火除湿之力,用以为臣。泽泻、木通、车前子,导湿热从水道而去;当归、生地养血滋阴,使能邪去而阴血不伤,以上皆为佐药。柴胡疏畅肝胆之气,并能引诸药归于肝胆之经;甘草调和诸药,护胃安中,二药并兼佐使之用。本方的配伍特点是泻中有补,利中有滋,降中寓升,祛邪而不伤正,泻火而不伐胃,从而火降热清,湿浊得利,循经所发诸症皆可相应而愈。

【运用】

1. 辨证要点:本方为治肝胆实火上炎,湿热下注的常用方。临床应用以口苦溺赤,舌红苔黄,脉弦数有力为辨证要点。

2. 现代运用:本方常用于治疗顽固性偏头痛、高血压、急性黄疸型肝炎、急性胆囊炎、急性肾盂肾炎、急性湿疹、带状疱疹、接触性皮炎、痤疮等属肝经实火,湿热者。

【临床报道】

龙胆泻肝汤与雄黄合剂治疗带状疱疹患者 36 例,取得了较好的疗效。临床资料 36 例患者中,男 26 例,女 10 例;年龄最大 53 岁,最小 15 岁;病程最长 10 天,最短 3 天。均为门诊患者。治疗方法:内服龙胆泻肝汤加味方。处方组成:龙胆草 10 g,生地、板蓝根、泽泻、黄芩、车前子各 15 g,柴胡、当归、山栀子、白芍各 10 g,生甘草 10 g。水煎服,每日 1 剂。外用药:雄黄 10 g、冰片 1 g、75%酒精 200 mL 装瓶摇匀即成,用棉签蘸药液涂搽患处,每天 4～6 次。疗效评定标准,治愈:疱疹干涸结痂,局部疼痛消失;有效:疱疹颜色变暗并停止发展,局部疼痛减轻;无效:治疗前后病变无变化。治疗效果:本组 36 例中,治愈 34 例,占 94%;有效 2 例,占 6%;无效 0 例。总有效率为 100%。[尚祖文.龙胆泻肝汤与雄黄合剂治疗带状疱疹 36 例.现代中西医结合杂志,2002,11(19):1902]

【验案举例】

付某,男,67 岁,2009 年 2 月 12 日初诊。患者 1 周前连食油炸鲨鱼肉干,即觉全身瘙痒,抓后起淡红色丘疹。自服扑尔敏片,效不显,症状渐重,遂前来求治。诊见头皮、面部弥漫性潮红,轻度肿胀,腰腹部、前臂、小腿散在粟粒大小丘疹,部分簇集成片,奇痒。诊断为急性湿疹,由食物过敏引起。给予 10%葡萄糖酸钙注射液 10 mL,加维生素 C 注射液 2 g 静脉注射,每日 1 次;苯海拉明注射液 20 mL 肌肉注射,每日 1 次;外用炉甘石洗剂。治疗 3 天,效不显,病情加重。皮损颜色鲜红,原有丘疹部分变成丘疱疹、水疱,伴有渗出,双耳糜烂,渗液不断从耳垂部滴下。皮疹瘙痒,夜不能寐,心烦口苦,大便稍干。舌质红绛,苔薄黄腻,脉弦细数。证属湿热内蕴,邪从火化。治宜清热利湿,泻火解毒。予以龙胆泻肝汤加减:龙胆草、栀子、黄芩各 12 g,车前子、生地黄、蒲公英、白鲜皮各 30 g,甘草、泽泻、竹叶各 10 g。每日 1 剂,水煎分 2 次服。服药 3 剂后,水疱、丘疹干涸,渗出停止,皮肤潮红、肿胀消退,瘙痒减轻,无其他不适。龙胆草、栀子、黄芩减至 9 g,车前子、白鲜皮减至 15 g。继服 3 剂后皮疹消退,皮肤干燥、脱屑。龙胆草、栀子、黄芩减至 6 g,去车前子、白鲜皮、蒲公英、泽泻,加当归 15 g、白芍 15 g。又服 3 剂,病愈。[杨莉.龙胆泻肝汤皮肤科临床应用举隅.中国中医急症,2010,19(2):331-332]

左 金 丸
《丹溪心法》

【组成】 黄连 六两(180 g)　　吴茱萸 一两(30 g)

【用法】 上药为末,水丸或蒸饼为丸,白汤下五十丸(6 g)。(现代用法:为末,水泛为丸,每服 2～3 g,温开水送服;亦可作汤剂,用量参考原方比例酌定。)

【功用】 清泻肝火,降逆止呕。

【主治】 肝火犯胃证。胁肋疼痛,嘈杂吞酸,呕吐口苦,舌红苔黄,脉弦数。

【方解】 方中重用黄连为君,清泻肝火。黄连善清泻胃热,少佐辛热之吴茱萸,一者疏肝解郁,使肝气条达,郁结得开;一者反佐以制黄连之寒,使泻火而无凉遏之弊;一者取其下气之用,以和胃降逆;一者可引领黄连入肝经,如此一味而功兼四用,以为佐使。二药合用,共收清泻肝火,降逆止呕之效。

本方的配伍特点是辛开苦降,肝胃同治,泻火而不至凉遏,降逆而不碍火郁,相反相成,使肝火得清,胃气得降,则诸症自愈。

【运用】

1. 辨证要点:本方是治疗肝火犯胃,肝胃不和证的常用方。临床应用以呕吐吞酸,胁痛口苦,舌红苔黄,脉弦数为辨证要点。

2. 现代运用:本方可用于胃食管反流病、胃炎、消化性溃疡等属肝火犯胃者。

【临床报道】

陈一斌在中医辨证基础上以内服半夏泻心汤合左金丸治疗寒热错杂型胃炎 60 例,并与藿香正气胶囊治疗组进行对照,取得了较好的疗效。郭晓辉等应用左金丸辅助治疗艾滋病患者服药后反应、烧心、胃痛症属肝胃不和者,疗效满意。申民安应用左金丸治疗放化疗后消化道毒副反应,疗效满意。李学锋应用左金丸治疗肝胃不和型失眠,疗效满意。袁红霞应用左金丸合茵陈蒿汤治疗湿热内蕴之黄疸疗效满意。朱哲应用左金丸加减治疗老年女性肝郁化火证,效果满意。[许继宗.左金丸的临床应用及药理作用总结.第四届中医药继续教育高峰论坛,363-364]

【验案举例】

患者,女,49 岁。虚烦不眠两年余,平素性情急躁易怒,经常胃脘疼痛,呃逆泛酸,口苦咽干,大便秘结,小便黄赤。查体:舌质红赤、舌苔黄腻,脉弦数。证属肝胃郁热、心肾不交之失眠证。用清肝泄胃、交通心肾之法,以左金丸 6:1 再配伍清肝解郁、交通心肾、镇静安神之品,服药 1 周后上述症状明显改善,并能获得正常睡眠。

按:左金丸其药性同交泰丸,均属寒热并用之例,用于阴阳失调、寒热错杂之证,又具调和胃肠之功,且左金丸一寒一热,可调和阴阳、引阳入阴。失眠一证,证型虽多,但无非虚实两端,临床大多伴以胃肠寒热错杂之证者,用左金丸调整最为恰当。若能根据病人体质、寒热虚实灵活运用左金丸的配伍、配比,疗效更佳。[张军会,等.左金丸不同配伍配比的临床应用.云南中医学院学报,2007,30(4):49-50]

苇 茎 汤

《外台秘要》引《古今验录方》

【组成】　苇茎　切,二升,以水二斗,煮取五升,去滓(60 g)　　薏苡仁　半升(30 g)瓜瓣　半升(24 g)　　桃仁　三十枚(9 g)

【用法】　㕮咀,内苇汁中,煮取二升,服一升,再服,当吐如脓。(现代用法:水煎服。)

【功用】　清肺化痰,逐瘀排脓。

【主治】　肺痈,热毒壅滞,痰瘀互结证。身有微热,咳嗽痰多,甚则咳吐腥臭脓血,胸中隐隐作痛,舌红苔黄腻,脉滑数。

【方解】　方中苇茎甘寒轻浮,善清肺热,为君。瓜瓣清热化痰,利湿排脓,能清上彻下,肃降肺气,与苇茎配合则清肺宣壅,涤痰排脓;薏苡仁甘淡微寒,上清肺热而排脓,下利肠胃而渗湿,二者共为臣药。桃仁活血逐瘀,可助消痈,是为佐药。全方共具清热化痰,逐瘀排脓之效。

本方为治疗肺痈之良方,不论肺痈之将成或已成皆可使用。

【运用】

1. 辨证要点:本方为治肺痈的常用方剂。不论肺痈之将成或已成,均可使用本方。用于肺痈脓未成者,服之可使消散;脓已成者,可使肺热清,痰瘀化,脓液外排,痈渐向愈。临床应用以胸痛,咳嗽,吐腥臭痰或吐脓血,舌红苔黄腻,脉数为辨证要点。

2. 现代运用:本方常用于肺脓肿、大叶性肺炎、支气管炎、百日咳等属肺热痰瘀互结者。

【验案举例】

李某,男,2000年10月初诊。全身及脸部遍布湿疹,疹色微红,奇痒难忍。曾在某医院皮肤科诊治2月未效。诊见:口干欲饮,舌红、苔少而略黄,脉弦数。证属湿热流毒,溢于肌肤。治宜清热利湿,解毒止痒。方用千金苇茎汤加减。处方:芦根、冬瓜子、白鲜皮、苦参各15 g,土茯苓、薏苡仁各30 g,防风、蝉蜕、荆芥各9 g,生地黄20 g,牡丹皮12 g,忍冬藤25 g,甘草5 g。水煎服,每天1剂。1剂痒减,再以此方加减,连服7剂,瘙痒尽消,皮肤渐现正常肤色。[黄瑞铀.千金苇茎汤验案2则.新中医,2002,34(7):25-26]

泻 白 散
《小儿药证直诀》

【组成】　地骨皮　　桑白皮 炒 各一两(各30 g)　　甘草 一钱(3 g),炙

【用法】　上药锉散,入粳米一撮,水二小盏,煎七分,食前服。(现代用法:水煎服。)

【功用】　清泻肺热,止咳平喘。

【主治】　肺热喘咳证。

【方解】　方中桑白皮甘寒性降,专入肺经,清泻肺热,平喘止咳,故以为君。地骨皮甘寒入肺,可助君药清降肺中伏火,为臣药。君臣相合,清泻肺热,以使金清气肃。炙甘草、粳米养胃和中以扶肺气,共为佐使。四药合用,共奏泻肺清热,止咳平喘之功。

本方的配伍特点是清中有润,泻中有补。既不是清透肺中实热以治其标,也不是滋阴润肺以治其本,而是清泻肺中伏火以消郁热。

【运用】

1. 辨证要点:本方是治疗肺热喘咳的常用方。临床应用以咳喘气急,皮肤蒸热,舌红苔黄,脉细数为辨证要点。

2. 现代运用:本方可用于小儿麻疹初期、肺炎或支气管炎等属肺中伏火郁热者。

【实验研究】

本方具有以下药理作用:① 解热,本方及单味药地骨皮都有较强的解热作用;② 抗炎,甘草具有保泰松或氢化可的松样的抗炎作用;③ 抗病原微生物,桑白皮煎剂对金黄色葡萄球菌、伤寒杆菌、福氏志贺菌、甲型副伤寒杆菌有较强抑制作用;甘草醇提取物及甘草酸钠对金黄色葡萄球菌、大肠杆菌也有抑制作用;④ 祛痰止咳。[赵晖.小议泻白散.浙江中西医结合杂志,2009,11(2):131]

【临床报道】

廖文红以泻白散为主方加味治疗多种皮肤病,取得了较好的疗效。一般资料:共治疗患者29例,男性16例,女性13例;年龄最大75岁,最小8岁。其中荨麻疹8例,病程从2天到

3月不等;神经性皮炎5例,病程长者3年,短者半年余;老年性皮肤瘙痒症5例,病程均在1年以上;急、慢性湿疹共6例,其中5例急性湿疹,1例慢性湿疹,病程长者2年以上,短者1周;面部痤疮4例,病程均在半年左右;过敏性皮炎1例,病程为3年。29例全部符合国家有关皮肤病的诊断标准。治疗基本方为泻白散加味:桑白皮15g,地骨皮15g,生甘草15g,僵蚕12g,刺蒺藜12g,白鲜皮15g,地肤子15g,丹参20g,赤芍15g。用凉水煎,每日1剂,分3次服。治疗效果:总有效率为83%。[廖文红.泻白散加味治疗皮肤病.四川中医,2004,22(6):77]

【验案举例】

王某,女,18岁,2002年10月16日初诊。症见:前额、双颊部长较多米粒大小红色丘疹,顶硬,有的中心见黑头,微痒;口干,大便干;舌红,苔薄黄腻,脉数。诊断:面部痤疮。予基本方加味:桑白皮15g,地骨皮15g,生甘草15g,僵蚕12g,刺蒺藜12g,白鲜皮15g,地肤子12g,丹参20g,赤芍15g,连翘15g,夏枯草20g,浙贝15g,白芷12g,蛇舌草30g,生山楂20g,苡仁30g。水煎服。药渣煎水过滤,待温热以药水洗脸,擦干后外涂达林凝胶。连用6剂,颜面痤疮明显减少。剂量稍加调整后续服3周,面部痤疮大部分消失,少许愈后留色素沉着斑。随访2月,病情无反复。[廖文红.泻白散加味治疗皮肤病.四川中医,2004,22(6):77]

清 胃 散
《脾胃论》

【组成】　生地黄　　当归身 各三分(各6g)　　牡丹皮 半钱(9g)　　黄连 六分(6g),夏月倍之　　升麻 一钱(9g)

【用法】　上药为细末,都作一服,水一盏半,煎至七分,去滓,放冷服之。(现代用法:作汤剂,水煎服。)

【功用】　清胃凉血。

【主治】　胃火牙痛。牙痛牵引头疼,面颊发热,其齿喜冷恶热;或牙宣出血;或牙龈红肿溃烂;或唇舌腮颊肿痛;口气热臭,口干舌燥,舌红苔黄,脉滑数。

【方解】　方用苦寒泻火之黄连为君,直折胃腑之热。臣以甘辛微寒之升麻,一取其清热解毒,以治胃火牙痛;一取其轻清升散透发,可宣达郁遏之伏火,有"火郁发之"之意。黄连得升麻,降中寓升,则泻火而无凉遏之弊;升麻得黄连,则散火而无升焰之虞。胃热盛已侵及血分,进而伤耗阴血,故以生地凉血滋阴,丹皮凉血清热,皆为臣药。当归养血活血,以助消肿止痛,为佐药。升麻兼以引经为使。诸药合用,共奏清胃凉血之效,以使上炎之火得降,血分之热得除。于是循经外发诸症,皆可因热毒内彻而解。

《医方集解》载本方有石膏,其清胃之力更强。

【运用】

1. 辨证要点:本方为治胃火牙痛的常用方,临床凡胃火上攻或血热火郁之口腔炎、牙周炎、三叉神经痛等均可使用本方。以牙痛牵引头痛,口气热臭,舌红苔黄,脉滑数为辨证要点。

2. 现代运用:本方常用于口腔炎、牙周炎、三叉神经痛、痤疮、脂溢性皮炎等属胃火上攻者。

【临床报道】

周治平等用清胃散加减治疗面部皮质类固醇激素依赖性皮炎,病例163例系本院门诊病人,年龄7～43岁,随机分为两组。治疗组85例,男37例,女48例;平均年龄25.6岁;病程2月～3年,平均5.6月;原发病中痤疮13例,脂溢性皮炎21例,面部皮炎45例,酒渣鼻3例,单纯糠疹3例;其中外用皮炎平38例,派瑞松11例,皮康王12例,肤轻松2例,恩肤霜1例,使用2种或2种以上者(尤卓尔、曲安奈德、乐肤液、皮炎平等)21例。对照组78例,男39例,女39例;平均年龄26.7岁;病程7周～2.5年,平均5.4月;原发病中痤疮9例,脂溢性皮炎23例,面部皮炎44例,酒渣鼻2例;其中外用皮炎平31例,派瑞松18例,皮康王4例,肤轻松3例,使用2种或2种以上者22例。两组资料比较,差异无显著性($P>0.05$)。结果,治疗组:52例患者脱离了对激素的依赖性,停药3月后随访,未见反弹,2例显效,1例好转,1例无效;对照组:16例治愈,6例显效,8例好转,15例无效,停药3月后随访,33例患者出现反弹,且部分皮疹症状加重。[周治平,等.清胃散加减治疗面部皮质类固醇激素依赖性皮炎疗效观察.中医临床研究,2011,3(11):44-45]

【验案举例】

释某,女,24岁,1994年10月23日初诊。诉:面、额、鼻及肩背处泛生疮疖6年多,疮疖此消彼起,始起红肿,继之化脓,脓净成紫色瘢痕,每食辛辣或遇经期则病发更甚。曾多次用西药消炎抗菌及涂皮肤膏、美容膏均未见明显效果。问得其素喜食辛辣、油炸烧烤之品,且伴心烦不寐、口渴喜冷饮、大便干结,视其面及后项背处红疖、黄疮、紫瘢密布,几无完好皮肤,舌红,苔黄腻,脉弦缓。治疗方法,清胃散加减:升麻10 g,黄连2 g,牡丹皮20 g,生地黄15 g,当归15 g,石膏15 g,金银花15 g,蒲公英15 g,丹参20 g,紫草10 g,生大黄6 g,甘草6 g。水煎服,每日1剂,6天为1疗程。治疗1个疗程,所有痤疮全部消失。后随访1年,患者皮肤光洁润泽,痤疮瘢痕消净。[荣鸿.清胃散加挑刺法治疗痤疮138例.中国中医药信息杂志,2004,11(5):432]

玉 女 煎
《景岳全书》

【组成】 石膏 三至五钱(9～15 g) 熟地 三至五钱或一两(9～30 g) 麦冬 二钱(6 g) 知母 牛膝 各一钱半(各5 g)

【用法】 上药用水一盅半,煎七分,温服或冷服。(现代用法:水煎服。)

【功用】 清胃热,滋肾阴。

【主治】 胃热阴虚证。头痛,牙痛,齿松牙衄,烦热干渴,舌红苔黄而干。亦治消渴,消谷善饥等。

【方解】 方中石膏辛甘大寒,清阳明有余之火而不损阴,故为君药。熟地黄甘而微温,以滋肾水之不足,用为臣药。君臣相伍,清火壮水,虚实兼顾。知母苦寒质润,滋清兼备,一助石膏清胃热而止烦渴,一助熟地滋养肾阴;麦门冬微苦甘寒,助熟地滋肾,而润胃燥,且可清心除烦,二者共为佐药。牛膝导热引血下行,且补肝肾,为佐使药,以降上炎之火,止上溢之血。本方的配伍特点是清热与滋阴共进,虚实兼治,以治实为主,使胃热得清,肾水得补,则诸症可愈。

本方与清胃散同治胃热牙痛。但清胃散重在清胃火,以黄连为君,属苦寒之剂,配伍升麻,意在升散解毒,兼用生地、丹皮等凉血散瘀之品,功能清胃凉血,主治胃火炽盛的牙痛、牙宣等症;本方以清胃热为主,而兼滋肾阴,故用石膏为君,配伍熟地、知母、麦冬等滋阴之品,属清润之剂,功能清胃火、滋肾阴,主治胃火旺而肾水不足的牙痛及牙宣诸症。

【运用】

1. 辨证要点:本方是治疗胃热阴虚牙痛的常用方,凡胃火炽盛,肾水不足之牙痛、牙衄、消渴等,皆可用本方加减治疗。临床应用以牙痛齿松,烦热干渴,舌红苔黄而干为辨证要点。

2. 现代运用:本方常用于牙龈炎、糖尿病、急性口腔炎、舌炎、脂溢性皮炎、日光性皮炎等属胃热阴虚者。

【验案举例】

患者,男,48岁,2009年11月27日初诊。患者自诉1个月来额头油腻起红斑,瘙痒,多屑,自觉微热,洗澡后红斑加重。自觉口渴,胃纳不香,大便溏,舌质红,苔黄腻,脉细数。西医诊断:面部脂溢性皮炎。中医辨证:脾胃湿热、蕴蒸肌肤。治法:健脾利湿。方用玉女煎加减:石膏、知母、银柴胡各20 g,乌梅10 g,白芷、炒麦芽、玉竹各20 g,石斛20 g,甘草5 g,五味子10 g,薏苡仁、白术各20 g,黄芪30 g,鸡内金10 g,蒲公英30 g,胡黄连10 g。共5剂,每日1剂,水煎服,日3服。12月2日复诊:自诉经上法治疗后,饮食正常,红斑消退50%以上,瘙痒及其余症状减轻。继用上方加减治疗后,基本痊愈。[闫爵,等.玉女煎加减治疗面部脂溢性皮炎.按摩与康复医学,2010,1(5):99]

芍　药　汤

《素问病机气宜保命集》

【组成】　芍药　一两(30 g)　　当归　半两(15 g)　　黄连　半两(15 g)　　槟榔　木香　甘草　炒　各二钱(各6 g)　　大黄　三钱(9 g)　　黄芩　半两(15 g)　　官桂　二钱半(5 g)

【用法】　上药㕮咀,每服半两(15 g),水二盏,煎至一盏,食后温服。(现代用法:水煎服。)

【功用】　清热燥湿,调气和血。

【主治】　湿热痢疾。腹痛,便脓血,赤白相兼,里急后重,肛门灼热,小便短赤,舌苔黄腻,脉弦数。

【方解】　方中黄芩、黄连性味苦寒,入大肠经,功擅清热燥湿解毒,共为君药。重用芍药养血和营,缓急止痛,配以当归养血活血;木香、槟榔行气导滞,四药相配,调气和血,是为臣药。大黄苦寒沉降,合芩、连则清热燥湿之功著,合归、芍则活血行气之力彰,其泻下通腑作用可通导湿热积滞从大便而去,体现了"通因通用"之法。方以少量肉桂,既可助归、芍行血和营,又能制约芩、连苦寒之性,还能防呕逆拒药,与大黄共为佐药。炙甘草和中调药,与芍药相配,又能缓急止痛,亦为佐使。诸药合用,湿去热清,气血调和,故下痢可愈。

【运用】

1. 辨证要点:本方为治疗湿热痢疾的常用方。临床应用以痢下赤白,腹痛里急,苔腻微黄为辨证要点。

2. 现代应用:本方常用于细菌性痢疾、阿米巴痢疾、溃疡性结肠炎、急性肠炎等属湿热为患者。

【临床报道】

柏跃华用芍药汤合痛泻要方加减治疗慢性溃疡性结肠炎 40 例,结果痊愈 24 例,好转 12 例,无效 4 例,总有效率 90%。[柏跃华.芍药汤合痛泻要方加减治疗慢性溃疡性结肠炎 40 例疗效观察.云南中医中药杂志,2011,32(9):45-46]

白 头 翁 汤
《伤寒论》

【组成】　白头翁　二两(15 g)　　黄柏　三两(12 g)　　黄连　三两(6 g)　　秦皮　三两(12 g)

【用法】　上药四味,以水七升,煮取二升,去滓,温服一升,不愈再服一升。(现代用法:水煎服。)

【功用】　清热解毒,凉血止痢。

【主治】　热毒痢疾。腹痛,里急后重,肛门灼热,下痢脓血,赤多白少,渴欲饮水,舌红苔黄,脉弦数。

【方解】　方用苦寒而入血分的白头翁为君,清热解毒,凉血止痢。黄连苦寒,泻火解毒,燥湿厚肠,为治痢要药;黄柏清下焦湿热,两药共助君药清热解毒,尤能燥湿治痢,共为臣药。秦皮苦涩而寒,清热解毒而兼以收涩止痢,为佐使药。四药合用,共奏清热解毒,凉血止痢之功。

本方与芍药汤同为治痢之方,但本方主治热毒血痢,乃热毒深陷血分,治以清热解毒,凉血止痢,使热毒解,痢止而后重自除;芍药汤治下痢赤白,属湿热痢,而兼气血失调证,故治以清热燥湿与调和气血并进,且取"通因通用"之法,使"行血则便脓自愈,调气则后重自除"。两方主要区别在于:白头翁汤是清热解毒兼凉血燥湿止痢,芍药汤是清热燥湿与调气和血并用。

【运用】

1. 辨证要点:本方为治疗热毒血痢之常用方。临床应用以下痢赤多白少,腹痛,里急后重,舌红苔黄,脉弦数为辨证要点。

2. 现代运用:本方常用于阿米巴痢疾、细菌性痢疾等属热毒偏盛者。

【实验研究】

白头翁汤所含药物能促进非特异性免疫功能、抗炎、抗病毒、止泻、镇静、镇痛和抑制肠运动,既能消灭引起湿热下痢之病原微生物,又能抑制或缓解肠道感染时局部炎症病变及不适,还能促进感染免疫功能,从多方面影响感染过程,从而取得良好疗效。[孙俊颖,等.白头翁汤的药理作用研究进展.广东农业科学,2010,12:112-113]

【临床报道】

周羽等采用秦皮汤合白头翁汤治疗放射性直肠炎。用秦皮汤合白头翁汤加减:白头翁,赤芍,秦皮,木香,当归,槟榔,白芍,黄连,生大黄(后下),肉桂,甘草。疗效满意。刘金芝等用加味白头翁汤治疗急性肾炎,取得较好的疗效。于善堂以白头翁汤加减治疗盆腔炎。帅敏以白头翁汤加减治疗带下病。处方:白头翁、苦参、地肤子、黄芩、秦皮、蛇床子、黄连、薄荷,水煎口服,药渣再煎汁外洗阴部。[谢利梅.白头翁汤的临床应用.北京中医,2005,24(3):166-167]

【验案举例】

薛某,男,29 岁,菜农,1993 年 10 月 28 日初诊。患者 2 年前双下肢内侧出现小皮损,瘙痒,逐渐发展。曾在多家医院治疗,时轻时重,2 年来反复不断。同年 7 月,因农活繁忙,皮损发展严重,瘙痒难忍,表面脱屑,影响睡眠及饮食。检查:双下肢内侧部有散在蚕豆大的红色斑丘疹,表面覆盖灰白色多层性鳞屑,搔之呈银白色,用力剥离鳞屑后,底面有筛状出血点,皮疹周围有散在抓痕血痂,皮损基底呈红色浸润。平素烦躁易怒,伴两胁疼痛,大便干,时带血,舌红苔黄燥,脉弦数。证属肝经血热,兼湿热不化。治宜清肝凉血,燥湿通络,解毒止痒。方选白头翁汤化裁:白头翁、黄连、黄柏、秦皮各 10 g,水牛角 30 g,苦参、土茯苓各 15 g,全蝎9 g。水煎服,每日 1 剂。用药渣热敷皮损,不拘次数。上药服 10 剂,结合外敷,皮疹变淡红,鳞屑明显减少,瘙痒已除,余症减轻。守方又进 10 剂,外用同前,皮损基本消退,未见新疹,基本痊愈。嘱其注意饮食,避免劳累,并按上方再进 5 剂以作巩固。[哈学忠,等.经方治验皮肤病三则.陕西中医,1997,18(1):37]

第五节　清　虚　热

适应证

适用于阴虚发热证。

药物配伍

以滋阴清热的鳖甲、知母、生地与清透伏热的青蒿、秦艽、银柴胡等配合成方。若兼气虚者,常配黄芪、山药等以益气;兼血虚者,配当归、熟地等以补血;热甚者,佐以苦寒泻火之黄柏、黄芩等。

代表方

青蒿鳖甲汤、清骨散、当归六黄汤。

青蒿鳖甲汤
《温病条辨》

【组成】　青蒿 二钱(6 g)　　　鳖甲 五钱(15 g)　　　细生地 四钱(12 g)　　　知母 二钱(6 g)　　　丹皮 三钱(9 g)

【用法】　上药以水五杯,煮取二杯,日再服。(现代用法:水煎服。)

【功用】　养阴透热。

【主治】　温病后期,邪伏阴分证。夜热早凉,热退无汗,舌红苔少,脉细数。

【方解】　方中鳖甲咸寒,滋阴退热,入络搜邪;青蒿苦辛而寒,清热透络,引邪外出,两药相配,滋阴清热,内清外透,共为君药。生地甘凉,滋阴凉血;知母苦寒质润,滋阴降火,共助鳖甲以养阴退虚热,共为臣药。丹皮辛苦性凉,泄血中伏火,以助青蒿清透阴分伏热,为佐药。诸药合用,共奏养阴透热之功。

本方的配伍特点是滋清兼备,标本兼顾,清中有透,养阴而不恋邪,祛邪而不伤正。

【运用】

1. 辨证要点:本方适用于温热病后期,余热未尽而阴液不足之虚热证。临床应用以夜热早凉,热退无汗,舌红少苔,脉细数为辨证要点。

2. 现代运用:本方可用于原因不明的发热、各种传染病恢复期低热、慢性肾盂肾炎、肾结核等属阴虚内热,低热不退者。

【实验研究】

青蒿能调节免疫功能,有一定的降温、消炎、抑菌等作用;知母具有显著的解热、抗炎作用;丹皮也有一定的抗过敏、解热、抗肿瘤作用。生地具有调节免疫、抗肿瘤、保护胃黏膜、抗衰老等药理作用。而鳖甲则被认为有抑制结缔组织增生,增加血浆蛋白的作用,并能提高机体免疫力,延长抗体存在时间。综合来看,青蒿鳖甲汤有较强的增强免疫力和解热作用。[朱建光.浅析青蒿鳖甲汤及其临床应用.光明中医,2008,23(9):1391-1392]

【临床报道】

据近年来文献报道,青蒿鳖甲汤广泛用于临床各科发热证候的病证治疗,均取得良好疗效。罗文纪用青蒿鳖甲汤治疗血液病,效果较好。张霆运用青蒿鳖甲汤治疗肺癌癌性发热,取得了较好的疗效。刘宪峰运用青蒿鳖甲汤加减治疗系统性红斑狼疮,取得了较好疗效。王素平用青蒿鳖甲汤治疗肺结核发热,大大提高了疗效,缩短了发热时间,降低了热度,取得了满意的临床效果。马国义用青蒿鳖甲汤治疗慢性肾盂肾炎60例,效果满意。黄礼明用青蒿鳖甲汤治疗更年期综合征、沙门氏菌属感染,收到较好疗效。陈银环以青蒿鳖甲汤加味治疗阴虚型复发性口腔溃疡21例,疗效满意。[朱建光.浅析青蒿鳖甲汤及其临床应用.光明中医,2008,23(9):1391-1392]

【验案举例】

王某,女,35岁,2002年4月10日初诊。2个月前患急性粟粒性肺结核,经住院治疗后基本痊愈,仍有夜热早凉、热退无汗等证,热起时手心灼热奇痒,随热升加剧,并逐日加重。曾进行药液浸泡、封闭等治疗,效不明显。西医检查未发现病变所在。诊断:神经官能症。转中医治疗。诊见:形体消瘦,舌红无苔,脉细数。症为余热未尽,深伏阴分,手厥阴心包经,阴分邪热阻滞,郁久化热生风所致。治宜养阴透热,熄风止痒。方用青蒿鳖甲汤加味治之。药用:青蒿15g,鳖甲30g,生地15g,丹皮15g,知母12g,白蒺藜15g。水煎服,每日1剂,连服6剂。4月17日复诊:症状消失,舌脉正常。[梁爱枝.青蒿鳖甲汤临证应用四则举隅.实用中医内科杂志,2009,23(2):67]

清 骨 散

《证治准绳》

【组成】　银柴胡　一钱五分(5g)　　胡黄连　秦艽　鳖甲　醋炙　地骨皮　青蒿　知母　各一钱(各3g)　　甘草　五分(2g)

【用法】　水二盅,煎八分,食远服。(现代用法:水煎服。)

【功用】　清虚热,退骨蒸。

【主治】　肝肾阴虚,虚火内扰证。骨蒸潮热,或低热日久不退,形体消瘦,唇红颧赤,困倦盗汗,或口渴心烦,舌红少苔,脉细数等。

【方解】　方中银柴胡味甘苦性微寒,直入阴分而清热凉血,善退虚劳骨蒸之热而无苦燥之弊,为君药。知母泻火滋阴以退虚热;胡黄连入血分而清虚热;地骨皮凉血而退有汗之骨蒸,三药俱入阴退虚火,以助银柴胡清骨蒸劳热,共为臣药。秦艽、青蒿皆辛散透热之品,清虚热并透伏热使从外解;鳖甲咸寒,既滋阴潜阳,又引药入阴分,为治虚热之常用药,同为佐药。使以甘草,调和诸药,并防苦寒药物损伤胃气。

【运用】

1. 辨证要点:本方为治疗骨蒸劳热的常用方。临床应用以骨蒸潮热,形瘦盗汗,舌红少苔,脉细数为辨证要点。

2. 现代运用:本方可用于结核病,或其他慢性消耗性疾病的发热骨蒸属阴虚内热者。

【临床报道】

钟健锋运用清骨散加减治疗手术后非感染性持续发热 22 例,取得了较好的疗效。临床资料:男 7 例,女 15 例;年龄 21～69 岁,平均年龄 43.6 岁;手术种类:颅内血肿开颅清除术 2 例,胃次全切除术 3 例,阑尾切除术 1 例,胆囊摘除术 1 例,子宫次全切除术 6 例,输卵管结扎术 2 例,卵巢囊肿摘除术 3 例,剖宫产术 4 例。全部病例均在术后 2 天内开始发热,经常规抗感染、对症处理等治疗 5 天以上不效,并经各项检查排除感染所致。治疗方法,以清骨散为基本方:银柴胡、秦艽、知母、地骨皮、青蒿各 10 g,胡黄连 6 g,鳖甲 15 g,甘草 3 g。每日 1 剂,水煎分 2 次口服。治疗结果:有效 20 例,无效 2 例。退热起效时间:1 天者 5 例,2 天者 11 例,3 天者 4 例。[钟健锋.清骨散加减治疗手术后非感染性持续发热.湖北中医杂志,2004,26(7):39]

【验案举例】

患者,女,65 岁,2004 年 11 月 16 日初诊。双手掌、足底自觉灼热年余,热甚时手足伸在被子外才觉舒适,近 5 个月来开始发痒并皲裂,以晚间痒剧,早晨痒轻。曾外用愈裂霜、哈西奈德乳膏、派瑞松多次仍不止痒,且皲裂如前状。皮损处除干燥皲裂发痒外,肤色发红,触之灼手,伴口渴咽干,舌质红,苔少,脉细数。西医诊断:手足皲裂。中医诊断:皲裂疮。证属:阴液不足,虚热内生,熏蒸肌肤,肌肤失润,而致皲裂。治则:滋阴清虚热,润肤止痒。清骨散加减:银紫胡 9 g,胡黄连 9 g,秦艽 9 g,鳖甲 12 g,地骨皮 12 g,知母 12 g,生地黄 30 g,玄参 20 g,麦冬 15 g,黄柏 10 g,蛇床子 10 g,白鲜皮 12 g,地肤子 10 g。水煎服,日 1 剂。外用白及粉 30 g,入凡士林 100 g 中调匀,每晚 1 次涂抹患处。二诊:服上药 8 剂后,口渴咽干症状大减,干燥灼热、皲裂、痒症状皆变轻,裂隙变浅,肤色已转淡红,肌肤觉有濡润感。上方生地黄减为 20 g,续服 6 剂,外用药同上。三诊:手足皲裂基本治愈,灼热痒感、口渴咽干症状已无。上方去知母、麦冬、鳖甲,续服 6 剂以巩固疗效。半年后随访未复发。[马建国.清骨散皮肤科新用.山东中医杂志,2006,25(7):496-497]

当归六黄汤

《兰室秘藏》

【组成】　当归　　生地黄　　黄芩　　黄柏　　黄连　　熟地黄 各等分(各 6 g)
黄芪 加一倍(12 g)

【用法】　上药为粗末,每服五钱(15 g),水二盏,煎至一盏,食前服。小儿减半服之。(现代用法:水煎服。)

【功用】　滋阴泻火,固表止汗。

【主治】　阴虚火旺盗汗。发热盗汗,面赤心烦,口干唇燥,大便干结,小便黄赤,舌红苔黄,脉数。

【方解】　方中当归养血增液,血充则心火可制;生地、熟地入肝肾而滋肾阴,三药合用,使阴血充则水能制火,共为君药。盗汗因于水不济火,火热熏蒸,故臣以黄连清泻心火,合以黄芩、黄柏泻火以除烦,清热以坚阴,君臣相合,热清则火不内扰,阴坚则汗不外泄。汗出过多,导致卫虚不固,故倍用黄芪为佐,一以益气实卫以固表,一以固未定之阴,且可合当归、熟地益气养血。诸药合用,共奏滋阴泻火,固表止汗之效。

【运用】

1. 辨证要点:本方是治疗阴虚火旺盗汗之常用方。临床应用以盗汗面赤,心烦溲赤,舌红,脉数为辨证要点。

2. 现代运用:本方可用于甲状腺功能亢进、结核病、糖尿病、更年期综合征等属阴虚火旺者。

【临床报道】

叶耀东用当归六黄汤治疗盗汗外,还用于治疗慢性咽炎、淋证、下痢、失眠、遗精等病,均获得满意疗效。[叶耀东.当归六黄汤临床应用.河南中医,2004,24(8):68-69]

【验案举例】

患者,女,26岁,2003年1月9日初诊。四肢出现散在瘀点、出血性斑丘疹半月余,并伴四肢关节酸痛。查血常规:阴性,尿常规:蛋白(＋)。自述发病前半月曾有感冒、发热史,纳可,二便调,舌暗红苔薄少津,脉细数。证属:毒邪郁积,血热妄行。治拟:益气养血,凉血解毒。方药:黄芪20g,当归15g,黄连6g,黄芩10g,黄柏10g,生地15g,熟地15g,忍冬藤15g,金银花15g,木瓜9g,桂枝6g,川牛膝9g,白茅根20g。上方7剂,每日1剂,水煎2次,共400mL分2次服。二诊:关节酸痛好转,皮肤瘀点、斑疹数量减少,颜色渐淡;查尿常规:阴性。予原方减桂枝、木瓜继服10剂。三诊:四肢皮诊基本消失,予维生素C0.2g,每日3次,服用2周。后随访未再复发。[顾翠.当归六黄汤临证发挥.中国实用医药,2007,2(14):94-95]

小　　结

清热剂共选方22首,按功用分为清气分热、清营凉血、清热解毒、清脏腑热和清虚热五类。

1. 清气分热　白虎汤与竹叶石膏汤俱为清气分热的常用方。但前者功用是清热生津,且清气之力较强,主治阳明(气分)热盛,症见壮热汗出、烦渴、脉洪大;后者功用是清热兼以益气养阴,降逆和胃,清热之力逊于白虎汤,主治热病后期,气阴两伤,余热未尽,症见身热多汗、心胸烦闷、气逆欲呕等。

2. 清营凉血　清营汤、犀角地黄汤同为清营凉血的常用方。但前者功用是清营透热,养阴活血,促其透热转气而解,主治热初传营,症见身热夜甚、时有谵语、神烦少寐,或斑疹隐隐;后者功用是清热解毒,凉血散瘀,主治热已入血,迫血妄行,症见吐衄、发斑等。

3. 清热解毒　黄连解毒汤、凉膈散、普济消毒饮、仙方活命饮同有清热解毒作用。黄连解毒汤是清热解毒的基础方,功用是以苦寒泻火解毒为主,主治三焦火毒炽盛,症见烦热、错语、吐衄、发斑、痈疽疔毒等。凉膈散是清热解毒的常用方,功用是泻火通便,清上泄下,主治上、中二焦热盛,热聚胸膈,症见身热面赤、胸膈烦热、口舌生疮、便秘溲赤等。普济消毒饮与仙方活命饮皆为治疗热毒痈肿的常用方,但前者的功用是疏风散邪,清热解毒,并助以升阳散火,发散郁热,主治风热疫毒发于头面,症见头面红肿焮痛、咽喉不利等;后者于清热解毒中,伍以行气活血、散结消肿之品,主治痈疮肿毒初起,脓未成或脓成未溃之证。五味消毒饮重在清热解毒,其清解之力较仙方活命饮为优,侧重消散疔毒。

4. 清脏腑热　本类方剂主要是针对某一脏腑火热偏盛而设,故功用、主治各有侧重。导赤散的功用是清心利水养阴，主治心经与小肠有热，症见心胸烦热、口舌生疮，以及小便淋痛等；龙胆泻肝汤功用是泻肝胆实火，利下焦湿热，主治肝胆实火上攻的头痛、目赤、胁痛、口苦，湿热下注的淋浊、带下、阴肿等；枇杷清肺饮功效清泄肺胃之热，主治肺胃积热所致粉刺、酒渣鼻等；左金丸的功用是清泻肝火，降逆止呕，主治肝火犯胃的呕吐、口苦、嘈杂、吞酸等；苇茎汤的功用是清肺化痰，逐瘀排脓，主治肺痈；泻白散的功用是泻肺清热，止咳平喘，主治肺有伏热的咳喘、日晡热甚等。清胃散与玉女煎同为清胃热以治胃火牙痛的常用方，但前者的功用是清胃凉血，兼以升散解毒，宣达伏火，主治胃火炽盛的牙痛、头痛、牙宣出血、颊腮肿痛等；后者以清胃热为主，而兼滋肾阴，主治胃火旺而肾水不足的烦热、头痛、牙衄等。芍药汤、白头翁汤均是治疗痢疾的常用方，但前者是调和气血与清热燥湿并用，主治湿热痢疾，症见痢下赤白、里急后重等；后者功擅清热解毒，凉血止痢，主治热毒血痢，症见赤多白少、里急后重等。

5. 清虚热　青蒿鳖甲汤、清骨散均有滋阴清热的功用，都是治疗阴虚发热的常用方。但前者是养阴与透热并重，主治温病后期，阴液已伤，邪伏阴分，症见夜热早凉、热退无汗等；后者以清虚热为主，兼以滋阴透热，主治虚劳发热，症见骨蒸盗汗、唇红颧赤等。当归六黄汤功能滋阴泻火，固表止汗，主治阴虚有火，症见发热、盗汗、面赤、心烦、舌红、脉数等。

复习思考题

1. 从组方、配伍分析黄连解毒汤、普济消毒饮、仙方活命饮、五味消毒饮功用与主治的异同。
2. 试从组成、功用、主治方面比较清营汤与犀角地黄汤的异同。
3. 枇杷清肺饮为何用于治疗痤疮？临床如何运用？
4. 试分析龙胆泻肝汤配伍生地、当归以及柴胡的意义。
5. 清胃散、玉女煎均有泻火清胃之功，临床上应如何区别应用？
6. 白头翁汤、芍药汤均能治痢疾，两方在主治病机、治法及药物配伍方面有何不同？
7. 青蒿鳖甲汤主治何证？
8. 清热剂用于治疗皮肤疾病的机理是什么？

（李丽琼）

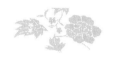

第十二章

温 里 剂

✦ **含义**

凡以温热药为主组成,具有温里助阳、散寒通脉的作用,治疗里寒证的方剂,统称温里剂。属于"八法"中的"温法"。

✦ **适应证**

里寒证。其成因或因素体阳虚,寒从中生;或因外寒直中三阴,深入脏腑;或因过服寒凉,损伤阳气。无论何种成因,总不外乎外寒入里和寒从中生两个方面。以畏寒肢凉,喜温蜷卧,面色苍白,口淡不渴,小便清长,脉沉迟或缓等为主要临床表现。

✦ **分类**

温中祛寒、回阳救逆和温经散寒三类。

✦ **使用注意**

1. 寒为阴邪,易伤阳气,故温里剂中多配伍补气药物,以使阳复气充。

2. 温里剂多由辛温燥热之品组成,临床使用时必须辨别寒热之真假。真热假寒证禁用;素体阴虚或失血之人亦应慎用,以免重伤阴血。

3. 若阴寒太盛或真寒假热,服药入口即吐者,可反佐少量寒凉药物,或热药冷服,避免格拒。

4. 使用温里剂尚需注意药物用量,当因人、因时、因地,随证变通。

第一节 温中祛寒

适应证

适用于中焦虚寒证。症见脘腹疼痛,呕恶下利,不思饮食,肢体倦怠,手足不温,舌苔白滑,脉沉细或沉迟等。

药物配伍

常用干姜、吴茱萸等温中散寒药与人参、白术等益气健脾药配伍组成。

代表方

理中丸、小建中汤、吴茱萸汤等。

理 中 丸

《伤寒论》

【组成】　人参　　干姜　　甘草炙　　白术 各三两(各90g)

【用法】　上四味,捣筛,蜜和为丸,如鸡子黄许大(9g)。以沸汤数合,和一丸,研碎,温服之,日三四服,夜二服。腹中未热,益至三四丸,然不及汤。汤法:以四物依两数切,用水八升,煮取三升,去滓,温服一升,日三服。服汤后,如食顷,饮热粥一升许,微自温,勿发揭衣被。(现代用法:上药共研细末,炼蜜为丸,重9g,每次1丸,温开水送服,每日2～3次;或作汤剂,水煎服,用量以原方比例酌减。)

【功用】　温中祛寒,补气健脾。

【主治】

1. 脾胃虚寒证。脘腹绵绵作痛,喜温喜按,呕吐,大便稀溏,脘痞食少,畏寒肢冷,口不渴,舌淡苔白润,脉沉细或沉迟无力。

2. 阳虚失血证。便血、吐血、衄血或崩漏等,血色暗淡,质清稀。

3. 脾胃虚寒所致的胸痹,或病后多涎唾,或小儿慢惊等。

【方解】　本方为温中补虚的基础方,所治诸证皆由脾胃虚寒所致。方中干姜为君,大辛大热,温脾阳,祛寒邪,扶阳抑阴。人参为臣,性味甘温,补气健脾。君臣相配,温中健脾。脾为湿土,虚则易生湿浊,故用甘温苦燥之白术为佐,健脾燥湿。甘草与诸药等量,寓意有三:一为合参、术以助益气健脾;二为缓急止痛;三为调和药性,是佐药而兼使药之用。纵观全方,温补并用,以温为主,温中阳,益脾气,助运化,故曰“理中”。

【运用】

1. 辨证要点:本方是治疗中焦脾胃虚寒证的基础方。临床应用以脘腹绵绵作痛,呕吐便溏,畏寒肢冷,舌淡,苔白,脉沉细为辨证要点。

2. 现代运用:本方常用于脾胃虚寒所致的复发性口疮、荨麻疹、黄褐斑、斑秃等,以及急慢性肠胃炎、消化性溃疡、胃痉挛、胃下垂、胃扩张、慢性结肠炎等属脾胃虚寒者。

【实验研究】

理中丸(汤)具有改善胃肠功能作用。利用复合因素合利血平注射法建立脾阳虚大鼠模型,通过小肠黏膜组织石蜡切片HE染色光镜检查、透射电镜观察等方法,对造模及治疗后大鼠小肠黏膜进行组织病理学观察。结果,光镜观察未见脾阳虚大鼠小肠黏膜上皮细胞有明显病理学改变;但透射电镜下小肠黏膜上皮细胞超微结构可见明显改变:上皮细胞间隙紧密连接变宽;粗面内质网间隙增宽;线粒体肿胀、嵴断裂、减少或结构模糊,甚至空泡化。而理中汤治疗后上述病变有明显改善。[羊燕群,郭文峰,李茹柳,等.脾阳虚大鼠小肠黏膜病理学改变及理中汤治疗.中华中医药杂志,2009,24(9):1219-1220]

【临床报道】

理中汤合封髓丹加减治疗复发性口疮34例,取得了较好的疗效。临床资料:本组34例均为门诊患者,其中男性21例,女性13例;年龄最小10岁,最大64岁,平均43.5岁;病程最长16年,最短1年。临床表现:口舌生疮,溃疡可见于舌体上下面、边、尖、根部以及上、下唇内侧黏膜,单个或多个,呈圆形或椭圆形,灰白色,基底潮红,周边红晕,疼痛难忍,反复发作,缠绵不愈,兼见消化不良,易大便溏薄,口干苦,头昏晕,舌质淡红、舌苔薄白,脉象沉细。

治疗方法:采用补土伏火法。方用理中汤合封髓丹化裁,组方:太子参 30 g,白术 15 g,干姜 6 g,黄连 10 g,黄柏 10 g,砂仁 10 g(后下),儿茶 10 g,乳香、没药各 10 g,生地 30 g,甘草 3 g,并随证加减。每日 1 剂,冷水浸泡 30 分钟,熬开 20 分钟,1 剂煎 3 次,分 3 次服用。1 个月为 1 个疗程。疗效判定标准,痊愈:口腔溃疡消失,症状缓解,停药 1 年内不复发者;显效:口腔溃疡消失,症状缓解,停药半年内不复发者,半年后即使复发,次数、程度明显减轻;有效:口腔溃疡消失,症状缓解,停药半年内复发,复发次数和程度均有减轻;无效:症状、体征无改善。治疗结果:本组 34 例中,痊愈 13 例(38.2％),显效 15 例(44.1％),有效 5 例(14.7％),无效 1 例(3％),总有效率为 97％。[李方,钟兴美,余琳. 理中汤合封髓丹治疗复发性口疮 34 例. 四川中医,2007,25(12):108-109]

【验案举例】

陈某,女,36 岁,1987 年 6 月 2 日初诊。昨天下午始出现腹胀满,轻微阵痛。全身起疙瘩块,此伏彼起,瘙痒无度,夜难成眠。口苦燥,饥时腹反胀甚。症见:面淡白,痛苦病容,胸、腹、双臂、肘伸侧、腿、臀等处布满形状、大小不一,高出皮肤的风疹块。精神萎靡,食欲不振,喜热饮。素健,无食物及药物过敏史,近日未进食虾、蟹、鱼等物。大便较硬,日一次,昨日至今未行,小便尚可。体温 37℃,血压 112/71 mmHg。腹部触诊、心肺听诊均无异常。舌淡红、苔薄腻微黄,脉沉弦细。证属上焦有热,中焦虚寒之寒热错杂证。治宜清上温中,寒热并用以燮理阴阳。拟理中汤加黄芩。处方:党参 15 g,白术、黄芩各 10 g,干姜 5 g,甘草 9 g。2 剂。日 1 剂,水煎 2 次温服。药尽 2 剂,腹痛止,疹块全消,大便通畅,知饥欲食。遂停药。[陈楚豪. 理中汤治荨麻疹. 新中医,1990,(6):20]

小 建 中 汤
《伤寒论》

【组成】 桂枝 三两(9 g),去皮　　甘草 二两(6 g),炙　　大枣 十二枚(6 g),擘　芍药 六两(18 g)　　生姜 三两(9 g),切　　胶饴 一升(30 g)

【用法】 上六味,以水七升,煮取三升,去滓,内饴,更上微火消解。温服一升,日三服。(现代用法:水煎取汁,兑入饴糖,文火加热溶化,分两次温服。)

【功用】 温中补虚,和里缓急。

【主治】 中焦虚寒,肝脾不和证。腹中拘急疼痛,喜温喜按,神疲乏力,虚怯少气;或心中悸动,虚烦不宁,面色无华;或伴四肢酸楚,手足烦热,咽干口燥。舌淡苔白,脉细弦。

【方解】 本方证因中焦虚寒,肝脾失和,化源不足所致。方中重用甘温质润之饴糖为君,温补中焦,缓急止痛。臣以辛温之桂枝,温阳气,祛寒邪;酸甘之白芍,养营阴,缓肝急,止腹痛。佐以生姜温胃散寒,大枣补脾益气。炙甘草益气和中,调和诸药,是为佐使之用。其中饴糖配桂枝,辛甘化阳,温中焦而补脾虚;芍药配甘草,酸甘化阴,缓肝急而止腹痛。六药合用,温中补虚缓急之中,蕴有柔肝理脾、益阴和阳之意,用之可使中气强健,阴阳气血生化有源,故以"建中"名之。

【运用】

1. 辨证要点:本方既是温中补虚,缓急止痛之剂;又为调和阴阳,柔肝理脾之常用方。临床应用以腹中拘急疼痛,喜温喜按,舌淡,脉细弦为辨证要点。

2. 现代运用:本方常用于脾胃虚寒所致的荨麻疹、斑秃等;以及消化性溃疡、慢性肝炎、慢性胃炎、神经衰弱、再生障碍性贫血、功能性发热等属中焦虚寒，肝脾不和者。

【实验研究】

小建中汤具有抗氧化、清除自由基、修复胃黏膜损伤等作用，具有一定延缓胃衰老的作用。小建中汤能增加老龄 Wistar 大鼠脾、胃和胸腺的脏器指数，升高总超氧化物歧化酶（SOD）活性，降低丙二醛（MDA）含量。[张朝宁，潘虹，陈光顺，等. 小建中汤延缓老龄鼠胃衰老的实验研究. 中国中医药信息杂志，2011，18(6)：45-46]

【临床报道】

小建中汤加减治疗胃脘痛 48 例，取得了较好的疗效。临床资料：48 例中，男性 39 例，女性 22 例；年龄 20～45 岁者 39 例，46～67 岁者 9 例；大便潜血试验阳性者 21 例，经 X 线检查而确诊者 42 例。治疗方法，基本方为：饴糖 18 g，芍药 12 g，桂枝 6 g，炙甘草 3 g，生姜 9 g，大枣 4 枚。每日 1 剂，水煎去渣，加入饴糖烊化，温服，并随证加减。治疗结果：48 例中腹痛等症状消失者 44 例（占 92%），明显减轻者 3 例（占 6%），1 例无效（占 2%），总有效率为 98%；大便潜血试验阳性的 21 例中，经治疗 20 例转阴（占 95%），1 例无效（占 5%）；X 线检查确诊的 42 例中，经治疗 X 线征象消失 29 例（占 69%），明显好转 4 例（占 9%），无改变 9 例（占 21%）。[夏龙发. 小建中汤治疗胃脘痛 48 例疗效观察. 国医论坛，1988，(4)：22]

【验案举例】

徐某，女，39 岁，1995 年 7 月初诊。口腔、外阴反复溃疡 2 年，经他院诊为白塞氏病。曾服强的松、雷公藤多甙片及中药汤剂，疗效不显。刻诊：精神不振，双目畏光，腹痛绵绵喜按，腹胀，气短乏力，动则加重，月经量少色淡，白带量多色白，大便溏薄。查：口腔黏膜散在溃疡，中央基底部黄色，边缘色红疼痛，外阴有两个边缘清楚、大小不等的溃疡，针刺反应(＋)，舌质淡、苔薄白，脉细数。化验：血沉 45 mm/h，冷球蛋白(＋)。证属脾虚伤湿，湿毒侵蚀。治宜健脾除湿，温中补虚止痛。处方：白芍、土茯苓各 30 g，桂枝 9 g，甘草、干姜各 6 g，大枣 6 枚，黄芪、薏米各 20 g，饴糖 60 g，元胡 12 g。水煎服，每日 1 剂，早晚分服。另配外用药，以苦参、土茯苓、忍冬藤各 30 g，水煎 2 次，漱口并坐浴。10 剂后，腹痛止，口腔无溃疡，仅外阴一处溃疡，月经、白带均正常，大便稍溏。上方加薏米至 30 g，守方治疗 1 月余，病痊愈。[于佐文，孙逊. 小建中汤新用. 陕西中医，1998，18(2)：81]

吴茱萸汤

《伤寒论》

【组成】　吴茱萸 一升(9 g)，洗　　人参 三两(9 g)　　生姜 六两(18 g)，切　　大枣十二枚(6 g)，擘

【用法】　上四味，以水七升，煮取二升，去滓。温服七合，日三服。（现代用法：水煎服。）

【功用】　温中补虚，降逆止呕。

【主治】　肝胃虚寒，浊阴上逆证。食后泛泛欲呕，或呕吐酸水，或干呕，或吐清涎冷沫，胸满脘痛，巅顶头痛，畏寒肢凉，甚则伴手足逆冷，大便泄泻，烦躁不宁，舌淡苔白滑，脉沉弦或迟。

【方解】　本方证乃肝胃虚寒，浊阴上逆所致。方中吴茱萸味辛苦而性热，归肝、脾、胃、肾经，既能温胃暖肝以祛寒，又善和胃降逆以止呕，一药而两擅其功，是为君药。重用生姜温胃散寒，降逆止呕，用为臣药。吴茱萸与生姜相配，温降之力甚强。人参甘温，益气健脾，为

佐药。大枣甘平,合人参以益脾气,合生姜以调脾胃,并能调和诸药,是佐使之药。四药配伍,温中与降逆并施,寓补益于温降之中,共奏温中补虚,降逆止呕之功。

【运用】

1. 辨证要点:本方是治疗肝胃虚寒、浊阴上逆的常用方。临床应用以食后欲吐,或巅顶头痛,干呕吐涎沫,畏寒肢凉,舌淡苔白滑,脉弦细而迟为辨证要点。

2. 现代运用:本方可用于肝胃虚寒所致的荨麻疹、黄褐斑、斑秃等,以及慢性胃炎、妊娠呕吐、神经性呕吐、神经性头痛、耳源性眩晕等属肝胃虚寒者。

【实验研究】

吴茱萸汤具有镇痛、止呕等作用。方法:通过对吴茱萸汤进行组方药量变化,在原方基础上按正交试验法组成 9 个不同配比的处方,同时对其进行 HPLC 分析和镇痛与止呕两个指标的药理实验,对所得化学数据和药理数据进行逐步回归分析。结果:确定吴茱萸汤的药效物质基础主要为产生 X4、X9、X10 和 X12 号色谱峰中的化学成分(已确认 X9 为吴茱萸次碱)。[宁黎丽,毕开顺,王瑞,等. 吴茱萸汤药效物质基础的方法学研究. 药学学报,2000,35(2):131-134]

【临床报道】

吴茱萸汤加减治疗神经性呕吐 68 例,取得了较好的疗效。临床资料:本组 68 例中,男 21 例,女 47 例;年龄最小者 15 岁,最大者 62 岁;病程最短者 3 个月,最长者 3 年;有明显诱因而发,症状较重者 56 例,无明显诱因而发,症状较轻者 12 例;均经反复使用止呕药物,而近期不能控制病情或控制后短时间内反复;均经外院及本院分别作食道、胃镜、钡餐、B 超和肝功能等检查无异常,确诊为神经性呕吐;本组 80% 患者偏胖、怕冷、急躁多虑,个别病人长期失眠,全部病人均呕吐少量胃内容物,淡而无味,不酸不臭,喜温恶寒,舌质淡、苔白,脉沉迟无热,呕吐前不恶心。中医辨证属肝胃虚寒,胃失和降,浊阴上逆。治疗方法,均采用吴茱萸汤治疗:吴茱萸 9 g,党参 12 g,生姜 15 g,大枣 10 g,并随证加减。3 剂为 1 疗程。全部病例在治疗期间均不使用与本病治疗有关的中西药物。疗效标准,显效:呕吐消失,精神体力等均恢复正常,随访 3 年以上无复发;有效:呕吐消失,随访 3 年基本无复发;无效:呕吐无改善或易复发者。治疗结果:显效 61 例(占 89.7%),有效 7 例(占 10.3%),全部有效。[廖久兴. 吴茱萸汤加减治疗神经性呕吐 68 例. 湖南中医杂志,1996,12(5):21-22]

【验案举例】

白某,女,21 岁,1992 年 1 月 18 日初诊。自诉近 2 年每逢冬令,全身起风疹团,瘙痒难忍。皮肤科诊为"慢性荨麻疹"。曾多次用西药抗过敏等治疗,效果欠佳。终日瘙痒,遇风下雨尤甚,夜不能寐,兼有肢冷,夜尿多,小腿时感拘急。舌质淡,苔薄白,舌边有齿印,脉沉迟。查体:全身布满淡红色风疹团,胸腹、大腿内侧尤多。证属阳虚血寒,风寒袭表。处方:吴茱萸 8 g,党参 12 g,当归 10 g,炒荆芥 9 g,木瓜 10 g,生姜 3 片,大枣 3 枚。服药 4 剂,风团渐消,瘙痒大减。前方木瓜易肉桂 8 g,又 5 剂,余症皆除。随访 1 年,未曾复发。[舒依,梁春梅. 吴茱萸汤应用举隅. 内蒙古中医药,1995,S1:62]

第二节　回阳救逆

适应证

适用于阳气衰微,阴寒内盛,甚或阴盛格阳、戴阳的危重病证。症见四肢厥逆,精神萎靡,恶寒蜷卧,甚或冷汗淋漓,脉微欲绝等。

药物配伍

常用附子、干姜等温热药物为主组方,或配人参等益气固脱之品。

代表方

四逆汤、回阳救急汤。

四 逆 汤

《伤寒论》

【组成】　甘草　二两(6 g),炙　　　干姜　一两半(6 g)　　　附子　一枚八片(15 g),生用,去皮,破

【用法】　上三味,以水三升,煮取一升二合,去滓,分温再服。强人可大附子一枚,干姜三两。(现代用法:水煎服。)

【功用】　回阳救逆。

【主治】　心肾阳衰寒厥证。四肢厥逆,恶寒蜷卧,神衰欲寐,面色苍白,腹痛下利,呕吐不渴,舌苔白滑,脉微细。

【方解】　本方是回阳救逆的基础方和代表方。方中以大辛大热之生附子为君,入心、脾、肾经,温壮元阳,破散阴寒,回阳救逆,生用则能迅达内外以温阳逐寒。臣以辛热之干姜,入心、脾、肺经,温中散寒,助阳通脉。附子与干姜同用,一温先天以生后天,一温后天以养先天,相须为用,相得益彰,温里回阳之力大增,是回阳救逆的常用组合。炙甘草之用有三:一则益气补中,使全方温补结合,以治虚寒之本;二则甘缓姜、附峻烈之性,使其破阴回阳而无暴散之虞;三则调和药性,并使药力作用持久,是为佐药而兼使药之用。综观本方,药简力专,大辛大热,使阳复厥回,故名"四逆汤"。

【运用】

1. 辨证要点:本方是回阳救逆的基础方和代表方。临床应用以四肢厥逆,神衰欲寐,面色苍白,脉微细为辨证要点。

2. 现代运用:本方常用于心肾阳虚所致的口腔溃疡、荨麻疹、黄褐斑、斑秃、雷诺综合征、冻疮等,以及心肌梗塞、心力衰竭、急性胃肠炎吐泻过多、某些急证大汗而见休克等属阳衰阴盛者。

【实验研究】

四逆汤具有强心、升压、抗休克、抗心肌缺血、降血脂、抗炎等作用。在病理状态下,四逆汤及配伍药提取物对内皮细胞释放前列环素 I_2(PGI$_2$)表现出良好的配伍增效关系,与干姜有协同增效作用的成分是从附子中提取的苯甲酰中乌头碱和总脂肪酸酯生物碱,与附子有协同作用的成分是从干姜中提取的癸烷和癸酮。[葛迎春,马天舒,刘平. 四逆汤提取物对

家兔血管内皮细胞释放 PGI$_2$ 的影响. 中药药理与临床,2011,27(3):1-3]

【临床报道】

四逆汤合方治疗雷诺综合征 28 例,取得了较好的疗效。临床资料:53 例患者随机分为治疗组和对照组。治疗组 28 例,女性 25 例,男性 3 例;年龄最大 45 岁,最小 18 岁;病程最长 9 年,最短 6 个月。对照组 25 例,女性 23 例,男性 2 例;年龄最大 44 岁,最小 20 岁;病程最长 8 年,最短 5 个月。两组资料经统计学处理,在年龄、病情上差异均无显著性意义($P>$ 0.05),具有可比性。治疗方法,治疗组:四逆汤合当归四逆汤化裁组成:附子 10 g,干姜、甘草、桂枝、赤芍、黄芪、延胡索各 15 g,当归 20 g,细辛 5 g,丹参 25 g。用法:每日 1 剂,分 2 次水煎服,20 天为 1 疗程。对照组:盐酸妥拉苏林 25 mg,烟酸 50 mg,每日 3 次口服。疗程同治疗组。疗效判定标准,治愈:症状、体征消失,甲皱微循环正常,冷水试验阴性;好转:症状、体征减轻,甲皱微循环好转,冷水试验好转;无效:症状、体征无好转,甲皱微循环无好转,冷水试验阳性。治疗结果:治疗组 28 例中,治愈 15 例,好转 10 例,无效 3 例,总有效率 89.29%,治愈率 53.57%;对照组 25 例中,治愈 6 例,好转 10 例,无效 9 例,总有效率 64%,治愈率 24%。两组疗效经统计学处理,差别非常显著($P<0.05$)。[于晓红,李玉秀,梁柱.四逆汤合方治疗雷诺综合征 28 例临床观察. 中医药学报,2000,(2):21]

【验案举例】

王某,男,48 岁,2009 年 10 月 2 日初诊。患者患口腔溃疡 30 余年,疼痛影响进食。曾用中西药治疗,病情未获改善。症见:口腔黏膜、舌尖部有多处溃疡面,从米粒到黄豆大小不等。舌淡苔白,脉细微。证属阴寒偏盛,阳虚上浮。治宜温补肾阳,引火归源。方用四逆汤加味:制附子 60 g,干姜 60 g,炙甘草 60 g,肉桂 10 g,煅牡蛎 20 g,黄芪 15 g,桃仁 10 g,红花 10 g。服药 3 剂后患者疮面基本愈合。为巩固疗效再进 9 剂,多年口腔溃疡得以痊愈。[俞海峰. 四逆汤临床应用. 西部中医药,2011,24(10):64]

回阳救急汤

《伤寒六书》

【组成】　熟附子(9 g)　　干姜(6 g)　　人参(6 g)　　甘草(6 g)炙　　白术(9 g)炒肉桂(3 g)　　陈皮(6 g)　　五味子(3 g)　　茯苓(9 g)　　半夏(9 g)制

【用法】　水二盅,姜三片,煎之,临服入麝香三厘(0.1 g)调服。中病以手足温和即止,不得多服。(现代用法:水煎服,麝香冲服。)

【功用】　回阳固脱,益气生脉。

【主治】　寒邪直中三阴,真阳衰微证。四肢厥冷,神衰欲寐,恶寒蜷卧,吐泻腹痛,口不渴,甚则身寒战栗,或指甲口唇青紫,或吐涎沫,舌淡苔白,脉沉微,甚或无脉。

【方解】　本方证是由寒邪直中三阴,阴寒内盛,真阳衰微欲脱所致。方中以附子配干姜、肉桂,则温里回阳,祛寒通脉之功尤著。六君子汤补益脾胃,固守中州,并能除阳虚水湿不化所生之痰饮。人参合附子,益气回阳以固脱;配五味子益气补心以生脉。麝香辛香走窜,通行十二经脉,与五味子之酸收配合,则散中有收,使诸药迅布周身,而无虚阳散越之弊。诸药相合,共收回阳生脉之效,俾厥回脉复而诸症自除。

【运用】

1. 辨证要点:本方是治疗寒邪直中三阴,真阳衰微证的常用方。临床应用以四肢厥冷,神衰欲寐,下利腹痛,脉微或无脉为辨证要点。

2. 现代运用:本方常用于急性胃肠炎吐泻过多、休克、心力衰竭等属亡阳欲脱者。

【临床报道】

回阳救急汤治疗慢性心力衰竭 180 例,取得了较好的疗效。方法:将 180 例慢性心力衰竭患者随机分成观察组和对照组,观察组 120 例,给予西药常规疗法和回阳救急汤治疗;对照组 60 例,给予西药常规治疗。连续服用 2 周,观察比较观察组和对照组中医主要症候疗效、心功能疗效。结果:服用 2 周后,中医症候疗效比较,观察组为 85.0%,对照组为 73.4%,$P<0.05$;心功能疗效比较,观察组和对照组显效率分别为 46.7% 和 41.7%,$P>0.05$;总有效率分别为 84.2% 和 70.0%($P<0.05$)。其中心功能测定应用多普勒测射血分数(LVEF),结果显示两组患者的 LVEF 较治疗前都有增加,与治疗前比较,$P<0.05$,与对照组比较,$P<0.01$。[靳建明,王明明,李万义. 回阳救急汤治疗慢性心力衰竭 180 例. 中国当代医药,2011,18(5):101]

【验案举例】

赵氏,女,年逾五旬,体尚健。1978 年季夏,缘恣食生冷骤发吐泻,一夜间暴注下泻,频频而作,迭呕青水。次日凌晨昏愦不醒,呕逆,大便失约。某医院诊为"急性胃肠炎、脱水、休克",予"乳酸钠、葡萄糖、生理盐水"等静滴,治疗一昼夜,吐泻止,但仍昏愦不醒。病家要求加用中药救治。血压为 40/20 mmHg,四肢厥冷俱过肘膝,面色苍白,二目凹陷,腹部鸣响,按之柔软,大声呼之能应,旋即昏愦。诊脉微细而数,苔白腻,额汗如珠。辨治:此症由寒凉直伤中州,脾胃失司,清浊相干,吐泻剧烈,阴阳暴竭,神明离乱昏愦不醒。此危急存亡之时,应亟拯微阳以固将脱之阴,拟回阳救急汤加减治之。方药:熟附子 12 g,干姜 10 g,肉桂 6 g,人参 15 g,白术 12 g,茯苓 15 g,陈皮 10 g,甘草 6 g,半夏 12 g,藿香 10 g,苏叶 10 g,佩兰 10 g。水煎服,日夜各进 1 剂。二诊:次日,加服上药,手足回暖,自汗止,吐泻未作,神识渐清,血压 70/40 mmHg,小便 2 次,每次约 400 mL。照原方继进 3 剂后,渐能扶坐,进流质饮食,再调治十余日康复。[任寿山. 回阳救急汤治验急症三则.北京中医杂志,1984,(2):25-26]

第三节　温经散寒

适应证

适用于寒凝经脉证。临床多表现为手足厥寒,或肢体疼痛,或发阴疽等。

药物配伍

常用桂枝、细辛等温经散寒药与当归、白芍、熟地等补养营血药配伍组成。

代表方

当归四逆汤、阳和汤。

当归四逆汤

《伤寒论》

【组成】　当归　三两(12 g)　　　桂枝　三两(9 g),去皮　　　芍药　三两(9 g)　　　　细辛三两(3 g)　　　甘草　二两(6 g),炙　　　通草　二两(6 g)　　　大枣　二十五枚(8 g),擘

【用法】 上七味,以水八升,煮取三升,去滓。温服一升,日三服。(现代用法:水煎服。)

【功用】 温经散寒,养血通脉。

【主治】 血虚寒厥证。手足厥寒,或腰、股、腿、足、肩臂疼痛,口不渴,舌淡苔白,脉沉细或细而欲绝。

【方解】 本方证由营血虚弱,寒凝经脉,血行不利所致。本方以桂枝汤去生姜,倍大枣,加当归、通草、细辛组成。方中当归甘温,养血和血;桂枝辛温,温经散寒,温通血脉,共为君药。细辛温经散寒,助桂枝温通血脉;白芍养血和营,助当归补益营血,共为臣药。通草通经脉,以畅血行;大枣、甘草益气健脾养血,共为佐药。重用大枣,既合归、芍以补营血,又防桂、辛燥烈太过,伤及阴血。甘草兼调药性而为使药。全方共奏温经散寒,养血通脉之效。本方的配伍特点是:温阳与散寒并用,养血与通脉兼施,温而不燥,补而不滞。

【运用】

1. 辨证要点:本方是养血温经散寒的常用方。临床应用以手足厥寒,舌淡苔白,脉细欲绝为辨证要点。

2. 现代运用:本方常用于血虚寒凝所致的冻疮、多形红斑、荨麻疹、斑秃、雷诺综合征、血栓闭塞性脉管炎等,以及无脉症、小儿麻痹、妇女痛经、肩周炎、风湿性关节炎等属血虚寒凝者。

【实验研究】

当归四逆冻疮膏具有抗炎、镇痛、增加组织血流量和促进中度冻伤组织复原的作用。采用炎症、疼痛、冻伤等动物模型观察当归四逆冻疮膏的药效作用,发现该方药可显著减轻小鼠耳廓肿胀,提高小鼠热刺激痛阈值,增加离体兔耳血管灌流量,并能促进兔耳冻伤组织复原。[石米扬,张莉,吴淑文,等. 当归四逆冻疮膏的药效学研究. 武汉大学学报(医学版),2001,22(3):229-230]

【临床报道】

当归四逆汤治疗寒冷性多形红斑35例,取得了较好的疗效。方法:70例患者随机分为两组,治疗组35例予当归四逆汤口服,对照组35例予仙特明片和复方芦丁片口服,两组均外用尤卓尔乳膏或聚维酮碘液。连续治疗10天。结果:治疗组总有效率88.6%,对照组总有效率62.9%,两组间比较具有极显著性差异。[王冬梅,江从舟,王一枫. 当归四逆汤治疗寒冷性多形红斑35例疗效观察. 山东中医杂志,2010,29(10):673-674]

【验案举例】

刘某,女,18岁,1993年12月10日初诊。主诉:入冬来,两手背发生多个充血性紫红色斑块,蚕豆大小,耳垂及面颊部发生红斑水疱,温暖后有胀麻灼热感。近十年来,每年入冬即发生,重则发生溃疡,入夏方能痊愈。舌质淡,脉稍沉细。诊为冻疮。治以温经通脉,补养气血。给当归四逆汤加味:当归10g,桂枝10g,白芍10g,细辛8g,木通3g,黄芪18g,鸡血藤15g,甘草6g,大枣5枚。水煎服,每日1剂,服药3剂后,部分皮疹消退。继服6剂使疹全部消退。随访3年无复发。[王兆阳,王福英. 当归四逆汤皮科应用举隅. 黑龙江中医药,1998,(4):26-27]

阳 和 汤

《外科证治全生集》

【组成】　熟地黄　一两(30 g)　　　麻黄　五分(2 g)　　　鹿角胶　三钱(9 g)　　　白芥子二钱(6 g),炒研　　　肉桂　一钱(3 g),去皮,研粉　　　生甘草　一钱(3 g)　　　炮姜炭　五分(2 g)

【用法】　水煎服。

【功用】　温阳补血,散寒通滞。

【主治】　阴疽。如贴骨疽、脱疽、流注、痰核、鹤膝风等,患处漫肿无头,皮色不变,酸痛无热,口中不渴,舌淡苔白,脉沉细或迟细。

【方解】　本方是治疗阴疽的常用方。方中重用熟地黄温补营血,填精补髓;鹿角胶温肾阳,益精血,二药合用,温阳补血,共为君药。肉桂、姜炭药性辛热,均入血分,温阳散寒,温通血脉,共为臣药。白芥子辛温,可达皮里膜外,温化寒痰,通络散结;少量麻黄,辛温达卫,宣通毛窍,开肌腠,散寒凝,共为佐药。方中鹿角胶、熟地黄得姜、桂、芥、麻之宣通,则补而不滞;麻、芥、姜、桂得熟地黄、鹿角胶之滋补,则温散而不伤正。生甘草为使,解毒而调诸药。综观本方,温阳与补血并用,祛痰与通络相伍,可使阳虚得补,营血得充,寒凝痰滞得除,治疗阴疽犹如仲春温暖和煦之气,普照大地,驱散阴霾,而布阳和,故以"阳和汤"名之。

【运用】

1. 辨证要点:本方是治疗阴疽的常用方。临床应用以患处漫肿无头,皮色不变,酸痛无热为辨证要点。

2. 现代运用:本方常用于血虚寒凝所致的冻疮、多形红斑、荨麻疹、斑秃、雷诺综合征、血栓闭塞性脉管炎等,以及骨结核、腹膜结核、慢性骨髓炎、骨膜炎、慢性淋巴结炎、类风湿性关节炎、肌肉深部脓肿等属阴寒凝滞者。

【实验研究】

阳和汤具有抗急性炎症作用。应用阳和汤、瓜蒌牛蒡汤和青霉素治疗,均能使体温和中性粒细胞百分率降低,淋巴细胞百分率升高;高剂量阳和汤能明显降低二甲苯致小鼠耳廓肿胀。[赵虹,楼丽华. 阳和汤治疗急性炎症的实验研究. 中国中医药科技,2010,17(4):306-307]

【临床报道】

火针配合阳和汤治疗阳虚型痤疮 23 例,取得了较好的疗效。临床资料:随机分为实验组及对照组。实验组 23 例,男 10 例,女 13 例;年龄 18～39·岁,平均年龄 25.3 岁;病程 1～65 个月,平均病程 19.17 个月。对照组 22 例,男 10 例,女 12 例;年龄 18～35 岁,平均年龄 24.5 岁;病程 2～67 个月,平均病程 19.36 个月。治疗方法,实验组:采用火针配合中药治疗。火针治疗取穴:阿是穴、肺俞、心俞、肝俞、脾俞、肾俞、中脘、天枢、气海、关元。中药治疗:中药治疗以阳和汤为主,有兼证者随证加减。对照组:除不用火针疗法外,中药治疗方法与实验组同。疗效评定标准:临床疗效判定按基本痊愈、显效、好转、无效四级标准。总有效率为基本痊愈率、显效率及好转率之和。痊愈:疗效指数减少≥90%;显效:疗效指数减少60%～89%;好转:疗效指数减少 20%～59%;无效:疗效指数减少≤19%。治疗结果,实验组:痊愈 16 例,显效 5 例,好转 1 例,无效 1 例,总有效率 95.65%;对照组:痊愈 3 例,显效 4 例,好转 9 例,无效 6 例,总有效率 72.73%。两组治疗前后差值组间比较差异有显著性意义

($P<0.05$),提示改善症状方面,实验组优于对照组。[李岩,何亮,刘保红,等.火针配合阳和汤治疗阳虚型痤疮的临床研究.针灸临床杂志,2011,27(4):11-13]

【验案举例】

王某,女,29岁,会计,1994年12月9日初诊。患者于1993年10月出现双手遇寒后青紫、肿胀、屈伸不利,至1994年7月出现双侧前臂皮肤硬化,双手雷诺现象加重,11月皮肤硬化由前臂扩至上臂,活动受限,伴胸、腹、背皮肤紧绷感,在多家医院诊为硬皮病。经人介绍来我科治疗。刻诊:双手遇寒青紫、屈伸不利,双上肢皮肤硬化,畏寒喜热,纳差,动则气喘,二便调,舌质淡红、苔薄腻,脉沉细。证属肾阳不足,营血虚亏,寒凝肌表。治以温阳补血,散寒通滞。方用阳和汤加味。处方:熟地、黄芪各30g,肉桂、桑枝、细辛、生甘草各3g,麻黄2g,鹿角胶9g,白芥子6g,当归、赤芍、干姜各10g。水煎,分2次服,每日1剂。服10剂后,双上臂皮肤硬化明显改善。右侧前臂约2/3有软化迹象,左侧前臂约1/2有软化迹象。胸、腹、背、腰皮肤紧绷感减轻,饮食正常。原方去桑枝加桂枝10g,麻黄量增加为6g。服30剂后,胸、腹、背、腰紧绷感明显减轻,皮肤色泽接近正常,双上臂皮肤变成浅棕色,活动较前灵活。守方继进50剂,皮肤硬化消失,雷诺现象、关节屈伸不利明显改善,因工作需要出院。予以十全大补丸、壮骨关节丸继服。随访至今,一直未发上症。[马丽.阳和汤治疗疑难杂病举隅.陕西中医,1999,20(5):235]

小　结

温里剂共选正方7首,按功用分为温中祛寒、回阳救逆、温经散寒三类。

1. 温中祛寒　理中丸温中祛寒,补气健脾,是治疗脾胃虚寒,升降失常,腹痛吐利的基础方,亦常作汤剂使用;小建中汤温中补虚,缓急止痛,是治疗中焦虚寒,肝脾失和之虚劳腹痛的常用方;吴茱萸汤以温降肝胃为主,兼补中虚,是治疗肝胃虚寒,浊阴上逆之呕吐、头痛的常用方。

2. 回阳救逆　四逆汤是回阳救逆的基础方,具有药专力宏之特点,主治阴寒内盛,阳气衰微之四肢厥逆、神衰欲寐、脉微细之证;回阳救急汤是回阳救逆,益气生脉之常用方,方中麝香与五味子相配,一散一收,尤具相反相成之妙,主治寒邪直中三阴,真阳衰微欲脱之证。

3. 温经散寒　当归四逆汤温经散寒,养血通脉,是治疗血虚寒凝所致的手足厥逆或肢体疼痛的常用方;阳和汤温阳补血,散寒通滞,是治疗阴疽的常用方。

复习思考题

1. 试述温里剂的定义、分类及其适用范围,并说明运用温里剂的注意事项。

2. 结合药物说明理中丸的主治病证、功用及配伍意义。

3. 小建中汤与桂枝汤在立法、组成及功用方面的区别是什么?

4. 吴茱萸汤的作用特点及主治病证是什么?

5. 试述四逆汤的组方意义与适应证。

6. 比较当归四逆汤与四逆汤在病机、治法、用法方面有何不同？

7. 试述阳和汤的主治病证、功用及配伍意义。

8. 温里剂用于美容与皮肤疾病的机理是什么？

（张胜）

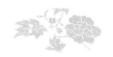

第十三章

补 益 剂

✦含义

凡以补益药为主组成,具有补益人体气、血、阴、阳等作用,主治各种虚证的方剂,统称补益剂。本类方剂是根据"虚者补之","损者益之","形不足者,温之以气,精不足者,补之以味"的理论立法,属于"八法"中的"补法"。

✦适应证

补益剂适用于虚证。虚证的成因有先天不足、后天失养和疾病损耗。虚证涉及范围广泛,主要有气、血、阴、阳诸虚不足,不论何种类型的正气虚损,其病位均离不开五脏。因此,以气、血、阴、阳为纲,五脏为目,对虚证进行辨证论治,既可执简驭繁,又便于临床运用。从而把虚证分为气虚、血虚、气血两虚、阴虚、阳虚、阴阳两虚。

1. 气虚。气虚宜补气,故补气剂适用于气虚的病证。气虚以脾气虚、肺气虚为多见。

2. 血虚。血虚宜补血,故补血剂适用于血虚的病证。血虚与心、肝、脾的关系最为密切。

3. 气血两虚。气与血相互依附,气血两虚当气血双补,故气血双补剂适用于气血两虚。

4. 阴虚。阴虚宜补阴,故补阴剂适用于阴虚的病证。阴虚证与五脏均有密切关系,其中尤以肾阴虚为主。

5. 阳虚。阳虚宜补阳,故补阳剂适用于阳虚的病证。阳虚以心、脾、肾为主,治疗心、脾阳虚的方剂,已在温里剂中介绍,本章主要介绍治疗肾阳虚的方剂。

6. 阴阳两虚。阴阳两虚宜阴阳双补,故阴阳双补剂适用于阴阳两虚的病证。

✦分类

补气、补血、气血双补、补阴、补阳和阴阳双补六类。

✦使用注意

1. 辨清虚证的实质和具体病位。

2. 注意虚实真假,勿犯虚虚实实之戒。

3. 注意脾胃功能,补益药容易壅中滞气,影响脾胃运化,可适当加入理气醒脾之品,使之补而不滞。

4. 补益药宜文火久煎。

5. 空腹或饭前服用为佳,急症则不拘时服。

第一节　补　气

【适应证】

适用于脾肺气虚证。症见倦怠乏力，少气懒言，语音低微，动则气促，面色萎白，食少便溏，舌淡苔白，脉虚弱，甚或虚热自汗，或脱肛，或子宫脱垂等。

【药物配伍】

常用补气药如人参、党参、黄芪、白术、甘草等为主组成方剂。若兼湿阻者，常配利水渗湿药如茯苓、薏苡仁等；若兼气滞者，配伍行气药如木香、陈皮等；若气虚下陷，内脏下垂者，佐以升提药如升麻、柴胡等。

【代表方】

四君子汤、参苓白术散、补中益气汤、生脉散、玉屏风散、完带汤。

四君子汤

《太平惠民和剂局方》

【组成】　人参 去芦　　白术　　茯苓 去皮（各9 g）　　甘草（6 g）炙 各等分

【用法】　上为细末。每服二钱（15 g），水一盏，煎至七分，通口服，不拘时候；入盐少许，白汤点亦得。（现代用法：水煎服。）

【功用】　益气健脾。

【主治】　脾胃气虚证。面色萎白，语声低微，气短乏力，食少便溏，舌淡苔白，脉虚弱。

【方解】　方中人参甘温益气，健脾养胃，为君药。白术苦温，健脾燥湿，加强益气助运之力，为臣药。茯苓甘淡，健脾渗湿，为佐药。白术与茯苓相配，是健脾祛湿的常用组合。炙甘草益气和中，调和诸药，功兼佐使。四药配伍，共奏益气健脾之功。

本方与温里剂的理中丸比较，两方均用人参、白术、炙甘草以补中益气。其不同者，仅一药之别，而功能相异。四君子汤配茯苓，功用以益气健脾为主，主治脾胃气虚证；理中丸用干姜，功用以温中祛寒为主，适用于中焦虚寒证。

【运用】

1. 辨证要点：本方为治疗脾胃气虚证的常用方，亦是补气的基础方，后世众多补脾益气方剂多从此方衍化而来。临床应用以面白，食少，气短乏力，舌淡苔白，脉虚弱为辨证要点。

2. 现代运用：本方常用于荨麻疹、疣，以及慢性胃炎、消化性溃疡等属脾气虚者。

【实验研究】

李海波等研究发现，四君子汤能改善D-半乳糖诱导的亚急性衰老小鼠的超氧化物歧化酶（SOD）活性明显下降，丙二醛（MDA）含量明显提高；四君子汤能够影响脑、胸腺和脾的指数，提高实验动物血清SOD和谷胱甘肽过氧化物酶（GSH-Px）活性，降低MDA含量。表明四君子汤可抗氧化，减轻自由基损伤，具有一定的抗衰老作用。［李海波，李斌. 四君子汤抗衰老的药理作用研究. 辽宁中医药大学学报，2006，8（5）：500-501］

【临床报道】

黄芪合四君子汤治疗疣病毒感染性皮肤病16例，取得较好疗效。临床资料：16例患者

(寻常疣 3 例,跖疣 4 例,扁平疣 8 例)中,男性 6 例,女性 10 例;年龄最大 53 岁,最小 21 岁,平均 33 岁;病程最长 20 年,最短 1 个月,平均 3 年半。对照组 12 例(寻常疣 3 例,跖疣 4 例,扁平疣 5 例),男性 3 例,女性 9 例;年龄最大 53 岁,最小 5 岁,平均 26 岁;病程最长 20 年,最短 1 个月,平均 2 年半。药物及服用方法:治疗组用黄芪 60 g,党参、白术、茯苓各 9 g,甘草 3 g。每日 1 剂,水煎服,6 周为 1 疗程。对照组口服左旋咪唑,每次 50 mg,一日 3 次,每 2 周连续服药 3 天,停药 11 天,6 周为 1 疗程。疗效判定标准,痊愈:皮损和自觉症状全部消退;有效:皮损减少或萎缩大于 30%,自觉症状减轻,并无新疹出现;无效:皮损消退小于 30%,自觉症状未见明显改变,或尚有新疹出现。结果:经过 1 疗程治疗,治疗组痊愈 7 例,有效 7 例,好转 2 例;对照组痊愈 3 例,有效 1 例,好转 8 例。经卡方检验 $P<0.01$。说明治疗组中药的疗效明显高于对照组西药,两组疗效有显著性差异。[蔡茂庆,李君蒂.黄芪合四君子汤治疗疣病毒感染性皮肤病的临床观察.中国农村医学,1991,(7):41]

【验案举例】

程某,女,13 岁。其母代述:患儿素体虚弱,1 周前因贪食青蛙肉后全身多处出现红色丘疹,日夜瘙痒不已,夜不能眠,精神疲惫,纳食大减,舌质暗红,苔少,脉浮。诊为荨麻疹。证属阳气不足,瘀毒内蕴。治宜扶阳益气,健脾消导,活血解毒。用芪附四君子汤化裁:制附片、白术、苍术、茯苓、当归、防风、陈皮、紫丹参、连翘、炒谷芽、炒麦芽各 10 g,党参、黄芪、怀山药、土茯苓、蚤休各 15 g,生山楂 30 g,半夏、甘草各 5 g。另用金银花 10 g,煎沸后当茶饮。1 剂知,2 剂已。[黎济民.芪附四君子汤治疗虚儿外科皮肤病举隅.国医论坛,1993,(6):25]

参苓白术散

《太平惠民和剂局方》

【组成】　莲子肉　一斤(500 g),去皮　　薏苡仁　一斤(500 g)　　缩砂仁　一斤(500 g)桔梗　一斤(500 g),炒令深黄色　　白扁豆　一斤半(750 g),姜汁浸,去皮,微炒　　白茯苓二斤(1000 g)　　人参　二斤(1000 g)　　甘草　二斤(1000 g),炒　　白术　二斤(1000 g)山药　二斤(1000 g)

【用法】　上为细末。每服二钱(6 g),大枣汤调下。小儿量岁数加减服之。(现代用法:作汤剂,水煎服,用量按原方比例酌减。)

【功用】　益气健脾,渗湿止泻。

【主治】　脾虚湿盛证。饮食不化,胸脘痞闷,肠鸣泄泻,四肢乏力,形体消瘦,面色萎黄,舌淡苔白腻,脉虚缓。

【方解】　方中人参、白术益气健脾为君。山药、莲子肉助人参、白术健脾益气,兼能止泻;白扁豆、薏苡仁、茯苓助白术以健脾渗湿,共为臣药。佐以砂仁醒脾和胃、行气化滞。桔梗宣肺利气,通调水道,又载药上行,培土生金;炒甘草健脾和中,调和诸药,均为佐药而兼使药之用。综观全方,补中气,渗湿浊,行气滞,使脾气健运,湿邪得去,则诸症自除。

本方是在四君子汤基础上加山药、莲子、白扁豆、薏苡仁、砂仁、桔梗而成。两方均有益气健脾之功,但四君子汤以补气为主,为治脾胃气虚的基础方;参苓白术散兼有和胃渗湿作用,并有保肺之效,是治疗脾虚湿盛证及体现"培土生金"治法的常用方剂。

【运用】

1. 辨证要点:本方是治疗脾虚湿盛泄泻的常用方。临床应用除脾胃气虚症状外,以泄泻、舌苔白腻、脉虚缓为辨证要点。

2. 现代运用:本方常用于湿疹、荨麻疹、黄褐斑,以及慢性胃肠炎、贫血、慢性支气管炎、慢性肾炎及妇女带下病等属脾虚湿盛者。

【实验研究】

袁丕瑞采用环磷酰胺诱导小鼠造成免疫抑制动物模型,观察参苓白术散对免疫抑制小鼠单核巨噬细胞吞噬能力以及迟发型超敏反应的影响。结果:参苓白术散能显著提高小鼠单核巨噬细胞吞噬功能及小鼠迟发型超敏反应。结论:参苓白术散有增强免疫抑制小鼠免疫功能的作用。[袁丕瑞.参苓白术散对免疫抑制小鼠免疫功能的影响研究.临床合理用药,2011,4(5 C):67-68]

【临床报道】

刘芳等用参苓白术散加减治疗慢性荨麻疹,取得较好疗效。临床资料:36 例患者均为甘肃中医学院附属医院皮肤科门诊患者,男 14 例,女 22 例;年龄 5～67 岁,平均 32.4 岁;病程 4 月～6 年。临床表现为有一过性风团,持续时间 24 小时以上,皮疹时隐时现,瘙痒,病程 6 周以上。排除肝肾功能异常及妊娠或哺乳期患者。治疗用参苓白术散加减:党参 20 g,茯苓 15 g,白术 15 g,砂仁 12 g,焦山楂、炒麦芽、神曲各 10 g,荆芥、防风、麻黄、桂枝、甘草各 12 g。每日 1 剂,水煎服,浸泡 15 分钟后再煎,早晚各服 1 次,2 周为 1 疗程,2 个疗程后统计结果。治疗期间避风寒,调情志,忌食辛辣刺激之品。结果:痊愈 15 例,好转 19 例,无效 2 例,总有效率 94.4%。[刘芳,王思农.参苓白术散加减治疗慢性荨麻疹 36 例.实用中医药杂志,2011,27(11):751]

【验案举例】

李某,女,43 岁,2009 年 10 月初诊。面部灰褐色斑片 2 年余,自行外用祛斑霜、护肤品未见明显好转。现两颊、颧部可见对称蝴蝶状斑片,融合成片,无自觉症状。患者平时易疲劳,纳可,眠差,二便调,月经量适中,色淡,白带量多。舌质淡胖,苔白腻,脉濡。诊断为"黄褐斑",证属脾虚湿盛。治疗予参苓白术散加减:黄芪 30 g,北沙参 30 g,白术 10 g,茯苓 30 g,薏苡仁 30 g,桔梗 10 g,桃仁 10 g,红花 10 g,菟丝子 15 g,桑寄生 15 g,当归 15 g,合欢皮 15 g,郁金 10 g,益母草 15 g,酸枣仁 15 g。7 剂,水煎服,3 次/天,100 mL/次。1 周后复诊:自诉疲倦、乏力症状有所改善,色斑颜色部分变淡。随证加减继服 2 月,面色基本正常,嘱患者注意防晒。随访半年未见复发。[王艳,蒋友琼.参苓白术散加味治疗皮肤病验案 3 则.甘肃中医,2010,23(12):54]

补中益气汤
《内外伤辨惑论》

【组成】　黄芪 病甚、劳役热甚者一钱(18 g)　甘草 炙 各五分(9 g)　人参 三分(6 g),去芦　当归 二分(3 g),酒焙干或晒干　橘皮 二分或三分(6 g),不去白　升麻 二分或三分(6 g)　柴胡 二分或三分(6 g)　白术 三分(9 g)

【用法】　上㕮咀,都作一服,水二盏,煎至一盏,去滓,食远稍热服。(现代用法:水煎服;或作丸剂,每服 10～15 g,每日 2～3 次,温开水或姜汤下。)

【功用】　补中益气,升阳举陷。

【主治】

1. 脾虚气陷证。饮食减少,体倦肢软,少气懒言,面色萎黄,大便稀溏,舌淡,脉虚以及脱肛、子宫脱垂、久泻、久痢、崩漏等。

2. 气虚发热证。身热,自汗,渴喜热饮,气短乏力,舌淡,脉虚大无力。

【方解】　方中重用黄芪,味甘微温,入脾肺经,补中益气,升阳固表,为君药。配伍人参、炙甘草、白术补气健脾为臣药,与黄芪合用,以增强其补中益气之功。血载气,气生血,气虚日久,营血亦亏,故用当归养血和营,助黄芪、人参补气养血;陈皮理气和胃,使诸药补而不滞,共为佐药。配伍少量升麻、柴胡升阳举陷,助君药升提下陷之中气,为佐使药。《本草纲目》谓:"升麻引阳明清气上升,柴胡引少阳清气上行,此乃禀赋虚弱,元气虚馁,及劳役饥饱,生冷内伤,脾胃引经最要药也。"炙甘草调和诸药,亦为使药。诸药合用,使气虚得补,气陷得升,气虚发热者,亦借甘温益气而除之,元气内充,则诸症自愈。

【运用】

1. 辨证要点:本方为李东垣根据《素问·至真要大论》"损者益之"、"劳者温之"之旨而制定,为补气升阳,甘温除热的代表方。临床应用以体倦乏力,少气懒言,面色萎黄,脉虚软无力为辨证要点。

2. 现代运用:内脏下垂、久泻、久痢、脱肛、重症肌无力、乳糜尿、慢性肝炎等;妇科之子宫脱垂、妊娠及产后癃闭、胎动不安、月经过多;眼科之眼睑下垂、麻痹性斜视等;皮肤科之湿疹、银屑病、痤疮等属脾胃气虚或中气下陷者,均可加减应用。

【实验研究】

李洪武等用蘑菇酪氨酸酶多巴速率氧化法测定补中益气汤对酪氨酸酶活性的影响。结果:补中益气汤水提物使酪氨酸酶活性降低。提示临床选方治疗黄褐斑时可优先考虑补中益气汤。[李洪武,赵健.部分复方中药对酪氨酸酶活性影响的实验研究.江苏中医,1999,20(11):46-47]

【临床报道】

张惠珍等用葛根加术汤合补中益气汤加减治疗肛门瘙痒症80例,取得较好疗效。临床资料:患者共80例,其中男45例,女35例;年龄最大50岁,最小19岁,平均年龄34.5岁;病程最短1年,最长20年,平均病程10.5年。治疗方法:第1~4日,服用葛根加术汤,方药组成:麻黄15g,桂枝15g,葛根30~60g,白芍10g,炙甘草15g,白术30g,生姜10g,大枣15g。日1剂,水煎2次,每次取汁200mL混匀,每日2次口服。服药期间多饮温水,多穿衣以取汗。第5~10日,服用补中益气汤化裁,方药组成:潞党参30g,黄芪15g,当归15g,升麻10g,白术15g,葛根30~60g。每日1剂,煎服法同前。如此再重复用此2方1次。20天为1疗程。结果:80例中痊愈(症状全部消失)70例,占87.5%;好转(劳累后偶感肛门痒痛,休息后消失)8例,占10.0%;无效(肛门持续痒痛,坐卧不安)2例,占2.5%。总有效率97.5%。[张惠珍,车艳华.葛根加术汤合补中益气汤加减治疗肛门瘙痒症80例.江苏中医药,2010,42(11):81]

【验案举例】

刘某,男,35岁,工人,1985年5月13日初诊。颈项处皮肤丘疹、渗液已6月余。6月前食鱼虾海鲜后,引起颈项处痛痒,并出现粟粒大小丘疹,水疱,瘙痒,曾经用西药赛庚啶等药治愈。但时隔1月后皮疹复出,皮疹增多,搔破后津滋水,不断向健肤发展。经某医院诊为"湿疹",采用普鲁卡因静脉封闭,外用地塞米松霜治疗,当时症情改善,但终未根治,时起时伏,痛苦异常。近日来,皮疹已向四肢发展,瘙痒无度。平素患慢性胃炎,伴有胃胀隐痛,纳减,食后作胀,大便溏薄日行二三次。检查:颈项、胸背、四肢皮肤散在分布丘疹、水疱、糜烂、抓痕、苔藓化之皮肤损害,边缘欠清,部分皮损处见有结痂、渗液。舌苔薄腻,质淡白,脉濡缓。诊断:慢性湿疹(浸淫疮)。责之脾胃气虚,运化失司,水湿泛溢肌肤使然。故以温补脾胃,利湿止痒消疹图治。方用补中益气汤化裁。药选:黄芪、党参、土炒白术各15g,干姜、云茯苓、炒苡仁、泽泻各12g,陈皮、甘草、地肤子各10g。7剂。并给予止痒洗剂外洗,每日1次(药由明矾15g,花椒、艾叶各8g,苦参、地肤子各15g组成)。洗后用自制湿疹粉拌麻油调搽,日1次。药后,皮疹减少,瘙痒大为减轻,渗液已停止,大便仍溏薄。上方酌加桂枝、制苍术各10g。再投7帖后,皮疹全部消失,纳谷见馨,大便成形,苔脉转为正常,诸症悉除。为巩固计,嘱病人改服参苓白术散月余。1年后病者来信云,未再复发。[司在和.补中益气汤治疗皮肤病四则.黑龙江中医药,1991,(6):20-21]

生 脉 散
《医学启源》

【组成】　人参 五分(9g)　　麦门冬 五分(9g)　　五味子 七粒(6g)

【用法】　长流水煎,不拘时服。(现代用法:1剂煎3次,1天服完。)

【功用】　益气生津,敛阴止汗。

【主治】

1.温热、暑热,耗气伤阴证。汗多神疲,体倦乏力,气短懒言,咽干口渴,舌干红少苔,脉虚数。

2.久咳伤肺,气阴两虚证。干咳少痰,短气自汗,口干舌燥,脉虚细。

【方解】　方中人参甘温,益元气,补肺气,生津液,用为君药。麦门冬甘寒,养阴清热,润肺生津,用为臣药。人参、麦冬合用,则益气养阴之功益彰。五味子酸温,敛肺止汗,生津止渴,为佐药。三药合用,一补一润一敛,共奏益气养阴,生津止渴,敛阴止汗之效。使气复津生,汗止阴存,气充脉复,故名"生脉"。至于久咳肺伤,气阴两虚证,取其益气养阴,敛肺止咳,令气阴两复,肺润津生,诸症可平。

【运用】

1.辨证要点:本方是治疗气阴两虚证的常用方。临床应用以体倦,气短,咽干,舌红,脉虚为辨证要点。若属外邪未解,或暑病热盛,气阴未伤者,均不宜用;久咳肺虚,亦应在阴伤气耗,纯虚无邪时,方可使用。

2.现代运用:本方常用于肺结核、慢性支气管炎、神经衰弱所致咳嗽和心烦失眠,以及心脏病心律不齐、瑞尔氏黑变病属气阴两虚者。生脉散经剂型改革后制成的生脉注射液,临床常用于治疗急性心肌梗死、心源性休克、中毒性休克、失血性休克及冠心病、内分泌失调等病属气阴两虚者。

【实验研究】

刘源等采用紫外灯模拟日光紫外线组合造模光老化小鼠,对生脉散抗小鼠光老化损伤进行研究。结果:生脉散能提高超氧化物歧化酶(SOD)、谷胱甘肽过氧化物酶(GSH-Px)、羟脯氨酸(HYP)的含量,降低丙二醛(MDA)含量。结论:生脉散有一定的抗光老化作用。[刘源,张咪娜,魏凯峰,等.中医抗老驻颜古方抗小鼠光老化损伤的初步研究.中国美容医学,2010,19(4):578-580]

【验案举例】

叶某,女,24岁,2004年2月20日因"颈、胸部皮肤色素沉着2年"就诊。2年前患者无明显诱因颈部两侧出现网状淡褐色斑,内分泌及性激素检查均正常,在某医科大学附院皮肤科诊为"瑞尔氏黑变病"。经西药治疗无效,后又经多处医治无效,颜色逐渐加深,面积逐渐扩大,上胸部亦出现黑褐色斑,经人介绍,求治于艾儒棣教授。就诊时见患者颈部、上胸部有黑褐色斑,呈网状,边界不清,伴月经量少、经期短、易疲倦,二便正常,舌淡红苔薄黄,脉弦细。诊断为瑞尔氏黑变病。中医辨证为气血不足,肝肾亏虚。用生脉散、圣愈汤合二至丸加减,处方:太子参30g,麦冬15g,五味子10g,泡参30g,生黄芪30g,制首乌30g,白芍20g,当归15g,川芎10g,女贞子30g,旱莲草15g,菟丝子15g,泽泻15g,苡仁30g,刺蒺藜30g,甘草6g。6剂。二诊:精神有好转,腹胀气,舌淡红苔薄脉弦,守方加淫羊藿20g、丹参12g、陈皮10g,6剂。后症状平稳,守方连服1月。三诊:畏风怕冷,便秘,舌胖淡红边有齿印,脉细弱。守方加制附片15g(先熬)、土鳖虫15g、肉苁蓉15g、草决明40g,10剂。后症状平稳,守方连服1月。四诊:色素稍有减轻,月经量正常,大便已通,守方加制附片20g(先熬)、土鳖虫20g、水蛭6g、韭子30g,10剂。后症状平稳,守方连服2月。于2004年7月26日复诊时,色素沉着变浅,有白点散在其中,伴痛经、月经夹血块、便秘,舌质偏暗苔薄,脉弦。辨证仍为气血不足,肝肾亏虚,兼气滞血瘀,肠燥便秘。治法为补益气血,滋养肝肾,兼化瘀祛斑,调经止痛,润肠通便。处方:太子参30g,生黄芪40g,鸡血藤40g,制首乌30g,女贞子30g,菟丝子15g,泽泻15g,韭子30g,肉苁蓉15g,锁阳30g,土鳖虫20g,水蛭10g,丹参30g,红花15g,焦艾15g,玄胡30g,瓜蒌仁40g,草决明40g,甘草6g。6剂。后症状平稳,守方连服2月余。2004年10月18日复诊时,色素沉着完全消退,肤色恢复正常。后随访一年半,未见复发。[陶春蓉,刘邦民,艾儒棣.中医辨证治愈瑞尔氏黑变病1例.四川中医,2007,25(2):85-86]

玉 屏 风 散

《医方类聚》

【组成】 防风 一两(30g)　黄芪 蜜炙　白术 各二两(各60g)

【用法】 上咬咀,每服三钱(9g),用水一盏半,加大枣一枚,煎至七分,去滓,食后热服。

【功用】 益气固表止汗。

【主治】 表虚自汗。汗出恶风,面色㿠白,舌淡苔薄白,脉浮虚。亦治虚人腠理不固,易感风邪。

【方解】 方中黄芪甘温,内可大补脾肺之气,外可固表止汗,为君药。白术健脾益气,助黄芪加强益气固表之力,为臣药。两药合用,使气旺表实,则汗不外泄,外邪亦难内侵。佐以防风走表散风邪。黄芪得防风,则固表不留邪;防风得黄芪,则祛风不伤正。对于表虚自汗,或体虚易于感冒者,用之有益气固表,扶正祛邪之功。方名玉屏风者,言其功用有似御风屏障,而又珍贵如玉之意。

本方与桂枝汤均可用治表虚自汗,然本方证之自汗,乃卫气虚弱,腠理不固所致;桂枝汤证之自汗,因外感风寒,营卫不和而致。故本方功专固表止汗,兼以祛风;而桂枝汤则以解肌发表,调和营卫取效。

【运用】

1. 辨证要点:本方为治疗表虚自汗的常用方剂。除自汗恶风外,以面色㿠白,舌淡脉虚为辨证要点。若属外感自汗或阴虚盗汗,则不宜使用。

2. 现代运用:本方常用于过敏性鼻炎、上呼吸道感染属表虚不固而外感风邪者,肾小球肾炎易于伤风感冒而诱致病情反复者,以及荨麻疹、斑秃、寒冷性多形红斑、银屑病等。

【实验研究】

玉屏风散能改善衰老大鼠的免疫功能,增强衰老大鼠对紫外线(UV)辐射的抵抗能力,从而发挥其延缓皮肤老化的作用。李春雨等通过建立大鼠光老化模型,观察玉屏风散对老化皮肤的影响。结果:玉屏风散的三个剂量组均能不同程度地增加光老化模型大鼠羟脯氨酸(HYP)含量,减少炎性细胞浸润、减轻血管扩张、抑制皮脂腺增生,使真皮乳头增高,胶原纤维呈恢复状态;能够不同程度提高大鼠胸腺指数;增加表皮朗罕氏细胞(LC)数量和Ia抗原的表达,与模型组相比,玉屏风散各组表皮中LC数量均较多,排列较规则,树突状外观仍然存在。[李春雨,等. 玉屏风散对老化皮肤免疫功能影响的实验研究. 中国知网(硕士论文),2009.5.1.]

【临床报道】

玉屏风散合桂枝汤治疗寒冷性荨麻疹74例,取得较好疗效。临床资料:随机选择门诊患者74例,所有患者均来自皮肤科门诊,来诊时均处于发作期。其中男性45例,女性29例;年龄最小13岁,最大45岁,平均29岁;病程最短者2周,最长者15年。所有病例均经多种抗组胺药、钙剂治疗,19例发作时曾反复短时使用皮质类激素。所有病例遇冷皮肤反复出现风团、剧痒,退后不留痕迹,风团为白色或红色,形状不一,风团以暴露部位和接触部位为主。治疗方法:方用玉屏风散合桂枝汤化裁,黄芪20 g,防风、白术各15 g,桂枝、白芍、乌梅各10 g,炙甘草6 g,生姜3片,大枣3枚。遇风明显加重者倍黄芪、防风,加荆芥10 g;畏寒者加杏仁9 g,麻黄6 g;血热夹瘀者加川芎、丹参各10 g;痒重者加苦参20 g、白鲜皮15 g、地肤子10 g。每天1剂,水煎分2次服,7~14天为1个疗程。所有病例治疗期间停用其他药物,忌食辛辣之品、酒及鱼腥等发物。结果:经1~2个疗程,治愈38例,显效29例,无效7例,总有效率为90.5%。结论:玉屏风散与桂枝汤二方化裁合用,有益气固表,祛风散寒之效,恰治寒冷性荨麻疹营卫不和,表虚卫弱之病机,疗效明显。[郭猛. 玉屏风散合桂枝汤治疗寒冷性荨麻疹74例. 医药世界,2006,(9):198]

【验案举例】

关某,女,37岁,2004年2月17日初诊。自2001年始数次出现头顶部头发大片脱落,诊断为斑秃,经治疗后痊愈。3天前又出现头发大片脱落,无痛痒,恶风寒,面色㿠白,乏力,平素精神较紧张,工作压力较大,月经前后易感冒,现月经第5天,经量少、色暗红,纳差,睡眠一般,二便调。舌淡暗、边有齿印,苔薄白,脉沉细无力。体检:头顶部两处斑片状脱发呈椭圆形,约3 cm×3 cm,边界清楚,拔发试验阳性。中医诊断:油风。辨证为肺卫不足,脾肾两虚。治以益卫固表,补益肝肾。方以玉屏风散加味。处方:黄芪、太子参各30 g,白术、何首乌各 15 g,生地黄、防风各 10 g,枸杞子 12 g,女贞子、茯苓、菟丝子 20 g,甘草 5 g。水煎服,每天 1 剂。二诊:服 7 剂,患者月经干净,精神、胃纳改善。守方减何首乌、枸杞子、女贞子、菟丝子、生地黄,加蒲公英、桑寄生各 30 g,麦冬 15 g。三诊:原脱发部位长出新发。续以上方加珍珠母 30 g,潜镇安神以巩固治疗。加减治疗 1 月,斑秃基本痊愈。[林颖.陈达灿教授运用玉屏风散治疗疑难皮肤病经验介绍.新中医,2005,37(2):15-16]

完 带 汤

《傅青主女科》

【组成】 白术 一两(30 g),土炒　山药 一两(30 g),炒　人参 二钱(6 g)　白芍五钱(15 g),酒炒　车前子 三钱(9 g),酒炒　苍术 二钱(9 g),制　甘草 一钱(3 g)　陈皮 五分(2 g)　黑芥穗 五分(2 g)　柴胡 六分(2 g)

【用法】 水煎服。

【功用】 补脾疏肝,化湿止带。

【主治】 脾虚肝郁,湿浊带下。带下色白,清稀如涕,面色㿠白,倦怠便溏,舌淡苔白,脉缓或濡弱。

【方解】 方中重用白术、山药健脾益气为君药,使脾气健运;白术兼有燥湿化浊之效,山药并有固肾止带之功。人参补中益气,以助君药补脾之力;苍术燥湿运脾,以增祛湿化浊之功;白芍柔肝理脾,使肝木条达而脾土自强;车前子利湿去浊,令湿浊从小便分利,共为臣药。陈皮理气燥湿,既可使君药补而不滞,又可行气以化湿;柴胡、芥穗之辛散,得白术则升发脾胃清阳,配白芍则疏肝解郁,用为佐药。使以甘草调药和中。诸药相配,使脾气健旺,肝气条达,清阳得升,湿浊得化,则带下自止。

【运用】

1. 辨证要点:本方为治脾虚白带之常用方。以带下清稀色白,舌淡苔白,脉濡缓为辨证要点。黄带而属肝郁化热,湿热下注者,非本方所宜。

2. 现代运用:本方常用于湿疹、痤疮、阴道炎、宫颈糜烂、盆腔炎而属脾虚肝郁,湿浊下注者。

【实验研究】

完带汤与生化汤均具有非常显著的抗炎作用。完带汤组鼠耳肿胀程度低于生化汤组,显示完带汤的抗炎效果优于生化汤。[侯泳生,石俊哲,王敏玉.生化汤、完带汤抗炎作用的实验研究.辽宁中医杂志,1992,(6):43-44]

【临床报道】

采用长强穴注射与完带汤结合治疗阴囊湿疹 45 例,取得较好疗效。临床资料:患者均来自门诊,随机分两组,治疗组 45 例,对照组 40 例。治疗方法:治疗组维生素 B_1 100 mg、B_{12} 1 mg 加 2% 利多卡因 1 mL 长强穴注射,每周 1 次,3 次为 1 疗程。同时服用完带汤:炒白术、山药各 30 g,党参、白芍、车前子各 10 g,苍术 8 g,陈皮、炙甘草各 3 g,柴胡、黑荆芥各 5 g。湿热重加黄柏、龙胆草各 10 g;寒湿者加桂枝、附子各 10 g。水煎服,每日 1 剂,3 周为 1 疗程。对照组先用 3% 硼酸溶液湿敷阴囊皮损 20 分钟,然后外涂派瑞松软膏每日 2 次,同时口服维生素 B_1 20 mg 每日 3 次、特非那定 60 mg 每日 2 次,共用 3 周。两组治疗阶段忌食鱼腥辛辣和酒,避免穿化纤类内衣裤和紧身裤。结果:治疗组痊愈 21 例,显效 17 例,有效 5 例,无效 2

例,总有效率95.6%;对照组痊愈15例,显效12例,有效3例,无效10例,总有效率75%。两组治愈率和有效率比较有显著性差异。[萧俊贤,施建设.长强穴注射与完带汤结合治疗阴囊湿疹45例临床观察.中国实用医药,2006,1(2):111]

【验案举例】

刘某,男,41岁,2005年4月20日初诊。于1年前两耳后出现簇集样丘疱疹,抓破后渗水,西医诊断为湿疹。经西药间断治疗半年余,疗效不明显。近两个月病情加重来诊。诊见:两耳后、耳廓、双侧颈项及颈胸处皮肤见有小片簇集红斑及疱疹,皮肤焮红,上有鳞屑,脱屑瘙痒,部分糜烂渗水,抓痕结痂,有时夜间因瘙痒不能入眠,纳食减少,胃脘闷胀,口黏乏味,肢困神倦,舌质淡略胖苔白水滑,脉濡缓。证属脾虚湿阻,湿郁化热,蕴于肌肤。治宜补中健脾,除湿清热。拟用完带汤加味。方药:苍术20g,党参、白术各12g,车前子、苦参、炒山药各15g,柴胡、牡丹皮、荆芥各6g,白鲜皮、陈皮、黄柏、全蝎、白芍各10g,甘草3g。水煎服,每日1剂。5剂后二诊:未发现新的红斑及疱疹,糜烂渗水减少,瘙痒略缓解,仍纳少脘胀,口黏乏味,余症及舌脉同前。守方加砂仁10g、藿香12g以理气醒胃,继服7剂。药后饮食增加,精神改善,皮肤微红,糜烂处缩小,大部分结痂,入夜后有轻度瘙痒,舌苔转为薄白,舌体正常,脉弦缓。守方再服2周,诸恙悉平。随访1年,未见复发。[李龙骧.完带汤治疗皮肤病举隅.吉林中医药,2009,29(7):612]

第二节　补　血

适应证

适用于血虚证。症见面色无华,头晕眼花,心悸失眠,唇甲色淡,舌淡,脉细等。

药物配伍

常用熟地、当归、白芍、阿胶等补血药为主组成。因气为血帅,气能生血,故常配补气之人参、黄芪等,以益气生血;血虚易致血滞,故又常与活血化瘀之川芎、红花等相伍,以去瘀生新;阴血不足而生虚热者,配丹皮、地骨皮以清虚热;补血药多阴柔腻滞,易碍胃气,故常配少许醒脾理气和胃之品,以防滋腻滞气。

代表方

四物汤、当归补血汤、归脾汤。

四　物　汤

《仙授理伤续断秘方》

【组成】　当归　去芦,酒浸炒(9g)　　川芎(6g)　　白芍(9g)　　熟干地黄　酒蒸(熟地黄已有成品,干地黄即生地黄晒干,12g)　各等分

【用法】　上为粗末。每服三钱(15g),水一盏半,煎至八分,去渣,空心食前热服。(现代用法:作汤剂,水煎服。)

【功用】　补血调血。

【主治】　营血虚滞证。头晕目眩,心悸失眠,面色无华,妇人月经不调,量少或经闭不行,脐腹作痛,甚或瘕块硬结,舌淡,口唇、爪甲色淡,脉细弦或细涩。

【方解】　方中熟地甘温味厚质润，入肝肾经，长于滋养阴血，补肾填精，为补血要药，故为君药。当归甘辛温，归肝心脾经，为补血良药，兼具活血作用，且为养血调经要药，用为臣药。佐以白芍养血敛阴；川芎入血分理血中之气，调畅气血。四药配伍，共奏补血调血之功。

本方的配伍特点，是以熟地、白芍阴柔补血之品（血中血药）与辛香之当归、川芎（血中气药）相配，动静相宜，补血而不滞血，行血而不伤血，补中有行，散中有收，温而不燥，滋而不腻，成为补血调血之良方。

【运用】

1. 辨证要点：本方是补血调经的基础方。以面色无华，唇甲色淡，舌淡，脉细为辨证要点。对于阴虚发热，以及血崩气脱之证，非其所宜。

2. 现代运用：本方常用于妇女月经不调、胎产疾病，以及荨麻疹、黄褐斑、多形性红斑、过敏性紫癜等属营血虚滞者。

【实验研究】

四物汤具有良好的抗炎、止痒作用。选用多种致炎模型和瘙痒模型，观察不同剂量四物汤对实验动物的耳肿胀、足跖肿胀、皮肤毛细血管通透性及全身和局部皮肤瘙痒的影响。结果显示在抗炎实验中，四物汤能不同程度地抑制二甲苯所致的小鼠耳肿胀和角叉菜胶所致的小鼠足跖肿胀，并能拮抗磷酸组织胺所致的小鼠毛细血管通透性增高。在止痒实验中，四物汤能明显降低右旋糖酐诱导的小鼠瘙痒发作次数及瘙痒持续时间，并可增加豚鼠耐受磷酸组织胺的致痒阈。[张文平，陈惠群，张文书，等.四物汤抗炎止痒作用的实验研究.时珍国医国药，2006，17（9）：1685-1686]

【临床报道】

李丽娜用桃红四物汤治疗面部黄褐斑 36 例，取得较好疗效。临床资料：36 例均门诊患者，年龄最大 45 岁，最小 24 岁；病程最长 3 年，最短 6 个月。治疗方法：用桃红四物汤加减治疗，桃仁 10 g，红花 10 g，熟地黄 18 g，当归 12 g，白芍 12 g，川芎 18 g，柴胡 12 g，香附 9 g，益母草 15 g，丹参 30 g，玫瑰花 9 g。肝郁气滞较重者可加香橼、佛手、橘叶或合用逍遥散；肝郁脾虚者可加白术、茯苓、山药或合用参苓白术散；肝郁肾虚者可加枸杞子、女贞子、何首乌或合用六味地黄丸。结果：痊愈 20 例，斑退，无复发；有效 12 例，斑减轻，面色改善；无效 4 例。总有效率为 88.9%。[李丽娜.桃红四物汤治疗面部黄褐斑 36 例.天津中医药，2010，27（1）：4]

【验案举例】

王某，女，19 岁，1998 年 3 月 15 日初诊。自述 5 年以来，面及手足反复出现水肿性红斑、丘疹、水疱，每年冬季发作，至来年春季渐愈。发作时瘙痒剧烈，难以忍受。先后在多家医院诊治，予以氯雷他定、西替利嗪、扑尔敏、强的松片等内服，未能完全缓解；又予以清热凉血、除湿止痒之中药内服，收效亦微。就诊时见患者面及双手足出现较多淡红色水肿性红斑、丘疹、水疱、脱屑及色素沉着斑。精神较差，面白无华，月经量少色淡，舌质淡红，脉沉细无力。诊为多形性红斑，此系血虚感寒，气血失和所致。治以养血散寒，调和气血。方拟四物汤加味：生熟地各 20 g，当归 15 g，川芎 10 g，白芍 15 g，桂枝 9 g，细辛 3 g，丹参 20 g，羌活 10 g，乌梢蛇 15 g，防风 10 g。每天 1 剂，水煎分 2 次内服。1 周后皮损颜色转淡，瘙痒减轻。上方加黄芪 30 g 继服 2 周，诸症悉除，随访至今未复发。[徐保来，杨爱琴.四物汤治疗皮肤病验案三则.中国中医基础医学杂志，2005，11（3）：237]

当归补血汤

《内外伤辨惑论》

【组成】　黄芪　一两(30 g)　　　当归　二钱(6 g),酒洗

【用法】　以水二盏,煎至一盏,去滓,空腹时温服。

【功用】　补气生血。

【主治】　血虚阳浮发热证。肌热面红,烦渴欲饮,脉洪大而虚,重按无力,亦治妇人经期、产后血虚发热头痛,或疮疡溃后,久不愈合者。

【方解】　方中重用黄芪,其用量五倍于当归,其义有二:本方证为阴血亏虚,以致阳气欲浮越散亡,此时,恐一时滋阴补血固里不及,阳气外亡,故重用黄芪补气而专固肌表,即"有形之血不能速生,无形之气所当急固"之理,此其一;有形之血生于无形之气,故用黄芪大补脾肺之气,以资化源,使气旺血生,此其二。配以少量当归养血和营,则浮阳秘敛,阳生阴长,气旺血生,而虚热自退。

至于妇人经期、产后血虚发热头痛,取其益气养血而退热。疮疡溃后,久不愈合,用本方以补气养血,扶正托毒,有利于生肌收口。

【运用】

1. 辨证要点:本方为补气生血之基础方,也是体现李东垣"甘温除热"治法的代表方。应用时除肌热、口渴喜热饮、面红外,以脉大而虚,重按无力为辨证要点。阴虚潮热证忌用。

2. 现代运用:本方常用于各种贫血、过敏性紫癜、斑秃、皮肤瘙痒症等属血虚气弱者。

【实验研究】

当归补血汤具有延缓衰老、提高免疫功能等作用。采用去势大鼠模拟妇女绝经状况,观察低雌激素水平下当归补血汤对补益气血、延缓衰老、增强免疫力的效果,以及浓度对效果的影响。当归补血汤组与模型组相比可在一定程度上提高清除自由基能力和脾脏、子宫的重量,说明其具有一定的延缓衰老和增强免疫力的能力;当归补血汤高浓度对提高清除自由基能力和脾脏、子宫的重量较低浓度当归补血汤有优势,说明高浓度当归补血汤的延缓衰老、提高免疫功能的能力更显著。[谭玄松,洪蕾. 当归补血汤对去势大鼠血清 SOD、MDA 含量和脾脏、子宫指数的影响. 中国药房,2011,22(15):1357-1358]

【临床报道】

采用针药并用治疗斑秃 18 例,取得较好疗效。临床资料:18 例中男 11 例,女 7 例;年龄最小 15 岁,最大 46 岁;病程最短半年,最长 2 年;单发性 4 例,多发性 14 例。治疗方法:针药合治组针刺百会、风池、血海、足三里、头维、三阴交等穴位;局部用梅花针叩刺,隔日 1 次。内服中药以当归补血汤、归脾汤、逍遥散为基本方,根据病情进行加减,1 个月 1 疗程。对照组Ⅰ使用赵章光 101 外涂,日 1～3 次,内服养血生发胶囊,每次 4～6 粒,每日 3 次,3 个月 1 疗程。对照组Ⅱ单纯使用刺百会、风池、血海、足三里、头维、三阴交等穴位,局部用梅花针叩刺,隔日 1 次,1 个月 1 疗程。治疗结果:3 组的治愈率分别是 83.33%,73.33%,70.00%,经统计学处理,$P < 0.01$。治疗组与对照Ⅰ组、对照Ⅱ组进行两两比较,P 值均 < 0.01,说明有显著性意义。总有效率分别是 88.89%,83.33%,80.00%,经 X^2 检验,$P > 0.01$,说明无显著性意义。从临床治疗上看,针药并用组疗程短,治疗次数少,见效快,治愈率高,因此其疗效优于对照组。[李月. 针药并用治疗斑秃 18 例临床观察. 中国美容医学,2001,10(3):198]

【验案举例】

叶某,女,36岁。因工作繁忙身心俱累,面色灰暗无光,疲惫乏力,腰膝酸软,懒言低语,双目无神,口唇干燥,起皮,舌质白,苔白,脉细。中医辨证:气血两虚。主治:补气生血。处方:当归补血汤加减,黄芪40 g,当归8 g,白芍20 g,党参15 g,熟地10 g,阿胶10 g,首乌15 g。服3剂后精神转佳,好转;继服3剂后神态、面色大为好转,脸面红润有光泽。[李秋,孟庆常,索兰草.当归补血汤美容要方治验.中国美容医学,2001,10(2):107]

归 脾 汤

《正体类要》

【组成】　白术　　当归　　白茯苓　　黄芪 炒　　远志　　龙眼肉　　酸枣仁 炒 各一钱(3 g)　　人参 一钱(6 g)　　木香 五分(1.5 g)　　甘草 三分(1 g),炙

【用法】　加生姜、大枣,水煎服。

【功用】　益气补血,健脾养心。

【主治】

1. 心脾气血两虚证。心悸怔忡,健忘失眠,盗汗虚热,体倦食少,面色萎黄,舌淡,苔薄白,脉细弱。

2. 脾不统血证。便血,皮下紫癜,妇女崩漏,月经超前,量多色淡,或淋漓不止,舌淡,脉细弱。

【方解】　方中以人参补气生血,健脾养心;龙眼肉补益心脾,养血安神,共用为君。黄芪、白术补气健脾,助人参益气健脾之功;当归补血助龙眼肉养血补心之功,共用为臣。茯苓(多用茯神)、酸枣仁、远志宁心安神;木香辛香而散,理气醒脾,与大量益气健脾药配伍,复中焦运化之功,又能防大量益气补血药滋腻碍胃,使补而不滞,滋而不腻;姜、枣调和脾胃,以资化源,共为佐药。炙甘草补气和中,调和诸药,功兼佐使。全方奏益气补血,健脾养心之功,为治疗思虑过度,劳伤心脾,气血两虚之良方。本方的配伍特点是:心脾同治,重点在脾;气血并补,但重在补气;佐以木香理气醒脾,补而不滞。

本方与补中益气汤同用参、芪、术、草以益气补脾,其不同之处是功能各有侧重。本方补气药配伍养心安神药,意在心脾双补,复二脏生血、统血之职;补中益气汤是补气药配伍升阳举陷药,意在补气升提,复脾胃升清降浊之能。因此,二方是主治亦不相同,补中益气汤主治脾胃气虚之少气懒言、发热及中气下陷诸症;本方则治心脾气血两虚之心悸怔忡,健忘失眠,体倦食少,以及脾不统血之便血、崩漏等。

【运用】

1. 辨证要点:本方是治疗心脾气血两虚的常用方。以心悸失眠,体倦食少,便血及崩漏,舌淡,脉细弱为辨证要点。

2. 现代运用:本方常用于荨麻疹、湿疹、黄褐斑、皮肤瘙痒症、消化性溃疡出血、功能性子宫出血、再生障碍性贫血、血小板减少性紫癜、神经衰弱等属心脾气血两虚及脾不统血者。

【实验研究】

归脾丸具有抗衰老作用。采用D-半乳糖衰老模型小鼠研究超微归脾丸的抗衰老作用及其机制,并与普通归脾丸进行比较。结果显示,超微归脾丸可显著提高衰老模型小鼠的胸

腺、脾、肝的脏器指数；肝组织中 MDA 不同程度下降，SOD 及 GSH-Px 活力不同程度提高，与普通归脾丸相比，差异具有显著性意义。说明超微归脾丸的抗衰老作用优于普通归脾丸，其机制可能与提高免疫功能、清除氧自由基及抗脂质过氧化有关。[桂卉,文雅萍,邹龙,等.超微归脾丸对 D-半乳糖衰老模型小鼠抗衰老作用的研究.时珍国医国药,2010,21(4):898-899]

【临床报道】

归脾丸治疗慢性荨麻疹 42 例，取得较好疗效。临床资料：42 例患者，男 11 例，女 31 例；年龄 21～65 岁，平均 38.5 岁；病程半年～5 年；其中 36 例对多种过敏原皮内试验呈不同程度阳性反应。中医分型，风寒型 15 例，气血两虚型 27 例。治疗：口服归脾丸，每日 2 次，每次 1 丸，10 天为 1 疗程，共 5～6 疗程。此期间未用激素及抗组胺药物。每月复诊，随访半年。结果：治愈 30 例(71.4%)，好转 5 例(11.9%)，无效 7 例(16.7%)；治愈者中风寒型 12 例，气血两虚型 18 例。[韩子英,王玉珍,朱桂枝.归脾丸治疗慢性荨麻疹 42 例.中国皮肤性病医学杂志,1997,(5):308]

【验案举例】

姜某，女，46 岁，1986 年 6 月 3 日初诊。1 年前眼睑及面颊部、手背及大腿内侧起大小不等丘疹，瘙痒，继则成片。神疲乏力，纳差便溏，月经不调，量多，色紫暗，每次经期淋漓 10 多天。多次诊治，未见好转，此刻正值经期来诊。患者形体消瘦，面色晦暗，疹处皮肤增厚粗糙，覆有少量的鳞屑，有色素沉着，舌质淡有瘀斑，苔白腻，脉沉涩。诊断：慢性湿疹。辨为气虚血少，内湿偏盛。当以健脾养心，活血补血，润肤止痒法治之。给以归脾汤加味：白术 12 g，苍术 15 g，茯苓 15 g，黄芪 30 g，桂圆肉 5 g，酸枣仁 10 g，党参 15 g，甘草 15 g，当归 15 g，远志 10 g，白鲜皮 10 g，地肤子 10 g，玉竹 20 g，丹参 15 g。水煎每日 1 剂，3 次分服。同时每次加冲服云南白药粉 0.5 g。服 6 剂血止，痒轻疹消。治疗月余皮损恢复，症状消失，至今健康。[姜凤居.归脾汤治疗皮肤病四则.山东中医杂志,1992,11(5):16]

第三节　气血双补

适应证

适用于气血两虚证。症见面色无华，头晕目眩，心悸怔忡，食少体倦，气短懒言，舌淡，脉虚细无力等。

药物配伍

常用补气药人参、党参、白术、炙甘草等与补血药熟地、当归、白芍、阿胶等并用组成方剂。由于气血两虚证的气虚和血虚程度往往并非相等，故组方时当据气血不足的偏重程度决定补气与补血的主次，并适当配伍理气及活血之品，使补而不滞。

代表方

八珍汤、人参养荣汤、炙甘草汤。

八珍汤(八珍散)

《瑞竹堂经验方》

【组成】 人参 白术 白茯苓 当归 川芎 白芍药 熟地黄 甘草
炙 各一两(30 g)

【用法】 上㕮咀,每服三钱(9 g),水一盏半,加生姜五片,大枣一枚,煎至七分,去滓,不
拘时候,通口服。(现代用法:或作汤剂,加生姜 3 片、大枣 5 枚,水煎服,用量根据病情
酌定。)

【功用】 益气补血。

【主治】 气血两虚证。面色苍白或萎黄,头晕目眩,四肢倦怠,气短懒言,心悸怔忡,饮
食减少,舌淡苔薄白,脉细弱或虚大无力。

【方解】 方中人参与熟地相配,益气养血,共用为君。白术、茯苓健脾渗湿,助人参益气
补脾;当归、白芍养血和营,助熟地滋养心肝,均为臣药。佐以川芎,活血行气,使地、归、芍补
而不滞。炙甘草为使,益气和中,调和诸药。全方八药,实为四君子汤和四物汤的复方。用
法中加入姜、枣为引,调和脾胃,以资气血化生,亦为佐使之用。

【运用】

1. 辨证要点:本方是治疗气血两虚证的常用方。临床应用以气短乏力,心悸眩晕,舌
淡,脉细无力为辨证要点。

2. 现代运用:本方常用于荨麻疹、皮肤瘙痒症、病后虚弱、各种慢性病,以及妇女月经不
调等属气血两虚者。

【实验研究】

八珍汤具有抗衰老作用。从抗氧化角度运用化学发光分析方法,测定八珍汤体外对全
血化学发光的影响,并研究了其对活性氧的抑制作用。结果显示,八珍汤在体外能明显抑制
白细胞吞噬氧化作用所引发的化学发光强度,可清除超氧阴离子自由基、羟基自由基、过氧
化氢,且呈量效关系。说明八珍汤对活性氧具有清除作用,其抗衰老作用的机理可能与其具
有抗氧化作用有关。[龙盛京,朱春玲,杨燕斌.四种中药方剂对全血化学发光和活性氧的抑
制作用.中国现代应用药学杂志,2000,17(4):303-306]

【临床报道】

王启君采用中药合自血疗法治疗慢性荨麻疹 34 例,取得较好疗效。临床资料:患者共
77 例,均为本院门诊就诊患者,随机分为 A、B、C 3 组。A 组 34 例,男 16 例,女 18 例,平均
年龄 31.45 岁(12～55 岁),平均病程 5.98 月(3 月～12 年);B 组 23 例,男 13 例,女 10 例,
平均年龄 28.76 岁(13～53 岁),平均病程 6.59 年(3 月～14 年);C 组 20 例,男 11 例,女 9
例,平均年龄 30.56 岁(13～49 岁),平均病程 7.34 年(4 月～10 年)。所有患者治疗前 1 个
月内未服用过糖皮质激素、免疫抑制剂,1 周内未服用过抗组胺药;无肝、肾等系统疾病,女
性患者不在妊娠期和哺乳期。血、尿常规和肝、肾功能等实验室检查均无明显异常。治疗方
法:A 组患者采用中药八珍汤加减。偏风寒证加桂枝、麻黄、羌活、荆芥、防风、白芷等;偏风
热证加用苦参、知母、蝉蜕、生石膏、生地、丹皮、赤芍等。水煎服,每日 3 次。自血疗法:从患
者的肘静脉取血 10 mL,立即在臀部作深部肌肉注射,两侧交替进行,不必加抗凝剂。每周 2
次,每 10 次为 1 疗程。B 组患者单纯给予八珍汤加减。C 组患者单纯采用自血疗法。治疗

期间嘱患者忌辛辣、酒、鱼虾等。3 组患者连用 4 周后评价疗效。结果:A 组治愈 24 例(70.59%),显效 7 例(20.59%),有效 3 例(8.82%),无效 0 例(0);B 组治愈 14 例(60.87%),显效 4 例(17.39%),有效 4 例(17.39%),无效 1 例(4.35%);C 组治愈 8 例(40.00%),显效 3 例(15.00%),有效 6(30.00%),无效 3 例(15.00%)。与 C 组比较 $P<$ 0.05。[王启君.中药合自血疗法治疗慢性荨麻疹 34 例临床观察.中国中医药科技,2008,15(2):106]

【验案举例】

刘某,男,为其母孕 8 个多月时行引产术产下儿。产下时见呼吸心跳正常,但从左臀部至会阴处有 15 cm×15 cm 左右的皮肤缺损,用西药治疗 3 月余,效果不佳。转请中医治疗。诊时患儿 5 个月大小,除皮肤缺损外,伴消瘦、神疲、纳差、舌苔白、指纹淡。该患儿 8 个多月引产而出生,属先天不足。而皮肤缺损与脾肺有关。因脾主肌肉四肢,为后天之本;肺在体为皮毛。治宜补脾肺,益气血。用八珍汤合玉屏风散加减:黄芪、党参、白术、茯苓、熟地、当归、白芍、陈皮各 6 g,炙甘草、防风各 3 g,枸杞、山药各 10 g。5 剂。水煎取汁,频喂患儿。复诊:见皮肤缺损处有小绒毛生长,精神好转,纳食增加,治疗有效。守方 10 剂。再诊时,皮肤全部长好。用香砂六君丸善其后。[朱贤文.婴儿皮肤缺损治验 1 例.湖北中医杂志,1996,18(2):51]

人参养荣汤(养荣汤)

《三因极一病证方论》

【组成】　黄芪　　当归　　桂心　　甘草 炙　　橘皮　　白术　　人参 各一两(各 30 g)　　白芍药 三两(90 g)　　熟地黄(9 g)　　五味子　　茯苓 各三分(各 4 g) 远志 半两(15 g),去心,炒

【用法】　上锉为散,每服四大钱(12 g),用水一盏半,加生姜三片、大枣两个,煎至七分,去滓,空腹服。

【功用】　益气补血,养心安神。

【主治】　心脾气血两虚证。倦怠无力,食少无味,惊悸健忘,夜寐不安,虚热自汗,咽干唇燥,形体消瘦,皮肤干枯,咳嗽气短,动则喘甚,或疮疡溃后气血不足,寒热不退,疮口久不收敛。

【方解】　本方所治为心脾气血两虚兼内热证,故方中重用酸寒之白芍,以养血补虚,敛阴止汗,兼清虚热;人参大补元气,为养心益肺补脾之要药,二者合用,益气养血,共为君药。当归、熟地助白芍以补血,黄芪、白术、茯苓、甘草助人参以补气,并助白芍固表敛汗,肉桂鼓舞气血生长,均为臣药。佐以陈皮行气和胃,远志、五味子养心安神。生姜、大枣调和脾胃,为使药。诸药配伍,共奏益气补血,养心安神之功。

【运用】

1. 辨证要点:本方是治疗气血两虚,心神失宁的常用方。临床应用以气短乏力,心悸失眠,口干唇燥,舌淡红,脉细弱或细数无力为辨证要点。

2. 现代运用:常用于雷诺氏病、皮肤角化症、皮肤溃疡、皮肤瘙痒症、贫血、病后虚弱、神经衰弱、溃疡久不愈合等慢性虚弱性疾病属气血两虚者。

【实验研究】

人参养荣汤具有抗衰老作用。观察人参养荣汤对 D-半乳糖致衰老小鼠抗氧化作用及脏器指数的影响,结果显示人参养荣汤可使衰老小鼠血清 MDA 含量降低,同时提高血清中 SOD 活性;人参养荣汤组小鼠的胸腺指数显著高于模型组;而脾、肝、肾指数各组间比较,无显著性差异。人参养荣汤通过气血双补,可以提高机体防御自由基的损害能力,增强衰老鼠胸腺指数以提高免疫功能。[宋巧梅,唐方,谢肆聪.人参养荣汤对 D-半乳糖致衰老小鼠抗氧化作用及脏器指数的影响.中国老年学杂志,2003,23(6):386-387]

【临床报道】

艾灸合人参养荣汤加减治疗皮肤溃疡 65 例,取得较好疗效。临床资料:65 例中,门诊病人 49 例,住院病人 16 例;男性 29 例,女性 36 例;年龄 10～81 岁;病程 18 天～4 个月;术后刀口溃疡 18 例,创伤溃疡 35 例,皮肤瘤肿术后溃疡 12 例。治疗方法:皮肤溃疡面按外科无菌消毒处理后,用药艾条在局部作温和回旋灸,或雀咏灸法 30～60 分钟,灸至创面干燥,无渗出液,周围皮肤红润、灼热,病人感觉舒服。若正气较弱者,重灸大足三里(双)30 分钟,激发经气、增强抗病力。每日 1 次,灸完后放置黄沙条,覆盖无菌纱块,然后用纱布包扎,直至痊愈为止。内服方用人参养荣汤加减,重用生黄芪 60～100 g,加连翘 12 g、天花粉 15 g 等。每日 1 剂,连服一段时间,视病程变化、好转而定剂数。治疗结果:痊愈 58 例,好转 7 例,总有效率 100%。[钟久鹏,陈宗良.艾灸合人参养荣汤加减治疗皮肤溃疡 65 例.江西中医药,2007,38(3):59]

【验案举例】

王某,女,29 岁,1998 年 11 月 11 日初诊。主诉:对称性手指、足趾遇寒凉麻木,皮色苍白,紫绀,继而潮红,发凉疼痛,经揉按、保温方可缓解,秋冬二季反复发作,不敢近凉水,舌淡苔白,脉沉细。经市某医院确诊为雷诺氏病,服西药治疗效果欠佳,改服中药治疗。予人参养荣汤,药用:白芍 15 g,当归 20 g,陈皮 15 g,黄芪 50 g,桂枝 15 g,红参 7.5 g,白术 15 g,熟地、茯苓各 20 g,桑枝 30 g,地龙 15 g,炙甘草 20 g,五味子 15 g,远志 20 g。进药 20 剂,症状明显好转,为巩固疗效继服前方 10 剂。1 个月后来诊,症状基本消失,嘱其服人参养荣丸以善其后。[周宇,张德放,李学东.人参养荣汤临床应用举隅.辽宁中医杂志,2003,30(9):732]

炙甘草汤(复脉汤)

《伤寒论》

【组成】 甘草 四两(12 g),炙　生姜 三两(9 g),切　桂枝 三两(9 g),去皮　人参 二两(6 g)　生地黄 一斤(50 g)　阿胶 二两(6 g)　麦门冬 半升(10 g),去心　麻仁 半升(10 g)　大枣 三十枚(10 g),擘

【用法】 上以清酒七升,水八升,先煮八味,取三升,去滓,内胶烊消尽,温服一升,日三服。(现代用法:水煎服,阿胶烊化,冲服。)

【功用】 益气滋阴,通阳复脉。

【主治】

1. 阴血阳气虚弱,心脉失养证。脉结代,心动悸,虚羸少气,舌光少苔,或质干而瘦小者。

2. 虚劳肺痿。干咳无痰,或咳吐涎沫,量少,形瘦短气,虚烦不眠,自汗盗汗,咽干舌燥,

大便干结,脉虚数。

【方解】 方中重用生地黄滋阴养血为君,《名医别录》谓地黄"补五脏内伤不足,通血脉,益气力"。配伍炙甘草、人参、大枣益心气,补脾气,以资气血生化之源;阿胶、麦冬、麻仁滋心阴、养心血、充血脉,共为臣药。佐以桂枝、生姜辛行温通,温心阳,通血脉,诸厚味滋腻之品得姜、桂则滋而不腻。用法中加清酒煎服,以清酒辛热,可温通血脉,以行药力,是为使药。诸药合用,滋而不腻,温而不燥,使气血充足,阴阳调和,则心动悸,脉结代,皆得其平。

虚劳肺痿属气阴两伤者,使用本方,是用其益气滋阴而补肺,但对阴伤肺燥较甚者,方中姜、桂、酒减少用量或不用,因为温药毕竟有耗伤阴液之弊,故应慎重使用。

本方与生脉散均有补肺气养肺阴之功,可治疗肺之气阴两虚,久咳不已。但本方益气养阴作用较强,敛肺止咳之力不足,重在治本,且偏于温补,阴虚肺燥较著或兼内热者不宜;而生脉散益气养阴之力虽不及本方,因配伍了收敛的五味子,标本兼顾,故止咳之功甚于炙甘草汤,且偏于清补,临证之时可斟酌选用。

【运用】

1. 辨证要点:本方为阴阳气血并补之剂。临床应用以脉结代、心动悸、虚羸少气、舌光色淡少苔为辨证要点。

2. 现代运用:本方常用于白塞氏病、皮肤瘙痒症、功能性心律不齐、期前收缩。对于冠心病、风湿性心脏病、病毒性心肌炎、甲状腺功能亢进等而有心悸、气短、脉结代,属阴血不足、阳气虚弱者,均可加减应用,并可用气阴两伤之虚劳干咳等。

【实验研究】

炙甘草汤具有一定清除体内自由基、延缓衰老,提高生命活力的作用。炙甘草汤不仅可使小鼠抗应激能力加强,而且还能升高小鼠外周血超氧化物歧化酶的活性及降低过氧化脂质的含量。[俞昌琪,彭小冰,郑邦英,等.炙甘草汤抗衰老等作用的实验观察.贵阳中医学院学报,1999,21(1):59-60]

【临床报道】

刘胜春用加味炙甘草汤治疗白塞氏病 30 例,取得较好疗效。临床资料:30 例均为中医科住院患者,男 14 例,女 16 例;年龄 18～53 岁,平均 37.2 岁,<20 岁 10 例,21～30 岁 8 例,30～53 岁 12 例;病程 6 个月～30 年,平均 18 年。治疗方法:予加味炙甘草汤治疗。药物组成:炙甘草 20～90 g,党参 10～40 g,桂枝 3 g,肉桂 3 g,甘松 6 g,天门冬 15 g,生地黄炭 20 g,麻仁 12 g,阿胶(烊化)15 g,附子 20～30 g,天南星 3 g,白附子 3 g,大黄 1 g,僵蚕 15 g,淫羊藿(先煎)30 g。夏季加香薷 10 g;冬季加花椒 10 g;溃疡面大,久治不愈,疼痛严重加三七粉(冲服)3 g;偏重口腔、眼等上部溃疡加竹叶 10 g、蝉蜕 10 g;偏重外阴等下部溃疡加木通 10 g、灯芯草 3 g;伴皮肤发病加瓜蒌 10 g、桑白皮 10 g。每日 1 剂,水煎取汁 300 mL 分早晚 2 次服。1 个月为 1 个疗程,1 个疗程后统计疗效。结果:本组 30 例,治愈 20 例,好转 6 例,无效 4 例,总有效率 86.7%。[刘胜春.加味炙甘草汤治疗白塞氏病 30 例.河北中医,2010,32(7):1111]

【验案举例】

刘某,女,62 岁,2002 年 1 月 25 日初诊。患者主诉全身皮肤瘙痒 2 年。患者每晚脱衣时全身瘙痒,待卧床 2 小时左右症状缓解,方可入睡。近半年来,上述症状逐渐加重,曾经注射葡萄糖酸钙、地塞米松及内服各种西药无效,现皮肤瘙痒夜晚尤甚,难以入睡。睡前必用热毛巾擦浴后症状稍见缓解。股内侧、胸背皮肤粗涩脱屑欠光泽,伴有形瘦气短,口干虚烦,潮热便干等症状,舌质红、少津无苔,脉虚数。辨证属气阴两亏,津液不足,皮肤失养,风邪内侵。治疗以滋阴益气治其本,少佐风药治其标。方选炙甘草汤加减:炙甘草、党参、桂枝、阿胶、麦门冬、麻仁、防风各10g,生地30g,大枣5枚,蝉衣6g。4剂,每日1剂,水煎服,早晚各1次。2月2日二诊:自述服药2天后夜能入睡,瘙痒感明显减轻,唯觉身上似蚁行样。仍予前方5剂,症状消失,后给予六味地黄丸及补中益气丸间服善后。4个月后追访无复发。[鲍智鸣,马占元.炙甘草汤治疗老年性疾病举隅.陕西中医,2003,24(4):366]

第四节　补　阴

适应证

适用于阴虚证,主要包括肝肾阴虚和肺胃阴虚,尤以肾阴虚证为主,症见形体消瘦,头晕耳鸣,潮热颧红,五心烦热,盗汗失眠,腰酸遗精,咳嗽咯血,口燥咽干,舌红少苔,脉细数等。

药物配伍

常用补阴药如生地、麦冬、阿胶、白芍、百合、石斛、玉竹等为主组方。肝肾阴虚兼气郁者,常配川楝子等以疏泄肝气;阴虚有热者,常配知母、黄柏等以清虚热。

代表方

六味地黄丸、左归丸、大补阴丸、一贯煎。

六味地黄丸(地黄丸)

《小儿药证直诀》

【组成】　熟地黄　八钱(24g)　　山萸肉　　干山药　各四钱(各12g)　　泽泻　牡丹皮　　茯苓　去皮　各三钱(各9g)

【用法】　上为末,炼蜜为丸,如梧桐子大。空心温水化下三丸。(现代用法:亦可水煎服。)

【功用】　滋补肝肾。

【主治】　肝肾阴虚证。腰膝酸软,头晕目眩,耳鸣耳聋,盗汗,遗精,消渴,骨蒸潮热,手足心热,口燥咽干,牙齿动摇,足跟作痛,小便淋沥,以及小儿囟门不合,舌红少苔,脉沉细数。

【方解】　方中重用熟地黄,滋阴补肾,填精益髓,为君药。山茱萸补养肝肾,并能涩精,取"肝肾同源"之意;山药补益脾阴,亦能固肾,共为臣药。三药配合,肾肝脾三阴并补,是为"三补",但熟地黄用量是山萸肉与山药之和,故仍以补肾为主。泽泻利湿而泄肾浊,使虚热从小便而解,并能防熟地黄之滋腻恋邪;茯苓淡渗脾湿,并助山药之健运,与泽泻共泻肾浊,助真阴得复其位;丹皮清泄虚热,并制山萸肉之温涩。三药称为"三泻",均为佐药。六味合用,三补三泻,其中补药用量重于"泻药",是以补为主;肾、肝、脾三阴并补,以补肾阴为主;补中寓泻,以泻助补,乃是本方的配伍特点。

【运用】

1. 辨证要点:本方是治疗肝肾阴虚证的基础方。临床应用以腰膝酸软,头晕目眩,口燥咽干,舌红少苔,脉沉细数为辨证要点。但脾虚泄泻者慎用。

2. 现代运用:本方常用于带状疱疹、雀斑、黄褐斑、痤疮、慢性肾炎、高血压病、糖尿病、肺结核、肾结核、甲状腺功能亢进、中心性视网膜炎及无排卵性功能性子宫出血、更年期综合征等属肾阴虚弱者。

【实验研究】

六味地黄丸对黑素细胞的增殖有抑制作用,能使细胞数明显减少,并能使黑素合成显著下降,使酪氨酸酶活性逐渐减弱。六味地黄丸能抑制黑素细胞增殖、黑素合成、酪氨酸酶活性,这可能是临床应用六味地黄丸治疗皮肤色素性疾病的机制。[雷水生,胡祁生,朱晓琴,等.六味地黄丸对体外培养黑素细胞的抑制作用.山东中医杂志,2002,21(12):733-735]

【临床报道】

六味地黄丸加减治疗带状疱疹 17 例,取得较好疗效。临床资料:17 例患者,男 11 例,女 6 例;年龄 58～71 岁,平均 66 岁;病程 10～31 天。皮损部位:胸腹部 9 例,腰部 8 例。治疗方法:予六味地黄丸 1 次 8 丸,1 日 3 次。加板蓝根 20 g,龙胆草 10 g,柴胡 10 g,黄芪 30 g。水煎 1 次,取汁 300 mL,分 3 次送服六味地黄丸,每日 1 剂。同时六味地黄丸 20 粒、海螵蛸 3 g 研成细粉,用凉开水调成糊状外敷,1 日 2～3 次,疗程 10 天。结果:痊愈 12 例,显效 3 例,好转 2 例,有效率 100%。[马琳,卢君.六味地黄丸加减治疗带状疱疹 17 例.福建中医药,2008,39(3):35]

【验案举例】

李某,女,23 岁,2005 年 4 月 26 日初诊。诉面部雀斑十余年。近半年来面部斑点明显增多,黑褐色斑呈圆形对侧分布于两颧部,阳光照射后颜色加深。无其他自觉症状。曾自行购买祛斑药外擦,未见好转。根据患者临床表现诊断为雀斑。予六味地黄丸加减治疗。处方:熟地黄 20 g,山茱萸 15 g,丹皮 10 g,山药 15 g,茯苓 12 g,泽泻 15 g,鸡血藤 20 g,当归 15 g,黄芪 20 g,白蒺藜 12 g。水煎服,每日 1 剂,分 3 次服用。在服中药的同时,配合白茯苓粉调蜜外敷,早晚各 1 次。患者服药 20 剂后面部斑点颜色开始变淡,斑点开始减少。嘱患者继续坚持服药 15 剂后,面部斑点开始明显消退,改汤药为丸药,服六味地黄丸成药 3 月后,面部斑点消退。[王艳.六味地黄丸加减治疗色素障碍性皮肤病治验.现代中医药,2008,28(5):65]

左 归 丸

《景岳全书》

【组成】　大怀熟地　八两(240 g)　　　山药　四两(120 g),炒　　　枸杞　四两(120 g)　山茱萸　四两(120 g)　　　川牛膝　三两(90 g),酒洗蒸熟　　　鹿角胶　四两(120 g),敲碎,炒珠　龟板胶　四两(120 g),切碎,炒珠　　菟丝子　四两(120 g),制

【用法】　上先将熟地蒸烂,杵膏,炼蜜为丸,如梧桐子大。每食前用滚汤或淡盐汤送下百余丸(9 g)。(现代用法:亦可水煎服,用量按原方比例酌减。)

【功用】　滋阴补肾,填精益髓。

【主治】　真阴不足证。头晕目眩,腰酸腿软,遗精滑泄,自汗盗汗,口燥舌干,舌红少苔,脉细。

【方解】　方中重用熟地滋肾填精,大补真阴,为君药。山茱萸养肝滋肾,涩精敛汗;山药

补脾益阴,滋肾固精;枸杞补肾益精,养肝明目;龟、鹿二胶,为血肉有情之品,峻补精髓,龟板胶偏于补阴,鹿角胶偏于补阳,在补阴之中配伍补阳药,取"阳中求阴"之义,均为臣药。菟丝子、川牛膝益肝肾,强腰膝,健筋骨,俱为佐药。诸药合用,共奏滋阴补肾,填精益髓之效。本方纯补无泻,阳中求阴是其配伍特点。

左归丸与六味地黄丸均为滋阴补肾之剂,但立法和主治均有不同。六味地黄丸以补肾阴为主,寓泻于补,适用于阴虚内热证;左归丸纯甘壮水,补而无泻,适用于真阴不足,精髓亏损之证。

【运用】

1. 辨证要点:本方为治疗真阴不足证的常用方。临床应用以头目眩晕、腰酸腿软,舌光少苔,脉细为辨证要点。方中组成药物以阴柔滋润为主,久服常服,每易滞脾碍胃,故脾虚泄泻者慎用。

2. 现代运用:本方常用于萎缩性外阴炎、痤疮、老年性痴呆、更年期综合征、老年骨质疏松症、闭经、月经量少等属于肾阴不足,精髓亏虚者。

【实验研究】

左归丸具有延缓衰老作用。D-半乳糖可以造成大鼠抗氧化酶活力降低、肝和脑海马区的 P16 蛋白表达升高,给予左归丸后大鼠血总抗氧化能力(T-AOC),肝组织过氧化氢酶(CAT)和谷胱甘肽过氧化物酶(GSH-PX)以及肝、脑组织超氧化物歧化酶(SOD)活力表现出不同程度的升高而 P16 蛋白表达降低,提示左归丸的抗衰老作用可能与其提高抗氧化酶活力和下调 P16 蛋白表达作用有关。[孙琳林,康广盛.左归丸对 D-半乳糖致亚急性衰老大鼠抗氧化酶及 P16 蛋白表达的影响.中医药学报,2010,38(1):51-54]

【临床报道】

刘兰芬等用左归丸加减治疗萎缩性外阴炎 15 例,取得较好疗效。临床资料:15 例均已婚,年龄 38~51 岁,其中 38~40 岁 4 例,40~50 岁 8 例,45~51 岁 3 例;病程 6 个月内 4 例,6 个月~1 年 7 例,1 年以上 5 例;孕产人流过频或失血过多者 10 例。全身症状:形体消瘦,面容憔悴,头晕目眩,耳鸣如蝉,面部烘热,手足心热,心烦失眠,大便干结,舌质红,苔少,脉细数。局部及月经情况:本组 15 例均见不同程度的外阴皮肤干燥、肥厚、变白、弹性低下或消失,阴道分泌物少,性交疼痛,月经周期不规律,以先期为多。方药组成:熟地 24 g,山萸肉、怀山药、枸杞子、怀牛膝、龟板胶、菟丝子各 12 g,何首乌、丹参各 15 g。外阴皮肤干燥严重、阴道分泌物极少者加玄参 15 g、知母 10 g、天冬 12 g;外阴瘙痒者加白鲜皮 15 g;失眠多梦加酸枣仁 10 g、柏子仁 12 g。每日 1 剂,水煎 3 次。第一、二煎混合于早晨空腹服,第三煎于晚临睡前服。结果:8 例治愈,4 例显效。疗程最短者为 45 天,最长者 103 天,平均 74 天。[刘兰芬,梁永刚.左归丸加减治疗萎缩性外阴炎 15 例.中医药研究,1994,(3):29]

【验案举例】

患者,男,22 岁,2008 年 6 月 11 日初诊。患者无明显诱因出现面部痤疮,以前额头部为甚,色红,微痒,个别有白色脓头,伴目干、目胀、目痛;平素易疲劳,纳少,寐可,既往痔疮及肛周炎病史;平素大便多,先干后溏,偶里急后重、便中带血,小便调;舌质红尖赤,边瘀点,苔薄白,脉沉细。初诊之,以为此病辨证属脾虚清阳不升,郁而化火,治以"助脾升阳,疏散郁火"之法。予李东垣升阳散火汤加减,酌加杞菊地黄丸以滋补肝肾,清肝明目。但服此方 14 剂后复诊,面部痤疮未见改善,且其后背部出现大量红色风疹,痒甚。又详询其病史,知患者平素遗精,数月来症状加重,伴耳鸣、腰膝酸软。细诊其舌脉,舌质红,尖点赤,中裂纹,苔薄黄,脉细数。认为其证当属真阴不足,精髓亏虚。随即予左归丸为主方加减,药用:熟地黄 20 g,山药 10 g,山茱萸 10 g,牛膝 20 g,鹿角胶 5 g,龟板胶 10 g,枸杞子 30 g,菟丝子 30 g,槐角 20 g,生地榆 20 g,当归 20 g,黄芩 10 g,防风 10 g,桂枝 10 g,白芍 10 g,甘草 10 g,生姜 3 片,大枣 5 枚。服药 7 剂后,面部痤疮及风疹均明显好转,恶风缓,服上药期间未再次出现遗精、耳鸣等症,腰膝酸软及乏力感亦较前好转,目干、肛周红肿亦有所减轻,大便日一行,基本成形,伴少量黏液,纳寐佳,舌质红,尖赤,中裂纹,苔前薄白后薄黄,脉细数。上方加密蒙花 20 g,续服 14 剂,诸症痊愈。随访至今未复发。[宋宁,潘森,史业骞.从肾论治面部痤疮验案.山东中医杂志,2009,28(12):879]

大补阴丸(大补丸)

《丹溪心法》

【组成】　熟地黄 酒蒸　　龟板 酥炙 各六两(各180 g)　　黄柏 炒褐色　　知母 酒浸,炒 各四两(各120 g)

【用法】　上为末,猪脊髓蒸熟,炼蜜为丸。每服七十丸(6～9 g)空心盐白汤送下。(现代用法:上 4 味,碾为细末,猪脊髓适量蒸熟,捣如泥状;炼蜜,混合拌匀和药粉为丸,每丸约重 15 g,每日早晚各服 1 丸,淡盐水送服。或水煎服,用量按原方比例酌减。)

【功用】　滋阴降火。

【主治】　阴虚火旺证。骨蒸潮热,盗汗遗精,咳嗽咯血,心烦易怒,足膝疼热,舌红少苔,尺脉数而有力。

【方解】　方中重用熟地、龟板滋阴潜阳,壮水制火,即所谓培其本,共为君药。继以黄柏苦寒泻相火以坚阴;知母苦寒而润,上能清润肺金,下能滋清肾水,与黄柏相须为用,苦寒降火,保存阴液,平抑亢阳,均为臣药,即所谓清其源。应用猪脊髓、蜂蜜为丸,此乃血肉甘润之品,填精益髓,既能助熟地、龟板以滋阴,又能制黄柏之苦燥,俱为佐使。诸药合用,滋阴精而降相火,培其本而清其源。本证若仅滋阴则虚火难清,单清热则犹恐复萌,故须培本清源,使阴复阳潜,虚火降而诸症悉除。本方的配伍特点是:滋阴药与清热降火药相配,培本清源,两相兼顾。其中龟板、熟地用量较重,与知、柏的比例为 3:2,表明是以滋阴培本为主,降火清源为辅。

大补阴丸与六味地黄丸虽均能滋阴降火,但后者偏于补养肾阴,而清热之力不足;前者则滋阴与降火之力较强,故对阴虚而火旺明显者,选用该方为宜。

【运用】

1. 辨证要点:大补阴丸为滋阴降火的基础方。临床应用以骨蒸潮热、舌红少苔、尺脉数而有力为辨证要点。若脾胃虚弱,食少便溏,以及火热属于实证者不宜使用。

2. 现代运用:本方常用于过敏性紫癜、皮肤角化症、皮肤瘙痒症、甲状腺功能亢进、肾结核、骨结核、糖尿病等属阴虚火旺者。

【实验研究】

大补阴丸具有免疫调节作用。大补阴丸可明显减轻空肠弯曲杆菌致敏小鼠肝脏自身免疫性炎症反应,而且可降低血清中抗 ds-DNA、ss-DNA 抗体水平。表明大补阴丸对空肠弯曲杆菌所致自身免疫反应有改善作用。此外,大补阴丸对空肠弯曲杆菌致敏小鼠异常亢进的脾细胞增殖反应具有明显的调节作用,提示大补阴丸对空肠弯曲杆菌致敏小鼠自身免疫性病理变化的改善作用与其纠正整体免疫功能失调有关。而且和地塞米松组相比也有其特点,其 T、B 淋巴细胞活性接近正常水平($P>0.05$),而地塞米松组 T、B 淋巴细胞活性降至正常以下($P<0.05$)。提示中药大补阴丸的免疫抑制作用较缓和。[张雷明,董群,赵向忠.大补阴丸对空肠弯曲杆菌致敏小鼠的免疫调节作用.中草药,2005,36(3):413-414]

【临床报道】

加味大补阴丸治疗过敏性紫癜 42 例,取得较好疗效。临床资料:42 例患者全部为门诊病人,其中男性 25 例,女性 17 例;年龄最小者 8 岁,最大者 45 岁;其中发病时间最长的 6 个月,最短的 7 天;本组病例 30 例在治疗前曾接受过西药抗过敏和激素治疗等。42 例患者均有发疹、瘀斑,其中 17 例伴有低热、咽干、便秘等;8 例伴有水泡或血泡;16 例伴有口腔黏膜、齿龈出血;25 例仅见于下肢;17 例见于全身。主要体征:局部或全身紫红色出血点,色泽鲜红或融合成片,反复出现新疹,舌质红或舌尖红,少苔或黄苔,脉弦细或细数。治疗方法:基本方为生地黄、败龟板、川黄柏、肥知母、金毛狗脊、菟丝子、女贞子、旱莲草、鲜藕节、乌梅肉、谷麦芽、大红枣。水煎服,1 剂/天,15 天为 1 个疗程。停用其他药物,如原服用激素逐步减量直至停服激素,低热加防风,便秘加火麻仁,水泡加栀子、茜草。结果:显效 27 例,有效 11例,无效 4 例,总有效率 90.5%。最短 1 个疗程,最长 6 个疗程。其中 25 例于服中药前曾以西药抗过敏,激素、维生素类等治疗无效或效果不著。[邱金山.加味大补阴丸治疗过敏性紫癜 42 例.时珍国医国药,2001,12(2):192]

【验案举例】

患者,女,17 岁,2009 年 1 月 21 日初诊。主诉:脚掌皮肤增厚 15 年,加重 1 年。患者自述幼儿时脚掌开始增厚变硬,经多家医院诊为掌跖角化病,经常使用外用药膏,无明显疗效,现求中医诊治。刻诊:双脚掌呈弥漫性角化、淡黄色、蜡样外观,手掌无明显角化迹象;头晕目涩,口干咽燥;舌质红,苔薄白,脉细数。西医诊断:弥漫性掌跖角化病。中医诊断:厚皮疮。辨证:肝肾阴虚。治法:滋补肝肾,养血润燥。方药:大补阴丸加减。药用:熟地黄 20 g,玄参 15 g,龟板 10 g,炒黄柏 10 g,知母 10 g,枸杞子 10 g,菊花 10 g,山茱萸 10 g,桑葚 20 g,女贞子 15 g,丹参 10 g,鸡血藤 10 g,全蝎 5 g,炙甘草 5 g。每日 1 剂,中药煎煮 2 次,混合 2 次煎煮的药液,每天分 2 次口服。第 3 遍煎液外洗患处,每日 2 次。配合外涂 10%水杨酸软膏。二诊:上方用 14 剂,皮损部分变软、变薄,阴虚诸症减轻。上方继续口服及外洗,外涂 10%水杨酸软膏。三诊:上方又用 21 剂,皮损大部分变软,已无蜡样外观,阴虚诸症明显减轻,但有腹胀。上方去熟地黄、黄柏,加白术 10 g、陈皮 10 g、木香 10 g,继续口服及外洗,并外涂 10%水杨酸软膏。四诊:脚掌皮肤基本接近正常,无阴虚症状。上方再服 14 剂,巩固疗效。[周宝宽.掌跖角化病证治举隅.广西中医药,2011,34(5):35-36]

一　贯　煎

《续名医类案》

【组成】　北沙参　　麦冬　　当归身(各 9 g)　　　生地黄(18~30 g)　　枸杞子(9~18 g)
川楝子　一钱半(4.5 g)(原书未著用量)

【用法】　水煎服。

【功用】 滋阴疏肝。

【主治】 肝肾阴虚,肝气郁滞证。胸脘胁痛,吞酸吐苦,咽干口燥,舌红少津,脉细弱或虚弦。亦治疝气瘕聚。

【方解】 方中重用生地黄滋阴养血,补益肝肾为君,内寓滋水涵木之意。当归、枸杞养血滋阴柔肝;北沙参、麦冬滋养肺胃,养阴生津,意在佐金平木,扶土制木,四药共为臣药。佐以少量川楝子,疏肝泄热,理气止痛,复其条达之性。该药性虽苦寒,但与大量甘寒滋阴养血药相配伍,则无苦燥伤阴之弊。诸药合用,使肝体得养,肝气得舒,则诸症可解。

本方配伍特点,是在大队滋阴养血药中,少佐一味川楝子疏肝理气,补肝与疏肝相结合,以补为主,使肝体得养,而无滋腻碍胃遏滞气机之虞,且无伤及阴血之弊。全方组方严谨,配伍得当,照顾到"肝体阴而用阳"的生理特点,诚为养肝疏肝之名方。

一贯煎与逍遥散都能疏肝理气,均可治肝郁气滞之胁痛。不同之处,逍遥散疏肝养血健脾的作用较强,主治肝郁血虚之胁痛,并伴有神疲食少等脾虚症状;一贯煎滋养肝肾的作用较强,主治肝肾阴虚之胁痛,且见吞酸吐苦等肝气犯胃症状者。

【运用】

1. 辨证要点:本方是治疗阴虚气滞而致脘胁疼痛的常用方。临床应用以脘胁疼痛、吞酸吐苦、舌红少津、脉虚弦为辨证要点。因制方重在滋补,虽可行无形之气,但不能祛有形之邪,且药多甘腻,故有停痰积饮而舌苔白腻,脉沉弦者,不宜使用。

2. 现代运用:本方常用于黄褐斑、白塞氏病、湿疹、玫瑰糠疹、皮肤瘙痒症、荨麻疹、慢性肝炎、慢性胃炎、消化性溃疡、肋间神经痛、神经症等属阴虚气滞者。

【实验研究】

一贯煎具有抗衰老作用。运用化学发光分析方法测定一贯煎体外对全血化学发光的影响,结果显示一贯煎在体外能明显抑制白细胞吞噬氧化作用所引发的化学发光强度,可清除超氧阴离子自由基、羟基自由基、过氧化氢,且呈量效关系。说明一贯煎对活性氧具有清除作用,其抗衰老作用的机理可能与其具有抗氧化作用有关。[龙盛京,朱春玲,杨燕斌.四种中药方剂对全血化学发光和活性氧的抑制作用.中国现代应用药学杂志,2000,17(4):303-306]

【临床报道】

一贯煎加味治疗黄褐斑 42 例,取得较好疗效。一般资料:42 例患者均为女性,年龄23～49 岁,病程 1 个月～18 年,其中蝶形 27 例,泛发型 15 例。治疗方法:予一贯煎加味治疗。药用:沙参 20 g,麦冬 10 g,生地 30 g,当归 15 g,枸杞子 15 g,川楝子 9 g,白芍 15 g,白术15 g,白茯苓 15 g,女贞子 12 g,旱莲草 12 g。每日 1 剂,水煎分 2 次服。1 个月为 1 个疗程,治疗 3 个疗程后观察疗效。结果:42 例患者中痊愈 11 例,显效 18 例,好转 7 例,无效 6 例,总有效率 85.7%。[王艳丽,潘秀玲.一贯煎加味治疗黄褐斑 42 例.中国中医药现代远程教育,2009,7(1):120]

【验案举例】

吴某,女,33 岁,1992 年 1 月初诊。患者口腔及外阴反复溃疡 2 年,某医院诊为白塞氏病,给予激素类药物治疗,疗效不著。刻诊:五心烦热,急躁易怒,头晕失眠多梦,口干苦,两胁胀痛,双目球结膜轻度充血,口周有数个脓疱,口唇内及舌尖、左侧大阴唇分别有 0.8 cm×

0.8 cm,0.3 cm×0.5 cm,0.3 cm×0.5 cm 的溃疡面,患处灼痛。舌红无苔,脉弦细数,重按无力。西医诊断:白塞氏病。中医诊为狐惑病。证属肝阴虚损,虚火内扰。方用一贯煎加减。药物:川楝子 10 g,麦冬 10 g,生地 20 g,沙参 15 g,黄柏 10 g,知母 10 g,玄参 20 g,枸杞子 15 g,丹皮 10 g,野菊花 15 g,青黛 10 g(包),赤小豆 15 g。另溃疡面处用锡类散外敷。上方服用 3 周后,球结膜充血消除,口唇、舌尖溃疡面吸收,大阴唇溃疡面明显缩小。前方去知母、野菊花,加赤芍 20 g、当归 10 g,服用 2 周后,患者精神好转,大阴唇溃疡面吸收,舌面出现薄白苔。为巩固疗效,再以前方加减治疗至今。患者服药期间虽然亦出现几次反复,但发病间隔时间逐渐延长,病情依次减轻,每次发病时间缩短。近两个月来未再发作。[戚海龙,郭燕.一贯煎加减临证治验.北京中医杂志,1993,(6):22]

第五节　补　阳

适应证

适用于阳虚证。阳虚以心、脾、肾为主,有关心、脾阳虚的方剂,已在温里剂介绍,本节主要论述治疗肾阳虚的方剂。肾阳虚症见面色苍白,形寒肢冷,腰膝酸痛,下肢软弱无力,小便不利,或小便频数,尿后余沥,少腹拘急,男子阳痿早泄,女子宫寒不孕,舌淡苔白,脉沉细,尺部尤甚等。

药物配伍

常用补阳药如附子、肉桂、巴戟天、肉苁蓉、仙灵脾、鹿角胶、仙茅等为主,配伍利水、补阴之品组成方剂。"善补阳者,必于阴中求阳,则阳得阴助而生化无穷"(《景岳全书·新方八略》),故常配熟地、山茱萸、山药等滋阴之品,以助阳的生化,并可借补阴药的滋润,以制补阳药的温燥;肾阳亏虚不能化气行水,易致水湿停留,故常佐以茯苓、泽泻等淡渗利水之品。

代表方

肾气丸、右归丸。

肾　气　丸

《金匮要略》

【组成】　干地黄　八两(240 g)　　薯蓣(即山药)　　山茱萸　各四两(各120 g)
泽泻　　茯苓　　牡丹皮　各三两(各90 g)　　桂枝　　附子　炮　各一两(各30 g)

【用法】　上为细末,炼蜜和丸,如梧桐子大,酒下十五丸(6 g),日再服。

【功用】　补肾助阳。

【主治】　肾阳不足证。腰痛脚软,身半以下常有冷感,少腹拘急,小便不利,或小便反多,入夜尤甚,阳痿早泄,舌淡而胖,脉虚弱,尺部沉细,以及痰饮,水肿,消渴,脚气,转胞等。

【方解】　方中附子大辛大热,为温阳诸药之首;桂枝辛甘而温,乃温通阳气要药,二药相合,补肾阳之虚,助气化之复,共为君药。然肾为水火之脏,内寓元阴元阳,阴阳一方的偏衰必将导致阴损及阳或阳损及阴,而且肾阳虚一般病程较久,多可由肾阴虚发展而来,若单补阳而不顾阴,则阳无以附,无从发挥温升之能。正如张介宾说:"善补阳者,必于阴中求阳,则阳得阴助,而生化无穷"(《类经》卷14),故重用干地黄滋阴补肾;配伍山茱萸、山药补肝脾而益精血,共为臣药。君臣相伍,补肾填精,温肾助阳,不仅可借阴中求阳而增补阳之力,而且阳药得阴药之柔润则温而不燥,阴药得阳药之温通则滋而不腻,二者相得益彰。方中补阳之品药少量轻而滋阴之品药多量重,可见其立方之旨,并非峻补元阳,乃在微微生火,鼓舞肾气,即取"少火生气"之义。再以泽泻、茯苓利水渗湿,配桂枝又善温化痰饮;丹皮苦辛而寒,擅入血分,合桂枝则可调血分之滞,三药寓泻于补,俾邪去而补药得力,为制诸阴药可能助湿碍邪之虞。诸药合用,助阳之弱以化水,滋阴之虚以生气,使肾阳振奋,气化复常,则诸症自除。

本方配伍特点有三:一是补阳之中配伍滋阴之品,阴中求阳,使阳有所化;二是少量补阳药与大队滋阴药为伍,旨在微微生火,少火生气;三是补中寓泻,以补为主,以泻助补。由于本方功用主要在于温补肾气,且作丸内服,故名之"肾气丸"。

【运用】

1. 辨证要点:本方为补肾助阳的常用方。临床应用以腰痛脚软,小便不利或反多,舌淡而胖,脉虚弱而尺部沉细为辨证要点。若咽干口燥、舌红少苔,属肾阴不足、虚火上炎者,不宜应用。

2. 现代运用:本方常用于荨麻疹、大疱性类天疱疮、慢性肾炎、糖尿病、醛固酮增多症、甲状腺功能低下、神经衰弱、肾上腺皮质功能减退、慢性支气管哮喘、更年期综合征等属肾阳不足者。

【实验研究】

肾气丸能够显著提高大鼠血液 SOD 活性,抑制自由基生成并降低 MDA 水平,细胞凋亡率显著降低。这些作用可能是金匮肾气丸抗衰老作用的重要机制之一。[王新玲,李月彩,侯颖春.金匮肾气丸抗自由基和细胞凋亡的作用.第四军医大学学报,2000,21(10):1209-1211]

【临床报道】

对金匮肾气丸抗衰老作用进行临床观察,取得较好疗效。临床资料:本组 63 例均为门诊患者,男 40 例,女 23 例;年龄 47～75 岁,平均 57.9 岁。均符合肾阳虚或肾阴虚的诊断标准,肾阳虚:腰膝酸软、形寒肢冷、头晕耳鸣、神疲、阳痿、面㿠白、舌淡胖、脉沉弱;肾阴虚:健忘少寐、耳鸣齿摇、咽干舌燥、五心烦热、盗汗遗精、足跟痛、舌红、苔少干、脉细数。方法:① 治疗方法:均给予金匮肾气丸每次 8 丸,3 次/天,饭后服用,疗程 2～6 个月。② SOD、MDA 检测:本组治疗前及治疗后 2、4、6 个月检测 SOD、MDA 水平。结果显示:金匮肾气丸可使血液中的 SOD 升高、MDA 降低,明显改善肾虚症状。[王新玲,徐希国,张桂.金匮肾气丸抗衰老作用临床观察. 山东医药,2006,46(16):82]

【验案举例】

患者,女,43 岁,主因周身反复风团 1 年就诊。患者近 1 年周身反复发作风团,遇凉加重,面白少华,冬季手足凉,夜尿 2 次,月经前后腰痛及小腹痛,舌淡,苔薄白,脉双尺沉弱。中医诊断:瘾疹(肾气不足,卫外失固)。西医诊断:慢性荨麻疹。治以温肾固阳。处方:熟地黄 18 g,山药 9 g,山茱萸 9 g,泽泻 9 g,丹皮 6 g,茯苓 6 g,桂枝 3 g,制附片 3 g。7 剂,水煎服,每日 1 剂,分 2 次服用。自诉服药后 3 天风团明显减少,继服前方 14 剂,2 周后无新发皮疹。随访无复发。[华华.应用仲景方治疗皮肤病点滴体会.实用皮肤病学杂志,2010,3(3):164]

右 归 丸

《景岳全书》

【组成】 熟地黄 八两(240 g) 山药 四两(120 g),炒 山茱萸 三两(90 g),微炒 枸杞子 三两(90 g),微炒 菟丝子 四两(120 g),制 鹿角胶 四两(120 g),炒珠 杜仲 四两(120 g),姜汁炒 肉桂 二两(60 g) 当归 三两(90 g) 制附子 二两,渐可加至五六两(60～180 g)

【用法】 上先将熟地蒸烂杵膏,加炼蜜为丸,如梧桐子大。每服百余丸(6～9 g),食前用滚汤或淡盐汤送下;或丸如弹子大,每嚼服二三丸(6～9 g),以滚白汤送下。(现代用法:亦可水煎服,用量按原方比例酌减。)

【功用】 温补肾阳,填精益髓。

【主治】 肾阳不足,命门火衰证。年老或久病气衰神疲,畏寒肢冷,腰膝软弱,阳痿遗精,或阳衰无子,或饮食减少,大便不实,或小便自遗,舌淡苔白,脉沉而迟。

【方解】 方中附子、肉桂、鹿角胶培补肾中元阳,温里祛寒,共为君药。熟地黄、山萸肉、枸杞子、山药滋阴益肾,养肝补脾,填精补髓,取"阴中求阳"之义,共为臣药。再用菟丝子、杜仲补肝肾、强腰膝,配以当归养血和血,共补肝肾精血,为佐药。诸药合用,以温肾阳为主而阴阳兼顾,肝脾肾并补,妙在阴中求阳,使元阳得以归原,故名"右归丸"。

本方配伍特点:一是以温补肾阳为主,辅以滋肾阴、补阴精之功,如此配伍,"阳得阴助,生化无穷",体现了"阴中求阳"的治疗法则;二是本方纯补无泻,专于温补。

【运用】

1. 辨证要点:本方为治肾阳不足,命门火衰的常用方。临床应用以神疲乏力,畏寒肢冷,腰膝酸软,脉沉迟为辨证要点。由于本方纯补无泻,故对肾虚兼有湿浊者,不宜使用。

2. 现代运用:本方常用于阿狄森氏病、皮肤瘙痒症、肾病综合征、老年骨质疏松症、精少不育症,以及贫血、白细胞减少症等属肾阳不足者。

【实验研究】

右归丸具有抗衰老作用。以自然衰老大鼠为动物模型,观察右归丸对老年大鼠海马、杏仁核氨基酸类神经递质天门冬氨酸、谷氨酸、甘氨酸、γ-氨基丁酸和单胺类神经递质 5-HT、NE 含量变化的影响,探讨老年机体神经元的神经递质的变化,以及右归丸延缓老年大鼠神经内分泌调控退化的作用机制。结果显示与青年对照组相比,老年对照组大鼠海马、杏仁核 Asp、Glu、Gly、GABA 含量有不同程度升高,而与老年对照组相比,两用药组含量有不同程度降低。同时,老年对照组大鼠海马 NE 含量减少,右归丸组能提高老年大鼠海马 NE 含量。而各组大鼠 5-HT 含量无明显差异。说明右归丸通过不同程度地纠正老年大鼠海马和杏仁核脑区氨基酸类与单胺类神经递质的紊乱状态,使兴奋性和抑制性神经递质趋向平衡,从而有助于改善大脑边缘系统,延缓机体衰老。[戴薇薇,金国琴,张学礼,等.左归丸、右归丸对老年大鼠海马、杏仁核氨基酸类和单胺类神经递质含量变化的影响.中国老年学杂志,2006,26(8):1066-1069]

【临床报道】

加味长春丸(右归丸合归脾汤加味)对衰老证候疗效明显。临床资料:选择年龄 55～70 岁的老年前期和老年期 72 例作为观察对象,男 48 例,女 24 例,平均年龄 61 岁,均伴有更年期病症表现。衰老证候选择标准:凡是倦怠乏力、自汗、便秘、面色㿠白、失眠多梦、腰膝酸软、心悸气短、五心烦热、咽干口燥、舌质淡、脉细弱等,具有以上证候四个者,作为观察对象。加味长春丸方由归脾汤与右归丸加味合成:党参、龙眼肉、山药、熟地、白芍、炒杜仲、枸杞子、炙黄芪、白术、菟丝子、桑葚子、续断、炙甘草、茯苓、远志、狗脊、牛膝、酸枣仁、人参、肉桂、当归按3∶4∶4∶8∶3∶3∶3∶3∶3∶3∶3∶3∶3∶1∶3∶2∶2∶2∶2∶2∶2∶2制成的浓缩颗粒(6 g),每次1丸,每日2次口服,30天为1个疗程。另制同种重量、外观完全相同的安慰剂,平行给药进行观察,记录其有关症状和体征的变化。结果:服加味长春丸组显效16例(47%),有效10例(28%),无效9例(25%);安慰剂组显效5例(14%),有效6例(16%),无效26例(70%)。对两组给药前后衰老见证积分值进行统计学处理,服加味长春丸组 $P<0.001$,服安慰剂组 $P>0.05$。由此表明:加味长春丸对老年前期和老年期病人的衰老证候有较好疗效,对延缓衰老大有益处。[李运河,陈震,马若军.加味长春丸对衰老证候影响的临床观察.黑龙江中医药,1992,(1):48]

【验案举例】

吴某,男,45岁,工人,1983年11月18日初诊。患者于1980年11月始形体渐瘦,皮肤发黑,恶心纳差,疲乏无力,在当地医院服中药治疗不效,前来省某医院检查。查面、舌、齿龈、黏膜均见斑块,色素沉着,胸背白斑,乳晕色深,17-酮类固醇 6.72 mg/24 h,17-羟皮质类固醇 4.7 mg/24 h,诊为阿狄森氏病,转余用中药治疗。诊见形体消瘦,全身皮肤熏黑,头晕目眩,疲倦乏力,胸闷短气,形寒肢冷,牙龈灰黑,纳差,舌淡有瘀斑、苔薄白,脉沉细,重按无力。证属肾阳虚衰,不能温煦血脉,以致循行不畅,出现瘀浊外显之象。治宜补肾壮阳,温煦活血。处方:熟地、丹参、怀山药各 15 g,山萸肉、枸杞子、盐杜仲、当归、菟丝子各 12 g,鹿角胶、龟板胶各 10 g,肉桂粉、田七粉、甘草各 3 g,制附片 6 g。1984年3月2日复诊:皮肤牙龈色泽恢复正常,诸症消失,精神好,纳增,查17-酮类固醇 8.9 mg/24 h,17-羟皮质类固醇 8.2 mg/24 h,能坚持正常工作。于1985年7月追访,病未复发。[肖勇.加味右归汤治愈阿狄森氏病验案.新中医,1988,(3):23]

第六节　阴阳双补

适应证

适用阴阳两虚证。症见头晕目眩,腰膝酸软,阳痿遗精,畏寒肢冷,午后潮热等。

药物配伍

常用补阴药如熟地、山茱萸、龟板、何首乌、枸杞子,和补阳药如肉苁蓉、巴戟天、附子、肉桂、鹿角胶等共同组成方剂,并根据阴阳虚损的情况,分别主次轻重。

代表方

地黄饮子、龟鹿二仙胶、七宝美髯丹。

地黄饮子(地黄饮)

《圣济总录》

【组成】　熟干地黄 焙(12 g)　　巴戟天 去心　　山茱萸 炒　　石斛 去根　　肉苁蓉

酒浸,切焙　　附子 炮裂,去皮脐　　五味子 炒　　官桂 去粗皮　　白茯苓 去黑皮
麦门冬 去心,焙　　菖蒲　　远志 去心 各半两(各15 g)

【用法】 上为粗末,每服三钱匕(9～15 g),水一盏,加生姜三片,大枣二枚,擘破,同煎七分,去滓,食前温服。

【功用】 滋肾阴,补肾阳,开窍化痰。

【主治】 下元虚衰,痰浊上泛之喑痱证。舌强不能言,足废不能用,口干不欲饮,足冷面赤,脉沉细弱。

【方解】 方用熟地黄、山茱萸滋补肾阴;肉苁蓉、巴戟天温壮肾阳,以上四味,共为君药。配伍附子、肉桂之辛热,以助温养下元,摄纳浮阳,引火归源;石斛、麦冬、五味子滋养肺肾,金水相生,壮水以济火,均为臣药。石菖蒲与远志、茯苓合用,是开窍化痰,交通心肾的常用组合,是为佐药。姜、枣和中调药,功兼佐使。综观全方,标本兼治,阴阳并补,滋阴药与温阳药的药味及用量相当,补阴与补阳并重,上下同治,而以治本治下为主。诸药合用,使下元得以补养,浮阳得以摄纳,水火既济,痰化窍开则"喑痱"可愈。

【运用】

1. 辨证要点:本方为治疗肾虚喑痱的常用方。临床应用以舌喑不语,足废不用,脉沉细弱为辨证要点。方中阴阳并补,温而不燥,是其特长。然毕竟偏于温补,故对气火上升、肝阳偏亢而阳热之象明显者,不宜应用。

2. 现代运用:本方常用于皮肤瘙痒症、晚期高血压病、脑动脉硬化、中风后遗症、脊髓炎等慢性疾病过程中出现阴阳两虚者。

【实验研究】

地黄饮子具有延缓衰老作用。地黄饮子能使老年大鼠血、脑过氧化脂质(LPO)含量明显下降,超氧化物歧化酶(SOD)、谷胱甘肽过氧化物酶(GSH-Px)活性明显升高,红细胞膜、脑线粒体膜流动性显著提高。表明地黄饮子的抗衰老效用与其提高老龄机体的抗氧化能力有关。[谢鸣,袁学勤,张家俊,等.地黄饮子对老龄大鼠的血、脑组织过氧化脂质及相关酶的影响.中国实验方剂学杂志,2001,7(6):21-23]

【临床报道】

地黄饮子加减治疗老年皮肤瘙痒症58例,取得较好疗效。临床资料:58例均为门诊患者,排除了糖尿病、肝胆疾患、肾病、药物中毒等疾病,治疗前均接受过西药治疗。男48例,女10例;年龄最小52岁,最大85岁,平均66.2岁;病史最长14年,最短2年,平均5.5年。患者多在秋冬发病,次年春季逐渐缓解或消退。所有病例有不同程度的局部或全身皮肤瘙痒,部位以肩背、躯干、四肢伸侧为主,局部皮肤干燥或脱屑,抓痕明显,甚或基底潮红,抓破处有血痂,无渗液,瘙痒呈阵发性,轻重不等,尤以夜晚为甚,伴心烦失眠,口干咽燥喜饮,大便干结或正常,小便黄或清,舌质红,苔薄白或薄黄,脉沉细或细数。治疗方法为地黄饮子加减:熟地、当归、何首乌、生地、玄参各20 g,丹皮10 g,刺蒺藜10 g,白僵蚕10 g,红花6 g,生甘草6 g。若瘙痒日久,加乌梢蛇10 g、全蝎6 g,但量宜轻,免伤津液。上方水煎服,每天1剂,连服14剂为1个疗程。服药期间停用西药,嘱患者禁食辛辣腥味,饮食宜清淡,多食青菜水果,改变饮酒、喝浓茶及咖啡的习惯,洗澡不宜勤,水温不宜过高,并尽量少用肥皂。外用药:黄柏、黄芩、大黄、地肤子、苦参各20 g,入内服药渣中布包再煎水3000 mL,将冰片10 g

放入外用洗浴。结果:治愈 47 例,有效 11 例,无效 0 例。[李桂深.地黄饮子加减治疗老年皮肤瘙痒症 58 例.现代中西医结合杂志,2008,17(35):5496]

【验案举例】

患者,男,72 岁,2004 年 12 月 19 日初诊。自述全身皮肤瘙痒反复 9 年余,每年秋冬季节发作,春夏季渐缓解。此次发病已月余,四肢躯干瘙痒难忍,入夜尤甚,心烦失眠,口干喜饮,纳食尚可,大便时而干结,小便色黄,舌质红,苔薄黄,脉细数。皮肤检查:四肢及躯干皮肤呈弥漫潮红、干燥,有脱屑,皮肤粗糙,局部有抓痕、血痂。辨证属老年阴血亏虚,血不养肤。治以滋补阴血,养血润燥,祛风止痒。方用地黄饮子加减,基本方加乌梢蛇 10 g、全蝎6 g。每天 1 剂,外洗方煎剂洗浴。半月后瘙痒消失,皮损消退,精神好,二便正常。随访 2 年未复发。[李桂深.地黄饮子加减治疗老年皮肤瘙痒症 58 例.现代中西医结合杂志,2008,17(35):5496]

龟鹿二仙胶

《医便》

【组成】 鹿角 用新鲜麋鹿杀角,解的不用,马鹿角不用,去角脑梢骨二寸绝断,劈开,净用十斤(5000 g)　龟板 去弦,洗净,捶碎,五斤(2500 g)　人参 十五两(450 g)　枸杞子三十两(900 g)

【用法】 上前三味袋盛,放长流水内浸三日。用铅坛一只,如无铅坛,底下放铅一大片亦可,将角并甲放入坛内,用水浸,高三五寸,黄蜡三两封口,放大锅内,桑柴火煮七昼夜。煮时坛内一日添热水一次,勿令沸起,锅内一日夜添水五次,候角酥取出,洗,滤净去滓。其滓即鹿角霜、龟甲霜也。将清汁另放。另将人参、枸杞子用铜锅以水三十六碗,熬至药面无水,以新布绞取清汁,将滓置石臼水捶捣细,用水二十四碗又熬如前。又滤又捣又熬,如此三次,以滓无味为度。将前龟、鹿汁并参、杞汁和入锅内,文火熬至滴水成珠不散,乃成胶也。每服初起一钱五分(4.5 g),十日加五分(1.5 g),加至三钱(9 g)止,空心酒化下,常服乃可。(现代用法:上用铅坛熬胶,初服酒服 4.5 g,渐加至 9 g,空心时服用。)

【功用】 滋阴填精,益气壮阳。

【主治】 真元虚损,精血不足证。全身瘦削,阳痿遗精,两目昏花,腰膝酸软,久不孕育。

【方解】 方中鹿角胶甘咸而温,善于温肾壮阳,益精补血;龟板胶甘咸而寒,长于填补精髓,滋养阴血,二味为血肉有情之品,最能峻补阴阳而化生精血,共为君药。配伍枸杞子益肝肾、补精血,以辅助龟、鹿二药之功;更用人参补后天、益中气,以增强气血生化之源,均为臣药。四味合用,阴阳并补,气血兼顾,故又能益寿延年,养精种子。

【运用】

1. 辨证要点:本方为阴阳气血同补之剂,既能滋补肝肾,又可补益脾胃。临床应用以腰膝酸软,两目昏花,阳痿遗精为辨证要点。但本方纯补,不免滋腻,故脾胃虚弱而食少便溏者不宜使用,或合用四君子汤以助运化。

2. 现代运用:本方常用于蜂窝组织炎、内分泌障碍引起的发育不良、重症贫血、神经衰弱,以及性功能减退等属阴阳两虚者。

【实验研究】

龟鹿二仙胶具有抗衰老作用。采用 D-半乳糖所致衰老大鼠模型研究龟鹿二仙颗粒的抗氧化能力。结果显示与正常对照组相比,模型对照组血清、心、肝、肾匀浆超氧化物歧化酶(SOD)、谷胱甘肽过氧化物酶(GSH-Px)活力显著降低,丙二醛(MDA)含量显著增高。与模型对照组相比,各给药防治组 SOD、GSH-Px 活力显著增高,MDA 含量显著降低。说明龟鹿二仙胶颗粒对 D-半乳糖所致衰老大鼠具有显著提高抗氧化能力的作用。[王树鹏,刘书宇.龟鹿二仙胶颗粒对 D-半乳糖所致衰老大鼠抗氧化能力的影响.中药药理与临床,2011,27(1):1-3]

【临床报道】

龟鹿二仙胶囊治疗虚损衰老,取得较好疗效。临床资料:40 例患者中,住院病人 25 例,门诊病人 15 例;年龄最小者 46 岁,最大者 78 岁,平均 62.05 岁;病程最短者半年,最长者 28 年,平均 5.42 年。治疗方法:口服龟鹿二仙胶囊,每次 4 粒,每日 3 次,连服 1 个月为 1 疗程。治疗期间,除感冒外,停用其他治疗药物,禁服各类保健品。40 例患者服药 1 个月后,显效 25 例(62.5%),有效 14 例(35.0%),无效 1 例(2.5%),总有效率为 97.5%。[潘琦,潘杨,何东初.龟鹿二仙胶囊治疗虚损衰老临床研究.中国中医药信息杂志,2001,8(8):23-24]

【验案举例】

陈某,男,30 岁。左臀部注射青霉素处出现硬结、疼痛,经 1 周后成痈化脓,在市某医院切排脓液约 80 mL。切排脓后一直在该院换药、引流治疗,但脓液不尽,创口不收。诊见:创口长约 2 cm,其下有可容一鸡蛋大空腔,创面色淡而少红活,并附有少许清稀脓液,无臭,兼神疲乏力、多汗、面色淡白、舌淡脉弱。证属结毒残留,气血两虚,病位在血脉肌肤。治疗除继续换药、引流外,加服中药以补益气血,兼和营解毒。方用龟鹿二仙胶加味:龟板 30 g(击碎,先煎),鹿茸 3 g(研细末冲服),红参 10 g(另炖),枸杞 30 g,黄芪 30 g,当归 15 g,丹参 30 g,制乳香 10 g,制没药 10 g。每日 1 剂,水煎服,分早晚 2 次空腹温服,创口自收。[卢训丛.龟鹿二仙胶临床运用举隅.中国中医药信息杂志,1998,5(11):36]

七宝美髯丹

《医方集解》

【组成】　何首乌 大者,赤白各一斤,去皮、切片,黑豆拌,九蒸九晒(300 g)　　白茯苓 乳拌,半斤(牛奶拌匀,阴干,150 g)　　怀牛膝 酒浸,同首乌第七次蒸至第九次,半斤(150 g)(若何首乌已有制品,单独取牛膝 150 g 酒拌蒸一小时)　　当归 酒洗 半斤(150 g)　　枸杞 酒浸　　菟丝子 酒浸蒸 各半斤(各 150 g)　　破故纸(即补骨脂)用黑芝麻拌炒,四两(120 g)

【用法】　蜜丸,盐汤或酒下,并忌铁器。(现代用法:碾细,炼蜜丸,每丸重 10 g,早、晚各服一丸,淡盐开水送服。)

【功用】　滋肾水,益肝血。

【主治】　肝肾不足。须发早白,脱发,齿牙动摇,腰膝酸软,梦遗滑精,肾虚不育等。

【方解】　方中何首乌味涩能固精,味苦能坚筋骨,为君药。枸杞、菟丝子入肝肾,助君药何首乌填精补肾,固精止遗;牛膝补肝肾,强筋骨;当归补血养肝,四药共为臣药。补骨脂温补肾阳,阳中求阴,则阴得阳升而泉源不竭;茯苓淡渗利湿,以泻助补,二药共为佐药。全方合用,肾水得滋,肝血得养,则诸症可愈。

【运用】

1. 辨证要点:本方为补肝肾的常用方。临床应用以须发早白,腰膝酸软,梦遗滑精为辨证要点。

2. 现代运用:本方常用于须发早白、脱发、牙周病,以及男子不育属肝肾不足者。

【实验研究】

七宝美髯丹具有抗衰老作用。七宝美髯丹具有延长家蚕寿命,提高人胚肺二倍体细胞传代次数,改善老年动物 SOD、LPO 与大脑脂褐素,提高 T 淋巴细胞转换率,增强耐缺氧、抗疲劳能力和记忆力,改善血清微量元素、血脂及血浆胰岛素等作用。[瞿延晖,张六通,梅家俊,等.七宝美髯丹对衰老生物学影响的综合实验研究. 中国实验方剂学杂志,2002,8(3):20-23]

【临床报道】

七宝美髯丹加味治疗斑秃,取得较好疗效。临床资料:142 例患者中,男性 56 例,女性 86 例;年龄最大者 47 岁,最小者 13 岁,平均 32 岁;病程最短者 2 周,最长者 2 年,以 1～6 个月为多。主要表现:头发呈斑状脱发,无自觉症状或轻微瘙痒,轻者仅有一处脱发区,重者有数处,或多处融合成大片状脱发。治疗方法,基本方:桑寄生 12 g,牛膝 12 g,补骨脂 9 g,黑芝麻 24 g,菟丝子 12 g,女贞子 15 g,枸杞子 15 g,制首乌 12 g,旱莲草 12 g,生地黄、熟地黄各 15 g,当归 9 g,川芎 9 g,红花 6 g,桑叶 9 g,白蒺藜 12 g,白鲜皮 9 g,防风 6 g,菊花 9 g,丹皮 9 g,地肤子 12 g。加减:有心悸不寐者加酸枣仁(生炒各半)36 g、珍珠母 18 g(捣);脾胃不和者加生白术 12 g、陈皮 12 g、炙甘草 6 g、橘络 12 g、砂仁 12 g、乌药 9 g。水煎服,每日 1 剂,早晚 2 次分服,2 周为 1 疗程。结果:痊愈 101 例,显效 29 例,有效 9 例,无效 3 例。其中 1 个疗程痊愈者 6 例,2 个疗程痊愈者 21 例,3 个疗程痊愈者 45 例,4 个疗程痊愈者 29 例。总有效率 91.55%,治愈率 71.13%。[江超,姜华静.七宝美髯丹加味治疗斑秃. 上海中医药杂志,2002,(12):21-22]

【验案举例】

李某,女,45 岁,2001 年 9 月 18 日初诊。患者头顶部、前额角、枕部片状脱发 2 月余。2 月前无意发现头顶部有一小片脱发,未予重视,后继续多处脱发,脱发区逐渐扩大加重,眉毛亦有脱落。经外用内服多种中西药,效果不显。诊见:神疲乏力,头目眩晕,腰膝酸软,食欲不佳,失眠多梦,月经过少,舌质淡、少苔,脉沉细。查:头顶、前额角、枕部有多片约 1 cm×1 cm,最大 3 cm×2 cm 脱发区,脱发区界限清楚,头皮光滑,其间有少许散在毳毛,眉毛稀疏。诊断斑秃(普秃)。证属精血不足,血虚脱发。治宜滋补肝肾,养血生发。方用七宝美髯丹加减。处方:制何首乌、熟地黄各 20 g,当归、白芍、枸杞子、茯苓各 15 g,菟丝子、补骨脂、胡麻仁各 12 g,川芎、旱莲草、牛膝各 10 g。每日 1 剂,水煎内服。同时每天外搽 2 次补骨脂酊(补骨脂研细 50 g、红花 10 g、肉桂 5 g 浸于 75%酒精 200 mL 内)。服药 1 月后,头目眩晕止,饮食调,夜寐安,经量增,前额角、枕部可见少许新生黄或棕黑色毳毛,未再脱发,但头顶部及眉毛生长不理想,仍感神疲乏力,腰膝酸软。继服原方加黄芪、白术各 12 g,再服 5 周后,全部毛发长出,眉毛长齐,诸症除。随访 1 年未见复发。[马国均,马坤.七宝美髯丹治疗皮肤病验案 3 则.云南中医中药杂志,2004,25(4):23]

小　结

本章共选正方 21 首,按其功用不同分为补气、补血、气血双补、补阴、补阳、阴阳双补六类。

1. 补气　四君子汤、参苓白术散、补中益气汤、生脉散、玉屏风散、完带汤均有补气作用,主治气虚诸证。其中四君子汤为益气健脾的基础方,适用于脾胃气虚,运化乏力之证;参苓白术散除益气健脾外,兼可和胃渗湿止泻,用治脾胃气虚而兼湿盛之证;补中益气汤长于益气升阳,适用于劳倦伤脾、气虚发热或气虚下陷的脱肛、子宫下垂等证;生脉散补气养阴,兼能生津止汗和敛肺止咳,善治暑热汗多,耗气伤阴,以及久咳肺虚,气阴两虚之证;玉屏风散专于益气固表止汗,多用于表虚自汗及虚人感冒;完带汤补脾化湿疏肝,主治脾虚肝郁,湿浊带下之证。

2. 补血　四物汤、当归补血汤、归脾汤均有补血作用,主治血虚诸证。其中四物汤为补血调血的基础方,也是妇科调经的常用方,适用于营血虚滞、冲任虚损、月经不调、痛经等证;当归补血汤重在补气生血,常用于劳倦内伤,血虚发热之证;归脾汤以益气补血、健脾养心为主,善治心脾气血两虚和脾不统血之证。

3. 气血双补　八珍汤、人参养荣汤和炙甘草汤均能双补气血,主治气血两虚证。其中八珍汤为四君子汤和四物汤的复方,补气与补血并重,是气血双补的基本方,适用于久病失治或病后失调的气血两虚病证;人参养荣汤益气补血、养心安神,主治心脾气血两虚证;炙甘草汤又名复脉汤,滋阴养血、益气温阳,善治阴血不足、阳气虚弱之脉结代、心动悸。

4. 补阴　六味地黄丸、左归丸、大补阴丸、一贯煎均能滋阴,主治阴虚诸证。其中六味地黄丸"三补三泻",以补肾为主,兼补肝、脾,补中寓泻,为滋阴补肾的基础方,适用于肾阴不足为主的各种病证;左归丸滋阴补肾、填精益髓,用治真阴不足,精虚髓亏之证,其方纯甘壮水,补而无泻,滋阴补肾之力大于六味地黄丸;大补阴丸是滋阴降火的基础方,常用于肝肾阴亏,相火亢盛之证;一贯煎长于滋阴疏肝,适用于肝肾阴虚、肝气不舒之脘胁疼痛、吞酸吐苦等证。

5. 补阳　肾气丸和右归丸同具温补肾阳作用,主治肾阳不足诸证。其中肾气丸为补肾助阳的代表方,适用于肾阳不足,气化无力之证;右归丸温补肾阳、填精补血,适用于肾阳不足、命门火衰及火不生土等证,该方纯补无泻,温补肾阳的作用大于肾气丸。

6. 阴阳双补　地黄饮子、龟鹿二仙胶及七宝美髯丹均有阴阳双补作用,主治阴阳两虚诸证。其中地黄饮子滋阴补阳,并能开窍化痰,适用于喑痱证;龟鹿二仙胶滋阴填精、益气壮阳,更宜于真元虚损、精血不足所致的阳痿遗精、久不孕育等证;七宝美髯丹滋肾水,益肝血,适用于肝肾不足之须发早白、脱发、不育等。

复习思考题

1. 四君子汤是补气的基础方,四物汤是补血的基础方,两方各发展出哪些方剂? 它们各主治哪些病症? 试分别叙述。

2. 桂枝汤、玉屏风散皆可治自汗,临床上当如何区别应用?

3. 归脾汤用治上焦的怔忡、健忘为主,为何又能治下焦的崩漏?

4. 当归补血汤中黄芪与当归的用量有何特点? 为什么?

5. 六味地黄丸主治何证? 其立法与药物配伍有何特点?

6. 右归丸、肾气丸在配伍上有什么不同? 其功用、主治有何区别?

7. 补益剂用于美容与皮肤疾病的机理是什么?

（熊洪艳）

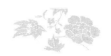

第十四章

固 涩 剂

✦含义

　　凡以固涩药为主组成,具有收敛固涩作用,治疗气、血、精、津滑脱散失之证的方剂,统称固涩剂。属于"十剂"中的涩剂。

✦适应证

　　气、血、精、津滑脱散失所致的自汗、盗汗、久咳不止、久泻久痢、遗精滑泄、小便失禁、崩漏、带下等。

✦分类

　　固表止汗、敛肺止咳、涩肠固脱、涩精止遗和固崩止带五类。

✦使用注意

　　1. 固涩剂中常配伍补益药,使之标本兼顾。

　　2. 若是元气大虚,亡阳欲脱所致的大汗淋漓、小便失禁或崩中不止,又非急用大剂参、附之类回阳固脱不可,非单纯固涩所能治疗。

　　3. 凡外邪未去,误用固涩,则有"闭门留寇"之弊。

　　4. 热病多汗、痰饮咳嗽、火扰遗泄、热痢初起、伤食泄泻、实热崩带等忌用固涩剂。

第一节　固表止汗

适 应 证

　　适用于体虚卫外不固,阴液不能内守而致的自汗、盗汗。

药物配伍

　　常用麻黄根、浮小麦、牡蛎等收敛止汗药以治标,配伍黄芪、白术等益气实卫之品以治本。

代 表 方

　　牡蛎散。

牡 蛎 散

《太平惠民和剂局方》

【组成】 黄芪 去苗土　　麻黄根 洗　　牡蛎 米泔浸,刷去土,火烧通赤 各一两(各

30 g)

【用法】　上三味为粗散。每服三钱(9 g),水一盏半,小麦百余粒(30 g),同煎至八分,去渣热服,日二服,不拘时候。(现代用法:为粗散,每服9 g,加小麦30 g,水煎温服;亦作汤剂,水煎温服,用量按原方比例酌减。)

【功用】　敛阴止汗,益气固表。

【主治】　体虚自汗、盗汗证。常自汗出,夜卧更甚,心悸惊惕,短气烦倦,舌淡红,脉细弱。

【方解】　本方证多由气虚卫外不固,阴伤心阳不潜,日久心气亦耗所致。方中煅牡蛎咸涩微寒,敛阴潜阳,固涩止汗,为君药。生黄芪味甘微温,益气实卫,固表止汗,为臣药。君臣相配,是为益气固表、敛阴潜阳的常用组合。麻黄根甘平,功专收敛止汗,为佐药。小麦甘凉,专入心经,养气阴,退虚热,为佐使药。合而成方,补敛并用,兼潜心阳,共奏敛阴止汗,益气固表之功,可使气阴得复,汗出自止。

【运用】

1. 辨证要点:本方为治体虚卫外不固,又复心阳不潜所致自汗、盗汗的常用方。临床应用以汗出,心悸,短气,舌淡,脉细弱为辨证要点。

2. 现代运用:本方常用于病后、手术后及产后身体虚弱,植物神经功能失调以及肺结核等所致自汗、盗汗属体虚卫外不固,又复心阳不潜者。

【实验研究】

牡蛎散具有调节免疫功能的作用。方法:把实验小鼠分为两组,即实验组、对照组。用卵核蛋白(1∶20)作为抗原给正常小鼠腹股沟皮下注射作为基础免疫后,实验组从当日起每日灌服中药煎剂牡蛎散,对照组当日起每日灌服5%葡萄糖液体,7天后再用卵核蛋白(1∶100)作为抗原加强免疫,再7天后用ELISA法检测相应抗体生成水平。结果:实验组小鼠的抗体水平显著下降,与对照组相比较有明显差异,差别有统计学意义($P<0.05$)。[刘学良,王忠裕,陈彦平,等. 牡蛎散对小鼠免疫功能影响的研究. 辽宁中医药大学学报,2009,(1):101-102]

【临床报道】

牡蛎散加减治疗小儿多汗32例,取得了较好的疗效。临床资料:此组病例均排除器质性病变所引起的多汗,其中男18例,女14例;3岁以下14例,4～7岁15例,8岁以上3例;病程在1个月内4例,1～6个月15例,7个月以上13例;其中自汗6例,日夜多汗14例;伴随症状有神疲乏力14例,易反复感冒17例,睡眠不安12例,手足心热10例,面色萎黄21例,口渴9例;辨证阳虚型15例,阴虚型10例,气阴两虚型7例。治疗方剂组成:煅牡蛎10～25 g,黄芪10～30 g,麻黄根5～10 g,浮小麦7.5～15 g,并随证加减。每日1剂,水煎1日3次,早中晚服。疗效判定标准,痊愈:出汗及其他伴随症状消失,随访半年以上未复发;好转:出汗减轻,其他伴随症状偶有复发;无效:出汗不减轻,随症未消失。结果:32例中痊愈21例,好转9例,无效2例,总有效率93.75%。[李志善,韩养正. 牡蛎散加味治疗小儿多汗症32例. 陕西中医,2001,22(5):282]

【验案举例】

刘某,男,57岁,1990年3月20日初诊。患者自述患重感冒愈后一周以来,每于日间汗出不止,夜间睡醒时全身冷汗淋漓,衬衣全湿,有时一夜之间换衬衣达两三次。近日来饮食无味,全身乏力。诊见:精神不振,面色少华,语言低弱,皮肤湿润而凉,舌苔白厚而腻,脉缓无力。辨为卫外阳气虚弱,兼脾虚不运。治予益气固表止汗,健脾除湿。方用牡蛎散加味:牡蛎、黄芪、浮小麦、龙骨各30 g,麻黄根、白术各15 g,茯苓、陈皮各12 g,苡仁20 g,砂仁6 g,甘草3 g。2剂后,汗量大减,夜间已不需换衣。仍用原方加减出入,连续服药7剂后,汗止,食量增加,精神饱满。[陈琮. 牡蛎散治疗夜汗. 四川中医,1991,(1):25]

第二节　敛肺止咳

适应证

适用于久咳肺虚,气阴耗伤证。症见咳嗽,气喘,自汗,脉虚数等。

药物配伍

常用敛肺止咳药如五味子、乌梅、罂粟壳等,与益气养阴药如人参、阿胶等组成方剂。

代表方

九仙散。

九 仙 散

王子昭方,录自《卫生宝鉴》

【组成】　人参　　款冬花　　桑白皮　　桔梗　　五味子　　阿胶　　乌梅　各一两(各30 g)　　贝母 半两(15 g)　　罂粟壳 八两(240 g),去顶,蜜炒黄

【用法】　上为细末,每服三钱(9 g),白汤点服,嗽住止后服。(现代用法:为末,每服9 g,温开水送下;亦可作汤剂,水煎服,用量按原方比例酌定。)

【功用】　敛肺止咳,益气养阴。

【主治】　久咳肺虚证。久咳不已,咳甚则气喘自汗,痰少而黏,脉虚数。

【方解】　本方证为久咳伤肺,气阴两伤所致。方中重用罂粟壳,其味酸涩,善能敛肺止咳,为君药。臣以酸涩之五味子、乌梅收敛肺气,助君药敛肺止咳以治标;人参益气生津以补肺,阿胶滋阴养血以润肺,可复耗伤之气阴以治本。又佐以款冬花、桑白皮降气化痰,止咳平喘;贝母止咳化痰,合桑白皮清肺热;桔梗宣肺祛痰,与以上诸药配伍,则敛中有宣,降中寓升。但全方总以敛肺止咳为主,兼顾气阴,是为治疗久咳肺虚之良方。

【运用】

1. 辨证要点:本方为治疗久咳肺虚,气阴耗伤的常用方。临床应用以久咳不止,气喘自汗,脉虚数为辨证要点。但凡外感咳嗽、痰涎壅肺咳嗽,皆应忌用,以免留邪为患;本方不可久服,应中病即止,恐罂粟壳性涩有毒,久服成瘾,或收敛太过。

2. 现代运用:本方常用于气阴两虚所致的黄褐斑、斑秃等;以及慢性气管炎、肺气肿、肺结核、支气管哮喘、百日咳等属久咳肺虚,气阴两亏者。

【临床报道】

九仙散加减治疗肺虚咳嗽90例,取得了较好的疗效。临床资料:90例均为门诊病例,其中男44例,女46例,年龄在15～70岁之间,病程在3个月～1年之间。所有病例,大都由风

寒、风热感冒，咳嗽，进而发展到咳嗽不止，伴痰少或痰稠难咯或咽痒，或红，或呈痉挛性咳嗽，夜晚尤甚，身体倦怠，舌质淡，脉细。胸透提示：肺部无阳性体征，或见少量阴影。中医辨证为肺阴（气）虚型咳嗽。治以益气滋阴敛肺，化痰止咳。九仙散：干白参12g，款冬花12g，桔梗12g，桑白皮18g，浙贝母12g，五味子12g，罂粟壳12g，乌梅15g。去原方阿胶，加玉竹参20g。治疗结果：服药后，痊愈84例，有2例系肺结核患者，1例肺肿瘤患者。3例显效后复发，后合同西药综合一起治疗痊愈。总有效率96％以上。［周桂华. 九仙散治疗久咳不愈之肺虚咳嗽90例临床观察. 湖南中医药导报，2003，9（1）：30］

【验案举例】

邓某，女，55岁，1992年6月6日因反复咳嗽近1个月而初诊。诉1992年4月与人争吵后神情抑郁，5月初始觉两胁不适，口苦咽干，心烦易怒，失眠多梦，干咳声促。查体温：36.7℃，咽部（一），双扁桃体（一），两肺可闻到干罗音。血象：白细胞11.0×10^9/L，中性0.70，淋巴0.30。胸透提示：两肺纹理增多，增粗。西医诊断为"单纯性慢性支气管炎"。在本所用清火栀麦片、草珊瑚含片及肌注庆大霉素等，效果欠佳。诊见：两目赤红，舌淡红，苔薄黄，脉弦细数。此为肝火犯肺，肺失宣肃，上逆作咳。治以疏肝理气，清肝泻火，滋阴敛肺止咳。方用九仙散化裁：党参、桑白皮、牡丹皮、桔梗、栀子各15g，乌梅、罂粟壳、五味子、贝母、款冬花、枳壳、郁金、柴胡、青皮各10g，阿胶（烊化）6g。3剂，每日1剂，水煎服。药后咳嗽减轻，但睡眠较差，口仍微苦，食欲不振。上方去罂粟壳，加川楝子、沙参、神曲各10g，3剂，水煎服。药后诸症消失。查咽部（一），扁桃体及两肺均正常，胸透未见异常。血象：白细胞8.0×10^9/L。随访半年，未见复发。［李萌. 九仙散治久咳验案三则. 广西中医药，1995，18（2）：32］

第三节　涩肠固脱

适应证

适用于脾肾虚寒所致之泻痢日久，滑脱不禁的病证。

药物配伍

常用涩肠止泻药物如罂粟壳、肉豆蔻、赤石脂、禹余粮、诃子、乌梅、五味子等，与温补脾肾之品如补骨脂、肉桂、干姜、人参、白术等配伍组成方剂。

代表方

真人养脏汤、四神丸。

真人养脏汤（纯阳真人养脏汤）

《太平惠民和剂局方》

【组成】　人参　当归 去芦　白术 焙 各六钱（各18g）　　肉豆蔻 半两（15g），面裹，煨　肉桂 去粗皮　甘草 炙 各八钱（各24g）　白芍药 一两六钱（48g）　木香一两四钱（42g），不见火　诃子 一两二钱（36g），去核　罂粟壳 三两六钱（108g），去蒂萼，蜜炙

【用法】　上锉为粗末。每服二大钱（6g），水一盏半，煎至八分，去滓，食前温服。忌酒、

面、生、冷、鱼腥、油腻。（现代用法：共为粗末，每服 6 g，水煎去渣，饭前温服；亦作汤剂，水煎去滓，饭前温服，用量按原方比例酌减。）

【功用】　涩肠固脱，温补脾肾。

【主治】　久泻久痢，脾肾虚寒证。泻利无度，滑脱不禁，甚至脱肛坠下，脐腹疼痛，喜温喜按，倦怠食少，舌淡苔白，脉迟细。

【方解】　本方为治泻痢日久，脾肾虚寒的常用方。方中重用罂粟壳涩肠止泻，为君药。臣以肉豆蔻温中涩肠；诃子苦酸温涩，功专涩肠止泻。君臣相须为用，体现"急则治标"，"滑者涩之"之法。然固涩之品仅能治标塞流，不能治本，故佐以肉桂温肾暖脾；人参、白术补气健脾，三药合用，温补脾肾以治本。泻痢日久，每伤阴血，加之甘温固涩之品易壅滞气机，故又佐以当归、白芍养血和血，木香调气醒脾，共成调气和血，既治下痢腹痛后重，又使全方涩补不滞。甘草益气和中，调和诸药，且合参、术补中益气，合芍药缓急止痛，为佐使药。综观全方，具有标本兼治，重在治标；脾肾兼顾，补脾为主；涩中寓通，补而不滞等配伍特点。

【运用】

1. 辨证要点：本方为治泻痢日久，脾肾虚寒的常用方。临床应用以大便滑脱不禁，腹痛喜温喜按，食少神疲，舌淡苔白，脉迟细为辨证要点。若泻痢虽久，但湿热积滞未去者，忌用本方。

2. 现代运用：本方常用于脾肾虚寒所致的黄褐斑、斑秃等；以及慢性肠炎、溃疡性结肠炎、肠结核、慢性痢疾等日久不愈属脾肾虚寒者。

【实验研究】

真人养脏汤对急性应激性溃疡、幽门结扎性溃疡、消炎痛性溃疡和醋酸性溃疡均有明显的抑制和保护作用。其机理是通过中和胃酸，抑制胃蛋白酶活性，减少胃液消化蛋白质，从而抑制溃疡的发生和保护溃疡面而促进愈合。［陈万琼，陈古荣. 真人养脏汤抗胃溃疡的实验研究. 中药药理与临床，1991，7（2）：8-10］

【临床报道】

真人养脏汤加减治疗小儿秋季腹泻 48 例，取得了较好的疗效。方法：将 48 例秋季腹泻的患儿采用随机分组，治疗组 25 例给予真人养脏汤治疗，对照组 23 例给予蒙脱石治疗。比较两组治疗有效率及相关症状改善情况，结果：治疗组和对照组的有效率分别为 92％ 和73.9％，治疗组疗效优于对照组（$P<0.05$）。治疗组患者食欲不振、腹痛、腹胀等伴随症状的改善程度明显优于对照组。［杨晓锋. 真人养脏汤治疗小儿秋季腹泻的疗效观察. 中国实用医药，2010，5（21）：32-33］

【验案举例】

患者，男，62 岁，农民，1990 年 2 月 10 日初诊。半年前患过急性菌痢，未获根治，致下痢时发时止，日久不愈，痢物白多赤少，有时白沫白冻，腹痛绵绵，腰酸怕冷。诊见：四肢不温，倦怠少神，舌淡苔白，脉沉细而弱。大便镜检：脓细胞（＋），红细胞（＋），食物残渣（＋＋＋）。证属脾肾阳虚，滑脱不禁。治当温中化湿，温补下元。处方：党参 10 g，当归 10 g，白芍 10 g，干姜 10 g，木香 10 g，半夏 10 g，生苍术 10 g，肉桂 6 g，赤石脂 10 g，诃子 10 g，罂粟壳 10 g，肉豆蔻 10 g，甘草 6 g。水煎服，日服 1 剂，配合参苓白术丸送服。半月后诸症减退，守原方，改参苓白术丸为香连丸，继服 1 个月后痊愈。［高先德，许明智. 真人养脏汤治验举隅. 贵阳中

四 神 丸
《内科摘要》

【组成】 肉豆蔻 二两(60 g)　　补骨脂 四两(120 g)　　五味子 二两(60 g)　　吴茱萸一两(30 g),浸炒

【用法】 上为末,用水一碗,煮生姜四两(120 g),红枣五十枚,水干,取枣肉为丸,如梧桐子大。每服五七十丸(6～9 g),空心食前服。(现代用法:以上五味,粉碎成细粉,过筛,混匀。另取生姜200 g,捣碎,加水适量压榨取汁,与上述粉末泛丸,干燥,即得。每服9 g,1日1～2次,临睡用淡盐汤或温开水送服。亦作汤剂,加姜、枣水煎,临睡温服,用量按原方比例酌减。)

【功用】 温肾暖脾,固肠止泻。

【主治】 脾肾阳虚之肾泄证。五更泄泻,不思饮食,食不消化,或久泻不愈,腹痛喜温,腰酸肢冷,神疲乏力,舌淡,苔薄白,脉沉迟无力。

【方解】 本方为治肾泄证的常用方。肾泄,又称五更泄、鸡鸣泻,多由命门火衰,火不暖土,脾失健运所致。方中重用补骨脂辛苦大温,补命门之火以温养脾土,《本草纲目》谓其“治肾泄”,故为君药。臣以肉豆蔻温中涩肠,与补骨脂相伍,既可增强温肾暖脾之力,又能涩肠止泻。吴茱萸暖脾温胃以散阴寒;五味子酸温,固肾涩肠,合吴茱萸以助君、臣药温涩止泻之力,为佐药。用法中姜、枣同煮,枣肉为丸,意在温补脾胃,鼓舞运化。诸药合用,俾火旺土强,肾泄自愈。

【运用】

1. 辨证要点:本方为治命门火衰,火不暖土所致五更泄泻或久泻的常用方。临床应用以五更泄泻,不思饮食,舌淡苔白,脉沉迟无力为辨证要点。

2. 现代运用:本方常用于脾肾虚寒所致的黄褐斑、斑秃等;以及慢性结肠炎、肠结核、肠易激综合征等属脾肾虚寒者。

【实验研究】

四神丸对脾虚小鼠具有肠道菌群调整及促进损伤肠组织恢复的作用。脾虚小鼠给予四神丸治疗后,肠杆菌、肠球菌、双歧杆菌、类杆菌、乳酸杆菌数量逐渐恢复正常,肠壁肌层厚度增加,杯状细胞数量增多,肠黏膜微绒毛排列紊乱、线粒体肿胀显著改善。与丽珠肠乐治疗组相比,无明显差异。[王晓东,王春涛,杨旭东. 四神丸对脾虚小鼠肠道菌群调整及肠保护作用的实验研究. 牡丹江医学院学报,2007,28(1):1-2]

【临床报道】

四神丸加减治疗脾肾阳虚型五更泻268例,取得了较好的疗效。方法:268例病例均符合《中医病证诊断疗效标准》的泄泻之肾阳亏虚型诊断标准,应用四神丸方化裁进行治疗。其中男216例,女53例;年龄在32～60岁之间,平均46岁;病程1～23年。20天为1个疗程,最短1个疗程,最长3个疗程,平均1.5个疗程。结果:按《中医病证诊断疗效标准》的泄泻疗效评定标准,治愈202例,占75.37%;好转51例,占19.03%;无效15例,占5.60%;总有效率94.40%。[陈仁昌. 四神丸加减治疗脾肾阳虚型五更泻268例. 哈尔滨医药,2009,29(6):80]

【验案举例】

友人刘星圃患泄泻之症,被医误治,变为痢疾,小便不通,缠绵匝月。竟有一医认为水结,恣用甘遂、甘草,并杂以他药十余味,凑为一剂。病家闻甘遂与甘草相反,人虚如此,今可同服乎? 医云:此名经方,非此不行。信而服之,仅服一次即直泻不止,几乎气脱,势甚危殆,始延余诊视。见其气息奄奄,六脉沉细无力,左尺浮芤,右尺沉伏。余曰:病由肾命火衰,水泛无归,今又被妄下,肾命之火愈衰,急宜温固,遂用四神丸以温之。一剂泻止溺通,次用真武汤以回阳镇水,随用健脾补火之剂大有转机,每餐能食饭一碗。[温载之.温病浅说·温氏医案.北京:中医古籍出版社,1985:121-122]

第四节　涩 精 止 遗

适 应 证

适用于肾虚封藏失职,精关不固所致的遗精滑泄;或肾气不足,膀胱失约所致的尿频、遗尿等症。

药物配伍

常用补肾涩精药物如沙苑子、桑螵蛸、芡实、莲子肉等为主,配合固涩止遗之品如龙骨、牡蛎、莲须等组成方剂。

代 表 方

金锁固精丸、桑螵蛸散。

金锁固精丸

录自《医方集解》

【组成】　沙苑蒺藜 炒　　芡实 蒸　　莲须 各二两(各60 g)　　龙骨 酥炙　　牡蛎盐水煮一日一夜,煅粉 各一两(各30 g)

【用法】　莲子粉糊为丸,盐汤下。(现代用法:共为细末,以莲子粉糊丸,每服9 g,每日2～3次,空腹淡盐汤送下;亦作汤剂,用量按原方比例酌减,加莲子肉适量,水煎服。)

【功用】　涩精补肾。

【主治】　肾虚不固之遗精。遗精滑泄,神疲乏力,腰痛耳鸣,舌淡苔白,脉细弱。

【方解】　本方证为肾虚精关不固所致。方中沙苑子甘温,补肾固精,《本经逢原》谓其"为泄精虚劳要药,最能固精",故为君药。臣以芡实益肾固精,且补脾气。君臣相须为用,是为补肾固精的常用组合。佐以龙骨、牡蛎、莲须涩精止遗。用莲子粉糊丸,既能助诸药补肾固精,又能养心清心,合而能交通心肾。综观全方,既能补肾,又能固精,实为标本兼顾,而以治标为主的良方。

【运用】

1. 辨证要点:本方为治肾虚精关不固的常用方。临床应用以遗精滑泄,腰痛耳鸣,舌淡苔白,脉细弱为辨证要点。亦可用治女子带下属肾虚滑脱者。因本方偏于固涩,故相火内炽或下焦湿热所致遗精、带下者禁用。

2. 现代运用:本方常用于肾虚精气不足所致的黄褐斑、斑秃等;以及性神经功能紊乱、乳糜尿、慢性前列腺炎、带下、崩漏等属肾虚精气不足,下元不固者。

【实验研究】

金锁固精丸可增加肾虚多尿模型大鼠血中促肾上腺皮质激素释放激素(CRH)、促肾上腺皮质激素(ACTH)、环磷酸腺苷(cAMP)含量,可通过上调下丘脑—垂体—肾上腺皮质系统(HPA系统)的功能发挥调节人体水液代谢的作用。[曾金贵,李淑雯,吴清和.金锁固精丸对HPA轴的调控机制研究.时珍国医国药,2011,22(10):2342-2343]

【临床报道】

金锁固精丸加血竭治疗滑精24例,取得了较好的疗效。临床资料:观察病例24例,年龄最大57岁,最小17岁,平均28岁;病程最长2年,最短1个月,平均8个月。其中因性生活频繁、放纵致滑精者18人;因有不良手淫史引起者6人,后者离婚独居或丧偶者2人,未婚者4人。根据临床观察,全部病例均不同程度地存在以下症状:无梦而遗或清醒时流精液,腰膝酸软,精神倦怠,头晕,失眠。所观察病例随机分治疗组13例,对照组11例。治疗方法,治疗组:金锁固精丸(改汤剂)加血竭6g,隔日1剂,水煎早晚分服;对照组:金锁固精丸(改汤剂),服法同治疗组。疗效判定标准,显效:滑精及其他症状消除;有效:滑精次数减少>50%,其他症状大部分消除;效差:滑精次数减少>30%,但<50%,其他症状部分消除;无效:滑精次数减少<30%,其他症状无明显变化。结果,治疗组13例:显效10例(76.92%),有效2例(15.38%),效差1例(7.69%),无效0例;对照组11例:显效4例(27.27%),有效1例(9.09%),效差4例(36.36%),无效4例(36.36%)。治疗组与对照组比较$P<0.01$。[李若钧.金锁固精丸加血竭治疗滑精临床观察.山西中医,1994,10(5):46-47]

【验案举例】

李某,女,39岁,1988年5月16日初诊。患者自1987年3月因急性肾炎在某医院住院治疗基本痊愈,但尿蛋白长期在(+~++),始终未能消失。曾服用多种中、西药,毫无效验,遂来我院中医科诊治。诊见:面色萎黄,神疲倦怠,纳食不香,腰酸背痛,夜梦较多,脉细弱,舌淡苔白。综观本病,乃属脾失输布,肾气亏损,以致封藏失职,精微外泄。治当补益脾肾,固涩精气。处以金锁固精丸改作汤剂:沙苑蒺藜18g,芡实、莲肉各12g,莲须9g,煅龙骨、煅牡蛎各10g。每日1剂,水煎分2次温服。服30剂,尿蛋白逐渐消失。再服30剂,尿常规恢复正常。嘱其改服丸剂,每日服金锁固精丸10g,连服1个月以巩固疗效。以后反复尿常规检查均在正常范围。1年后随访,未见复发。[罗中秋.金锁固精丸治愈慢性肾炎蛋白尿.四川中医,1990,(5):31]

桑 螵 蛸 散
《本草衍义》

【组成】 桑螵蛸　远志　菖蒲　龙骨　人参　茯神　当归　龟甲酥炙 各一两(各30g)

【用法】 上为末,夜卧人参汤调下二钱(6g)。(现代用法:除人参外,共研细末,每服6g,睡前以人参汤调下;亦作汤剂,水煎,睡前服,用量按原方比例酌定。)

【功用】 调补心肾,涩精止遗。

【主治】 心肾两虚证。小便频数,或尿如米泔色,或遗尿,或遗精,心神恍惚,健忘,舌淡苔白,脉细弱。

【方解】　本方证乃心肾两虚,水火不交所致。方中桑螵蛸甘咸平,补肾固精止遗,为君药。臣以龙骨收敛固涩,且镇心安神;龟甲滋养肾阴,补心安神。桑螵蛸得龙骨则固涩止遗之力增,得龟甲则补肾益精之功著。佐以人参大补元气,配茯神合而益心气、宁心神;当归补心血,与人参合用,能补益气血;菖蒲、远志安神定志,交通心肾,意在补肾涩精,宁心安神的同时,促进心肾相交。诸药相合,共奏调补心肾,交通上下,补养气血,涩精止遗之功。

【运用】

1. 辨证要点:本方为治心肾两虚,水火不交证的常用方。临床应用以尿频或遗尿,心神恍惚,舌淡苔白,脉细弱为辨证要点。但下焦湿热或相火妄动所致之尿频、遗尿或遗精滑泄,非本方所宜。

2. 现代运用:本方常用于心肾两虚,心肾不交所致的黄褐斑、斑秃等;以及小儿尿频、遗尿、糖尿病、神经衰弱等属心肾两虚,水火不交者。

【临床报道】

桑螵蛸散加味治疗精神性多尿 32 例,取得了较好的疗效。临床资料:本组 32 例,男 7例,女 25 例;工人 16 例,学生 12 例,农民和教师各 2 例;年龄 19～57 岁,平均年龄 38 岁;均为亚急性起病,病程 25 天～4 个月,平均 2 个月;32 例均有明显诱因。临床表现:口干喜饮,日饮水数升,尿频数、日达 10 余次,尿量每日达 3000～5000 mL,尿色清;失眠,头昏头痛,乏力健忘,腰酸腿软,面色苍白,舌淡苔白,脉细弱;多次尿常规、尿糖、血糖等检查均正常,尿比重波动于 1.004～1.014,高渗盐水试验,尿量迅速减少。所有病例均符合《内科学》(第 6 版教材)诊断标准。治疗方法:治宜调补心肾,固涩缩尿。方用桑螵蛸散加味:益智仁 15 g,桑螵蛸、远志、石菖蒲、龙骨、人参、茯神、当归、龟板(醋炙)、白果各 10 g。日 1 剂,水煎,分 2 次服。治疗效果:显效(治疗 2 周以内,多尿症状消失)26 例,有效(治疗 2 周,多尿症状减轻)5例,无效(治疗 2 周,多尿症状无改善)1 例,总有效率 96.9%。[方义顺. 桑螵蛸散加味治疗精神性多尿症 32 例. 实用中医内科杂志,2007,21(3):69-70]

【验案举例】

周某,女,54 岁,2005 年 5 月 6 日初诊。因腰椎间盘突出症行腰髓核摘除术,手术顺利。术后 2 个月,尿量每日达 4000～5000 mL,尿色清;口干喜饮,心烦失眠,面色苍白,舌淡苔白,脉细弱;尿常规、尿糖、血糖检查均正常,尿比重波动于 1.004～1.014,高渗盐水试验,尿量迅速减少。予原方服用 5 剂后,多饮和多尿均明显减轻,连服 9 剂后多尿等症状消失。随访至今未再发。[方义顺. 桑螵蛸散加味治疗精神性多尿症 32 例. 实用中医内科杂志,2007,21(3):69-70]

第五节　固崩止带

适应证

适用于妇女血崩暴注或漏血不止,以及带下淋漓等证。

药物配伍

崩漏因脾气虚弱,冲脉不固所致者,一般以益气健脾药如黄芪、人参、白术,与收涩止血药如煅龙骨、煅牡蛎、棕榈炭等组合成方;因阴虚血热,损伤冲脉者,常用滋补肝肾之龟板、白芍等,配伍清热泻火之黄芩、黄柏及止血之椿根皮等组成方剂;带下多因脾肾虚弱,湿浊下注所致,临证组方常以补脾益肾药如山药、芡实为主,配伍收涩止带及利湿化浊之品如白果、鸡冠花、车前子、薏苡仁等。

代表方

固冲汤、固经丸、易黄汤。

固　冲　汤
《医学衷中参西录》

【组成】　白术　一两(30 g),炒　　生黄芪　六钱(18 g)　　龙骨　八钱(24 g),煅,捣细　牡蛎　八钱(24 g),煅,捣细　　山萸肉　八钱(24 g),去净核　　生杭芍　四钱(12 g)　　海螵蛸　四钱(12 g),捣细　　茜草　三钱(9 g)　　棕榈炭　二钱(6 g)　　五倍子　五分(1.5 g),轧细,药汁送服

【用法】　水煎服。

【功用】　固冲摄血,益气健脾。

【主治】　脾肾亏虚,冲脉不固证。猝然血崩或月经过多,或漏下不止,色淡质稀,头晕肢冷,心悸气短,神疲乏力,腰膝酸软,舌淡,脉微弱。

【方解】　本方为治肾虚不固,脾虚不摄,冲脉滑脱所致崩漏而设。方中重用山萸肉,甘酸而温,既能补益肝肾,又能收敛固涩,为君药。龙骨味甘而涩,牡蛎咸涩收敛,合用以"收敛元气,固涩滑脱","治女子崩带"(《医学衷中参西录》中册),龙、牡煅用,收涩之力更强,共助君药固涩滑脱,均为臣药。张锡纯每以此三药同用,共成收敛止血,或为救元气欲脱的常用配伍组合。脾主统血,气随血脱,又当益气摄血,白术补气健脾,以助健运统摄;黄芪既能补气,又善升举,尤善治流产崩漏,二药合用,令脾气旺而统摄有权,亦为臣药。生白芍味酸收敛,功能补益肝肾,养血敛阴;棕榈炭、五倍子味涩收敛,善收敛止血;海螵蛸、茜草固摄下焦,既能止血,又能化瘀,使血止而无留瘀之弊,以上共为佐药。诸药合用,共奏固冲摄血,益气健脾之功。因本方有固冲摄血之功,故名"固冲汤"。本方的配伍特点有二:一是用众多收敛固涩药固涩滑脱为主,配伍补气药以助固摄为辅,意在急则治标;二是用大量收敛止血药配伍小量化瘀止血之品,使血止而不留瘀。

【运用】

1. 辨证要点:本方为治脾肾亏虚,冲脉不固之血崩、月经过多的常用方。临床应用以出血量多,色淡质稀,腰膝酸软,舌淡,脉微弱为辨证要点。但血热妄行所致崩漏忌用本方。

2. 现代运用:本方常用于脾肾亏虚所致的过敏性紫癜、黄褐斑等;以及功能性子宫出血、产后出血过多等属脾肾亏虚,冲脉不固者。

【临床报道】

固冲汤加减治疗脾肾两虚型青春期功能失调性子宫出血 45 例,取得较好疗效。方法:患者 90 例随机分为两组,治疗组 45 例予脾肾双补之固冲汤,对照组 45 例予倍美力、甲羟孕酮。两组均治疗 3 个月后评定疗效。结果:治疗组有效率与对照组相近,治疗组中医证候疗效优于对照组。结论:脾肾双补之固冲汤与西药治疗青春期功血疗效相近,在中医证候改善方面则有明显优势。[鲍爱利. 固冲汤治疗脾肾两虚型青春期功能失调性子宫出血临床观

【验案举例】

患者,女,49岁,干部。月经衍期已年余,行经延久不止,量多色淡,小腹作痛,头昏目眩,心悸气短,腰酸肢楚,倦怠乏力,寐差梦多。此次经行已近半月,尚淋漓不止,舌淡苔白,脉沉细弱。证属脾虚肾亏,冲任失固。治宜益气健脾,固摄冲任。方拟固冲汤加减:黄芪30g,白术15g,萸肉16g,寄生30g,杜仲12g,杭芍18g,煅龙牡30g,棕炭15g,五倍子6g,茜草6g,甘草3g。3剂水煎服。二诊:药后漏下已止,唯腰酸肢楚尚存,此乃失血日久,阴亏精损之故。前方加鹿角霜15g、苁蓉12g、川断15g,再投5剂。三诊:药尽病除,令前方配制丸剂,服1个月以巩其效。[沈敬仁. 固冲汤临证举隅. 天津中医学院学报,1989,(2):16]

固　经　丸
《丹溪心法》

【组成】　黄芩 炒　　白芍 炒　　龟板 炙 各一两(各30g)　　　黄柏 炒 三钱(9g)　椿树根皮 七钱半(22.5g)　　香附 二钱半(7.5g)

【用法】　上为末,酒糊丸,如梧桐子大,每服50丸(6g),空心温酒或白汤送下。(现代用法:以上六味,粉碎成细粉,过筛,混匀,用水泛丸干燥,即得。每服6g,每日2次,温开水送服。亦可作汤剂,水煎服,用量按原书比例酌定。)

【功用】　滋阴清热,固经止血。

【主治】　阴虚血热之崩漏。月经过多,或崩中漏下,血色深红或紫黑稠黏,手足心热,腰膝酸软,舌红,脉弦数。

【方解】　本方为治阴虚血热之月经过多及崩漏的常用方。方中重用龟板咸甘性平,益肾滋阴而降火;白芍苦酸微寒,敛阴益血以养肝;黄芩苦寒,清热止血,以上三药用量偏大,是为滋阴清热止血的常用组合,共为君药。臣以黄柏苦寒泻火坚阴,既助黄芩以清热,又助龟板以降火。椿根皮苦涩而凉,固经止血,为佐药。又恐寒凉太过止血留瘀,故用少量香附辛苦微温,调气活血,亦为佐药。诸药合用,使阴血得养,火热得清,气血调畅,诸症自愈。

【运用】

1. 辨证要点:本方为治阴虚血热之月经过多及崩漏的常用方。临床应用以血色深红甚或紫黑稠黏,舌红,脉弦数为辨证要点。

2. 现代运用:本方常用于阴虚血热所致的过敏性紫癜、黄褐斑等;以及功能性子宫出血或慢性附件炎而致经行量多、淋漓不止等属阴虚血热者。

【临床报道】

固经丸加减治疗人流术后月经过多80例,取得了较好的疗效。临床资料:本组80例,年龄22～39岁,其中22～25岁24例,26～35岁45例,36～39岁11例;属功能性月经过多42例,胚胎组织残留引起月经过多20例,子宫内膜异位症18例。治疗方法,药用:炙龟板10g,白芍12g,黄芩30g,椿皮、香附、黄柏各10g。水煎500mL,每日1剂,分2次服,并随证加减。治疗结果,痊愈:经量、经色恢复正常,停药后3个月内无变化,共42例;有效:经量、经色虽恢复正常,但停药后3个月内经量仍有不同程度的增多,30例;无效:连续治疗3个月未见好转,8例。总有效率为90%。疗程一般10～60天,平均20～30天。[许晓波. 固经丸治疗人流术后月经过多80例. 辽宁中医杂志,2003,30(4):278]

【验案举例】

王某,女,38岁。行经半月未止,量多色殷,午后潮热,掌心如灼,心悸头晕,夜寐不安,口干心烦,足跟隐痛,脉来虚数,舌红中有裂纹。证属肝肾之阴不足,虚火内扰,冲任失固。治拟固经汤化裁:炒白芍9g,黄柏炭3g,醋炙香附6g,炙椿皮9g,炙龟板15g,炒黄芩6g,侧柏炭9g,地榆炭9g,仙鹤草30g,生地炭15g,地骨皮12g。二诊:经漏已止,心悸头晕减轻,夜寐较安。治以前方去侧柏、地榆、仙鹤草,加旱莲草、女贞子,续服6剂。[浙江省卫生厅名中医医案整理小组.叶熙春医案.北京:人民卫生出版社,1965:122-123]

易 黄 汤
《傅青主女科》

【组成】　山药　一两(30g),炒　　茨实　一两(30g),炒　　黄柏　二钱(6g),盐水炒　车前子　一钱(3g),酒炒　　白果　十枚(12g),碎

【用法】　水煎服。

【功用】　固肾止带,清热祛湿。

【主治】　肾虚湿热带下。带下黏稠量多,色黄如浓茶汁,其气腥秽,舌红,苔黄腻。

【方解】　本方为治肾虚湿热带下的常用方。方中重用炒山药、炒茨实补脾益肾,固涩止带,《本草求真》曰“山药之补,本有过于茨实,而茨实之涩,更有胜于山药”,故共为君药。白果收涩止带,为臣药。用少量黄柏苦寒入肾,清热燥湿;车前子甘寒,清热利湿,均为佐药。诸药合用,重在补涩,辅以清利,使肾虚得复,热清湿祛,带下自愈。

【运用】

1. 辨证要点:本方为治肾虚湿热带下的常用方。临床应用以带下色黄,其气腥秽,舌苔黄腻为辨证要点。

2. 现代运用:本方常用于外阴瘙痒、阴道炎、宫颈炎等属肾虚湿热下注者。

【临床报道】

易黄汤加减治疗细菌性阴道病50例,取得了较好的疗效。方法:将100例细菌性阴道病患者随机分为2组,治疗组50例,用易黄汤加减袋煎剂口服;对照组50例以甲硝唑片口服。均以7天为1疗程,比较2组患者治疗前后临床症状、体征及实验室检查结果。结果:综合疗效痊愈率、总有效率,治疗组分别为62.0%、90.0%,对照组分别为66.0%、92.0%,2组比较,差异无显著性意义($P>0.05$);治疗后临床综合症状积分,治疗组为(15.79 ± 5.89)分,对照组为(18.32 ± 4.61)分,2组比较,差异有显著性意义($P<0.05$);治疗后1月复发率,治疗组27.6%,对照组为53.6%,2组比较,差异有显著性意义($P<0.05$)。[林洁,肖晓菲,游卉,等.易黄汤加减治疗细菌性阴道病50例疗效观察.新中医,2007,39(5):20-21]

【验案举例】

王某,女,34岁,1971年12月4日初诊。站立过久即有腰酸,神倦乏力,平素下赤带,量多而黏稠,大便溏或坚,溲黄赤。宜清化湿热为治。药用:川柏9g,茨实15g,车前子6g,山药12g,苍术6g,白果仁7个,焦山栀6g,炒银花12g,生草4.5g,4剂。12月9日二诊:药后赤带转白,量亦减。原方加减再续:黄柏9g,茨实15g,车前子6g,山药12g,苍术6g,茯苓12g,银花12g,生草4.5g,白术15g,4剂。一诊后赤带减,二诊后痊愈。[何任.何任医案.杭州:杭州出版社,1978:210]

小　结

固涩剂共选正方9首,按功用分为固表止汗、敛肺止咳、涩肠固脱、涩精止遗、固崩止带五类。

1. 固表止汗　牡蛎散收敛止汗之功著,兼能益气育阴潜阳,适用于体虚卫外不固,又复心阳不潜而致的自汗、盗汗。

2. 敛肺止咳　九仙散敛肺止咳,补气养阴,用治肺虚气阴两伤之久咳不止、短气自汗。

3. 涩肠固脱　真人养脏汤、四神丸皆能温阳补肾,涩肠止泻,用于脾肾虚寒之泻痢不止。真人养脏汤又长于益气健脾,固涩之力亦较强;四神丸则偏重于温肾暖脾而固肠止泻。

4. 涩精止遗　金锁固精丸、桑螵蛸散都有涩精止遗的作用,以治遗精、遗尿诸症。但金锁固精丸重在固肾涩精,主要用于肾虚遗精;桑螵蛸散重在两调心肾、补益气血,主要用于心肾两虚之尿频、色如米泔而见神志恍惚、健忘之症。

5. 固崩止带　固冲汤、固经丸均能固经止血,用治崩漏下血或月经过多。但固冲汤长于益气固经止血,适用于脾肾亏虚,冲脉不固之崩漏;固经丸长于滋阴清热,主要用于阴虚内热之崩漏。易黄汤固肾止带,清热祛湿,主要用于肾虚湿热之带下。

复习思考题

1. 何谓固涩剂?为何要配伍补益药?临证应注意什么?
2. 牡蛎散与玉屏风散均可用治卫虚不固之自汗,如何区别使用?
3. 四神丸为什么能主治五更泄?
4. 试比较金锁固精丸、桑螵蛸散在功用、主治方面的异同。
5. 固冲汤与归脾汤在主治、立法、用药方面有何异同?
6. 固涩剂用于美容与皮肤疾病的机理是什么?

（张胜）

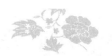

第十五章

安 神 剂

> ✦ **含义**
>
> 　　凡以安神药为主组成,具有安神定志作用,以治疗神志不安病证的方剂,统称安神剂。
>
> ✦ **适应证**
>
> 　　神志不安的疾患,常表现为心悸怔忡,失眠健忘,烦躁惊狂等。
>
> ✦ **分类**
>
> 　　重镇安神和滋养安神两类。
>
> ✦ **使用注意**
>
> 　　1. 重镇安神剂多由金石、贝壳类药物组方,易伤胃气,不宜久服。脾胃虚弱者,宜配伍健脾和胃之品。
>
> 　　2. 某些安神药,如朱砂等有一定的毒性,久服能引起慢性中毒,亦应注意。

第一节　重镇安神

适应证

　　适用于心肝阳亢,热扰心神所致的心烦神乱,失眠多梦,惊悸怔忡,癫痫等。

药物配伍

　　常用重镇安神药,如朱砂、磁石、珍珠母、龙齿等为主组方。因火热内扰心神,故常配黄连、山栀等以清热泻火;火热之邪每多耗伤阴血,故又常配生地黄、当归等以滋阴养血。

代表方

　　朱砂安神丸。

朱砂安神丸

《内外伤辨惑论》

【组成】　朱砂　五钱(15 g),另研,水飞为衣　　黄连　六钱(18 g),去须,净,酒洗　　炙甘草　五钱半(16.5 g)　　生地黄　一钱半(4.5 g)　　当归　二钱半(7.5 g)

【用法】　上药除朱砂外,四味共为细末,汤浸蒸饼为丸,如黍米大。以朱砂为衣,每服十五丸或二十丸(3～4 g),津唾咽之,食后。(现代用法:上药研末为丸,水蜜丸每次 6 g,蜜丸每次 9 g,临睡前温开水送服;亦可作汤剂,用量按原方比例酌减,朱砂研细末水飞,以药汤送服。)

【功用】　镇心安神,清热养血。

【主治】　心火亢盛,阴血不足证。失眠多梦,惊悸怔忡,心烦神乱,舌尖红,脉细数。

【方解】　方中朱砂甘寒质重,专入心经,寒能清热,重可镇怯,既能重镇安神,又可清心火,治标之中兼能治本,是为君药。黄连苦寒,入心经,清心泻火,以除烦热,为臣。君、臣相伍,重镇以安神,清心以除烦,以收泻火安神之功。佐以生地黄之甘苦寒,以滋阴清热;当归之辛甘温润,以补血,合生地黄滋补阴血以养心。使以炙甘草调药和中,以防黄连之苦寒、朱砂之质重碍胃。合而用之,标本兼治,清中有养,使心火得清,阴血得充,心神得养,则神志安定,是以"安神"名之。

【运用】

1. 辨证要点:本方是治疗心火亢盛,阴血不足而致神志不安的常用方。临床应用以失眠,惊悸,舌红,脉细数为辨证要点。方中朱砂含硫化汞,不宜多服、久服,以防引起汞中毒;阴虚或脾弱者不宜服。

2. 现代运用:本方常用于神经衰弱所致的失眠、心悸、健忘,精神忧郁症引起的痤疮、黄褐斑等属于心火亢盛,阴血不足者。

【临床报道】

朱某,男,60岁,2006年9月19日初诊。患处疱疹呈片状,累累如串珠,色泽紫暗,疼痛剧烈,昼夜不安,甚感痛苦,口苦口干,饮食无味,舌红,脉数。证属肝火炽盛。予朱砂安神丸合龙胆泻肝汤加减,同时施用外治法。2日后疼痛大减,疹色变浅。继续守方治疗,逐日渐减,旬日后痊愈。[唐志荣.中医内外合治带状疱疹.甘肃中医,2008,21(11):47]

第二节　滋养安神

适应证

适用于阴血不足,心肝失养所致的虚烦不眠,心悸怔忡,健忘多梦等。

药物配伍

常用重镇安神药,如朱砂、磁石、珍珠母、龙齿等为主组方。因火热内扰心神,故常配黄连、山栀等以清热泻火;火热之邪每多耗伤阴血,故又常配生地黄、当归等以滋阴养血。

代表方

天王补心丹、酸枣仁汤。

天王补心丹

《校注妇人良方》

【组成】　人参 去芦　茯苓　玄参　丹参　桔梗　远志 各五钱(各15 g)
当归 酒浸　五味　麦门冬 去心　天门冬　柏子仁　酸枣仁 炒 各一两(各30 g)
生地黄 四两(120 g)

【用法】　上为末,炼蜜为丸,如梧桐子大,用朱砂为衣,每服二三十丸(6～9 g),临卧,竹叶煎汤送下。(现代用法:上药共为细末,炼蜜为小丸,用朱砂水飞9～15 g为衣,每服6～

9g,温开水送下,或用桂圆肉煎汤送服;亦可改为汤剂,用量按原方比例酌减。)

【功用】 滋阴清热,养血安神。

【主治】 阴虚血少,虚火内扰证。心悸怔忡,虚烦失眠,神疲健忘,或梦遗,手足心热,口舌生疮,大便干结,舌红少苔,脉细数。

【方解】 方中重用甘寒之生地黄,入心能养血,入肾能滋阴,以之滋阴养血,壮水以制虚火,为君药。天冬、麦冬滋阴清热,酸枣仁、柏子仁养心安神,当归补血润燥,共助生地滋阴补血,并养心安神,俱为臣药。玄参滋阴降火;茯苓、远志养心安神;人参补气以生血,并能安神益智;五味子之酸以收敛耗散之心气,并能安神;丹参清心活血,合补血药使补而不滞,则心血易生;朱砂镇心安神,以治其标,以上共为佐药。桔梗为舟楫,载药上行以使药力缓留于上部心经,为使药。本方配伍,滋阴补血以治本,养心安神以治标,标本兼治,心肾两顾,但以补心治本为主,共奏滋阴养血,补心安神之功。

【运用】

1. 辨证要点:本方为治疗心肾阴血亏虚所致神志不安的常用方。临床应用以心悸失眠,手足心热,舌红少苔,脉细数为辨证要点。但本方滋阴之品较多,对脾胃虚弱,纳食欠佳,大便不实者,不宜长期服用。

2. 现代运用:本方常用于失眠所致的痤疮、湿疹、荨麻疹、神经性皮炎,以及复发性口疮等属于心肾阴虚血少者。

【临床报道】

天王补心丹配合拔罐治疗女性青春期痤疮,取得较好疗效。方法:对 38 例女性青春期痤疮患者采用天王补心丹配合拔罐治疗。结果:38 例女性青春期患者中,治愈 30 例,好转 7 例,无效 1 例,总有效率为 97.3%。[叶琳,徐袁明.天王补心丹治疗女性青春期痤疮 38 例临床观察.四川中医,2008,26(2):96]

【验案举例】

林某,女,55 岁,2001 年 11 月 15 日初诊。诉皮肤瘙痒已有两年余,经中西医治疗,症状无进一步缓解。最近几个月来,瘙痒加剧。曾服养阴凉血、祛风止痒之品,但效果欠佳。刻诊:全身皮肤瘙痒,发无定处,入夜为甚;皮肤干燥,抓痕累累,痂干多屑,寝寐难安,心烦不宁;舌红,苔薄黄少津,脉细数。诊断为风瘙痒。证属阴血亏虚,风燥郁表。处与天王补心丹加味:生地 20g,天冬、麦冬、玄参、炒酸枣仁、柏子仁、丹参、太子参、蝉蜕各 10g,白茯苓、远志、桔梗各 5g,全蝎 2g(研吞),朱砂 1g(冲服)。每天 1 剂,续服 15 剂,随访 2 年未发。[潘成平,许金珠.天王补心丹临床应用举隅.中医药临床杂志,2006,18(1):29-30]

酸枣仁汤
《金匮要略》

【组成】 酸枣仁 二升(15g),炒   甘草 一两(3g)   知母 二两(6g)   茯苓 二两(6g)   川芎 二两(6g)

【用法】 上五味,以水八升,煮酸枣仁得六升,内诸药,煮取三升,分温三服。(现代用法:水煎,分 3 次温服。)

【功用】 养血安神,清热除烦。

【主治】 肝血不足,虚热内扰证。虚烦失眠,心悸不安,头目眩晕,咽干口燥,舌红,脉弦细。

【方解】　方中重用酸枣仁为君,以其甘酸质润,入心、肝之经,养血补肝,宁心安神。茯苓宁心安神;知母苦寒质润,滋阴润燥,清热除烦,共为臣药,与君药相伍,以助安神除烦之功。佐以川芎之辛散,调肝血而疏肝气,与大量之酸枣仁相伍,辛散与酸收并用,补血与行血结合,具有养血调肝之妙。甘草为使,和中缓急,调和诸药。诸药相伍,标本兼治,养中兼清,补中有行,共奏养血安神,清热除烦之效。

【运用】

1. 辨证要点:本方是治心肝血虚而致虚烦失眠之常用方。临床应用以虚烦失眠,咽干口燥,舌红,脉弦细为辨证要点。

2. 现代运用:本方常用于失眠导致的神经性皮炎、湿疹、荨麻疹等属心肝血虚,虚热内扰者。

【临床报道】

赵某,女,16岁,学生,1993年元月初诊。以全身反复出散在小丘疹样皮疹、剧痒主诉。自述2年来日夜苦读,经常失眠,咽干舌燥,纳呆,两胁胀闷、五心烦热;每于运动、精神紧张(如上体育课、考试等)时全身出现散在性小丘疹,剧痒,伴头晕、心悸、出汗,持续2小时皮疹方退。西医皮肤科做乙酰胆碱局部离子透入试验,诊为胆碱能性荨麻疹,用阿托品、普鲁本辛、安太乐等治疗,效不佳。查患者身散在小丘疹,每个直径约2mm大小,周围有一较大的红晕,互不融合;舌红,苔黄燥,脉细数。中医诊断:瘾疹,属肝阴不足型。治宜养阴清热,安神清心,祛风。方用酸枣仁汤加味:枣仁30g,川芎、茯苓各15g,知母10g,甘草6g,荆芥、防风、地肤子各12g,生楂30g,进7剂。二诊时述失眠、咽干舌燥、纳呆皆好转;于运动、精神紧张时皮疹仍出现,但持续时间缩短为1小时,伴剧痒、心悸;脉舌同前。原方继进7剂。三诊时述诸症明显好转,于运动、精神紧张时只有剧痒,未出皮疹;舌苔淡薄、脉沉细。原方去生楂、地肤子,再服7剂后痊愈。[闫亚莉,泰爱玲. 酸枣仁汤在皮肤病中的应用. 陕西中医,1993,14(11):516-517]

【验案举例】

周某,男,32岁,1992年12月初诊。主诉:间歇性颈左侧及左前臂内侧剧痒,出丘疹3年余。述每于情绪激动、饮酒、日晒时犯病,初为剧痒,搔抓后成丘疹,渐融合成片,抓后有时出现血痂;伴失眠、心悸、咽干舌燥、两胁不适、纳呆、头晕、手足心热。西医皮科诊为神经性皮炎,久涂复方松馏油软膏、肤轻松等,效不佳。查患者颈左侧及左前臂内侧各有一约4cm×3cm淡褐色、融合成片的丘疹,表面覆有少量鳞屑及血痂,边缘有搔痕,皮损肥厚呈苔藓化;舌红少苔,脉濡细而数。中医诊断:牛皮癣。属肝阴不足型。治宜滋补肝阴,安神清心祛风。处与酸枣仁汤:酸枣仁30g,川芎、云苓各15g,知母10g,甘草6g,蝉蜕、牛蒡子、白鲜皮各15g,生楂30g,7剂。二诊时述失眠、心悸、咽干舌燥、纳呆好转,皮疹面积稍缩小,痒减轻;舌红少苔,脉细数。原方去生楂再进7剂。三诊时述前臂内侧皮疹消退,皮疹面积明显缩小,诸症明显减轻;舌苔正常、脉沉细。原方去生楂,又进7剂后痊愈。[闫亚莉,泰爱玲. 酸枣仁汤在皮肤病中的应用. 陕西中医,1993,14(11):516-517]

小　结

　　本章共选正方 3 首,按其功用分重镇安神和滋养安神两类。

　　1. 重镇安神　朱砂安神丸重镇安神,泻火养阴,主治心火亢盛,阴血不足之失眠、心悸。

　　2. 滋养安神　天王补心丹与酸枣仁汤均有养心安神,滋阴补血之功,以治阴血不足,虚热内扰之心悸、虚烦失眠等。但天王补心丹长于滋阴补血,主治心肾阴亏血少之心悸失眠证;而酸枣仁汤则重在养血调肝,清热除烦,主治肝血不足之虚烦失眠证。

复习思考题

1. 重镇安神剂与滋养安神剂各适应于哪些证候?其组方配伍有何不同?又有何联系?
2. 从组方、配伍分析朱砂安神丸、天王补心丹、酸枣仁汤功用与主治的异同。
3. 安神剂用于美容与皮肤疾病的机理是什么?

（秦竹）

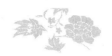

第十六章

理 气 剂

> ✦ **含义**
>
> 凡以理气药为主组成,具有行气或降气作用,治疗气滞或气逆证的方剂,统称理气剂。
>
> ✦ **适应证**
>
> 气滞和气逆之证。气滞以肝气郁滞与脾胃气滞为主,而气逆则以肺气上逆与胃气上逆为主。
>
> ✦ **分类**
>
> 行气和降气两类。
>
> ✦ **使用注意**
>
> 1. 使用理气剂时,首先应辨清气病之虚实,勿犯虚虚实实之戒。
>
> 2. 辨有无兼夹,若气机郁滞与气逆不降相兼为病,则分清主次,行气与降气配合使用;若兼气虚者,则需配伍适量补气之品。
>
> 3. 理气药多属芳香辛燥之品,容易伤津耗气,应适可而止,勿使过剂。尤其是年老体弱,以及阴虚火旺、孕妇或素有崩漏吐衄者,更应慎之。

第一节 行 气

适应证

气机郁滞证。气滞一般以脾胃气滞和肝气郁滞为多见。脾胃气滞常见脘腹胀痛,嗳气吞酸,呕恶食少,大便失常等症;肝郁气滞常见胸胁胀痛,或疝气痛,或月经不调,或痛经等症。

药物配伍

脾胃气滞证治疗常以陈皮、厚朴、枳壳、木香、砂仁等药为主组成方剂。肝郁气滞证治疗常以香附、青皮、郁金、川楝子、乌药、小茴香等药为主组成方剂。

代表方

越鞠丸、枳实薤白桂枝汤、半夏厚朴汤、金铃子散、天台乌药散、暖肝煎等。

越 鞠 丸

《丹溪心法》

【组成】 香附 川芎　　苍术　　栀子　　神曲 各等分(各6~10 g)

【用法】　为末,水丸如绿豆大(原书未著用法用量)。(现代用法:水丸,每服 6～9 g,温开水送服;亦可按参考用量比例作汤剂煎服。)

【功用】　行气解郁。

【主治】　六郁证。胸膈痞闷,脘腹胀痛,嗳腐吞酸,恶心呕吐,饮食不消。

【方解】　本方证乃因喜怒无常、忧思过度,或饮食失节、寒温不适所致气、血、痰、火、湿、食六郁之证。六郁之中以气郁为主。方中香附辛香入肝,行气解郁为君药,以治气郁。川芎辛温入肝胆,为血中气药,既可活血祛瘀治血郁,又可助香附行气解郁;栀子苦寒清热泻火,以治火郁;苍术辛苦性温,燥湿运脾,以治湿郁;神曲味甘性温入脾胃,消食导滞,以治食郁,四药共为臣佐。因痰郁乃气滞湿聚而成,若气行湿化,则痰郁随之而解,故方中不另用治痰之品,此亦治病求本之意。

【运用】

1. 辨证要点:本方是主治气血痰火湿食"六郁"的代表方。临床应用以胸膈痞闷,脘腹胀痛,饮食不消等为辨证要点。

2. 现代运用:本方常用于气机郁滞所致的斑秃、带状疱疹后遗神经痛、黄褐斑等;以及胃神经官能症、消化性溃疡、慢性胃炎、胆石症、胆囊炎、肝炎、肋间神经痛、痛经、月经不调等辨证属"六郁"者。

【实验研究】

越鞠丸全方抗抑郁作用与香附、苍术、川芎、栀子 4 药有关,与神曲无关,其抗抑郁活性部位/成分可能主要存在于苍术、川芎 2 味药材之中。除神曲外,越鞠丸各单味药组虽具有一定抗抑郁活性,但均不如越鞠丸全方醇提物的活性好。提示越鞠丸复方的抗抑郁作用并不体现在某个单味药或某单体成分上,而是各单味药组方配伍在一起协同作用的综合效果。越鞠丸全方醇提物对 TST 模型(小鼠悬尾实验)和 FST 模型(小鼠强迫游泳实验)均有显著效果,而香附、苍术、川芎、栀子均具有一定抗抑郁样活性趋势,只有苍术对 TST 模型有显著作用,川芎对 FST 模型有显著作用。[尉小慧,徐向东,沈敬山,等. 越鞠丸及各单味药醇提物对小鼠的抗抑郁作用研究. 中国药房,2009,20(3):166-168]

【临床报道】

越鞠丸加减治疗带状疱疹后遗神经痛 30 例,取得了较好的疗效。临床资料:30 例均为门诊病例,其中男 12 例,女 18 例;年龄 41～60 岁 7 例,61～80 岁 18 例,80 岁以上 5 例,最小 41 岁,最大 84 岁;肋间神经痛 11 例,三叉神经痛 5 例,腰骶神经痛 5 例,臂丛神经痛 5 例;病程最短 20 天,最长 2 年。治疗方法,基本方:焦山栀 10 g,板蓝根 30 g,制苍术、制香附、广郁金、川芎、桃仁各 10 g,红花 6 g,灵磁石(先煎)、生牡蛎(先煎)、珍珠母(先煎)各 30 g,炒川楝子 10 g,延胡索 15 g,生甘草 6 g,并随证加减。水煎内服,每日 1 剂,分 2 次煎服。7 天为 1 疗程。治疗结果:服药 1～3 个疗程痊愈 20 例(疼痛完全消失);服药 3 个疗程显效 6 例(疼痛明显消失);服药 3～4 个疗程有效 3 例(疼痛基本消失,不影响工作和睡眠);服药 4 个疗程无效 1 例(疼痛消失不明显或症状无改善)。[陈菊仙. 越鞠丸加减治疗带状疱疹后遗神经痛. 光明中医,1998,13(1):24]

【验案举例】

麻某,女,45 岁,2004 年 8 月 14 日初诊。患者半年前因与人争执且头部被打伤后,突现头发大片脱落,直至全秃,经中西医治疗数月不效,经介绍前来求诊。诊见:头部光秃无发、微痒,情志黯然,悲伤善哭;纳少,寐差、多噩梦,大便干结,周身憋胀;月经行而不畅,淋漓不断,10余天方净;舌淡暗、少苔,脉沉涩。西医诊断:斑秃(全秃)。中医诊断:油风。证属肝郁血瘀,经络阻滞。先治以疏肝解郁,活血化瘀。方选血府逐瘀汤合越鞠丸加减。处方:香附、神曲、夜交藤、鸡血藤、珍珠母、丹参各30g,苍术、白术、川芎、柴胡、枳壳、赤芍、白芍、合欢花各10g,甘草、羌活各6g,黄酒30mL为引。每天1剂,水煎服。外洗方:透骨草、侧柏叶各30g,藁本、皂角刺、川芎、荆芥、艾叶、甘松各6g,加水300mL,煎煮20分钟,温洗,每天2次。并开导其情怀,嘱用木梳梳头及按摩头皮,不拘次数,每晚睡前散步30分钟。二诊:服4剂,便调梦减眠增,周身憋胀消失。守方增补益肝脾肾之品,标本兼顾。处方:丹参60g,香附、山药、女贞子、生地黄、神曲各30g,羌活、白芷、木瓜、天麻各10g。服7剂,月经来潮、量增多,夹有血块,伴腰痛。8月29日三诊:头部长出细小黄色霉毛,患者信心倍增,情志亦畅,纳增眠可。守方加熟地黄、菟丝子各30g。随证加减共治疗3月余,基本痊愈。[刘丽涛.血府逐瘀汤合越鞠丸治皮肤病验案3则.新中医,2007,39(2):64-65]

枳实薤白桂枝汤
《金匮要略》

【组成】　枳实　四枚(12g)　　　厚朴　四两(12g)　　　薤白　半升(9g)　　　桂枝　一两(6g)　　　瓜蒌　一枚(12g),捣

【用法】　以水五升,先煮枳实、厚朴,取二升,去滓,内诸药,煮数沸,分三次温服。(现代用法:水煎服。)

【功用】　通阳散结,祛痰下气。

【主治】　胸阳不振,痰气互结之胸痹。胸满而痛,甚或胸痛彻背,喘息咳唾,短气,气从胁下冲逆,上攻心胸,舌苔白腻,脉沉弦或紧。

【方解】　本方证因胸阳不振,痰浊中阻,气结于胸所致。方中瓜蒌味甘性寒入肺,涤痰散结,开胸通痹;薤白辛温,通阳散结,化痰散寒,能散胸中凝滞之阴寒,化上焦结聚之痰浊,宣胸中阳气以宽胸,乃治疗胸痹之要药,共为君药。枳实下气破结,消痞除满;厚朴燥湿化痰,下气除满,二者同用,共助君药宽胸散结,下气除满,通阳化痰之效,均为臣药。佐以桂枝通阳散寒,降逆平冲。诸药配伍,使胸阳振,痰浊降,阴寒消,气机畅,则胸痹而气逆上冲诸症可除。

【运用】

1. 辨证要点:本方是主治胸阳不振,痰浊中阻,气结于胸所致胸痹之常用方。临床应用以胸中痞满,气从胁下冲逆,上攻心胸,舌苔白腻,脉沉弦或紧为辨证要点。

2. 现代运用:本方常用于痰气互结所致的黄褐斑、斑秃等;以及冠心病心绞痛、肋间神经痛、非化脓性肋软骨炎等属胸阳不振,痰气互结者。

【临床报道】

枳实薤白桂枝汤治疗不稳定型心绞痛(UA)30例,取得了较好的疗效。方法:将UA患者随机分为两组,对照组给予西医常规治疗,治疗组加用枳实薤白桂枝汤。疗程均为4周。观察两组心绞痛发作情况、心电图ST-T变化、MMP-9水平变化。结果:治疗组疗效明显优于对照组,两组心电图NST、MMP-9较治疗前均有明显改善,治疗组优于对照组。[魏慧

渊,陈浩,苏伟,等. 枳实薤白桂枝汤治疗不稳定型心绞痛 30 例. 中国中医急症,2011,20 (3):462-463]

【验案举例】

沈某,苦胸痹,痛不可忍,为日已久。阳气不运,复受寒邪所致,气机痹阻故胸痛彻背。拒按是邪实,舌淡红,脉象沉迟,似可温化。用药:桂枝 6 g,瓜蒌皮 9 g,薤白 9 g,炒枳壳 9 g,生姜 6 g,姜半夏 9 g,厚朴 6 g,陈皮 3 g。二诊:药后胸痹痛好转多。桂枝 6 g,薤白 9 g,瓜蒌皮 9 g,炒枳壳 6 g,半夏 9 g,厚朴 6 g,陈皮 3 g,生姜 6 g。[浙江省中医药研究所.范文甫专辑.北京:人民卫生出版社,1986:95]

半夏厚朴汤
《金匮要略》

【组成】　半夏 一升(12 g)　　厚朴 三两(9 g)　　茯苓 四两(12 g)　　生姜 五两 (15 g)　　苏叶 二两(6 g)

【用法】　以水七升,煮取四升,分温四服,日三夜一服。(现代用法:水煎服。)

【功用】　行气散结,降逆化痰。

【主治】　梅核气。咽中如有物阻,咯吐不出,吞咽不下,胸膈满闷,或咳或呕,舌苔白润或白滑,脉弦缓或弦滑。

【方解】　本方证多因痰气郁结于咽喉所致。方中半夏辛温入肺胃,化痰散结,降逆和胃,为君药。厚朴苦辛性温,下气除满,助半夏散结降逆,为臣药。茯苓甘淡渗湿健脾,以助半夏化痰;生姜辛温散结,和胃止呕,且制半夏之毒;苏叶芳香行气,理肺舒肝,助厚朴行气宽胸,宣通郁结之气,共为佐药。全方辛苦合用,辛以行气散结,苦以燥湿降逆,使郁气得疏,痰涎得化,则痰气郁结之梅核气自除。

【运用】

1. 辨证要点:本方为治疗情志不畅,痰气互结所致的梅核气之常用方。临床应用以咽中如有物阻,吞吐不得,胸膈满闷,苔白腻,脉弦滑为辨证要点。

2. 现代运用:本方常用于痰气互结所致的黄褐斑、斑秃等;以及癔症、胃神经官能症、慢性咽炎、慢性支气管炎、食道痉挛等属气滞痰阻者。

【实验研究】

半夏厚朴汤具有抗抑郁作用,其活性成分主要分布在石油醚和水溶性部位。其机理可能是部分地通过对单胺类神经递质系统的整合而达到抗抑郁目的。方中茯苓可通过提高皮肤中羟脯氨酸的含量来延缓皮肤衰老,半夏则具有抗皮肤真菌的作用。[王业民,孔令东,黄志起. 半夏厚朴汤抗抑郁活性部位的筛选. 中国中药杂志,2002,24(12):932-936]

【临床报道】

微波配合半夏厚朴汤治疗慢性咽炎 100 例,取得了较好的疗效。临床资料:100 例中,男 60 例,女 40 例;年龄最小 25 岁,最大 66 岁;病程最短 1 月,最长 30 年。治疗方法:微波采用 MT-A 型微波治疗仪,以 1‰地卡因行咽部黏膜及咽后壁表面麻醉 3 次,间隔 5 min 后以微波探头刺入咽腔后壁淋巴滤泡表面,功率 20 W,时间 6 s,以淋巴滤泡表面发白为止。口服半夏厚朴汤,依病情不同灵活化裁。疗效标准:参照卫生部制定发布的《中药新药治疗慢性咽炎的临床研究指导原则》制定分为 3 级。治愈:自觉症状消失,咽后壁淋巴滤泡消失,咽后壁光洁,无分泌物。有效:自觉症状明显缓解,咽后壁淋巴滤泡消失,咽后壁光滑,无分泌物。无效:自觉症状减轻或不改善,咽部黏膜慢性充血,咽后壁淋巴滤泡较治疗前缩小,无分泌物。治疗结果:治愈 70 例,有效 15 例,无效 15 例,总有效率 85%。[谢军,马俊. 微波配合半夏厚朴汤治疗慢性咽炎 100 例. 陕西中医,2006,26(9):1124-1125]

【验案举例】

患者,男,45 岁。因咽部不适 10 年就诊。每遇情志不畅或讲话过多,自觉咽部不适加重,有异物感,吐之不出,咽之不下,时重时轻。检查咽部黏膜暗红充血,咽后壁淋巴滤泡增生,附有黏性分泌物,苔白腻,脉弦滑。西医诊断为"慢性咽炎"。中医诊断为"梅核气"。为肝气不舒,脾失健运,气结痰凝,阻于咽喉所致。先以微波治疗咽腔后壁淋巴滤泡,后服半夏厚朴汤加味:半夏、厚朴、茯苓、麦冬、白术、白芍各 15 g,当归 12 g,紫苏、柴胡各 10 g,甘草 4 g,生姜 3 片。10 剂后症状明显减轻,自觉咽干。再加玄参 12 g,继服 8 剂,配合饮食调理,戒除烟酒,锻炼身体,诸症痊愈。[谢军,马俊. 微波配合半夏厚朴汤治疗慢性咽炎 100 例. 陕西中医,2006,26(9):1124-1125]

金 铃 子 散

《太平圣惠方》,录自《袖珍方》

【组成】　金铃子　　玄胡　各一两(各 30 g)

【用法】　为细末,每服三钱,酒调下。(现代用法:为末,每服 6～9 g,酒或开水送下;亦可作汤剂,水煎服,用量按原方比例酌定。)

【功用】　疏肝泄热,活血止痛。

【主治】　肝郁化火证。胸腹胁肋诸痛,时发时止,口苦,或痛经,或疝气痛,舌红苔黄,脉弦数。

【方解】　本方证因肝郁气滞,气郁化火所致。方中金铃子(川楝子)苦寒入肝,疏肝气,泄肝火,以治胸腹胁肋疼痛而为君药。玄胡(延胡索)辛苦性温入肝经,能行血中气滞,以达行气活血止痛之功,为臣佐之药。二药相配,气行血畅,疼痛自止。

【运用】

1. 辨证要点:本方为治疗肝郁化火之胸腹胁肋疼痛的常用方,亦是治疗气郁血滞而致诸痛的基础方。临床应用以胸腹胁肋诸痛,口苦,苔黄,脉弦数为辨证要点。

2. 现代运用:本方常用于肝郁化火所致的带状疱疹、黄褐斑、斑秃等;以及胃炎、胆囊炎、肋间神经痛、肋软骨炎等属肝郁化火者。

【实验研究】

金铃子散具有抗炎作用。该方对大鼠足肿胀、小鼠耳肿胀有显著抑制作用,能明显减少气囊炎性渗液中 PGE2、IL-6、NO,对气囊模型大鼠血清皮质醇含量无明显影响,金铃子散药物血清和延胡索乙素能明显抑制激活的多形核白细胞(PMN)化学发光。该方抗炎作用机制部分在于抑制 PGE2、NO、IL-6 的产生,抑制 PMN 产生氧自由基,但与影响下丘脑—垂体—肾上腺皮质轴无关。[朱爱江,方步武,吴咸中,等. 金铃子散的抗炎作用研究. 中药药理与临床,2008,24(3):1-2]

【临床报道】

复方金铃子散治疗中老年带状疱疹 34 例,取得了较好的疗效。临床资料:皮肤科门诊病例 56 例,均具典型的带状疱疹临床表现。将年龄在 50 岁以上,2 周内未服用过抗病毒药物,无肝肾功能不全者和慢性病患者以及长期服用类固醇激素者,随机分为两组。治疗组 34 例,男性 20 例,女性 14 例;对照组 22 例,男性 15 例,女性 7 例。治疗方法:对照组口服阿昔洛韦 0.2 g,每日 5 次;同时口服维生素 B_1 20 mg,每日 3 次。治疗组口服阿昔洛韦 0.2 g,每日 5 次;并加服复方金铃子散:黄芪 20 g,川楝子 9 g,延胡索 10 g,丹参 15 g,郁金 10 g,柴胡 10 g,香附 10 g,甘草 3 g。每日 1 剂,水煎取汁分 2 次服用。两组均治疗 10 天,随访 14 天。疗效标准:痊愈为皮疹完全消退,疗效指数≥98%;显效为皮疹大部分消退,局部疼痛明显减轻,疗效指数 70%～97%;好转为皮疹部分消退,局部疼痛减轻,疗效指数 30%～69%;无效为皮疹消退不明显或加重,局部无明显减轻,疗效指数＜30%。治疗结果:治疗组 34 例中,痊愈 25 例(73.53%),显效 7 例(20.59%),好转 2 例(5.88%),无效 0 例;对照组 22 例中,痊愈 13 例(59.09%),显效 3 例(13.64%),好转 5 例(22.73%),无效 1 例(4.54%)。治疗组各项指标的改善均优于对照组(P＜0.05 或 0.01)。[朱铭华. 复方金铃子散治疗中老年带状疱疹临床观察. 中国中医急症,2004,13(9):596-597]

【验案举例】

张某,女,52 岁,2005 年 3 月 10 日初诊。胃中素觉有热,口苦不欲食,口干不欲饮月余,近日又因恼怒伤肝致使症状加重。现胃脘疼痛,痛势急迫,有灼热感,反酸嘈杂,口干口苦,烦躁易怒,胸闷胁胀,大便秘结,小便黄赤,舌红苔黄,脉弦数。胃镜检查诊断为胆汁返流性胃炎。处方:川楝子 15 g,延胡索 15 g,郁金 15 g,川芎 15 g,半夏 15 g,枳实 15 g,黄芩 10 g,黄连 15 g,吴茱萸 10 g,酒芍 15 g,炙甘草 15 g。7 剂,每日 1 剂,水煎服。3 月 17 日复诊:服上方 7 剂后,诸症大减。继服 7 剂,症状消失。[赵雪莹,李冀. 段富津教授运用金铃子散辨治胃脘痛验案举隅. 中医药信息,2011,28(3):28-29]

厚朴温中汤

《内外伤辨惑论》

【组成】 厚朴 姜制　陈皮 去白 各一两(各 30 g)　甘草 炙　茯苓 去皮　草豆蔻仁　木香 各五钱(各 15 g)　干姜 七分(2 g)

【用法】 合为粗散,每服五钱匕(15 g),水二盏,生姜三片,煎至一盏,去滓温服,食前。忌一切冷物。(现代用法:按原方比例酌定用量,加姜三片,水煎服。)

【功用】 行气除满,温中燥湿。

【主治】 脾胃寒湿气滞证。脘腹胀满或疼痛,不思饮食,四肢倦怠,舌苔白腻,脉沉弦。

【方解】 本方证因脾胃伤于寒湿所致。方中厚朴辛苦温燥,行气消胀,燥湿除满,为君药。草豆蔻辛温芳香,温中散寒,燥湿运脾,为臣药。陈皮、木香行气宽中,助厚朴消胀除满;干姜、生姜温脾暖胃,助草豆蔻散寒止痛;茯苓渗湿健脾,均为佐药。甘草益气和中,调和诸药,功兼佐使。诸药合用,共成行气除满,温中燥湿之功。使寒湿得除,气机调畅,脾胃复健,则痛胀自解。

【运用】

1. 辨证要点:本方为治疗脾胃寒湿气滞的常用方。以脘腹胀痛,舌苔白腻为辨证要点。本方重点在于温中。对于客寒犯胃,脘痛呕吐者,亦可用之。

2. 现代运用:本方常用于寒湿气滞所致的黄褐斑、斑秃、皮肤瘙痒症等;以及慢性肠炎、慢性胃炎、消化性溃疡、阴道炎等属寒湿气滞者。

【实验研究】

厚朴温中汤可降低大鼠胃液总量,从而相对提高胃游离酸、总酸度和胃蛋白酶活性,并促进小鼠胃排空。[邹志,李晟,陈晓阳,等.加味厚朴温中汤对大鼠胃液及小鼠胃排空的影响.湖南中医药大学学报,2009,29(5):42-44]

【临床报道】

厚朴温中汤加减治疗功能性消化不良 36 例,取得了较好的疗效。临床资料:66 例病人随机分为治疗组和对照组。全部患者均有上腹部胀满、疼痛、嗳气、纳呆食少等症状。治疗组 36 例,其中男 16 例,女 20 例;最大年龄 73 岁,最小年龄 20 岁,平均年龄 55 岁;病程 90 天～10 年,平均 3.3 年。对照组 30 例,其中男 13 例,女 17 例;最大年龄 74 岁,最小年龄 19 岁,平均年龄 54 岁;病程 120 天～9 年,平均 3.2 年。两组年龄、病程及临床表现等资料比较无显著性差异,具有可比性。治疗方法,治疗组以厚朴温中汤为基本方:厚朴 15 g,陈皮 10 g,茯苓 15 g,草蔻仁 15 g,干姜 10 g,木香 10 g,炙甘草 5 g,并随证加减。每日 1 剂,水煎服。对照组:口服吗叮啉 10 mg,日 3 次,饭前 15～30 分钟口服。调护:服药期间忌食辛辣、生冷油腻等食物,调情志,节饮食。两组均以 28 天为 1 疗程。疗效标准,治愈:上腹胀满、疼痛、纳呆食少、嗳气、恶心等症状消失;好转:上腹胀满、疼痛、纳呆食少、嗳气、恶心等症状均明显减轻;无效:上腹胀满、疼痛、纳呆食少、嗳气、恶心等症状无明显减轻。治疗结果:治疗组 36 例中,治愈 18 例,好转 17 例,无效 1 例,总有效率 97.2%;对照组 30 例中,治愈 7 例,好转 14 例,无效 9 例,总有效率 70.0%。两组有效率比较有显著性差异($P<0.05$),说明治疗组明显优于对照组。[张习东.厚朴温中汤加减治疗功能性消化不良 36 例.中医学报,2009,24(5):56-57]

【验案举例】

王某,女,52 岁,2007 年 10 月 8 日初诊。自诉上腹部胀满,纳呆食少,时有嗳气半年余,加重 60 天。曾服西药效果欠佳,症状时轻时重,做胃镜检查未发现器质性病变。现症上腹胀满尤甚,纳差,嗳气,喜热饮。查舌质淡红,苔薄白腻,脉弦滑。西医诊断:功能性消化不良。中医诊断:痞满。辨证为寒湿阻滞,气机不利。治法为温中健脾祛湿,行气除满消胀。方用厚朴温中汤加减:厚朴 15 g,陈皮 10 g,茯苓 15 g,草蔻仁 5 g,木香 10 g,干姜 10 g,槟榔 10 g,枳实 15 g,乌药 10 g,炙甘草 5 g。每日 1 剂,水煎服。7 天后复诊,症状明显减轻。继以上方加减调理 14 余天,诸症消失。[张习东.厚朴温中汤加减治疗功能性消化不良 36 例.中医学报,2009,24(5):56-57]

天台乌药散
《圣济总录》

【组成】　天台乌药　　木香　　小茴香 微炒　　青皮 汤浸,去白,焙　　高良姜 炒　各半两(各15 g)　　槟榔 两个(9 g)　　川楝子 十个(12 g)　　巴豆 七十粒(12 g)

【用法】　上八味,先将巴豆微打破,同川楝子用麸炒黑。去巴豆及麸皮不用,合余药共研为末,和匀,每服一钱(3 g),温酒送下。(现代用法:巴豆与川楝子同炒黑,去巴豆,水煎取汁,冲入适量黄酒服。)

【功用】　行气疏肝,散寒止痛。

【主治】　肝经气滞寒凝证。小肠疝气,少腹引控睾丸而痛,偏坠肿胀,或少腹疼痛,苔白,脉弦。

【方解】　本方证因寒凝肝脉,气机阻滞所致。方中乌药辛温,行气疏肝,散寒止痛,为君药。配入青皮疏肝理气、小茴香暖肝散寒、高良姜散寒止痛、木香行气止痛等一派辛温芳香之品,助行气散结、祛寒止痛之力,共为臣药。又以槟榔直达下焦,行气化滞而破坚;取苦寒之川楝子与辛热之巴豆同炒,去巴豆而用川楝子,既可减川楝子之寒,又能增强其行气散结之效,共为佐使药。诸药合用,使寒凝得散,气滞得疏,肝络得调,则疝痛、腹痛可愈。

【运用】

1. 辨证要点:本方为治寒滞肝脉所致疝痛之常用方。以少腹痛引睾丸,舌淡苔白,脉沉弦为辨证要点。

2. 现代运用:本方常用于寒凝气滞所致的黄褐斑、皮肤瘙痒症等;以及腹股沟疝、睾丸炎、附睾炎、消化性溃疡、慢性胃炎、慢性阑尾炎等属寒凝气滞者。

【临床报道】

天台乌药散治疗慢性阑尾炎 40 例,取得了较好的疗效。临床资料:治疗组 40 例,男 16 例,女 24 例;年龄最小者 29 岁,最大者 60 岁;病史最短者 2 年,最长者 12 年;具有典型的急性阑尾炎病史者 26 例,无典型的急性阑尾炎病史者 14 例。对照组 39 例,男 21 例,女 18 例;年龄最小者 26 岁,最大者 59 岁;具有典型急性阑尾炎病史者 21 例,无典型急性阑尾炎病史者 18 例。79 例均有慢性阑尾炎急性发作或反复发作史,诊断的依据是病史、体征、症状等综合判断。治疗方法:治疗组病例全部给予天台乌药散加减。基本处方为:乌药 15 g,小茴香 10 g,木香、川楝子、槟榔、高良姜、青皮各 6 g,巴豆 7 个。先把巴豆微打破,同川楝子用麸皮炒黑,去巴豆及麸皮不用,和余药文火共煎,二煎混合,顿服。一般 3 服后巴豆加麸皮炒川楝子改单用麸皮炒川楝子继用。气虚较甚者加白术 15~30 g,改巴豆为 3~4 个;疼痛较甚者加元胡 10 g;积热明显者去巴豆,加大黄 10 g。对照组予抗感染治疗,0.9% NS 250 mL＋头孢噻肟钠 5.0 g,5% GNS 250 mL＋丁胺卡那霉素 0.6 g,甲硝唑 250 mL,静脉点滴,日 1 次。疗效标准,治愈:症状体征消失,无腹痛及胃肠道功能紊乱现象,随防 1 年无复发者。好转:症状体征减轻,腹痛缓解,胃肠道功能紊乱减轻,右下腹压痛反跳痛减轻;或症状体征消失,无腹痛及胃肠道功能紊乱现象,但未满 1 年又复发者。无效:症状体征无明显改变。治疗结果:治疗组 40 例中,治愈 34 例,有效 4 例,无效 2 例,总有效率 95%;对照组 39 例中,治愈 11 例,有效 16 例,无效 2 例,总有效率 69.23%。[谢永侠,张素梅,王福玲. 天台乌药散治疗慢性阑尾炎 40 例. 陕西中医,2005,26(6):515-516]

【验案举例】

李某,男,7 个月,1988 年 4 月 2 日初诊。患儿系母乳喂养,未加辅食,发育营养一般。因疝气哭闹 4 天而诊。查:右侧腹股沟处有一光滑、整齐、稍带弹性的可复性肿物,同侧阴囊偏大而坠。指纹紫滞,舌苔薄白。西医外科诊断为:腹股沟斜疝。予天台乌药散加减方服。药用:乌药、木香、炒茴香、青皮各 6 g,炒良姜 3 g,川楝子 4 g,党参、黄芪、茯苓各 10 g。子母同服此药。3 剂后好转,12 剂而愈。[汪德云. 天台乌药散加减治疝气. 四川中医,1989,(4):17]

暖 肝 煎

《景岳全书》

【组成】 当归 二钱(6 g) 枸杞子 三钱(9 g) 小茴香 二钱(6 g) 肉桂 一钱(3 g) 乌药 二钱(6 g) 沉香 一钱(木香亦可)(3 g) 茯苓 二钱(6 g)

【用法】 水一盅半,加生姜三、五片,煎七分,食远温服。(现代用法:水煎服。)

【功用】 温补肝肾,行气止痛。

【主治】 肝肾不足,寒滞肝脉证。睾丸冷痛,或小腹疼痛,疝气痛,畏寒喜暖,舌淡苔白,脉沉迟。

【方解】 本方证因肝肾不足,寒客肝脉,气机郁滞所致。方中肉桂辛甘大热,温肾暖肝,祛寒止痛;小茴香味辛性温,暖肝散寒,理气止痛,二药合用,温肾暖肝散寒,共为君药。当归辛甘性温,养血补肝;枸杞子味甘性平,补肝益肾,两药均补肝肾不足之本;乌药、沉香辛温散寒,行气止痛,以去阴寒冷痛之标,同为臣药。茯苓甘淡,渗湿健脾;生姜辛温,散寒和胃,皆为佐药。综观全方,以温补肝肾治其本,行气逐寒治其标,使下元虚寒得温,寒凝气滞得散,则睾丸冷痛、少腹疼痛、疝气痛诸症可愈。

【运用】

1. 辨证要点:本方为治疗肝肾不足,寒凝气滞之睾丸、疝气或少腹疼痛的常用方。临床应用以睾丸、疝气或少腹疼痛,畏寒喜温,舌淡苔白,脉沉迟为辨证要点。

2. 现代运用:本方常用于肝肾不足,寒凝气滞所致的皮肤瘙痒症、乳头硬痛病、阴囊湿疹等;以及精索静脉曲张、睾丸炎、附睾炎、鞘膜积液、腹股沟疝等属肝肾不足,寒凝气滞者。

【临床报道】

暖肝煎加减治疗乳头硬痛病症 57 例,取得了较好的疗效。临床资料:57 例均为乳房病专科门诊病例。其中女 54 例,男 3 例;年龄最大者 83 岁,最小者 19 岁;病程最长者 15 年,最短者 4 天;单侧乳头硬痛者 9 例,双侧者 48 例;初次发作者 41 例,2 次以上发作者 16 例。所有病例排除妊娠期和哺乳期妇女。主症:单侧或双侧乳头发硬疼痛,遇寒加剧,得温则缓,舌淡苔白,脉弦紧或沉弦。治疗方法,暖肝煎加减:当归、枸杞子各 9 g,小茴香、乌药、茯苓各 6 g,肉桂、吴茱萸各 3 g,生姜 3 片。每剂煎 2 次,各取汁 200 mL,分早、晚温服。5 天为 1 疗程。疗效判断,临床治愈:乳头痛止,乳头柔软如常;有效:乳头痛减,乳头变软;无效:乳头硬痛未减或加剧。治疗结果:服药 1 个疗程,临床治愈 31 例,有效 24 例,无效 2 例;服药 2 个疗程,临床治愈 19 例,有效 7 例,总有效率为 100%。[孙红君. 暖肝煎治疗乳头硬痛疗效观察. 四川中医,2009,27(11):96]

【验案举例】

田某,男,66 岁,1998 年 2 月 13 日初诊。阴囊潮湿瘙痒 40 年,加重 8 年。曾在多家医院就诊,诊断为阴囊湿疹,给予外用及内服药物(具体药物不详),病情无明显好转。刻诊:阴囊潮湿糜烂,瘙痒剧烈,异常痛苦;舌尖红、苔薄白,脉沉细。证属湿热下注。药用:苍术 15 g,川牛膝 20 g,薏苡仁 30 g,木通 10 g,黄柏 10 g,生地 30 g,赤芍 15 g,白茅根 30 g。每日 1 剂,水煎服。2 月 15 日二诊:服药 2 剂,症状无变化。经详问病情方知患者每于冬季则发,春季逐渐减轻,夏日自愈;遇寒加重,搔破有渗液,局部皮色正常。恍悟本病属寒证,阴囊为厥阴肝经所过,故给予暖肝散寒。方用暖肝煎加减:当归 15 g,枸杞子 15 g,沉香 6 g,肉桂 3 g,茯苓20g,苍术15g,制首乌30g,乌梢蛇10g,泽泻30g,小茴香6g,生姜2片。3月27日三诊:阴囊已无渗出,瘙痒减半,偶遇风寒稍痒。上方加川芎10g、防风10g。继服4剂。3月30日四诊:自诉阴囊部瘙痒轻微,余无不适。上方加蝉衣6g。又服5剂病愈。随访至今未复发。[刘月敏,武荣芳.暖肝煎治疗阴囊湿疹1例.山西中医,2001,17(4):28]

第二节 降　气

适应证

适用于肺胃气逆不降,以致咳喘、呕吐、嗳气、呃逆等症。

药物配伍

若属肺气上逆而咳喘者,常用降气祛痰,止咳平喘药如苏子、杏仁、沉香、款冬花等为主组成方剂。若属胃气上逆而呕吐、嗳气、呃逆者,常用降逆和胃止呕药如旋覆花、代赭石、半夏、生姜、竹茹、丁香、柿蒂等为主组成方剂。

代表方

苏子降气汤、定喘汤、旋覆代赭汤、橘皮竹茹汤等。

苏子降气汤

《太平惠民和剂局方》

【组成】　紫苏子　半夏 汤洗七次 各二两半(各75g)　川当归 一两半(45g),去芦　甘草 二两(60g),燗　前胡 去芦　厚朴 去粗皮,姜汁拌炒 各一两(各30g) 肉桂 一两半(45g),去皮[一方有陈皮去白,一两半(45g)]

【用法】　上为细末,每服二大钱(6g),水一盏半,入生姜二片,枣子一个,苏叶五叶,同煎至八分,去滓热服,不拘时候。(现代用法:加生姜2片,枣子1个,苏叶2g,水煎服,用量按原方比例酌定。)

【功用】　降气平喘,祛痰止咳,兼温肾阳。

【主治】　上实下虚喘咳证。痰涎壅盛,胸膈满闷,喘咳短气,呼多吸少,或腰疼脚弱,肢体倦怠,或肢体浮肿,舌苔白滑或白腻,脉弦滑。

【方解】　本方证由痰涎壅肺,肾阳不足所致。其病机特点是"上实下虚"。"上实"是指痰涎上壅于肺,"下虚"是指肾阳虚衰于下。方中紫苏子降气平喘,祛痰止咳,为君药。半夏燥湿化痰降逆;厚朴下气宽胸除满;前胡下气祛痰止咳,三药助紫苏子降气祛痰平喘之功,共为臣药。君臣相配,以治上实。肉桂温补下元,纳气平喘,以治下虚;当归既治咳逆上气,又养血补肝润燥,同肉桂以增温补下虚之效;略加生姜、苏叶以散寒宣肺,共为佐药。甘草、大枣和中调药,是为使药。诸药合用,标本兼顾,上下并治,而以治上为主,使气降痰消,则喘咳自平。

【运用】

1. 辨证要点:本方为治疗痰涎壅盛,上实下虚之喘咳的常用方。临床应用以胸膈满闷,痰多稀白,苔白滑或白腻为辨证要点。

2. 现代运用:本方常用于气机郁滞所致的荨麻疹、斑秃等;以及慢性支气管炎、肺气肿、支气管哮喘等属肺气壅实者。

【实验研究】

苏子降气汤具有平喘作用。对 NF-κB 蛋白表达有明显抑制作用,能明显降低血及肺泡灌洗液(BALF)中嗜酸性粒细胞(EOS)数量,改善肺组织形态学。其降低哮喘模型血及 BALF 中 EOS 数量的作用机制之一,可能与调控肺组织 NF-κB 蛋白表达有关。[旺建伟,李翼,徐国亭. 苏子降气汤对哮喘大鼠核因子 NF-κB 表达及嗜酸性粒细胞数量的影响. 中国实验方剂学杂志,2006,12(6):38-39]

【临床报道】

苏子降气汤治疗慢性支气管炎发作期 49 例,取得了较好的疗效。临床资料:49 例中,男性 30 例,女性 19 例;年龄最大 75 岁,最小 41 岁;病程最长 35 年,最短 6 年。所有病例的诊断标准均符合《内科学》(第 6 版教材)关于慢性支气管炎的诊断标准。其临床表现为:气喘,咳嗽,咯痰,肢体倦怠乏力,腰膝酸软,舌质淡,苔腻或滑。治疗方法,基本方以苏子降气汤为原方加减:苏子、前胡、陈皮、当归、半夏、补骨脂、胡桃肉各 10 g,肉桂、炙麻黄、厚朴、甘草各 6 g,沉香(后下)3 g,并随证加减。上方 1 剂/天,加水连续煎 3 次,药汁混合,分 3 次口服,5 剂为 1 个疗程。同时嘱患者要加强营养,注意休息,避风寒,居住地要透风,忌烟、酒,有条件者嘱其长期氧疗。疗效判断:气喘、咳嗽、咯痰等临床症状及肺部罗音消失或基本消失,X 线检查肺部感染阴影消散为显效;气喘、咳嗽、咯痰等临床症状减轻,肺部可闻及散在罗音,X 线提示肺部感染阴影未完全消散为有效;临床症状、体征、X 线表现无改变为无效。治疗结果:49 例中,经服药 2~3 个疗程后,其中显效 30 例(占 61%),有效 15 例(占 30%),无效 4 例(占 9%),总有效率为 91%。[曹方会. 苏子降气汤治疗慢性支气管炎发作期 49 例. 时珍国医国药,2007,18(5):1280]

【验案举例】

旷某,男,42 岁,1969 年 9 月 20 日初诊。凤患慢性气管炎,每逢秋凉,则犯咳嗽。症见痰涎壅盛,肺气不利,咳喘频频;诊其寸脉弦滑,视其舌润而胖,有齿痕。投以苏子降气汤:苏子 7.5 g,炙甘草 6 g,半夏 7.5 g,当归 4.5 g,肉桂 4.5 g,化橘红 4.5 g,前胡 3 g,川厚朴 3 g,生姜 3 片。水煎服,4 剂。服药后咳喘见轻。复诊仍守原方照服 4 剂,咳止喘平。嘱日后若遇风凉再复发时,可按方服之。[中国中医研究院. 岳美中医案集. 北京:人民卫生出版社,1978:110]

定 喘 汤

《摄生众妙方》

【组成】　白果 二十一枚(9 g),去壳,砸碎炒黄　　麻黄 三钱(9 g)　　苏子 二钱(6 g)　甘草 一钱(3 g)　　款冬花 三钱(9 g)　　杏仁 一钱五分(4.5 g),去皮、尖　　桑白皮 三钱(9 g),蜜炙　　黄芩 一钱五分(6 g),微炒　　法制半夏 三钱(9 g),如无,用甘草汤泡七次,去脐用

【用法】　水三盅,煎二盅,作二服。每服一盅,不用姜,不拘时候,徐徐服。(现代用法:水煎服。)

【功用】　宣降肺气,清热化痰。

【主治】　风寒外束,痰热内蕴证。咳喘痰多气急,质稠色黄,或微恶风寒,舌苔黄腻,脉

滑数者。

【方解】 本方证因素体多痰,又感风寒,肺气壅闭,不得宣降,郁而化热所致。方中麻黄宣肺散邪以平喘,白果敛肺定喘而祛痰,共为君药。一散一收,既可加强平喘之功,又可防麻黄耗散肺气。苏子、杏仁、半夏、款冬花降气平喘,止咳祛痰,共为臣药。桑白皮、黄芩清泄肺热,止咳平喘,共为佐药。甘草调和诸药为使。诸药合用,使肺气宣降,痰热得清,风寒得解,则喘咳痰多诸症自除。

【运用】

1. 辨证要点:本方为降气平喘之常用方,用于素体痰多,复感风寒,致肺气壅闭之喘咳证。临床应用以哮喘咳嗽,痰多色黄,微恶风寒,苔黄腻,脉滑数为辨证要点。

2. 现代运用:本方常用于痰热壅滞所致的荨麻疹、斑秃等;以及支气管哮喘、慢性支气管炎等属痰热壅肺者。

【实验研究】

定喘汤具有抗过敏作用。该方能显著抑制 DNCB 所致小鼠迟发型皮肤超敏(DCH)反应,提示该方对特异性细胞免疫功能具有抑制作用。定喘汤 30 g/kg 能明显抑制小鼠 PFC(空斑形成细胞)反应和抗 SRBC 溶血素的生成,表明该方对特异性体液免疫功能具有抑制作用。定喘汤尚能降低小鼠免疫器官胸腺的重量,对小鼠腹腔巨噬细胞吞噬功能和对小鼠碳粒廓清速率无明显影响,说明该方不影响小鼠的非特异性免疫。[陈华圣,张丙生,王树槐,等. 定喘汤对小鼠免疫功能的影响. 中药药理与临床,1992,8(2):4-5]

【临床报道】

定喘汤加减治疗支气管哮喘 32 例,取得了较好的疗效。方法:将 62 例病人随机分为两组,对照组 30 例采用西医常规治疗,治疗组 32 例用定喘汤和高频喷射通气。治疗 10 天后,观察两组的临床疗效及血气分析指标的变化。结果:治疗组的临床控制率 62.5%,总有效率 96.9%,疗效高于对照组($P<0.01$);治疗 24 小时后两组的血氧饱和度(SpO_2)和动脉血氧分压(PaO_2)均有明显改善,而治疗组效果更佳($P<0.05$)。[陈跃飞,胡剑卓,罗仕德. 定喘汤治疗支气管哮喘 32 例. 中国中医药现代远程教育,2009,7(12):207-208]

【验案举例】

患者,男,9 岁。因受风寒致哮喘发作,多次给予西药治疗不明显,于 2010 年 9 月入院接受中医治疗。无药物过敏史。查体:双肺未闻及干、湿罗音。喉间有哮鸣声,痰多黏稠不易咯出。给予中药汤剂定喘汤合三子养亲汤加减(附方:炙麻黄 6 g,杏仁 10 g,射干 10 g,地龙 6 g,石膏 20 g,黄芩 8 g,苏子 10 g,白芥子 10 g,莱菔子 10 g,紫菀 10 g,冬花 10 g,橘红 10 g,白果 10 g,半夏 8 g,葶苈子 10 g,川贝 10 g,酒大黄 3 g,甘草 6 g),共 3 付,每日 1 付。3 付药后,口唇红肿,口角处红斑,口角周围皮肤黏膜干裂,疼痛难忍,自觉有烧灼感,张口出血。查看皮肤他处无变化,询问服药期间,未服过其他药物,考虑是服用定喘汤所致。治疗:口服麦味地黄丸,每次 4 粒,每日 3 次。加用维生素 AD 丸,并以维生素 B_2 粉外涂于口唇上,每日 2 次。3 天后,症状减轻,逐渐好转,1 周后症状消失。[陈虹. 定喘汤合三子养亲汤治严重口角炎一例. 山西医药杂志,2011,40(9):886]

小半夏汤

《金匮要略》

【组成】 半夏 一升(20 g)　　生姜 半斤(10 g)

【用法】 以水七升,煮取一升半,分温再服。

【功用】 化痰散饮,和胃降逆。

【主治】 痰饮呕吐。呕吐痰涎,口不渴,或干呕呃逆,谷不得下,小便自利,舌苔白滑。

【方解】 本方证因痰饮停于心下,胃气失于和降所致。方中用半夏辛温,燥湿化痰涤饮,又降逆和中止呕,是为君药。生姜辛温,为呕家之圣药,降逆止呕,又温胃散饮,且制半夏之毒,是臣药又兼佐药之用。二药相配,使痰祛饮化,逆降胃和而呕吐自止。

【运用】

1. 辨证要点:本方为治疗痰饮呕吐的基础方。临床应用以呕吐不渴,苔白滑为辨证要点。

2. 现代运用:本方常用于痰饮壅滞所致的荨麻疹、斑秃等;以及胃炎、梅尼埃病及化疗后所致的胃肠反应等属痰饮呕吐者。

【实验研究】

小半夏汤具有止呕作用,其机理可能与其对抗 5-羟色胺受体升高有关。小半夏汤对正常小鼠 5-羟色胺受体无显著影响,而对呕吐模型小鼠可明显降低其 5-羟色胺受体水平。[徐小玉,连建伟. 小半夏汤对小鼠催吐化学中枢 5-羟色胺受体的影响. 浙江中医学院学报,2004,28(3):39-40]

【临床报道】

小半夏汤加味治疗呕吐 38 例,取得了较好的疗效。临床资料:38 例患者中男 15 例,女 23 例;年龄 17～53 岁;辨证属呕吐者 25 例,妊娠恶阻者 13 例。治疗方法:所有患者均采用小半夏汤加减治疗,并根据临床不同症状随证加减。治疗结果:经治疗 1 周症状缓解者为好转;呕吐完全停止者为痊愈;病情无变化,症状无缓解者为无效。25 例呕吐患者中,2 天治愈者 6 例,3 天治愈者 15 例,无效者 4 例(包括食道癌、胃癌、肠梗阻病人)。13 例妊娠恶阻患者中,2 天治愈者 3 例,3 天治愈者 8 例,无效者 2 例。[刘宝瑛. 小半夏汤治疗呕吐 38 例临床观察. 山西中医学院学报,2007,8(5):40]

【验案举例】

刘某,男,52 岁,干部。近 3 日因呕吐清水痰涎,胸闷少食、胃痛,并伴头晕心悸而就诊。苔白腻,脉滑。诊断为痰饮内阻。处方:半夏、生姜各 30 g,陈皮、茯苓、桂枝、白术各 12 g,川朴 10 g。服 3 剂而愈。后随访,未见复发。[廖明柱. 小半夏汤临床运用拾萃. 湖北中医杂志,1995,17(3):12]

旋覆代赭汤

《伤寒论》

【组成】 旋覆花 三两(9 g)　　人参 二两(6 g)　　生姜 五两(15 g)　　代赭石 一两(6 g)　　甘草 三两(9 g),炙　　半夏 半升(9 g),洗　　大枣 十二枚(4 g),擘

【用法】 以水一斗,煮取六升。去滓再煎,取三升,温服一升,日三服。(现代用法:水

煎服。)

【功用】　降逆化痰,益气和胃。

【主治】　胃虚痰阻气逆证。胃脘痞闷或胀满,按之不痛,频频嗳气,或见纳差、呃逆、恶心,甚或呕吐,舌苔白腻,脉缓或滑。

【方解】　本方证因胃气虚弱,痰浊内阻所致胃脘痞闷胀满、频频嗳气,甚或呕吐、呃逆等症。方中旋覆花性温而能下气消痰,降逆止嗳,是为君药。代赭石质重而沉降,善镇冲逆,但味苦气寒,故用量稍小;生姜于本方用量独重,寓意有三:一为和胃降逆以增止呕之效,二为宣散水气以助祛痰之功,三可制约代赭石的寒凉之性,使其镇降气逆而不伐胃;半夏辛温,祛痰散结,降逆和胃,并为臣药。人参、炙甘草、大枣益脾胃,补气虚,扶助已伤之中气,为佐使之用。诸药配合,共成降逆化痰,益气和胃之剂,使痰涎得消,逆气得平,中虚得复,则心下之痞硬除,而嗳气、呕呃可止。后世用治胃气虚寒之反胃、呕吐涎沫,以及中焦虚痞而善嗳气者,亦取本方益气和胃,降逆化痰之功。

【运用】

1. 辨证要点:本方为治疗胃虚痰阻气逆证的常用方。临床以心下痞硬,嗳气频作,或呕吐,呃逆,苔白腻,脉缓或滑为辨证要点。

2. 现代运用:本方常用于胃虚痰阻所致的荨麻疹、斑秃等;以及胃神经官能症、胃扩张、慢性胃炎、胃及十二指肠溃疡、幽门不完全性梗阻、神经性呃逆、膈肌痉挛等属胃虚痰阻者。

【实验研究】

旋覆代赭汤可通过调节脑肠肽在血液及组织中的含量达到促胃动力的作用。旋覆代赭汤各剂量组可增加血液及组织中胃动素(MTL)含量,中、高剂量组比吗丁啉组的作用更明显;可使大鼠血液中胃泌素(GAS)含量上升,中、高剂量组与吗丁啉组的作用相当;可降低血液及组织中血管活性肠肽(VIP)含量,高剂量组对血液中及各剂量组对组织中 VIP 含量的影响与吗丁啉相当。[税典奎,谢胜. 旋覆代赭汤对胃动力低下大鼠血液及组织中胃动素、胃泌素及血管活性肠肽含量的影响. 中国实验方剂学杂志,2011,17(11):161-164]

【临床报道】

旋覆代赭汤治疗胃食管反流病 36 例,取得了较好的疗效。方法:将 60 例患者随机分为治疗组 36 例与对照 24 例。治疗组服用旋覆代赭汤,每日 1 剂;对照组服用雷贝拉唑肠溶片20 mg,每日 1 次,多潘立酮片 10 mg,每日 3 次。两组疗程均为 4 周,并比较两组治疗前后症状及胃镜改善情况及有效率。结果:治疗组症状及胃镜改善优于对照组,其总有效率分别为91.67%,83.33%,明显高于对照组(P<0.05)。[卢保强,姜蓉. 旋覆代赭汤治疗胃食管反流病 36 例. 中国实验方剂学杂志,2011,17(13):223-224]

【验案举例】

王某,男,57 岁,干部,1994 年 12 月 8 日初诊。素有高血压病史。1 个月前患脑出血(丘脑-内囊出血),致右侧肢体不遂,于近日呃逆不止,夜不能入睡,几经治疗无效。舌质红,苔白,脉弦。中医辨为肝气夹热上冲,仿旋覆代赭汤加清热之品治疗。处方:生赭石(砸碎)50 g,西洋参 15 g,半夏 20 g,川连 15 g,寸冬 15 g,竹茹 15 g,生姜 15 g,甘草 15 g,旋覆花 20 g。12 月 10 日复诊:连服 2 剂,呃逆止,夜能入睡而安。[张琪. 张琪临床经验辑要. 北京:中国医药科技出版社,1998:341]

橘皮竹茹汤

《金匮要略》

【组成】　橘皮 二斤(15 g)　　竹茹 二升(15 g)　　大枣 三十枚(10 g)　　生姜 半斤
(9 g)　　甘草 五两(6 g)　　人参 一两(3 g)

【用法】　上六味,以水一斗,煮取三升,温服一升,日三服。

【功用】　降逆止呃,益气清热。

【主治】　胃虚有热之呃逆。呃逆或干呕,虚烦少气,口干,舌红嫩,脉虚数。

【方解】　本方证因胃虚有热,气逆不降所致。方中橘皮辛温,行气和胃以止呃;竹茹甘
寒,清热安胃以止呕,皆重用为君药。人参甘温,益气补虚,与橘皮合用,行中有补;生姜辛
温,和胃止呕,与竹茹合用,清中有温,共为臣药。甘草、大枣助人参益气补中以治胃虚,并调
药性,是为佐使药。诸药合用,补胃虚,清胃热,降胃逆,且补而不滞,清而不寒,对于胃虚有
热之呃逆、干哕,最为适宜。

【运用】

1. 辨证要点:本方为治疗胃虚有热呕逆之常用方。临床运用以呃逆或呕吐,舌红嫩,脉
虚数为辨证要点。

2. 现代运用:本方常用于胃虚有热所致的黄褐斑、荨麻疹、斑秃等;以及妊娠呕吐、幽门
不完全性梗阻、膈肌痉挛及术后呃逆不止等属胃虚有热者。

【临床报道】

橘皮竹茹汤治疗反流性食管炎 48 例,取得了较好的疗效。临床资料:经胃镜诊断为反
流性食管炎的患者共 96 例,随机分为 2 组。治疗组 48 例,男 25 例,女 23 例;年龄 21～67
岁,平均 37 岁;病程 6 个月～7 年,平均 3.2 年。对照组 48 例,男 20 例,女 28 例;年龄 19～
64 岁,平均 36 岁;病程 4 个月～5 年,平均 2.8 年。治疗方法,治疗组服用橘皮竹茹汤加减:
橘皮 15 g,竹茹 15 g,旋覆花 10 g(包煎),代赭石 20 g(先煎),党参 15 g,砂仁 6 g,干姜 10 g,甘
草 6 g,大枣 15 g,每日 1 剂,水煎取汁 300 mL,3 次/日,饭后服。对照组服用泮托拉唑肠溶片
40 mg,1 次/日,口服;多潘立酮 10 mg/次,3 次/日,口服。2 组均治疗 12 周,停药 2 周后进
行疗效评估。疗效标准:根据临床症状改善情况和治疗前后内镜检查结果判定。治愈:临床
症状全部消失,胃镜复查食管黏膜病变恢复正常;有效:临床症状明显改善,胃镜复查食管黏
膜糜烂炎症病灶减轻 2 级以上;好转:临床症状有所改善,胃镜复查食管黏膜糜烂炎症病灶
减轻 1 级;无效:胃镜复查无变化或加重。治疗结果:治疗组总有效率为 95.80%,对照组总
有效率为 79.17%;治疗组胃镜下总有效率为 72.92%,对照组总有效率为 60.41%,2 组内
镜下疗效差异无统计学意义($P>0.05$)。治疗组在改善临床症状,预防停药复发方面明显
优于对照组($P<0.05$)。[杨晋芳. 橘皮竹茹汤加减治疗反流性食管炎 48 例疗效观察. 云
南中医中药杂志,2011,32(7):43]

【验案举例】

袁某,女,24 岁,1971 年 4 月 14 日初诊。诉急行汗出较多,饮冷开水,即呃逆连声,平素
胃弱而饮食不多。治宜益胃降逆,以橘皮竹茹汤加味治之:橘皮 9 g,淡竹茹 12 g,党参 12 g,
炙甘草 6 g,生姜 2 片,大枣 5 枚,柿蒂 6 g,丁香 4.5 g。本方仅服 1 剂,呃即止。[何任. 何任
医案. 杭州:杭州出版社,1978:125]

小　结

理气剂共选正方 12 首,按功用分行气、降气两大类。

1. 行气　越鞠丸长于行气解郁,以治诸郁而以气郁为主之证。枳实薤白桂枝汤与半夏厚朴汤都能行气祛痰,但前者则长于通阳散结,主治胸阳不振,痰浊中阻,阴寒偏盛的胸痹证;后者又能开郁降逆,主治情志不舒,痰气郁结而致的梅核气。金铃子散长于行气止痛,并能活血清肝,用于肝郁化火之心腹胁肋诸痛。厚朴温中汤行气之中又以温中燥湿见长,常用于寒湿困脾、气机阻滞之脘腹胀满疼痛。天台乌药散和暖肝煎都能行气逐寒,止痛散结,专治寒疝。但天台乌药散行气散寒之力较大,多用于寒凝气滞之小肠疝气;暖肝煎则能温肾养肝,适宜于肝肾不足,寒凝经脉之疝气及少腹疼痛者。

2. 降气　苏子降气汤、定喘汤长于降肺气而定喘逆。但苏子降气汤兼能温化寒痰,主要用于上实下虚的寒痰咳喘证;定喘汤则兼能宣肺散邪,清化热痰,多用于风寒外束,痰热内蕴的喘咳证。小半夏汤为和胃降逆止呕的基础方。旋覆代赭汤、橘皮竹茹汤均长于和胃降逆而止呕呃,且兼有补气益胃之功,但旋覆代赭汤重在益胃祛痰止噫,适用于胃虚痰阻气逆的痞闷噫气及反胃呕吐;橘皮竹茹汤则长于清胃降逆,主治胃虚呃逆或呕吐偏热者。

复习思考题

1. 气滞证与气逆证的发生与哪些脏腑关系密切?行气剂与降气剂各适用于何类病证?

2. 苏子降气汤、定喘汤和旋覆代赭汤都有降逆化痰的作用,它们在功用上各有何不同?

3. 天台乌药散和暖肝煎同为治疝之剂,它们在药物配伍上各有何特点?怎样区别使用?

4. 苏子降气汤、定喘汤、麻黄杏仁甘草石膏汤各治疗何种喘咳证?

5. 旋覆代赭汤、大柴胡汤、吴茱萸汤各治疗何种呕逆证?

6. 理气剂用于美容与皮肤疾病的机理是什么?

（张胜）

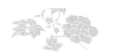

第十七章

理 血 剂

✦含义

　　凡以理血药为主组成,具有活血化瘀或止血作用,治疗血瘀或出血病证的方剂,统称理血剂。

✦适应证

　　各种原因致使血行不畅;或血不循经,离经妄行,所造成的血瘀或出血之证。

✦分类

　　活血祛瘀和止血两类。

✦使用注意

　　1. 辨清造成瘀血或出血的原因,分清标本缓急,做到急则治标,缓则治本,或标本兼顾。

　　2. 逐瘀过猛或是久用逐瘀,均易耗血伤正。因此,在使用活血祛瘀剂时,常辅以养血益气之品,使祛瘀而不伤正;且峻猛逐瘀,只能暂用,不可久服,中病即止,勿使过之。

　　3. 活血祛瘀剂虽能促进血行,但其性破泄,易于动血、伤胎,故凡妇女经期、月经过多及孕妇均当慎用或忌用。

　　4. 止血之剂又有滞血留瘀之弊,必要时,可在止血剂中辅以适当的活血祛瘀之品,或选用兼有活血祛瘀作用的止血药,使血止而不留瘀。至于瘀血内阻,血不循经所致的出血,法当祛瘀为先,因瘀血不去则出血不止。

第一节　活 血 祛 瘀

适 应 证

　　适用于各种血瘀证。如瘀热互结之下焦蓄血证;瘀血内停胸腹之诸痛;瘀阻经脉之半身不遂;妇女经闭、痛经或产后恶露不行;以及瘀积包块、外伤瘀肿、痈肿初起等。

药物配伍

　　常用活血祛瘀药如川芎、桃仁、红花、赤芍、丹参等为主组方。因气为血帅,气行则血行,故常适当配伍理气药,以加强活血祛瘀的作用。此外,还应根据病性的寒、热、虚、实而酌配相应的药物。如血瘀偏寒者,配以温经散寒之品,以血得温则行;瘀血化热,病位在下者,配伍荡涤瘀热之药,使瘀血下行,邪有出路;正虚有瘀者,又当与益气养血药同用,则祛邪而不伤正;孕妇有瘀血癥块者,当小量缓图,使瘀去而胎不伤。

代表方

桃核承气汤、血府逐瘀汤、补阳还五汤、复元活血汤、温经汤、生化汤、桂枝茯苓丸等。

桃核承气汤
《伤寒论》

【组成】　桃仁　五十个(12 g),去皮尖　　大黄　四两(12 g)　　桂枝　二两(6 g),去皮
甘草　二两(6 g),炙　　芒硝　二两(6 g)

【用法】　上四味,以水七升,煮取二升半。去滓,内芒硝,更上火,微沸,下火,先食,温服五合,日三服,当微利。(现代用法:作汤剂,水煎前 4 味,芒硝冲服。)

【功用】　逐瘀泻热。

【主治】　下焦蓄血证。少腹急结,小便自利,甚则烦躁谵语,神志如狂,至夜发热;以及血瘀经闭,痛经,脉沉实而涩者。

【方解】　本方为逐瘀泻热的常用方。方中桃仁苦甘平,活血破瘀;大黄苦寒,下瘀泻热,二者合用,瘀热并治,共为君药。芒硝咸苦寒,泻热软坚,助大黄下瘀泻热;桂枝辛甘温,通行血脉,既助桃仁活血祛瘀,又防硝、黄寒凉凝血之弊,共为臣药。桂枝与硝、黄同用,相反相成,桂枝得硝、黄则温通而不助热,硝、黄得桂枝则寒下又不凉遏;炙甘草护胃安中,并缓诸药之峻烈,共为佐使药。诸药合用,共奏破血下瘀之功。服后"微利",使蓄血除,瘀热清,而邪有出路,诸症自平。

【运用】

1. 辨证要点:本方为治疗瘀热互结,下焦蓄血证的常用方。临床应用以少腹急结,脉沉实或涩为辨证要点。

2. 现代运用:本方常用于瘀热互结所致的荨麻疹、黄褐斑、痤疮;以及急性盆腔炎、胎盘滞留、附件炎、子宫内膜异位症、肠梗阻、脑出血等属瘀热互结下焦者。

【实验研究】

桃核承气汤对皮肤炎症性疾患有效。本方对小鼠被动致敏 IgE 介导的 IPR(速发相反应)、LPR(迟发相反应)及 vLPR(超迟发相反应)均有明显的抑制作用,与阳性对照药泼尼松龙的作用相似。服用桃核承气汤对三相皮肤反应的明显抑制作用呈剂量依赖性,其组成药味甘草、桂枝对 IPR、LPR 及 vLPR 均有明显的抑制作用。桃核承气汤对 IPR 的搔抓行为也有显著抑制作用。[Yamada T.桃核承气汤对小鼠被动致敏 IgE 介导的三相皮肤反应的影响.和汉医药学杂志,2000,17(1):17-25]

【临床报道】

桃核承气汤加减治疗慢性荨麻疹 30 例,取得了较好的疗效。临床资料:本组病人均为门诊病人,共计 30 例,男 12 例,女 18 例;年龄最大 65 岁,最小 25 岁,平均年龄 48.5 岁;病程 6 个月至 7 年。全部病例均接受过西医及中医消风祛湿、止痒、凉血清热等治疗数月至 2 年不等,治疗未痊愈,经常复发。药物及使用方法:桃仁 10 g,(后下)大黄 10 g,桂枝 9 g,(冲服)芒硝 9 g,甘草 6 g,当归 10 g,赤芍 12 g。水煎服,每日 1 剂。疗效判定标准,痊愈:无风团和皮肤疹痒;显效:无风团,皮肤微痒;有效:间或出现风团,略痒;无效:风团和皮肤疹痒均未改

变。治疗结果:30 例中痊愈 26 例,显效 2 例,有效 1 例,无效 1 例,总有效率 96.7%,治愈率 86.7%。30 例病人在治疗中未发现明显不良反应。[曾国根. 桃核承气汤加减治疗慢性荨麻疹 30 例. 中国科协第五届青年学术年会文集,2004:724]

【验案举例】

周某,男,30 岁,1990 年 12 月 1 日初诊。患者双小腿伸侧皮损硬实,散在结节增生,呈圆顶状坚实结节,如豌豆大小,疹色紫暗,剧烈瘙痒,搔抓后出现破损、出血及血痂,皮损周围色素沉着,舌质暗红,脉缓。病延 3 月,西医确诊为结节性痒疹,中西药治疗不效。辨证为瘀血停滞,治宜活血化瘀。方用桃核承气汤:桃仁、炒大黄各 12g,芒硝、桂枝、炙甘草各 6g。服 1 剂,瘙痒即止。5 剂尽,结节脱落,皮损愈合,留有色素沉着斑。再给 5 剂,巩固疗效。随访至今未复发。[周志龙. 桃核承气汤在皮肤科的应用. 陕西中医,1996,17(5):226]

血府逐瘀汤

《医林改错》

【组成】 桃仁 四钱(12g) 红花 三钱(9g) 当归 三钱(9g) 生地黄 三钱(9g) 川芎 一钱半(4.5g) 赤芍 二钱(6g) 牛膝 三钱(9g) 桔梗 一钱半(4.5g) 柴胡 一钱(3g) 枳壳 二钱(6g) 甘草 二钱(6g)

【用法】 水煎服。

【功用】 活血化瘀,行气止痛。

【主治】 胸中血瘀证。胸痛,头痛,日久不愈,痛如针刺而有定处,或呃逆日久不止,或饮水即呛,干呕,或内热瞀闷,或心悸怔忡,失眠多梦,急躁易怒,入暮潮热,唇暗或两目暗黑,舌质暗红,或舌有瘀斑、瘀点,脉涩或弦紧。

【方解】 本方主治诸症皆为瘀血内阻胸部,气机郁滞所致。方中桃仁破血行滞而润燥,红花活血祛瘀以止痛,共为君药。赤芍、川芎助君药活血祛瘀;牛膝活血通经,祛瘀止痛,引血下行,共为臣药。生地、当归养血益阴,清热活血;桔梗、枳壳一升一降,宽胸行气;柴胡疏肝解郁,升达清阳,与桔梗、枳壳同用,尤善理气行滞,使气行则血行,以上均为佐药。桔梗并能载药上行,兼有使药之用;甘草调和诸药,亦为使药。合而用之,使血活瘀化气行,则诸症可愈,为治胸中血瘀证之良方。本方的配伍特点有三:一为活血与行气相伍,既行血分瘀滞,又解气分郁结;二是祛瘀与养血同施,则活血而无耗血之虑,行气又无伤阴之弊;三为升降兼顾,既能升达清阳,又可降泄下行,使气血和调。

【运用】

1. 辨证要点:本方广泛用于因胸中瘀血而引起的多种病证。临床应用以胸痛、头痛,痛有定处,舌暗红或有瘀斑,脉涩或弦紧为辨证要点。

2. 现代运用:本方常用于瘀阻气滞所致的荨麻疹、黄褐斑、痤疮、银屑病、皮肤苔藓样变;以及冠心病心绞痛、风湿性心脏病、胸部挫伤及肋软骨炎之胸痛、脑血栓形成、高血压病、高脂血症、血栓闭塞性脉管炎、神经症、脑震荡后遗症之头痛和头晕等属瘀阻气滞者。

【实验研究】

血府逐瘀汤能使血栓形成重量、全血比黏度、纤维蛋白原含量下降,抑制 ADP 诱导的家兔血小板聚集并促进血小板解聚。血府逐瘀汤和氢化可的松皆有显著的对抗慢性肉芽肿生成的作用。氢化可的松可抑制肉芽组织增生过程中 DNA 的生成,从而抑制成纤维细胞的增生,并抑制肉芽组织的形成。血府逐瘀汤在使胸腺萎缩的同时使肾上腺增大,推测其抑制肉芽肿形成的机制可能与增强肾上腺皮质的功能有关。[冯英菊,谢人明. 血府逐瘀汤抗炎及对糖脂代谢的影响. 陕西中医,1988,9(3):126-127]

【临床报道】

血府逐瘀汤加减治疗寻常型银屑病 30 例,取得了较好的疗效。方法:将 60 例患者随机分为 2 组。治疗组 30 例口服血府逐瘀汤,对照组 30 例口服复方青黛胶囊,疗程 8 周,观察其临床疗效及相关检测指标。结果:治疗后皮疹情况积分治疗组优于对照组($P<0.01$);2组显效率分别为 76.67%、43.33%,差异有显著意义,治疗组优于对照组($P<0.05$);治疗组全血黏度、红细胞压积治疗前后比较有明显改变($P<0.01$)。[周萌,陈会茹,陶林昌. 血府逐瘀汤治疗寻常型银屑病 30 例临床观察. 北京中医药大学学报,2005,12(5):14-16]

【验案举例】

李某,女,28 岁,农民,1989 年 5 月 12 日初诊。患湿疹 20 年,四肢及躯干皮肤粗糙变厚,奇痒无比,搔抓后流水。曾用多种内服及外擦西药,仍日渐加重,月经后期而至,经血色暗有血块,大便秘结。查:上、下肢伸侧,腰背部大片皮肤粗糙肥厚伴苔藓样化,有鳞屑、痂,皮色变为黑褐色;脉沉细,舌暗有齿痕,苔白,舌下静脉曲张。用血府逐瘀汤加白鲜皮 30 g、乌蛇 10 g,以增强利湿、祛风止痒之功效。服药 6 剂,痒感明显减轻,大便已通畅。又服 6 剂后,痒感消失,皮损变薄,月经如期而至且无血块。后服 6 剂,复诊已愈。[丁郁. 血府逐瘀汤在皮肤科临床上的应用. 陕西中医,1993,14(10):468]

补阳还五汤

《医林改错》

【组成】　黄芪 四两(120 g),生　　当归尾 二钱(6 g)　　赤芍 一钱半(5 g)　　地龙 一钱(3 g),去土　　川芎 一钱(3 g)　　红花 一钱(3 g)　　桃仁 一钱(3 g)

【用法】　水煎服。

【功用】　补气,活血,通络。

【主治】　中风之气虚血瘀证。半身不遂,口眼㖞斜,语言謇涩,口角流涎,小便频数或遗尿失禁,舌暗淡,苔白,脉缓无力。

【方解】　本方是主治中风后遗症的常用方。证由中风之后,正气亏虚,气虚血滞,脉络瘀阻所致。本方重用生黄芪,补益元气,意在气旺则血行,瘀去络通,为君药。当归尾活血通络而不伤血,用为臣药。赤芍、川芎、桃仁、红花协同当归尾以活血祛瘀;地龙通经活络,力专善走,周行全身,共为佐药。合而用之,则气旺、瘀消、络通,诸症向愈。本方的配伍特点是:重用补气药与少量活血药相伍,使气旺血行以治本,祛瘀通络以治标,标本兼顾;且补气而不壅滞,活血又不伤正。

【运用】

1. 辨证要点:本方既是益气活血法的代表方,又是治疗中风后遗症的常用方。临床应用以半身不遂,口眼㖞斜,舌暗淡,苔白,脉缓无力为辨证要点。

2. 现代运用:本方常用于气虚血瘀所致的黄褐斑、日光性皮炎、荨麻疹、痤疮、银屑病;以及脑血管意外后遗症、冠心病、小儿麻痹后遗症,及其他原因引起的偏瘫、截瘫,或单侧上肢或下肢痿软等属气虚血瘀者。

【实验研究】

补阳还五汤可促进大鼠慢性难愈性创面的修复愈合。难愈性创面模型组与正常对照组比较,创面愈合率低,愈合时间明显延长;补阳还五汤组与模型组比较,创面愈合率显著提高,愈合时间明显缩短。模型组血管内皮生长因子(VEGF)表达和微血管数(MVC)明显低于正常对照组;补阳还五汤组与模型组比较,VEGF表达和MVC均显著升高。其作用机制可能与上调VEGF表达,诱导血管新生有关。[徐杰男,阙华发,唐汉钧.补阳还五汤促进大鼠慢性难愈性创面修复愈合的作用及机制.中西医结合学报,2009,7(12):1146-1149]

【临床报道】

补阳还五汤加味治疗女性面部黄褐斑28例,取得了较好的疗效。临床资料:将患者49例随机分为两组,治疗组28例,对照组21例,两组均为门诊病人。治疗组年龄为24～53岁,平均35.4岁;病程0.5～6年,平均3.2年。对照组年龄为24～46岁,平均33.9岁;病程1～8年,平均2.4年。药物及使用方法:治疗组采用补阳还五汤加味,基本方为:生黄芪20 g,当归20 g,桃仁15 g,赤芍15 g,川芎20 g,红花10 g,地龙5 g,白芷10 g,冬瓜仁30 g,玉竹30 g,薏苡仁30 g。应用时根据患者的具体情况酌情加减,每周5剂,6周为1个疗程,月经期间停用。对照组口服维生素C,每次0.3 g,每天3次;口服维生素E,每次0.1 g,每天2次。连服6周为1个疗程。两组治疗期间嘱患者忌过咸、过辛、过辣食物,并尽量减少日光照射。疗效判定标准,痊愈:2个疗程色素完全消退;显效:2个疗程色素消退80%以上;有效:2个疗程色素消退50%以上,或虽达不到50%,但色素明显变淡;无效:2个疗程色素消退不足10%。结果:治疗组28例中,痊愈14例,显效8例,有效4例,无效2例,总有效率92.9%;对照组21例中,痊愈4例,显效6例,有效1例,无效10例,总有效率52.4%。两组比较,总有效率治疗组优于对照组($X^2=12.3,P<0.01$)。[秦竹,朱成兰,杨卫东.补阳还五汤加味治疗女性面部黄褐斑28例.云南中医学院学报,2003,26(2):54-55]

【验案举例】

张某,男,45岁,2007年6月12日初诊。主诉:头发呈斑片状脱落3月。症见:头皮见5分钱币大小圆形、椭圆形脱发斑约6处,散在分布;伴头昏头痛,神疲乏力,失眠多梦;舌质淡、苔薄白,舌底脉络迂曲粗大,脉沉细。诊为斑秃。证属气虚血瘀,经脉瘀阻。治宜益气活血,祛风通络。方药:黄芪45 g,当归15 g,川芎15 g,赤芍15 g,桃仁15 g,红花10 g,天麻15 g,荷顶3个,制首乌30 g,制黄精30 g,水蛭10 g,甘草6 g。每日1剂,水煎服。20天后二诊:原脱发斑处有部分毛发生长,无新增脱发斑。守方服药2个月,毛发全部长出,诸症痊愈。随访半年未复发。[刘利红.补阳还五汤治疗皮肤病举隅.光明中医,2008,23(12):1997]

复元活血汤

《医学发明》

【组成】 柴胡 半两(15 g)　瓜蒌根　当归 各三钱(各9 g)　红花　甘草　穿山甲 炮 各二钱(各6 g)　大黄 一两(30 g),酒浸　桃仁 五十个(15 g),酒浸,去皮尖,研如泥

【用法】 除桃仁外,锉如麻豆大,每服一两,水一盏半,酒半盏,同煎至七分。去滓,大温服之,食前。以利为度,得利痛减,不尽服。(现代用法:共为粗末,每服30 g,加黄酒30 mL,

水煎服。)

【功用】　活血祛瘀,疏肝通络。

【主治】　跌打损伤,瘀血阻滞证。胁肋瘀肿,痛不可忍。

【方解】　本方证因跌打损伤,瘀血滞留胁下,气机阻滞所致。方中重用酒制大黄,荡涤凝瘀败血,导瘀下行,推陈致新;柴胡疏肝行气,并可引诸药入肝经。两药合用,一升一降,以攻散胁下之瘀滞,共为君药。桃仁、红花活血祛瘀,消肿止痛;穿山甲破瘀通络,消肿散结,共为臣药。当归补血活血;瓜蒌根(即天花粉)"续绝伤"(《神农本草经》),"消仆损瘀血"(《日华子本草》),既能入血分助诸药而消瘀散结,又可清热润燥,共为佐药。甘草缓急止痛,调和诸药,是为使药。大黄、桃仁酒制,及原方加酒煎服,乃增强活血通络之意。诸药配伍,特点有二:一为升降同施,以调畅气血;二是活中寓养,则活血破瘀而不耗伤阴血。瘀祛新生,气行络通,胁痛自平。

【运用】

1. 辨证要点:本方为治疗跌打损伤,瘀血阻滞证的常用方。临床应用以胁肋瘀肿疼痛为辨证要点。若化裁得当,亦可广泛用于一切跌打损伤。

2. 现代运用:本方常用于瘀血停滞所致的黄褐斑、带状疱疹、荨麻疹、痤疮等;以及肋间神经痛、肋软骨炎、胸胁部挫伤、乳腺增生症等属瘀血停滞者。

【实验研究】

复元活血汤具有显著的抗凝、抗血栓,降低血液黏度,扩张外周血管,改善微循环的作用。复元活血汤还具有抗炎、镇痛作用。复元活血汤对醋酸引起的小鼠腹腔毛细血管通透性增加、角叉菜胶所致的大鼠足跖肿胀、二甲苯所致的小鼠耳肿胀均有显著的抑制作用;能显著降低小鼠腹腔注射醋酸引起的扭体反应次数,明显提高小鼠热板法的痛阈值。[祖丽红,王继文. 复元活血汤抗炎镇痛作用的实验研究. 中医正骨,2003,15(9):17-18]

【临床报道】

复元活血汤加减治疗带状疱疹后遗神经痛 26 例,取得了较好的疗效。临床资料:有带状疱疹患病史及发病过程,疱疹结痂脱落后,仍感患处及周围皮肤疼痛,疼痛时间超过 1 个月以上者。26 例中,男 15 例,女 11 例;病程最长 2 年,最短 1 个月;年龄 40～50 岁 6 例,50～60 岁 9 例,60 岁以上 11 例;神经痛在胸肋间者 12 例,臀部及下肢者 8 例,上肢者 6 例。服药最多 16 剂,最少 4 剂。方用复元活血汤:炒柴胡 12 g,花粉 15 g,甲珠 15 g,桃仁 12 g,红花 12 g,大黄 12 g,当归尾 12 g,甘草 6 g,并随证进行加减。每日 1 剂,水煎服,每次 100～150 mL,每日 3～4 次。疗效判定标准,治愈:患处神经痛完全消失,并无反跳现象;好转:神经痛明显减轻;无效:疼痛无明显改善。结果:治愈 20 例,好转 6 例,有效率 100%。[杨志阶. 中药治疗带状疱疹后遗神经痛. 中国中医药信息杂志,1999,6(8):62]

【验案举例】

张某,女,22 岁,教师,1990 年 8 月 7 日初诊。主诉:左颜面皮肤出现黧黑色斑点,逐渐扩散增多已 7 年。患者自 15 岁开始,发现左上眼睑点状黑斑,逐渐扩散至左颜面,呈黧黑色,与皮肤相平,无其他不适。查体:精神尚可,营养良好,形体健康;左上眼睑和左颜面部可见大片黧黑色斑;舌红、苔薄黄,脉沉弦。此证多由患者生母妊娠时忧思抑郁,血弱不华所致。诊为黧黑皯黯(太田氏母斑)。拟疏肝行气,活血逐瘀法治之。处方:大黄 5 g,柴胡、当归、桃仁、红花、花粉、山甲珠、甘草各 15g。3 剂,水煎服,日 2 次。8 月 27 日二诊:左颜面黑色斑已浅淡,药已见效。续前方 6 剂,水煎服,日 2 次。9 月 28 日三诊:左颜面黑色斑基本消失,仅左上眼睑有少许黑点,其余已接近正常肤色。前方续 3 剂以巩固疗效。[王乐善,王铁铮. 鼾黑 黯的治疗. 新中医,1991,(7):13]

温 经 汤
《金匮要略》

【组成】　吴茱萸 三两(9g)　　当归 二两(6g)　　芍药 二两(6g)　　川芎 二两(6g)　人参 二两(6g)　　桂枝 二两(6g)　　阿胶 二两(6g)　　牡丹皮 二两(6g),去心　　生姜 二两(6g)　　甘草 二两(6g)　　半夏 半升(6g)　　麦冬 一升(9g),去心

【用法】　上十二味,以水一斗,煮取三升,分温三服。(现代用法:水煎服,阿胶烊冲。)

【功用】　温经散寒,养血祛瘀。

【主治】　冲任虚寒,瘀血阻滞证。漏下不止,或血色暗而有块,淋漓不畅,或月经超前或延后,或逾期不止,或一月再行,或经停不至,而见少腹里急,腹满,傍晚发热,手心烦热,唇口干燥,舌质暗红,脉细而涩。亦治妇人宫冷,久不受孕。

【方解】　本方证因冲任虚寒,瘀血阻滞所致。病机特点为瘀、寒、虚、热错杂,然以冲任虚寒,瘀血阻滞为主。方中吴茱萸、桂枝温经散寒,通利血脉,其中吴茱萸功擅散寒止痛,桂枝长于温通血脉,共为君药。当归、川芎活血祛瘀,养血调经;丹皮既助诸药活血散瘀,又能清血分虚热,共为臣药。阿胶甘平,养血止血,滋阴润燥;白芍酸苦微寒,养血敛阴,柔肝止痛;麦冬甘苦微寒,养阴清热。三药合用,养血调肝,滋阴润燥,且清虚热,并制吴茱萸、桂枝之温燥。人参、甘草益气健脾,以资生化之源,阳生阴长,气旺血充;半夏、生姜辛开散结,通降胃气,以助祛瘀调经;其中生姜既温胃气以助生化,又助吴茱萸、桂枝以温经散寒,以上均为佐药。甘草尚能调和诸药,兼为使药。诸药合用,共奏温经散寒,养血祛瘀之功。本方的配伍特点有二:一是方中温清补消并用,但以温经补养为主;二是大队温补药与少量寒凉药配伍,能使全方温而不燥、刚柔相济,以成温养化瘀之剂。

【运用】

1. 辨证要点:本方为妇科调经的常用方。临床应用以月经不调,小腹冷痛,经血夹有瘀块,时有烦热,舌质暗红,脉细涩为辨证要点。

2. 现代运用:本方常用于瘀血阻滞所致的荨麻疹、皮肤瘙痒症、黄褐斑、痤疮等;以及功能性子宫出血、慢性盆腔炎、痛经、不孕症等属冲任虚寒,瘀血阻滞者。

【临床报道】

温经汤加减治疗女性荨麻疹 80 例,取得了较好的疗效。临床资料:观察的 80 例急慢性荨麻疹病例均符合临床诊断特征,但无明显过敏因素所致。年龄 19～48 岁,平均 32.6 岁;发病时间最短者 2 天,最长者 13 年。均为女性,符合荨麻疹特点,并多以夜间、水浴后、出汗后加重,伴有不同程度的月经提前或错后、量或多或少、血块或有或无。用脱敏药效不显。药物及使用方法:采用温经汤加减。方药组成:桂枝 6g,吴茱萸 6g,川芎 9g,当归 9g,白芍 9g,丹皮 9g,生姜 9g,半夏 9g,党参 9g,麦冬 9g,阿胶 9g,僵蚕 9g,防风 9g,炙草 6g,并随证进行加减。上方水煎服,每日 1 剂,3 天 1 个疗程,治疗期间停服其他药品。服药时间最短的 2 天(2 剂),最长的 20 天(20 剂)。疗效判定标准:凡服药后皮疹完全消失,不发生新疹,

无瘙痒,跟踪3个月无复发者为痊愈;服药后症状明显好转,但皮疹、微痒偶有轻度反复者为好转;服药症状虽有所好转,但皮疹、瘙痒时轻时重者为无效。治疗结果:80例女性患者中,痊愈者56例,好转者20例,无效者4例,总有效率为98%。其中服药3~6剂痊愈或好转者36例,7~12剂痊愈或好转者24例,13~20剂痊愈或好转者16例。[王彩清,魏晓林.温经汤治疗女性荨麻疹80例临床观察.包头医学院学报,1998,14(2):57]

【验案举例】

患者,女,32岁,家庭主妇,1974年7月20日初诊。主诉:婚后由于接触洗濯工作,双手掌患皮肤病,迄今病史已十余年。患处一年四季不愈,冬季手掌皲裂,干燥,发红,疼痛。春季更加瘙痒,逐渐皮下开始湿润,形成脓疱和水疱。到夏季时尤甚,瘙痒异常,搔破感染则发生溃烂,不搔表皮就干燥。秋季皮肤逐渐干燥,脓疱、水疱消退。冬季又呈现皲裂状态。一年中,以冬季干燥期疼痛最难过,其次夏季湿润期奇痒难忍。长期治疗几乎无效。现今涂擦软膏,稍感舒适,但无良效。初治时正值夏季,手掌脓疱和水疱混合,表皮干燥,搔破处感染,结痂。曾在医院检查脓液,发现细菌。患者体型消瘦,面色良好,冬季畏寒,夏季恶热,食西红柿、乌贼鱼之类后全身不适,食欲减少,口渴喜饮,大便日1~2次,小便白昼5次,夜间1次。上热下寒,口唇皲裂,手心发热,符合温经汤证。现今是水疱性,口渴甚,故投与五苓散煎剂,15日份服后,脓疱、水疱很快消退,再进原方15日份,瘙痒消失,又出现痛感,遂停用本方,改投温经汤浸膏,每日4.5g,分3次服。服15日后无显效,可能是过服五苓散而加重了患部的干燥和皲裂。故改用温经汤浸膏3g和薏苡仁丸3g。为一日量,投与15日份,服后出现湿润状态,由于有效再进15日份,痛痒诸症皆除。以后续服浸膏5个月,煎剂1个月而完全治愈,至今未见复发。十多年的脓疱性皮肤病,用五苓散配合温经汤坚持服用,前后共治疗7个半月,收到了较满意的效果。[汪毅,吴文清.温经汤与手皮肤病.辽宁中医杂志,1981,(5):48]

生 化 汤

《傅青主女科》

【组成】　全当归　八钱(24g)　　　川芎　三钱(9g)　　　桃仁　十四枚(6g),去皮尖,研
干姜　五分(2g),炮黑　　甘草　五分(2g),炙

【用法】　黄酒、童便各半煎服。(现代用法:水煎服,或酌加黄酒同煎。)

【功用】　养血祛瘀,温经止痛。

【主治】　血虚寒凝,瘀血阻滞证。产后恶露不行,小腹冷痛。

【方解】　本方证由产后血虚寒凝,瘀血内阻所致。方中重用全当归补血活血,化瘀生新,行滞止痛,为君。川芎活血行气,桃仁活血祛瘀,均为臣药。炮姜入血散寒,温经止血;黄酒温通血脉以助药力,共为佐药。炙甘草和中缓急,调和诸药,用以为使。原方另用童便同煎(现多已不用)者,乃取其益阴化瘀,引败血下行之意。全方配伍得当,寓生新于化瘀之内,使瘀血化新血生,诸症向愈。正如唐宗海所云“血瘀可化之,则所以生之,产后多用”(《血证论》),故名“生化”。

【运用】

1. 辨证要点:本方为妇女产后常用方,以产后血虚瘀滞偏寒者为宜。临床应用以产后恶露不行,小腹冷痛为辨证要点。

2. 现代运用:本方常用于瘀血阻滞所致的荨麻疹、黄褐斑等;以及产后子宫复旧不良、产后宫缩疼痛、胎盘残留等属产后血虚寒凝,瘀血内阻者。

【实验研究】

生化汤能消除淤血、水肿,对炎症的治疗有重要作用。给小鼠注射生化汤后,能明显减轻小鼠耳部的炎性肿胀。在三批实验中,生化汤组有 2 只鼠在给药 3 小时后,肿胀完全消失。[侯涿生,石俊哲,王敏玉. 生化汤完带汤抗炎作用的实验研究. 辽宁中医杂志,1992,(6):43-44]

【临床报道】

生化汤加味治疗产后病 426 例,取得了较好的疗效。临床资料:426 例产科患者中自然产后用药 196 例,剖宫产术后用药 108 例,人工流产术后用药 78 例,药物流产术后用药 44 例。治疗方法:生化汤。主方:当归 25 g,川芎 10 g,桃仁 10 g,黑姜 10 g,坤草 30 g,炙甘草 6 g。伴有感染者加金银花 20 g、连翘 20 g,日 1 剂,水煎 2 次,取汁 500 mL,早晚服用。治疗结果:服用益母草冲剂 233 例,多为自然产后及剖宫产,人工流产后出血患者一般服用 1 周左右治愈,产后 42 天随诊,子宫均正常复旧。服用生化汤 193 例,其中人流术后 32 例,药流术后 21 例,产后子宫复旧不良 140 例,一般用药 3～5 天而愈。[郭冰心,刘丹. 加味生化汤治疗产后病 426 例. 中国社区医师,2011,13(22):209]

【验案举例】

魏某,女,24 岁,农民,1990 年 3 月 30 日入院。50 天前足月顺产 1 女婴,次日汗出湿衣,手足心烦热,神疲乏力。经用西药抗炎、补充水和电解质、纠正酸碱失衡及抑制汗腺分泌之品治疗 1 周,汗出无好转。又经用中药玉屏风散、桂枝汤、当归六黄汤等治疗半月,症状无减。渐感心慌心悸、头晕目眩,不能行走,速转我院住院治疗。症见:汗出如绿豆大小,1 日 4～5 次,动则加重,汗出湿衣,醒后为甚,无臭味,布及全身,手足头汗出为甚;口渴热饮,皮肤粗糙,心慌心悸,头晕目眩,不能行走;阴道暗红色少许分泌物溢出,不思饮食,二便正常,舌质暗淡,边尖瘀点如菜籽大小 4 粒,苔薄白腻,脉沉涩。此乃瘀血阻滞,新血不生,气血两损而致。宜活血化瘀生新,兼以益气养血敛汗。拟生化汤:当归 25 g,川芎 15 g,桃仁 15 g,炮姜 10 g,炙草 12 g,童便 50 mL,一并水煎,每日 1 剂。5 日后汗出明显减少,饮食始味。继用 5 日,汗出及阴道分泌物消失,心慌头晕好转,能下床活动;再用 5 日,症状完全消失而治愈出院。月后随访无复发。[刘世强,罗兴翠. 生化汤治疗产后顽固性自汗. 中医临床选粹,1992,(7):13]

失 笑 散

《太平惠民和剂局方》

【组成】　五灵脂　二钱(6 g),酒研,淘去沙土　　蒲黄　二钱(6 g),炒香

【用法】　先用釅醋调二钱,熬成膏,入水一盏,煎七分,食前热服。(现代用法:共为细末,每服 6 g,用黄酒或醋冲服;亦可每日取 8～12 g,用纱布包煎,作汤剂服。)

【功用】　活血祛瘀,散结止痛。

【主治】　瘀血停滞证。心腹刺痛,或产后恶露不行,或月经不调,少腹急痛等。

【方解】　本方所治诸症,均由瘀血内停,脉道阻滞所致。方中五灵脂苦咸甘温,入肝经血分,功擅通利血脉,散瘀止痛,为君药;蒲黄甘平,行血消瘀,炒用并能止血,为臣药。二

者相须为用,为化瘀散结止痛的常用组合。调以米醋,或用黄酒冲服,乃取其活血脉、行药力、化瘀血,以加强五灵脂、蒲黄活血止痛之功,且制五灵脂气味之腥膻。诸药合用,药简力专,共奏祛瘀止痛,推陈出新之功,使瘀血得去,脉道通畅,则诸症自解。前人运用本方,病者每于不觉中诸症悉除,不禁欣然而笑,故名"失笑"。

【运用】

1. 辨证要点:本方是治疗瘀血所致多种疼痛的基础方,尤以肝经血瘀者为宜。临床应用以心腹刺痛,或妇人月经不调,少腹急痛等为辨证要点。

2. 现代运用:本方常用于瘀血阻滞所致的荨麻疹、黄褐斑、过敏性紫癜等;以及痛经、冠心病、高脂血症、宫外孕、慢性胃炎等属瘀血停滞者。

【实验研究】

失笑散在抗血栓形成和溶栓方面具有良好的作用。方法:以石油醚、乙酸乙酯、甲醇依次提取,将所得的提取物与失笑散原方分别进行抗血栓形成和体外溶栓作用研究。结果:失笑散各提取物对口服给药动物的体外抗血栓形成均有一定的作用,其中以甲醇提取物作用更好;体外给药测定抗血栓形成实验结果表明,水提取物及甲醇提取物有较好的效果,其中以甲醇提取物效果更优,与口服给药结果一致;体外溶栓实验结果表明,各组均有一定作用,乙酸乙酯提取物的溶检作用虽不及尿激酶,但与对照组动物相比作用极显著($P<0.001$)。[张平,夏晓辉,李强. 失笑散不同溶剂提取物的抗血栓形成及溶栓作用研究. 药物研究,2003,12(3):44-45]

【临床报道】

失笑散加味治疗过敏性紫癜120例,取得了较好的疗效。临床资料:所选病历均为1975年至1989年间,用一般药物无效,加激素好转,停激素后又出现反跳现象的门诊及住院患者。其中男76例,女44例;病程2天~3年;伴血尿者34例,伴腹痛者18例,伴关节痛者16例。药物及使用方法:采用失笑散加味。方药组成:五灵脂25 g,蒲黄25 g,桃仁15 g,红花15 g,丹参20 g,茜草15 g,香附15 g,大枣15枚。每日1剂,水煎服。结果:服药后皮肤紫癜于2周内消退,各项化验正常。半年内无复发者111例,复发者9例,治愈率92.5%。[张韵. 失笑散加味治疗过敏性紫癜120例. 实用中医内科杂志,1990,4(2):42]

【验案举例】

张某,女,26岁,1987年4月26日初诊。产后半年,面颊部褐斑,双侧对称成片状,约3 cm×3 cm大小,境界清楚,边缘不整,伴烦躁不安,夜寝寐少,五心烦热,舌红少苔,脉细数。治宜活血退斑,滋阴安神。药用:蒲黄(布包)30 g,五灵脂20 g,白芍15 g,白芷10 g,白蒺藜10 g,白术10 g,白茯苓10 g,当归15 g,生地15 g,旱莲草10 g,益母草15 g,地骨皮10 g。取5剂口服,并嘱每晚用药渣煎水洗患处。二诊时,褐斑呈浅褐色。继守原方10剂,用法不变。10个月后复查,面部褐斑已完全消退。[刘玫,李复耀. 失笑散的临床新用. 甘肃中医,1992,(4):14]

桂枝茯苓丸

《金匮要略》

【组成】 桂枝　　茯苓　　丹皮 去心　　桃仁 去皮尖,熬　　芍药 各等分(9 g)

【用法】 上三味,末之,炼蜜和丸,如兔屎大。每日食前服一丸(3 g),不知,加至三丸。

（现代用法：共为末，炼蜜和丸，每日服 3～5 g。）

【功用】　活血化瘀，缓消癥块。

【主治】　瘀阻胞宫证。妇人素有癥块，妊娠漏下不止，或胎动不安，血色紫黑晦暗，腹痛拒按，或经闭腹痛，或产后恶露不尽而腹痛拒按者，舌质紫暗或有瘀点，脉沉涩。

【方解】　本方为治疗瘀血留滞胞宫，妊娠胎动不安，漏下不止的常用方。方中桂枝辛甘而温，温通血脉，以行瘀滞，为君药。桃仁味苦甘平，活血祛瘀，助君药以化瘀消癥，用之为臣。丹皮、芍药味苦而微寒，既可活血以散瘀，又能凉血以清退瘀久所化之热，芍药并能缓急止痛；茯苓甘淡平，渗湿祛痰，以助消癥之功，健脾益胃，扶助正气，均为佐药。丸以白蜜，甘缓而润，以缓诸药破泄之力，是以为使。诸药合用，共奏活血化瘀，缓消癥块之功，使瘀化癥消，诸症皆愈。本方配伍特点有二：一为既用桂枝以温通血脉，又佐丹皮、芍药以凉血散瘀，寒温并用，则无耗伤阴血之弊；二为漏下之症，采用行血之法，体现通因通用之法，俾癥块得消，血行常道，则出血得止。

【运用】

1. 辨证要点：本方为治疗瘀血留滞胞宫，妊娠胎动不安，漏下不止的常用方。临床应用以少腹有癥块，血色紫黑晦暗，腹痛拒按为辨证要点。

2. 现代运用：本方常用于瘀血阻滞所致的黄褐斑、皮肤变应性结节性血管炎、荨麻疹等；以及子宫肌瘤、子宫内膜异位症、卵巢囊肿、附件炎、慢性盆腔炎等属瘀血留滞者。

【实验研究】

桂枝茯苓丸有抗急性、亚急性、慢性炎症等作用，可降低家兔全血和血浆黏度，促进小鼠腹腔巨噬细胞吞噬功能，对小鼠尚具有镇静镇痛作用。其抗炎的作用机理不是通过垂体—肾上腺系统的调节，而是与它对体内炎性介质的释放、毛细血管通透性增加、渗出、水肿以及肉芽组织增生等环节起直接对抗作用有关。［谢家俊，周国伟. 桂枝茯苓丸的抗炎作用. 中成药，1988，(9)：31-32］

【临床报道】

桂枝茯苓丸加减治疗皮肤变应性结节性血管炎 30 例，取得了较好的疗效。临床资料：30 例中，门诊病人 19 例，住院病人 11 例；男性 9 例，女性 21 例；15～20 岁 2 例，21～30 岁 10 例，31～40 岁 17 例，41 岁以上 1 例；病程最短半月，最长者 1 年。主要临床表现：皮下结节大小不等，深浅不一，疼痛但不破溃，呈圆形或梭形，小如黄豆，大如杨梅，多发生于下肢，大腿及上肢少见；容易复发，发病时或伴低热，倦怠乏力，关节疼痛，食欲不振，下肢浮肿，脉涩，舌质暗有淤点，苔薄或薄白。血常规及抗"O"一般正常。治疗方法，基本方：桂枝 10 g，茯苓 15 g，丹皮(去心)10 g，赤芍 12 g，桃仁(去皮尖、捣)9 g。水煎服，每日 1 剂，空腹温服 3 次，每次 100 mL。并随证进行加减。治疗结果：痊愈 23 例，皮下结节完全消散，低热、关节疼痛等全部消失，随访 3 年未复发；好转 5 例，皮下结节经一个半月治疗完全消散，2 年后有轻微复发；无效 2 例，服药 15 剂后，皮下结节部分减退，仍倦怠、关节疼痛。［刘顺俊. 桂枝茯苓丸加减治疗皮肤变应性结节性血管炎 30 例. 湖北中医杂志，1988，(2)：26］

【验案举例】

杨某，女，20 岁，1988 年 11 月 13 日初诊。患者一年前始见两目之下、鼻柱两旁生黑色晕斑，逐渐扩展，颜色由浅至深，经某医院皮肤科诊为黄褐斑。多次服用维生素 C、皮下注射垂体后叶素及中药外治等,均疗效不著。诊见:两颊眼鼻部黑色晕斑呈蝶飞状,色如煤焰,无痛及不适感。询其月经虽按期而至,但行经时小腹痛甚,经色紫暗兼夹血块近两年,平素右胁常见满闷不舒,经前乳房胀痛明显。舌质淡苔白,脉沉弦略涩。辨证为肝经瘀阻,气血失调。处以《金匮》桂枝茯苓丸。疏方:茯苓12g,丹皮、桂枝、白芍、桃仁各9g。每日1剂,水煎服。服15剂后,晕斑明显消退,此次月经来潮未见腹痛,两胁及乳房胀痛亦觉减轻。仍宗原法,再处上方15剂。2月后随访,晕斑完全消退,未再复发。[柴瑞震.桂枝茯苓丸治愈黄褐斑.四川中医,1990,(6):41]

鳖甲煎丸
《金匮要略》

【组成】 鳖甲 十二分(90g),炙　　乌扇 烧　　黄芩　　鼠妇 熬　　干姜　　大黄　　桂枝　　石韦 去毛　　厚朴　　紫葳　　阿胶 各三分(各22.5g)　　柴胡　　蜣螂 熬 各六分(各45g)　　芍药　　牡丹皮 去心　　䗪虫 熬 各五分(各37g)　　蜂窠 四分(30g),炙　　赤硝 十二分(90g)　　桃仁　　瞿麦 各二分(15g)　　人参　　半夏　　葶苈 各一分(各7.5g)

【用法】 上二十三味,取煅灶下灰一斗,清酒一斛五斗,浸灰,候酒尽一半,着鳖甲于中,煮令泛烂如胶漆,绞取汁,内诸药,煎为丸,如梧桐子大。空心服七丸,日三服。(现代用法:除硝石、鳖甲胶、阿胶外,20味烘干碎断,加黄酒600g拌匀,加盖封闭,隔水炖至酒尽药熟。干燥,与硝石等三味混合粉碎成细粉,炼蜜为丸,每丸重3g。每次服1~2丸,日2~3次,温开水送下。)

【功用】 行气活血,祛湿化痰,软坚消癥。

【主治】 疟母、癥瘕。疟疾日久不愈,胁下痞硬成块,结成疟母;以及癥瘕结于胁下,推之不移,腹中疼痛,肌肉消瘦,饮食减少,时有寒热,女子月经闭止等。

【方解】 本方为治疗疟母、癥瘕的常用方。方中以鳖甲为君药,取鳖甲入肝软坚化癥,灶下灰消癥祛积,清酒活血通经,三者混为一体,共奏活血化瘀,软坚消癥之效;复以赤硝、大黄、䗪虫、蜣螂、鼠妇等攻逐之品为臣药,以助破血消癥之力。以下为佐药:柴胡、黄芩、白芍和少阳而条肝气;厚朴、乌扇(射干)、葶苈子、半夏行郁气而消痰癖;干姜、桂枝温中,与黄芩相伍,辛开苦降而调解寒热;人参、阿胶补气养血而扶正气;桃仁、牡丹皮、紫葳、蜂窠活血化瘀而去干血;再以瞿麦、石韦利水祛湿。综观全方,药物虽似庞杂,但体现了寒热并用、攻补兼施、气血津液同治的配伍特点。诸法兼备,确为消癥之良剂。

【运用】

1. 辨证要点:本方为治疟母、癥瘕之常用方。临床应用以癥瘕结于胁下,推之不移,腹中疼痛,肌肉消瘦,饮食减少,时有寒热,女子月经闭止等为辨证要点。

2. 现代运用:本方常用于瘀血阻滞所致的黄褐斑、荨麻疹等;肝硬化、肝脾肿大、肝癌、子宫肌瘤、卵巢囊肿等属正气日衰,气滞血瘀者。

【实验研究】

鳖甲煎丸具有抗皮肤肿瘤作用。以H_{22}荷瘤小鼠为对象,环磷酰胺为阳性对照药,来观察鳖甲煎丸对瘤块的抑制作用。结果显示:鳖甲煎丸高剂量组和鳖甲煎丸低剂量组的抑瘤率与阴性对照组均有显著性差异($P<0.01$);鳖甲煎丸高剂量组与环磷酰胺组比较其抑瘤

率差异无显著性($P>0.05$)。说明鳖甲煎丸能显著抑制肿瘤的生长,其作用与环磷酰胺相似。[张绪慧,陈达理.鳖甲煎丸活血化瘀抗肿瘤作用的实验研究.血栓与止血学,2004,10(1):24]

【临床报道】

鳖甲煎丸治疗面部黄褐斑74例,取得了较好的疗效。临床资料:74例均为门诊女性病人,年龄19~51岁,病程最长6年,最短2个月。适应证为非妊娠期、非哺乳期面部黄褐斑,影响面部美观;或伴月经不调,乳房胀痛,气滞血瘀诸症。给药方法:采用杭州胡庆余堂生产的鳖甲煎丸3g。每日3次,饭后吞服,月经第5天开始服。22天为1疗程,同时停服其他药物。治疗结果:74例中服用1疗程7例,服用2个疗程41例,服用3个疗程26例;痊愈(面部色素斑完全消退)31例,有效(面部色斑缩小变淡)38例,无效(面部色斑无明显改变)5例,总有效率为93.2%。[徐剑平.鳖甲煎丸治疗面部黄褐斑.中成药,1999,21(7):384]

【验案举例】

俞某,女,28岁,离异无子,1995年6月5日初诊。患者面部黄褐斑近3年。伴月经后期量少色暗,烦躁易怒,乳房胀痛,舌质紫、苔薄,脉细弦。证属肝郁肾亏,血滞经脉。治宜疏肝养阴,化瘀散结。予鳖甲煎丸3g,每日3次,连服3个月。10月7日复诊:面色红润,黄褐斑已消退,月经正常,诸症悉愈。随访半年未发。[徐剑平.鳖甲煎丸治疗面部黄褐斑.中成药,1999,21(7):384]

第二节　止　血

适 应 证

适用于血溢脉外,离经妄行而出现的吐血、衄血、咳血、便血、尿血、崩漏等各种出血证。

药物配伍

出血证情颇为复杂,病因有寒热虚实之分,部位有上下内外之别,病势有轻重缓急之异。所以,止血剂的配伍组方,应随具体证情而异。一般来说,如因血热妄行者,治宜凉血止血,用药如小蓟、侧柏叶、白茅根、槐花等为主,配以清热泻火药组成方剂;因于阳虚不能摄血者,治宜温阳止血,用药如灶心黄土、炮姜、艾叶、棕榈炭等为主,配以温阳益气药组成方剂;若因于冲任虚损者,治宜养血止血,用药如阿胶等为主,配以补益冲任之品组成方剂。上部出血,可酌配少量引血下行药,如牛膝、代赭石之类以降逆;下部出血,则辅以少量升提药,如焦芥穗、黑升麻之类兼以升举。若突然大出血者,则采用急则治标之法,着重止血;如气随血脱,则又急需大补元气,以挽救气脱危证为先;慢性出血,应着重治本,或标本兼顾;出血兼有瘀滞者,止血又应适当配以活血祛瘀之品,以防血止留瘀。

代 表 方

十灰散、咳血方、小蓟饮子、槐花散、黄土汤等。

十　灰　散

《十药神书》

【组成】　大蓟　　小蓟　　荷叶　　侧柏叶　　茅根　　茜根　　山栀　　大黄

牡丹皮　　棕榈皮 各等分(各9g)

【用法】 上药各烧灰存性,研极细末,用纸包,碗盖于地上一夕,出火毒。用时先将白藕捣汁或萝卜汁磨京墨半碗,调服五钱,食后服下。(现代用法:各药烧炭存性,为末,藕汁或萝卜汁磨京墨适量,调服9~15g;亦可作汤剂,水煎服,用量按原方比例酌定。)

【功用】 凉血止血。

【主治】 血热妄行之上部出血证。呕血、吐血、咯血、嗽血、衄血等,血色鲜红,来势急暴,舌红,脉数。

【方解】 本方主治上部出血诸症乃因火热炽盛,气火上冲,损伤血络,离经妄行所致。方中大蓟、小蓟性味甘凉,长于凉血止血,且能祛瘀,是为君药。荷叶、侧柏叶、白茅根、茜根皆能凉血止血;棕榈皮收涩止血,与君药相配,既能增强澄本清源之力,又有塞流止血之功,皆为臣药。血之所以上溢,是由于气盛火旺,故用栀子、大黄清热泻火,挫其鸱张之势,可使邪热从大小便而去,使气火降而助血止,是为佐药;重用凉降涩止之品,恐致留瘀,故以丹皮配大黄凉血祛瘀,使止血而不留瘀,亦为佐药。用法中用藕汁或萝卜汁磨京墨调服,藕汁能清热凉血散瘀,萝卜汁降气清热以助止血,京墨有收涩止血之功,皆属佐药之用。诸药炒炭存性,亦可加强收敛止血之力。全方集凉血、止血、清降、祛瘀诸法于一方,但以凉血止血为主,使血热清,气火降,则出血自止。

【运用】

1. 辨证要点:本方为主治血热妄行所致各种上部出血证的常用方。临床应用以血色鲜红,舌红苔黄,脉数为辨证要点。

2. 现代运用:本方常用于血热妄行所致的过敏性紫癜、黄褐斑、荨麻疹等;以及上消化道出血、支气管扩张、肺结核咯血等属血热妄行者。

【实验研究】

十灰散具有止血、凝血作用。十灰散生品、炭药均有促进血凝系统的止血、凝血作用,可缩短凝血酶原、凝血酶时间和血浆复钙时间,从而对内源性和外源性凝血系统发挥其促进作用,激活多种凝血因子,使凝血时间缩短。促进血小板功能,使扩大型血小板数量增多,利于血小板形成血栓,加强其凝血作用。但炭药效果优于未制炭药材品种。[崔箭. 十灰散止血、凝血作用机制研究. 中国中药杂志,2004,28(6):463-465]

【临床报道】

十灰散加减治疗过敏性紫癜48例,取得了较好的疗效。方法:将2002年10月至2007年5月门诊诊治的96例过敏性紫癜病例,随机分为治疗组和对照组,每组48例。给药方法:对照组停用或避免接触致敏物质,服用扑尔敏、维生素C、强的松(按千克体重计算剂量)。治疗组在对照组的基础上配合口服十灰散每日1剂,2次/日。基本方:大蓟9g,小蓟9g,荷叶9g,侧柏叶9g,白茅根9g,茜草9g,山栀子9g,大黄9g,丹皮9g,棕榈9g。其量随年龄、病情辨证加减。疗效判断标准,痊愈:症状体征消失,1年内无复发;有效:症状体征消失或有明显改善,1年内有1次以上复发;无效:症状体征无改善。结果:治疗组临床症状改善时间、治愈时间均明显缩短,优于对照组(P<0.05);1年内均无复发。[司守成. 十灰散治疗过敏性紫癜48例临床观察. 中国社区医师,2009,11(16):132-133]

【验案举例】

杨某,12岁,1996年3月初诊。父母代诉:双下肢及臀部出疹3天,未引起注意,就诊日晨起自诉腹痛、腿痛而来就诊。诊见体温37℃,面色白,咽部无充血,舌质红,苔薄微黄,心肺正常,腹部平软,未触包块,腹部广泛轻度压痛,无反跳痛,双下肢及臀部见弥漫性紫红色斑疹,触之挡手,尤以双小腿部为甚,双膝关节无肿胀,活动自如。血常规:白细胞 10.0×10^9/L,嗜酸粒细胞 0.08,余无异常。尿常规:蛋白(＋),红细胞 2～5 个/×400。诊断:过敏性紫癜。治以清热解毒,凉血止血。方予:羚羊角 15 g,生地 15 g,玄参 10 g,竹叶 5 g,麦冬 10 g,丹参 5 g,黄连 3 g,金银花 10 g,连翘 5 g,大蓟炭 10 g,小蓟炭 10 g,侧柏炭 10 g,茅根炭 10 g,茜草炭 10 g,荆芥炭 10 g。5 剂后紫癜皮疹消失 2/3,颜色变暗红色,腹痛消失;血常规:白细胞 8.0×10^9/L,嗜酸粒细胞 0.05;尿蛋白(±)。原方去黄连、金银花,加黄芪 15 g,白术 10 g,守方服 15 剂,诸症消失,病告痊愈。随访至今未见复发。[金龙云.犀角地黄汤合十灰散加减治疗过敏性紫癜 12 例.吉林中医药,1998,18(2):17]

咳　血　方
《丹溪心法》

【组成】　青黛(6 g)水飞　　瓜蒌仁(9 g)去油　　海粉(9 g)　　山栀子(9 g)炒黑　诃子(6 g)

【用法】　上为末,以蜜同姜汁为丸,噙化。(现代用法:共研末为丸,每服 9 g;亦可作汤剂,水煎服,用量按原方比例酌定。)

【功用】　清肝宁肺,凉血止血。

【主治】　肝火犯肺之咳血证。咳嗽痰稠带血,咯吐不爽,心烦易怒,胸胁作痛,咽干口苦,颊赤便秘,舌红苔黄,脉弦数。

【方解】　本方证系肝火犯肺,灼伤肺络所致。肺为清虚之脏,木火刑金,肺津受灼为痰,清肃之令失司,则咳嗽痰稠、咯吐不爽;肝火灼肺,损伤肺络,血渗上溢,故见痰中带血;肝火内炽,故心烦易怒、胸胁作痛、咽干口苦、颊赤便秘;舌红苔黄,脉弦数为火热炽盛之征。是证病位虽在肺,但病本则在肝。按治病求本的原则,治当清肝泻火,使火清气降,肺金自宁。方中青黛咸寒,入肝、肺二经,清肝泻火,凉血止血;山栀子苦寒,入心、肝、肺经,清热凉血,泻火除烦,炒黑可入血分而止血,两药合用,澄本清源,共为君药。火热灼津成痰,痰不清则咳不止,咳不止则血难宁,故用瓜蒌仁甘寒入肺,清热化痰,润肺止咳;海粉(现多用海浮石)清肺降火,软坚化痰,共为臣药。诃子苦涩平入肺与大肠经,清降敛肺,化痰止咳,用以为佐。诸药合用,共奏清肝宁肺之功,使木不刑金,肺复宣降,痰化咳平,其血自止。

【运用】

1. 辨证要点:本方为治疗肝火犯肺之咳血证的常用方。临床应用以咳痰带血,胸胁作痛,舌红苔黄,脉弦数为辨证要点。

2. 现代运用:本方常用于血热妄行所致的过敏性紫癜、黄褐斑等;以及支气管扩张、肺结核等咳血属肝火犯肺者。

【临床报道】

咳血方加减治疗咯血 92 例,取得了较好的疗效。方法:本组 92 例中,男 71 例,女 21 例;年龄 16～36 岁 51 例,37～65 岁 29 例,66～74 岁 12 例。经 X 线胸片、胸部 CT 扫描、实验室等检查确诊为:肺结核 43 例;支气管扩张 33 例;急性支气管炎 3 例,慢性支气管炎继发感染合并肺气肿 7 例(含合并肺心病 3 例);肺炎 2 例;肺癌 4 例。方用咳血方:诃子、瓜蒌仁、海浮石、黑山栀各 10 g,青黛粉 4 g(包煎),另加墨旱莲、白及、白茅根各 10 g,阿胶 15 g(烊化),藕节 2 枚。服法:水煎,1 剂/天,每剂分 3 次凉服,5 天为 1 个疗程。治疗结果:结果显效(服用 1 个疗程后咯血停止)49 例,有效(服用 1 个疗程后,咯血量明显减少)27 例,无效(服用 1 个疗程后,咯血量未见减少或见增多)16 例,总有效率为 82.6%。[董振龙. 咳血方治疗咯血 92 例. 陕西中医,1997,18(12):538]

【验案举例】

池某,女,38 岁,1981 年 1 月 21 日初诊。主诉:咳血 5 天,现咳嗽,痰中带血,血色鲜红,量中等;伴气紧,口干苦,心烦,思饮,尿黄少;苔薄黄、舌质红,脉细数。辨证:阴虚肺燥,木火刑金。治则:清热润肺,平肝宁络。处方:炒芥穗 9 g,青黛 15 g,栀子 12 g,蛤粉 15 g,海浮石 30 g,诃子 12 g,白芍 15 g,藕节 40 g,金钱草 30 g,牛膝 9 g,茅根 30 g,瓜蒌 15 g。2 日后复诊,咳嗽大减,痰血减少。仿"桑菊"、"止嗽"之法,予养阴润肺之品,更方 2 剂。痰血全消,咳嗽减轻,尚感口干夜甚,咽燥喜饮,此乃内热侵扰。以养阴清热、润肺柔肝之法,投药 2 剂,病告愈。后访咳血未再复发。[谢江平. "咳血方"加减治疗咳血. 四川中医,1984,(1):23]

小 蓟 饮 子

《济生方》,录自《玉机微义》

【组成】 生地黄　　小蓟　　滑石　　木通　　蒲黄　　藕节　　淡竹叶　　当归　　山栀子　　甘草 各等分(各 9 g)

【用法】 上咬咀,每服半两(15 g),水煎,空心服。(现代用法:作汤剂,水煎服,用量据病证酌情增减。)

【功用】 凉血止血,利水通淋。

【主治】 热结下焦之血淋、尿血。尿中带血,小便频数,赤涩热痛,舌红,脉数。

【方解】 本方证因下焦瘀热,损伤膀胱血络,气化失司所致。方中小蓟甘凉入血分,功擅清热凉血止血,又可利尿通淋,尤宜于尿血、血淋之症,是为君药。生地黄甘苦性寒,凉血止血,养阴清热;蒲黄、藕节助君药凉血止血,并能消瘀,共为臣药。君臣相配,使血止而不留瘀。热在下焦,宜因势利导,故以滑石、竹叶、木通清热利水通淋;栀子清泻三焦之火,导热从下而出;当归养血和血,引血归经,尚有防诸药寒凉滞血之功,合而为佐。使以甘草缓急止痛,和中调药。诸药合用,共成凉血止血为主,利水通淋为辅之方。

【运用】

1. 辨证要点:本方为治疗血淋、尿血属实热证的常用方。临床应用以尿中带血,小便赤涩热痛,舌红,脉数为辨证要点。

2. 现代运用:本方常用于血热妄行所致的过敏性紫癜、黄褐斑等;以及急性泌尿系感染、泌尿系结石、膀胱癌等属下焦瘀热,蓄聚膀胱者。

【临床报道】

小蓟饮子加减治疗过敏性紫癜 38 例,取得了较好的疗效。方法:38 例病人均来自 1998 年 10 月至 1999 年 8 月皮肤科门诊病人。年龄均在 12～28 岁之间,平均 18.5 岁;病程 3 天至半月余;其中单纯性紫癜 29 例,关节型紫癜 6 例,肾性紫癜 3 例。诊断以典型临床表现及血液常规检查血小板不减少为标准。治疗予基本方小蓟饮子:小蓟根 20 g,蒲黄 12 g,藕节12 g,滑石 12 g,木通 12 g,生地炭 12 g,栀子 15 g,淡竹叶 12 g,当归 12 g,甘草 3 g,并根据病情随证加减。服药方法:早晚水煎服,1 天 1 剂,1 个疗程 6 天并观察疗效。服药期间停用一切其他可致敏的药物。治疗结果,38 例中,治愈 36 例:症状全部消失,阳性体征阴转。服 3 剂而愈 15 例,5 剂而愈 15 例,6 剂而愈 6 例。为防止复发,治愈者均再服药 1 个疗程以巩固疗效。好转 2 例:症状部分消失,体表仍有部分紫癜。好转 2 例服药 1 个疗程,拒再服药,未能观察最后情况。[王东,随振玉. 小蓟饮子加减治疗过敏性紫癜 38 例报告. 安徽中医临床杂志,2000,12(3):254]

【验案举例】

矫某,女,14 岁,学生,1979 年 10 月 16 日初诊。该患者自 7 月 3 日觉双膝酸痛并见两小腿有暗紫色斑点,压不褪色。经县医院确诊为过敏性紫癜。后曾多处辗转求治,又多次复发,以致病久正虚。辨证为脾气虚衰,统摄无权,血不循经所致。拟以归脾汤加味治愈。一波渐平,一波又起,而继发紫癜性肾炎,遂以清热凉血法,用加味小蓟饮子治愈。[刘明武. 紫癜性肾炎治验. 黑龙江中医药,1985,(1):47]

槐　花　散

《普济本事方》

【组成】　槐花(12 g)炒　　　柏叶(12 g)杵,焙　　　荆芥穗(6 g)　　　枳壳(6 g)麸炒各等分

【用法】　上为细末,用清米饮调下二钱,空心食前服。(现代用法:为细末,每服 6 g,开水或米汤调下;亦可作汤剂,水煎服,用量按原方比例酌定。)

【功用】　清肠止血,疏风行气。

【主治】　风热湿毒,壅遏肠道,损伤血络证。便前出血,或便后出血,或粪中带血,以及痔疮出血,血色鲜红或晦暗,舌红苔黄脉数。

【方解】　本方所治肠风、脏毒皆因风热或湿热邪毒,壅遏肠道血分,损伤脉络,血渗外溢所致。方中槐花苦微寒,善清大肠湿热,凉血止血,为君药。侧柏叶味苦微寒,清热止血,可增强君药凉血止血之力,为臣药。荆芥穗辛散疏风,微温不燥,炒用入血分而止血;盖大肠气机被风热湿毒所遏,故用枳壳行气宽肠,以达"气调则血调"之目的,共为佐药。诸药合用,既能凉血止血,又能清肠疏风,俟风热、湿热邪毒得清,则便血自止。

【运用】

1. 辨证要点:本方是治疗肠风、脏毒下血的常用方。临床应用以便血,血色鲜红,舌红,脉数为辨证要点。

2. 现代运用:本方常用于血热妄行所致的过敏性紫癜、黄褐斑、银屑病等;以及痔疮、溃疡性结肠炎或其他大便下血属风热或湿热邪毒,壅遏肠道,损伤脉络者。肠癌便血亦可应用。

【临床报道】

槐花散加减治疗过敏性紫癜 15 例,取得了较好的疗效。临床资料:15 例中全部有皮肤紫癜,呈斑丘疹样,以四肢躯干为多,分批出现,压之不褪色,有不适感。化验:血小板、出凝血时间均正常。其中男性 6 例,女性 9 例;年龄最大 38 岁,最小 10 岁;病程最长 16 年,最短6 天。13 例有不同程度关节疼痛肿胀,以膝关节最多。治疗方法:全部病例均用槐花散加减

治疗。处方:槐花30 g,侧柏叶20 g,枳壳15 g,生地20 g,小蓟25 g,丹皮15 g,赤芍15 g。每日1剂,水煎内服,并随证加减。治疗结果:本组最少服药10剂,最多28剂,平均16剂。临床治愈(紫斑全部消退,症状消失)12例;显效(紫斑大部消退,或偶有少数紫斑出现,症状消失)2例;因病程长,中途停止治疗者1例。[阎久喜.槐花散加减治疗过敏性紫癜15例.吉林中医药,1987,(6):22]

【验案举例】

赵某,女,34岁,农民,1985年3月4日初诊。头胸背已瘙痒2周,双臂和腹部有如枣大之圆形红斑十余处,瘙痒抓后有鳞屑脱落,抓破则有筛状出血点。曾在天津某院诊断为银屑病,服药品不详。诊见:全身布满如同硬币大小之皮损,搔抓不停,有微薄之鳞屑,基底红晕,皮损以双上臂及腰部为甚,舌质红,脉细数。此属风邪侵于肺卫,扰动血分,外发肌肤。治宜疏风清热,凉血解毒。方选槐花散加味:槐花、元参、白鲜皮各15 g,生地20 g,荆芥、侧柏叶、丹皮、蝉衣、牛蒡子、紫草、甘草各10 g。服药5剂皮损渐退,色泽变淡,又5剂后皮损完全消退而愈。随访至今未复发。[郭玉波.槐花散治皮肤病二例.四川中医,1987,(5):41]

黄 土 汤

《金匮要略》

【组成】　甘草　　干地黄　　白术　　附子 炮　　阿胶　　黄芩 各三两(各9 g)
灶心黄土 半斤(30 g)

【用法】　上七味,以水八升,煮取三升,分温二服。(现代用法:先将灶心土水煎过滤取汤,再煎余药,阿胶烊化冲服。)

【功用】　温阳健脾,养血止血。

【主治】　脾阳不足,脾不统血证。大便下血,先便后血,以及吐血、衄血、妇人崩漏,血色暗淡,四肢不温,面色萎黄,舌淡苔白,脉沉细无力。

【方解】　本方证因脾阳不足,统摄无权所致。方中灶心黄土(即伏龙肝),辛温而涩,温中止血,用以为君。白术、附子温阳健脾,助君药以复脾土统血之权,共为臣药。然辛温之术、附易耗血动血,且出血者,阴血每亦亏耗,故以生地、阿胶滋阴养血止血;与苦寒之黄芩合用,又能制约术、附过于温燥之性;而生地、阿胶得术、附则滋而不腻,避免了呆滞碍脾之弊,均为佐药。甘草调药和中为使。诸药合用,共呈寒热并用,标本兼顾,刚柔相济的配伍特点。

【运用】

1. 辨证要点:本方为治疗脾阳不足所致的便血或崩漏的常用方。临床应用以血色暗淡,舌淡苔白,脉沉细无力为辨证要点。

2. 现代运用:本方常用于脾阳不足、脾不统血所致的过敏性紫癜、黄褐斑、荨麻疹等;以及消化道出血及功能性子宫出血等属脾阳不足者。

【临床报道】

黄土汤加减治疗过敏性紫癜25例,取得了较好的疗效。临床资料:25例中,男性2例,女性23例;10岁以下者3例,11~15岁6例,16岁以上6例;病属过敏性4例(女3男1),血小板减少性21名(均女性)。治疗方法:全部病例均在黄土汤的基础上加当归、黄芪,并随证加减化裁。结果:痊愈23例,显著好转2例,总有效率为100%。[罗胜久,罗胜才.黄土汤加减治疗紫癜25例.国医论坛,1990,(6):19]

【验案举例】

张某,女,18岁,未婚。主诉:反复紫癜半年余。患者自诉半年来皮肤反复出现紫斑,部位不定,以四肢为主,每天气突变寒冷、进食生冷或冲凉水澡则复作或加重,经他医调理效差而求诊。询其平素喜暖畏寒,手足偏凉,视紫斑颜色较淡暗,口淡不渴,大便溏薄,观其舌淡苔白,脉沉缓无力。辨证为中焦虚寒,失其统血。治疗当温中健脾,养血止血。方以黄土汤加减:灶心黄土30g;制附子6g,炒白术12g,阿胶9g,熟地黄9g,黄芩6g,干姜片6g,紫草根12g,仙鹤草9g,炙甘草6g,水煎服。半月后患者告知紫癜消除,手足不温、大便溏薄等症竟也随之而愈。交代再服7剂以巩固。[苑述刚.黄土汤新用3则.成都中医药大学学报,2005,28(4):31]

小　结

理血剂共选正方14首,按功用分活血祛瘀、止血两大类。

1. 活血祛瘀　桃核承气汤以破血下瘀,荡涤瘀热为主,用治血热互结于下焦之蓄血证。血府逐瘀汤具有活血祛瘀,行气止痛的功用,适用于血瘀气滞留结胸中的胸痛、头痛等症。补阳还五汤补气活血通络,为主治气虚血滞,脉络瘀阻所致的半身不遂的常用方。复元活血汤主治胁肋疼痛,乃因跌打损伤所致者。温经汤和生化汤,均为妇科经产之剂。温经汤温经散寒,养血行瘀,重在温养而不是攻逐,是治疗冲任虚寒,瘀血内阻所致月经不调的常用方;生化汤活血祛瘀,温经止痛,多用于产后恶露不行、小腹疼痛属血虚有寒之证,是产后常用之剂。失笑散以活血祛瘀,散结止痛见长,是治疗血瘀心腹疼痛的基础方。桂枝茯苓丸为活血化瘀,渐消缓散之剂,适用于妇人少腹癥块、妊娠有瘀之漏下不止与胎动不安者。鳖甲煎丸为活血祛湿化痰、软坚消癥之剂,是治疗疟母、癥瘕的常用方。

2. 止血　十灰散、咳血方、小蓟饮子、槐花散均为凉血止血之剂,皆可治疗火热迫血妄行的出血证。但十灰散凉血止血之中寓有清降、祛瘀,兼以收涩、止血力量较大,可广泛用于上部各种出血,为常用的急救止血方。咳血方主要用于肝火犯肺的咳血,重在清肝火、化痰热而治本。槐花散和小蓟饮子均治下部出血,但前者善于清肠疏风,主要用治肠风脏毒下血;后者兼可利水通淋,主要用于血淋或尿血之证。黄土汤重在温阳健脾以摄血,适用于脾阳不足,统摄无权所致的各种出血,尤多用于便血与崩漏。

复习思考题

1. 活血祛瘀剂与止血剂各适用于哪些病证?应如何辨证选药组方?应用时应注意什么?

2. 为什么活血祛瘀剂中常配伍行气药或补益药,止血剂中常配活血祛瘀药?并举例说明之。

3. 血府逐瘀汤为活血祛瘀剂的代表方,主治何种病证?其组方配伍特点是什么?

4. 血府逐瘀汤与复元活血汤的主治及配伍意义有何不同?

5. 补阳还五汤为活血祛瘀之剂,为什么重用补气之黄芪为君药?

6. 试述温经汤的主治病证和配伍特点。

7. 生化汤为产后常用方,试述其配伍机理。

8. 十灰散与咳血方均可用于治疗上部出血,二者如何区别使用?

9. 槐花散与黄土汤可用于治疗下部出血,试从药物配伍和主治上叙述其不同点。

10. 理血剂用于美容与皮肤疾病的机理是什么?

(张胜)

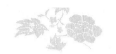

第十八章

治 风 剂

✦ **含义**

　　凡以辛散祛风或息风止痉药为主组成,具有疏散外风或平息内风作用,治疗风病的方剂,统称治风剂。

✦ **适应证**

　　风病,可分为外风和内风两大类。

　　1. 风从外来者,名外风,是指风邪外袭人体,留着于肌表、经络、筋肉、骨节等所致的病证。其他如皮肉破伤、风毒之邪从伤处侵入人体所致的破伤风,亦属外风的范围。其主要表现为头痛,恶风,肌肤瘙痒,肢体麻木,筋骨挛痛,关节屈伸不利,或口眼㖞斜,甚则角弓反张等。

　　2. 风从内生者,名内风,是由脏腑功能失调所致的风病,如热极生风、肝阳化风、阴虚风动以及血虚生风等。常表现为眩晕,震颤,四肢抽搐,口眼㖞斜,语言謇涩,半身不遂,甚或突然昏倒,不省人事等。

✦ **分类**

　　疏散外风、平息内风两类。

✦ **使用注意**

　　1. 应辨清风病之属内、属外。外风治宜疏散,而不宜平息;内风只宜平息,而忌用疏散。但外风与内风之间,亦可相互影响,外风可以引动内风,内风亦可兼感外风。对这种错综复杂的证候,应分清主次,或以疏散为主兼以平息,或以平息为主兼以疏散。

　　2. 宜分清病邪的兼夹以及病情的虚实,进行相应的配伍,如兼寒、兼热、兼湿,或夹痰、夹瘀等,则应与散寒、清热、祛湿、化痰以及活血化瘀等法配合运用,以切合具体的病情。

第一节 疏散外风

适应证

　　适用于外风所致病证。风为六淫之首,风邪致病,多有兼夹,或夹寒,或夹热,或夹湿,故有风寒、风热、风湿等不同证型。且风邪散漫,不拘一经,病变范围亦较广泛。若外感风邪,邪在肌表,以表证为主者,治当疏风解表,其方剂已在解表剂中论述。本节所治之外风,是指风邪外袭,侵入肌肉、经络、筋骨、关节等处所致的病证。如风邪上犯头部所致的头痛、眩晕,风邪郁于肌腠所致的风疹、湿疹,风中经络所致的口眼㖞斜、半身不遂,风邪着于肌肉、筋骨、关节所致的关节疼痛、麻木不仁、屈伸不利,以及风毒之邪从破伤之处侵入所致之破伤风等。

药物配伍

常以辛散祛风药如羌活、独活、荆芥、防风、川芎、白芷、白附子等为主组方。在配伍方面,应根据病人体质的强弱、感邪的轻重以及病邪的兼夹等不同情况,分别配伍祛寒、清热、祛湿、祛痰、养血、活血之品。

代 表 方

川芎茶调散、大秦艽汤、小活络丹、牵正散、消风散。

川芎茶调散

《太平惠民和剂局方》

【组成】　薄荷叶 八两(240 g),不见火　　川芎　　荆芥 去梗 各四两(各120 g)细辛 一两(30 g),去芦　　防风 一两半(45 g),去芦　　白芷　　羌活　　甘草 炙 各二两(各60 g)

【用法】　上为细末。每服二钱(6 g),食后,茶清调下。(现代用法:共为细末,每次6 g,每日2次,饭后清茶调服;亦可作汤剂,用量按原方比例酌减。)

【功用】　疏风止痛。

【主治】　外感风邪头痛。偏正头痛,或巅顶作痛,目眩鼻塞,或恶风发热,舌苔薄白,脉浮。

【方解】　方中川芎辛温香窜,为血中气药,上行头目,为治诸经头痛之要药,善于祛风活血而止头痛,长于治少阳、厥阴经头痛(头顶或两侧头痛),故为方中君药。薄荷、荆芥辛散上行,以助君药疏风止痛之功,并能清利头目,共为臣药。其中薄荷用量独重,以其之凉,可制诸风药之温燥,又能兼顾风为阳邪,易于化热化燥之特点。羌活、白芷疏风止痛,其中羌活长于治太阳经头痛(后脑连项痛),白芷长于治阳明经头痛(前额及眉棱骨痛);细辛祛风止痛,善治少阴经头痛(脑痛连齿),并能宣通鼻窍;防风辛散上部风邪,上述诸药,协助君、臣药以增强疏风止痛之功,共为方中佐药。甘草益气和中,调和诸药为使。服时以茶清调下,取其苦凉轻清,清上降下,既可清利头目,又能制诸风药之过于温燥与升散,使升中有降,亦为佐药之用。综合本方,集众多辛散疏风药于一方,升散中寓有清降,具有疏风止痛而不温燥的特点,共奏疏风止痛之功。

【运用】

1. 辨证要点:本方是治疗外感风邪头痛之常用方。临床应用以头痛,鼻塞,舌苔薄白,脉浮为辨证要点。但导致头痛的原因很多,有外感与内伤的不同,对于气虚、血虚,或肝肾阴虚、肝阳上亢、肝风内动等引起的头痛,均不宜使用。

2. 现代运用:本方常用于感冒头痛、偏头痛、血管神经性头痛、慢性鼻炎头痛等属于风邪所致者;以及荨麻疹属于风邪所致者。

【验案举例】

喻某,女,4岁,2007年9月20日初诊。患荨麻疹半年,西医屡治不愈,遇风即发,瘙痒不止,皮肤抓痕累累。唇红、舌质红、苔薄白、脉浮。诊断为瘾疹。予川芎茶调散加减:川芎6 g,薄荷 12 g,荆芥 8 g,羌活 6 g,白芷 8 g,防风 8 g,甘草 6 g,细辛 3 g,蝉蜕 8 g,地肤子 8 g,当归 8 g,紫草 12 g。水煎服 2 剂,皮疹少发,痒减。再服 5 剂基本痊愈。[寇潇月.川芎茶调散的临床妙用.光明中医,2009,24(3):510]

大 秦 艽 汤

《素问病机气宜保命集》

【组成】　秦艽 三两(90 g)　　甘草 二两(60 g)　　川芎 二两(60 g)　　当归 二两(60 g)　　白芍药 二两(60 g)　　细辛 半两(15 g)　　川羌活　防风　黄芩 各一两(各 30 g)　　石膏 二两(60 g)　　吴白芷 一两(30 g)　　白术 一两(30 g)　　生地黄 一两(30 g)　　熟地黄 一两(30 g)　　白茯苓 一两(30 g)　　川独活 二两(60 g)

【用法】　上十六味,锉。每服一两(30 g),水煎,去滓,温服。(现代用法:上药用量按比例酌减,水煎,温服,不拘时候。)

【功用】　疏风清热,养血活血。

【主治】　风邪初中经络证。口眼㖞斜,舌强不能言语,手足不能运动,或恶寒发热,苔白或黄,脉浮数或弦细。

【方解】　方中重用秦艽祛风通络,为君药。更以羌活、独活、防风、白芷、细辛等辛散之品,祛风散邪,加强君药祛风之力,并为臣药。语言与手足运动障碍,除经络痹阻外,与血虚不能养筋相关,且风药多燥,易伤阴血,故伍以熟地、当归、白芍、川芎养血活血,使血足而筋自荣,络通则风易散,寓有"治风先治血,血行风自灭"之意,并能制诸风药之温燥;脾为气血生化之源,故配白术、茯苓、甘草益气健脾,以化生气血;生地、石膏、黄芩清热,是为风邪郁而化热者设,以上共为方中佐药。甘草调和诸药,兼使药之用。本方用药,以祛风散邪为主,配伍补血、活血、益气、清热之品,疏养结合,邪正兼顾,共奏祛风清热,养血通络之效。

【运用】

1. 辨证要点:本方是治风邪初中经络之常用方。临床应用以口眼㖞斜,舌强不能言语,手足不能运动,微恶风发热,苔薄微黄,脉浮数为辨证要点。本方辛温发散之品较多,若属内风所致者,不宜使用。

2. 现代运用:本方常用于颜面神经麻痹、缺血性脑卒中等属于风邪初中经络者。对风湿性关节炎属于风湿热痹者,亦可斟酌加减用之。

小活络丹(活络丹)

《太平惠民和剂局方》

【组成】　川乌 炮,去皮、脐　　草乌 炮,去皮、脐　　地龙 去土　　天南星 炮 各六两(各 180 g)　　乳香 研　　没药 研 各二两二钱(各 66 g)

【用法】　上为细末,入研药和匀,酒面糊为丸,如梧桐子大。每服二十丸(3 g),空心,日午冷酒送下,荆芥汤送下亦可。(现代用法:以上 6 味,粉碎成细末,过筛,加炼蜜制成大蜜丸,每丸重 3 g,每次 1 丸,每日 2 次,用陈酒或温开水送服;亦可作汤剂,剂量按比例酌减,川乌、草乌先煎 30 分钟。)

【功用】　祛风除湿,化痰通络,活血止痛。

【主治】　风寒湿痹。肢体筋脉疼痛,麻木拘挛,关节屈伸不利,疼痛游走不定,舌淡紫,苔白,脉沉弦或涩。亦治中风手足不仁,日久不愈,经络中有湿痰瘀血,而见腰腿沉重,或腿臂间作痛。

【方解】　方中川乌、草乌大辛大热,长于祛风除湿,温通经络,并有较强的止痛作用,共为君药。天南星辛温燥烈,善能祛风燥湿化痰,以除经络中之风痰湿浊,为臣药。佐以乳香、没药行气活血,化瘀通络而止痛,并使经络气血流畅,则风寒湿邪不复留滞;地龙性善走窜,为入络之佳品,功能通经活络。以酒送服,取其辛散温通之性,以助药势,并引诸药直达病所为使。诸药合用,可祛除留滞于经络中之风寒湿邪与痰浊、瘀血,使气血流畅,经络宣通,则诸症可愈。

【运用】

1. 辨证要点:本方为治疗风寒湿痰瘀血留滞经络的常用方。临床应用以肢体筋脉挛痛,关节屈伸不利,舌淡紫,苔白为辨证要点。本方药性温燥,药力又较峻猛,宜于体实气壮者,对阴虚有热及孕妇慎用;且川乌、草乌为大毒之品,不宜过量,慎防中毒。

2. 现代运用:本方常用于慢性风湿性关节炎、类风湿性关节炎、骨质增生症、坐骨神经痛、肩周炎以及中风后遗症等属于风寒湿痰瘀血留滞经络者。

牵 正 散

《杨氏家藏方》

【组成】　白附子　　白僵蚕　　全蝎 去毒 各等分,并生用

【用法】　上为细末。每服一钱(3g),热酒调下,不拘时候。(现代用法:共为细末,每次服3g,日服2~3次,温酒送服;亦可作汤剂,用量按原方比例酌定。)

【功用】　祛风化痰,通络止痉。

【主治】　风中头面经络。口眼㖞斜,或面肌抽动,舌淡红,苔白。

【方解】　方中白附子辛温燥烈,入阳明经而走头面,以祛风化痰,尤其善散头面之风为君。全蝎、僵蚕均能祛风止痉,其中全蝎长于通络,僵蚕且能化痰,合用既助君药祛风化痰之力,又能通络止痉,共为臣药。用热酒调服,以助宣通血脉,并能引药入络,直达病所,以为佐使。药虽三味,合而用之,力专而效著。风邪得散,痰浊得化,经络通畅,则㖞斜之口眼得以复正,是名"牵正"。

【运用】

1. 辨证要点:本方是治疗风痰阻于头面经络之常用方。临床应用以卒然口眼㖞斜,舌淡苔白为辨证要点。若属气虚血瘀,或肝风内动之口眼㖞斜、半身不遂,不宜使用;方中白附子和全蝎有一定的毒性,用量宜慎。

2. 现代运用:本方常用于颜面神经麻痹、三叉神经痛、偏头痛等属于风痰阻络者;以及黄褐斑、痤疮等属于风痰阻络者。

【临床报道】

加味牵正散治疗面部黄褐斑60例疗效观察,取得了满意的疗效。治疗方法:白附子10g,白僵蚕12g,全蝎10g,川芎12g,桃仁12g,辛夷12g。① 随证加减:肝气郁结者加柴胡、当归、白芍、白术;气滞血瘀者加丹参、檀香、砂仁;肝经湿热者加柴胡、龙胆草、黄芩、栀

子;肝肾阴虚者加生地、枸杞子、山芋肉、菊花;肾亏火旺者加生地、山药、知母、黄柏、山芋肉;肾阳虚衰者加附子、肉桂、川断、菟丝子;脾虚者加附子、白术、茯苓、厚朴;脾虚不运痰饮内停者加茯苓、桂枝、白术、甘草;血虚者加当归、白芍、生地;气虚者加黄芪、党参、白术、当归、升麻;气血亏虚者加人参、白术、黄芪、白芍、当归。② 随病变部位加减:两侧面颊部呈蝶形对称性分布者加黄芩 12 g,皮损主要分布在前额和颞部者加羌活 10 g、蔓荆子 10 g,分布在鼻部和颊部者加葛根 10 g。每日 1 剂,分早晚 2 次口服。治疗结果:本组病例中,痊愈 18 例,占 30%;显效 27 例,占 45%;好转 9 例,占 15%;无效 6 例,占 10%;总有效率为 90%($P<$ 0.05)。随访一年无复发。[李守霞.加味牵正散治疗面部黄褐斑 60 例疗效观察.黑龙江中医药,2008,(4):22]

玉　真　散
《外科正宗》

【组成】　南星　　防风　　白芷　　天麻　　羌活　　白附子 各等分

【用法】　上为细末,每服二钱(6 g),热酒一盏调服,更敷伤处。若牙关紧急,腰背反张者,每服三钱(9 g),用热童便调服。(现代用法:共为细末,每次 3～6 g,每日 3 次,用热酒或童便调服;外用适量,敷患处。亦可作汤剂,用量酌定。服药后须盖被取汗,并宜避风。)

【功用】　祛风化痰,定搐止痉。

【主治】　破伤风。牙关紧急,口撮唇紧,身体强直,角弓反张,甚则咬牙缩舌,脉弦紧。

【方解】　方中白附子、天南星善于祛风化痰,并能解痉定搐,共为君药。羌活、防风、白芷之辛散,以散经络中之风邪,导风邪外出,共为臣药。外风引动内风,故以天麻息风止痉,为佐药。以热酒或童便调服,取其通经络、行气血之功,为佐使。本方祛风、化痰、止痉三法兼备,标本兼治,寓止痉于疏散之中,共奏祛风化痰,定搐止痉之功,并有消肿止痛之效。

【运用】

1. 辨证要点:本方为治疗破伤风之常用方。临床应用以创伤史,牙关紧急,身体强直,角弓反张,脉弦紧为辨证要点。

2. 现代运用:本方常用于破伤风、面神经麻痹、三叉神经痛等属于风邪袭于经络者;以及痤疮、荨麻疹等属于风痰阻络者。

【临床报道】

采用玉真散合牵正散加味治疗寻常痤疮 132 例,疗效满意。治疗方法:口服玉真散合牵正散加味汤药,每日 1 剂,分 2 次煎服,1 个月为 1 疗程。方药组成:制南星 10 g,防风 10 g,白芷 10 g,天麻 15 g,羌活 10 g,白附子 6 g,僵蚕 20 g,全蝎 10 g,生石膏 30 g,菊花 30 g,旋覆花 20 g,生姜 5 片。治疗结果:痊愈 98 例,痊愈率为 74.8%;显效 32 例,占 24.2%;有效 2 例,占 1%。讨论:寻常痤疮,属中医的“肺风粉刺”范围,多由外感风热之邪客于肺经,与血热相搏,气血郁滞于体表脉络而发;或因饮食不节,偏食肥甘辛辣,日久脾胃湿热循经上壅胸面而成。玉真散和牵正散均具祛风化痰之功效,加上生石膏、黄芩、菊花三味清肺胃之热,共奏祛风通络、清热化痰之功效,正合痤疮病机,有的放矢,故疗效显著。[武自茂.玉真散合牵正散加味治疗寻常痤疮.中国临床医生,1999,7(4):48]

【验案举例】

赵某,男,25 岁。从 1981 年起在胸腹部及四肢出现大小不等的红色斑块,瘙痒,每年春夏之季均要发作 2～3 次,每次需口服地塞米松和抗过敏药 1 周后斑块方能消散。1986 年 4 月 7 日因荨麻疹发作前来就诊。证见全身皮肤出现大小不等的淡红色斑块,兼有咳嗽、呕吐痰涎,舌苔薄白,脉濡滑。诊为荨麻疹(顽固性)。治以祛风化痰,镇痉。方用玉真散加味:制南星、防风、白芷各 10 g,羌活、天麻、蝉蜕各 8 g,土茯苓 30 g,白附子 6 g,赤芍、僵蚕各 12 g。2 剂已,3 剂愈。[屈良毅.玉真散加味治愈顽固性荨麻疹.湖南中医杂志,1990,(2):27]

消 风 散
《外科正宗》

【组成】 当归　生地　防风　蝉蜕　知母　苦参　胡麻　荆芥　苍术　牛蒡子　石膏 各一钱(各 6 g)　甘草　木通 各五分(各 3 g)

【用法】 水二盅,煎至八分,食远服。(现代用法:水煎服。)

【功用】 疏风除湿,清热养血。

【主治】 风疹、湿疹。皮肤瘙痒,疹出色红,或遍身云片斑点,抓破后渗出津水,苔白或黄,脉浮数。

【方解】 方中荆芥、防风、牛蒡子、蝉蜕,辛散透达,疏风散邪,使风去则痒止,共为君药。配伍苍术祛风燥湿,苦参清热燥湿,木通渗利湿热,是为湿邪而设;石膏、知母清热泻火,是为热邪而用,以上俱为臣药。然风热内郁,易耗伤阴血;湿热浸淫,易瘀阻血脉,故以当归、生地、胡麻仁养血活血,并寓“治风先治血,血行风自灭”之意,为佐。甘草清热解毒,和中调药,为佐使。诸药合用,以祛风为主,配伍祛湿、清热、养血之品,祛邪之中,兼顾扶正,使风邪得散、湿热得清、血脉调和,则痒止疹消,为治疗风疹、湿疹之良方。

【运用】

1. 辨证要点:本方是治疗风疹、湿疹的常用方。临床应用以皮肤瘙痒,疹出色红,脉浮为辨证要点。若风疹属虚寒者,则不宜用。服药期间,应忌食辛辣、鱼腥、烟酒、浓茶等,以免影响疗效。

2. 现代运用:本方常用于急性荨麻疹、湿疹、过敏性皮炎、稻田性皮炎、药物性皮炎、神经性皮炎等属于风热或风湿所致者。

【实验研究】

本方具有明显的止痒和抗实验性荨麻疹作用。对磷酸组织胺所致的豚鼠皮肤瘙痒,对 DMSO 引起的豚鼠耳肿胀抑制作用及小鼠同种被动皮肤过敏反应等实验结果显示,本方原方及 4 种不同方式的配伍组合,均有不同程度的抑制作用。作用强度依次为:疏风＋祛湿药组、疏风药组、消风散原方组和疏风＋养血药组,而祛湿＋养血药组作用最弱。[肖洪彬.消风散主要药效学及拆方研究.中国实验方剂学杂志,1999,5(4):21]

【临床报道】

治疗荨麻疹患者 54 例,分中药组和西药组进行观察。中药组 30 例,运用本方每日 1 剂,水煎服;药渣加水煮沸先熏后洗,每日 1 次。西药组 24 例,用葡萄糖酸钙、维生素 C 静注,并加口服扑尔敏。均治疗 2 个月后判定疗效。治疗结果:治愈(风团消退,临床体征消失,不再复发),中药组 25 例,西药组 13 例;好转(风团消退 30%,或消退后复发间隔延长,瘙痒等症状减轻),中药组 4 例,西药组 9 例;无效(风团和瘙痒无明显改善,或消退不足 30%),

中药组 1 例,西药组 2 例。总有效率,中药组为 96.6%,西药组为 91.6%。中药组治愈率明显高于西药组($P<0.05$)。中药组复发率明显低于西药组($P<0.01$)。认为本方治疗荨麻疹具有治愈率高,复发率低,副作用轻微,用药安全等优势。[邓金古.消风散加减治疗慢性荨麻疹疗效观察.现代中西医结合杂志,2000,9(21):2105]

【验案举例】

许某,女,26 岁,职员,2008 年 2 月 11 日初诊。病史:平素体健,3 个月前因汗出当风全身起皮疹,色红隆起,以头面部为甚,用手搔之,很快融合成片,奇痒,皮疹多在 24 小时内消散。次日复发,曾口服多种抗组胺药未见显效,皮疹反复发作,时有腹痛。大便秘结 2 天未行,小便短赤,自述遇热加重,得冷则减,严重影响饮食、睡眠。查体:舌红苔薄白,脉浮滑微数。辨证:阳明积热于内,风热外侵皮毛。治法:疏风清热止痒。拟消风散方,常规剂量,日 1 剂水煎服。服药 5 剂后诸症减轻,偶觉疹痒。继服 7 剂后,症状消失。再服 3 剂巩固治疗,随访半年无复发。[路燕.消风散在皮肤病治疗中的应用体会.吉林中医药,2009,29(2):156]

第二节　平息内风

适应证

适用于内风病证,其病证又有虚实之分。内风之实证,或因热盛生风,如肝经热盛,热极生风所致的高热不退、抽搐、痉厥;或因肝阳偏亢,风阳上扰所致的眩晕、头部热痛、面红如醉,甚或猝然昏倒、不省人事、口眼㖞斜、半身不遂等。内风之虚证,是指阴虚血亏生风,如温病后期,阴液亏虚,虚风内动所致的筋脉挛急、手足蠕动等。

药物配伍

内风之实证,常用平肝息风药,如羚羊角、钩藤、天麻、石决明、代赭石、龙骨、牡蛎等为主组方;由于热盛又易伤津灼液,或炼液为痰,故常配清热、滋阴、化痰之品。内风之虚证,常用滋阴养血药如地黄、阿胶、白芍、鸡子黄、麦冬、龟板等为主组方;因阴虚多阳浮,故又常配平肝潜阳之品。

代表方

内风之实证,代表方如羚角钩藤汤、镇肝息风汤、天麻钩藤饮等;内风之虚证,代表方如大定风珠。

羚角钩藤汤

《通俗伤寒论》

【组成】　羚角片　钱半(4.5 g),先煎　　霜桑叶　二钱(6 g)　　京川贝　四钱(12 g),去心　　鲜生地　五钱(15 g)　　双钩藤　三钱(9 g),后入　　滁菊花　三钱(9 g)　　茯神木三钱(9 g)　　生白芍　三钱(9 g)　　生甘草　八分(2.4 g)　　淡竹茹　五钱(15 g),鲜刮,与羚角先煎代水

【用法】　水煎服。

【功用】　凉肝息风,增液舒筋。

【主治】　热盛动风证。高热不退,烦闷躁扰,手足抽搐,发为痉厥,甚则神昏,舌绛而干,或舌焦起刺,脉弦而数;以及肝热风阳上逆,头晕胀痛,耳鸣心悸,面红如醉,或手足躁扰,甚则瘛疭,舌红,脉弦数。

【方解】　方中羚羊角咸寒,入肝经,善于凉肝息风;钩藤甘寒,入肝经,清热平肝,息风解痉,共为君药。配伍桑叶、菊花清热平肝,以加强凉肝息风之效,用为臣药。风火相煽,最易耗阴劫液,故用鲜地黄凉血滋阴,白芍养阴泄热,柔肝舒筋,二药与甘草相伍,酸甘化阴,养阴增液,舒筋缓急,以加强息风解痉之力;邪热每多炼液为痰,故又以川贝母、鲜竹茹清热化痰;热扰心神,以茯神木平肝宁心安神,以上俱为佐药。甘草兼调和诸药,为使。综观全方,以凉肝息风为主,配伍滋阴、化痰、安神之品,标本兼治,为凉肝息风法的代表方。

【运用】

1. 辨证要点:本方是治疗肝经热盛动风的常用方。临床应用以高热烦躁,手足抽搐,舌绛而干,脉弦数为辨证要点。若温病后期,热势已衰,阴液大亏,虚风内动者,则不宜应用本方。

2. 现代运用:本方常用于流脑、乙脑以及妊娠子痫、高血压所致的头痛、眩晕、抽搐等属肝经热盛,热极动风,或阳亢风动者;以及带状疱疹属肝经郁热者。

【临床报道】

羚角钩藤汤化裁治疗老年头面部带状疱疹50例,疗效颇为满意。方用羚角钩藤汤:桑叶10g,川贝6g,生地15g,钩藤(后下)10g,滁菊花10g,茯神10g,生白芍10g,淡竹茹15g,生甘草3g,早晚2次煎汤分服;另,羚角粉0.3g吞服。加味法:痛甚加柴胡、延胡索;兼有高血压病加天麻、石决明、牛膝;兼有冠心病加丹参、郁金;兼有胆囊炎加龙胆草、金钱草、生大黄。连续服药7天为1疗程。治疗结果:服上方7剂,好转45例;服上方14剂,痊愈28例,好转22例,原有兼证未见加剧。[俞姗.羚角钩藤汤化裁治疗老年头面部带状疱疹50例.江苏中医,1998,19(5):32]

【验案举例】

张某,男,78岁,1995年10月4日初诊。患者一侧头面部疱疹剧烈疼痛7天,日夜呼叫,不能入睡,烦躁易怒,口苦咽干,舌红、苔黄腻,脉弦数。1年前中风偏瘫。检查:神志清楚,语言含糊,血压21/14kPa,心率80次/分,心律齐。皮肤检查:头面部见绿豆大疱疹簇集额部,向上延伸至头皮,向下累及上眼睑,眼睛不能睁开,疱疹周围红晕。证系素体肝阳偏亢,肝风内盛,外受邪毒诱发。拟以凉肝息风、化痰清浊为治。方用羚角钩藤汤化裁。处方:桑叶10g,钩藤(后下)10g,生地10g,石决明(先煎)20g,茯神10g,白芍10g,淡竹茹15g,天麻10g,柴胡10g,延胡索10g。煎汤2次,分早晚饮服。每次和服羚羊角粉0.3g。服药3剂,疼痛大减,夜能安寐。继续服药4剂,疱疹结痂,疼痛消失。[俞姗.羚角钩藤汤化裁治疗老年头面部带状疱疹50例.江苏中医,1998,19(5):32]

镇肝息风汤

《医学衷中参西录》

【组成】　怀牛膝　一两(30g)　　生赭石　一两(30g),轧细　　生龙骨　五钱(15g),捣碎　生牡蛎　五钱(15g),捣碎　　生龟板　五钱(15g),捣碎　　生杭芍　五钱(15g)　　玄参五钱(15g)　　天冬　五钱(15g)　　川楝子　二钱(6g),捣碎　　生麦芽　二钱(6g)　　茵陈二钱(6g)　　甘草　钱半(4.5g)

【用法】　水煎服。

【功用】　镇肝息风,滋阴潜阳。

【主治】　类中风。头目眩晕,目胀耳鸣,脑部热痛,面色如醉,心中烦热,或时常噫气,或肢体渐觉不利,口眼渐形㖞斜;甚或眩晕颠扑,昏不知人,移时始醒,或醒后不能复元,脉弦长有力。

【方解】　方中怀牛膝归肝肾经,入血分,性善下行,故重用以引血下行,并有补益肝肾之效,为君。代赭石之质重沉降,镇肝降逆,合牛膝以引气血下行,急治其标;龙骨、牡蛎、龟板、白芍益阴潜阳,镇肝息风,共为臣药。玄参、天冬下走肾经,滋阴清热,合龟板、白芍滋水以涵木,滋阴以柔肝;肝为刚脏,性喜条达而恶抑郁,过用重镇之品,势必影响其条达之性,故又以茵陈、川楝子、生麦芽清泄肝热,疏肝理气,以遂其性,以上俱为佐药。甘草调和诸药,合生麦芽能和胃安中,以防金石、介类药物碍胃为使。全方重用潜镇诸药,配伍滋阴、疏肝之品,共成标本兼治,而以治标为主的良方。

【运用】

1. 辨证要点:本方是治疗类中风之常用方。无论是中风之前,还是中风之时,抑或中风之后,皆可运用。临床应用以头目眩晕,脑部热痛,面色如醉,脉弦长有力为辨证要点。若属气虚血瘀之中风,则不宜用本方。

2. 现代运用:本方常用于高血压、脑血栓形成、脑出血、血管神经性头痛等属于肝肾阴虚,肝风内动者;以及皮肤瘙痒症、荨麻疹等属于肝肾阴虚,肝风内动者。

【临床报道】

采用镇肝息风汤化裁来治疗糖尿病皮肤瘙痒症,共观察治疗此类病人 53 例,取得了比较满意的疗效。治疗方法:采用镇肝息风汤加减。药物组成:白芍、天冬、龟板、当归各 15 g,刺蒺藜、代赭石、生龙骨、生牡蛎各 30 g,茵陈 9 g,川楝子 6 g,蛇蜕、玄参各 12 g,甘草 3 g。上半身痒加桑枝 9 g,下半身痒加川牛膝 12 g,皮肤粗糙肥厚者加木瓜 9 g。每日 1 剂,水煎分 2 次服。15 天为 1 个疗程。注意事项:忌食辛辣、生冷、油腻及刺激性强的食物。结果:53 例中治疗最短 7 天,最长 45 天,平均 21 天。治愈 33 例,占 62.3%;显效 16 例,占 30.2%;无效 4 例,占 7.5%。总有效率 92.5%。体会:糖尿病皮肤瘙痒症是糖尿病的一种常见并发症,中医称为"风瘙痒"、"痒风"。肝肾亏虚,阴血不足,阴不敛阳,虚阳化风,内风生痒为其主要病机,这恰与张锡纯所制定的镇肝息风汤的主证病机相一致,故选用镇肝息风汤化裁治疗。凡中医辨证属肝肾阴血亏虚,阳亢动风所致瘙痒均可应用。[张希洲,连玲霞.镇肝息风汤化裁治疗顽固性糖尿病皮肤瘙痒症 53 例.浙江中医杂志,2006,41(6):338]

【验案举例】

李某,男,68 岁,1982 年 4 月 16 日初诊。患者于半年前起每于晚间及遇风冷后周身起风团。瘙痒,抓之则甚,但消退较快,反复发作。用中西药多方治疗,经久未愈。自觉头晕目眩,烦躁易怒,纳食、二便尚可。血压 140/100 mmHg,舌质红、苔黄,脉象弦涩。证属肝肾阴亏,肝木风动,复受外风,两风相合,留于肌腠。治宜镇肝息风,祛风和卫止痒。处方:怀牛膝 12 g,生赭石 30 g,生龙骨 30 g,生牡蛎 30 g,防风 10 g,白芍 12 g,桂枝 10 g,生姜 3 片,大枣 5 枚,甘草 6 g。3 剂后瘙痒见轻,皮疹仍起。原方去牛膝,5 剂后皮疹消失,仍感头晕。继用原方加菊花 10 g,白芷 10 g,进 10 剂后告愈。[张合恩,孙彦章.镇肝息风汤治疗皮肤病的经验.

中医杂志,1988,(7):22-23]

天麻钩藤饮
《中医内科杂病证治新义》

【组成】　天麻（9 g）　　钩藤（12 g）　　生决明（18 g）　　山栀　　黄芩（各 9 g）　川牛膝（12 g）　　杜仲　　益母草　　桑寄生　　夜交藤　　朱茯神（各 9 g）

【用法】　水煎,分 2～3 次服。

【功用】　平肝息风,清热活血,补益肝肾。

【主治】　肝阳偏亢,肝风上扰证。头痛,眩晕,失眠多梦,或口苦面红,舌红苔黄,脉弦或数。

【方解】　方中天麻、钩藤平肝息风,为君药。石决明咸寒质重,功能平肝潜阳,并能除热明目,与君药合用,加强平肝息风之力;川牛膝引血下行,并能活血利水,共为臣药。杜仲、寄生补益肝肾以治本;栀子、黄芩清肝降火,以折其亢阳;益母草合川牛膝活血利水,有利于平降肝阳;夜交藤、朱茯神宁心安神,均为佐药。诸药合用,共成平肝息风,清热活血,补益肝肾之剂。

【运用】

1. 辨证要点:本方是治疗肝阳偏亢,肝风上扰的常用方。临床应用以头痛,眩晕,失眠,舌红苔黄,脉弦为辨证要点。

2. 现代运用:本方常用于高血压病、急性脑血管病、内耳性眩晕等属于肝阳上亢,肝风上扰者;以及银屑病、脂溢性脱发等属于肝肾阴亏,风阳上扰者。

【验案举例】

胡某,女,71 岁,1989 年 6 月 14 日初诊。患牛皮癣 4 年余,鳞屑时脱,奇痒难忍,夜间尤甚。查:皮损陈旧,基底色泽紫暗,上面覆盖有云母状鳞屑,间有抓痕条条,成地图状弥漫全身。形体消瘦,头昏耳鸣,左寸关脉壅大、尺弱,右寸脉细弱、关尺沉,舌质暗苔燥。辨证为肝肾阴亏,风阳上扰,津伤血滞,肌肤失养。治宜潜阳益肾,平肝息风。处方:天麻 6 g,钩藤 12 g,石决明 15 g,栀子 6 g,杜仲 9 g,牛膝 15 g,益母草 12 g,丹参 15 g,秦艽 9 g,黄芪 15 g,知母 9 g,桔梗 10 g。水煎服,日 1 剂。服药 6 剂后,头昏耳鸣减轻,上肢皮损处基底色泽变浅,奇痒亦减。原方继服 12 剂,头昏耳鸣尽除,瘙痒减半,全身皮损处色泽变浅,上肢皮损范围显著回缩。因偏亢之阳已得潜,故将石决明减量为 9 g,继服 24 剂。共历时 3 个月,全身皮损屑尽痒止,色泽基本正常。随访半年未见复发,获近期治愈。[曹日生.天麻钩藤饮治验二则.山东中医杂志,1994,13(4):177]

大 定 风 珠
《温病条辨》

【组成】　生白芍 六钱（18 g）　　阿胶 三钱（9 g）　　生龟板 四钱（12 g）　　干地黄六钱（18 g）　　麻仁 二钱（6 g）　　五味子 二钱（6 g）　　生牡蛎 四钱（12 g）　　麦冬连心,六钱（18 g）　　炙甘草 四钱（12 g）　　鸡子黄 生,二枚（2 个）　　鳖甲 生,四钱（12 g）

【用法】　水八杯,煮取三杯,去滓,再入鸡子黄,搅令相得,分三次服。(现代用法:水煎,去渣,入阿胶烊化,再入鸡子黄,搅匀,分三次温服。)

【功用】　滋阴息风。

【主治】　阴虚风动证。手足瘛疭,形消神倦,舌绛少苔,脉气虚弱,时时欲脱者。

【方解】　方中鸡子黄、阿胶为血肉有情之品,滋阴养液以息虚风,共为君药。又重用生白芍、干地黄、麦冬壮水涵木,滋阴柔肝,为臣药。阴虚则阳浮,故以龟板、鳖甲、牡蛎介类潜镇之品,以滋阴潜阳,重镇息风;麻仁养阴润燥;五味子酸收,与滋阴药相伍,而能收敛真阴;与生白芍、甘草相配,又具酸甘化阴之功。以上诸药,协助君、臣药加强滋阴息风之效,均为佐药。炙甘草调和诸药,为使药。本方配伍,以大队滋阴养液药为主,配以介类潜阳之品,寓息风于滋养之中,使真阴得复,浮阳得潜,则虚风自息。

【运用】

1. 辨证要点:本方是治疗温病后期,真阴大亏,虚风内动之常用方。临床应用以神倦瘛疭,舌绛苔少,脉虚弱为辨证要点。

2. 现代运用:本方常用于乙脑后遗症、眩晕、放疗后舌萎缩、甲亢、甲亢术后手足搐搦症、神经性震颤等属于阴虚风动者;以及荨麻疹属于阴虚风动者。

【临床报道】

大定风珠汤治疗顽固性荨麻疹患者31例,疗效明显。31例患者均为门诊患者,全部病例均属典型性荨麻疹,无并发症,临床均有不同程度的皮肤干燥,口干多饮,大便干燥,畏风等症状。治疗方法,全部病例均单纯服用大定风珠治疗:炒白芍12g,生地黄12g,麦门冬12g,阿胶10g(烊化),龟板15g,鳖甲15g,牡蛎15g,炙甘草10g,火麻仁8g,五味子10g,红枣10g,生姜3片。每日1剂,水煎分3次服,每次入鸡子黄1枚,随汤药冲服。龟板、鳖甲因价格较贵,可改用珍珠母、生龙骨代之;瘙痒甚者加白鲜皮、地肤子;食呆者减阿胶,加焦三仙;兼有表证者加防风、荆芥。治疗效果:本组31例经治疗全部获效,其中服药10天治愈者8例,服药14天治愈者23例。随访2年,仅1例因饮酒、嗜辛辣较重而复发。[倪晓畴.大定风珠治疗顽固性荨麻疹31例.中国民间疗法,2000,8(8):30-31]

【验案举例】

史某,女,32岁,1997年4月24日初诊。患荨麻疹3年余,症见遇冷遇热发作,躯干四肢散发大小不等的风团样皮疹,奇痒难忍,月经后为甚;面色少华干糙,大便干燥,口干多饮,脉细数,舌质红,少津无苔。证属阴虚血少,内风热之象。药用大定风珠汤:炒白芍12g,生地12g,麦冬12g,阿胶(烊化)10g,龟板15g,鳖甲15g,生牡蛎15g,炙甘草10g,火麻仁8g,五味子10g,红枣10g,生姜3片。每日1剂,水煎分3次服,每次入鸡子黄1枚,随药汁冲服5剂。二诊:诉皮疹基本消退,口干多饮,大便干燥亦趋正常。再服5剂巩固疗效而愈,患者恢复正常工作。随访2年未复发。[倪晓畴.大定风珠治疗顽固性荨麻疹31例.中国民间疗法,2000,8(8):30-31]

小　结

治风剂共选正方 10 首,按其功用分疏散外风和平息内风两类。

1. 疏散外风　川芎茶调散以辛散之品为主组方,长于疏散上部风邪而止头痛,主治外感风邪所致的偏正头痛。大秦艽汤以疏散风邪为主,兼能养血、活血、清热,邪正兼顾,标本同治,主治风邪初中经络之口眼㖞斜、舌强不能言语、手足不能运动者。小活络丹祛风除湿,化痰通络,活血止痛,主治痹证日久,偏于寒湿痰瘀阻滞经络者。牵正散与玉真散均能祛风化痰止痉,但前者长于祛头面之风痰而通络,主治风痰阻于头面经络之口眼㖞斜;后者祛风化痰,解痉定搐,常用于破伤风。消风散疏风除湿,清热养血,是治风疹、湿疹之常用方。

2. 平息内风　羚角钩藤汤、镇肝息风汤、天麻钩藤饮均为平肝息风之剂。其中羚角钩藤汤清热凉肝息风之力大,主治肝经热盛,热极动风之证;镇肝息风汤镇肝潜阳息风之力强,并善引气血下行,多用于肝肾阴虚,肝阳上亢,气血逆乱之头痛眩晕、目胀耳鸣、面红如醉,甚或中风者;天麻钩藤饮则兼有清热活血安神之功,常用于肝阳偏亢,肝风上扰之头痛、眩晕、失眠。大定风珠为滋阴息风之剂,主治温病后期,热灼真阴,虚风内动之手足瘛疭。

复习思考题

1. 疏散外风剂与平息内风剂各适用于哪些病证? 其组方配伍有何不同?

2. 治风剂的运用及组方配伍应注意哪些事项?

3. 试述川芎茶调散的主治证及组方配伍意义。

4. 如何理解"治风先治血,血行风自灭"的意义? 试举方例说明之。

5. 试述小活络丹主治病证及临床表现的证候特征。

6. 试分析羚角钩藤汤与大定风珠在组方配伍、功用及主治证方面的异同。

7. 试分析镇肝息风汤与天麻钩藤饮在组方配伍、功用以及主治证方面的异同。

8. 消风散主要用于治疗哪些损容性皮肤病? 其配伍特点是什么?

(吴艳霞)

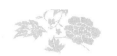

第十九章

治 燥 剂

✦含义

凡以轻宣辛散或甘凉滋润药为主组成,具有轻宣外燥或滋阴润燥等作用,治疗燥证的方剂,统称治燥剂。

✦适应证

燥证,有外燥与内燥之分。

1. 外燥是感受秋令燥邪所致的病证。因秋令气候有偏寒、偏热之异,故感邪后所表现的证候又有凉燥、温燥之分。

2. 内燥是属于脏腑津亏液耗所致的病证。发病部位有上燥、中燥、下燥之分,累及脏腑有肺、胃、肾、大肠之别。一般而言,燥在上者,多责之于肺;燥在中者,多责之于胃;燥在下者,多责之于肾。

✦分类

轻宣外燥,滋阴润燥两类。

✦使用注意

1. 燥邪最易化热,伤津耗气,故运用治燥剂有时还须酌情配伍清热泻火或益气生津之品。但总以甘寒或咸寒者为宜,至于辛香耗津、苦寒化燥之品,均非燥证所宜。

2. 甘凉滋润药物易于助湿滞气,脾虚便溏或素体湿盛者忌用。

第一节 轻宣外燥

适应证

适用于外感凉燥或温燥之证。凉燥是因深秋气凉,感受凉燥,肺气不宣,津液凝聚不布所致,症见头痛恶寒,咳嗽痰稀,鼻塞咽干,舌苔薄白;温燥是由初秋燥热,或久晴无雨,燥热伤肺,肺失清肃所致,症见头痛身热,干咳少痰,或气逆而喘,口渴鼻燥,舌边尖红,苔薄白而燥或薄黄。

药物配伍

凉燥性质近于风寒,故有"次寒"、"小寒"之称,治宜轻宣温润,临证常用杏仁、苏叶等苦辛温润药物为主组方。温燥治宜清宣润肺,临证常用桑叶、豆豉、杏仁、沙参等辛凉甘润药物为主组方,燥热重者可酌配石膏、麦冬等甘寒清热润燥之品。

代表方

外感凉燥的代表方如杏苏散,外感温燥的代表方如桑杏汤、清燥救肺汤。

杏 苏 散

《温病条辨》

【组成】 苏叶(9 g)　　半夏(9 g)　　茯苓(9 g)　　前胡(9 g)　　苦桔梗(6 g)
枳壳(6 g)　　甘草(3 g)　　生姜(3 片)　　大枣(3 枚)　　杏仁(9 g)　　橘皮(6 g)(原书
未著用量)

【用法】 水煎温服。

【功用】 轻宣凉燥,理肺化痰。

【主治】 外感凉燥证。恶寒无汗,头微痛,咳嗽痰稀,鼻塞咽干,苔白脉弦。

【方解】 方中苏叶辛温不燥,发表散邪,宣发肺气,使凉燥之邪从外而散;杏仁苦温而
润,降利肺气,润肺止咳,二者共为君药。前胡疏风散邪,降气化痰,既协苏叶轻宣达表,又助
杏仁降气化痰;桔梗、枳壳一升一降,助杏仁、苏叶理肺化痰,共为臣药。半夏、橘皮燥湿化
痰,理气行滞;茯苓渗湿健脾以杜生痰之源;生姜、大枣调和营卫以利解表,滋脾行津以润干
燥,是为佐药。甘草调和诸药,合桔梗宣肺利咽,功兼佐使。本方乃苦温甘辛之法,发表宣
化,表里同治之方,外可轻宣发表而解凉燥,内可理肺化痰而止咳嗽,表解痰消,肺气调和,诸
症自除。

本方虽为治疗外感凉燥而设,但因凉燥乃秋令"小寒"为患,与外感风寒是同一属性的病
邪,故临床也常用本方治疗外感风寒咳嗽。

【运用】

1. 辨证要点:本方为治疗轻宣凉燥的代表方,亦是治疗风寒咳嗽的常用方。临床应用
以恶寒无汗,咳嗽痰稀,咽干,苔白,脉弦为辨证要点。

2. 现代运用:本方常用于上呼吸道感染、慢性支气管炎、肺气肿等证属外感凉燥(或外
感风寒轻证),肺失宣降,痰湿内阻者;以及荨麻疹等属于外感凉燥,肺失宣降者。

【验案举例】

王某,女,21 岁,1988 年 4 月 5 日初诊。该患者全身皮肤反复出现淡红色块疹,奇痒异
常,时轻时重,已持续 4 年之久,屡经中西医治疗无效。近日病情转剧遂来我院就诊,诊得患
者脉象弦缓,舌苔薄白,躯干及四肢皮肤有散在指盖大或铜钱大不整形之大片扁平隆起,颜
色淡红,奇痒难忍,早、晚尤甚。给以清热凉血疏风之剂,连服 10 余剂,块疹见消,奇痒减轻。
但不久又反复加重,经我多方治疗,服药月余效果仍不显著。患者几乎失去信心,遂请家父
秦德润(老中医,副主任中医师)会诊。家父通过仔细检查,详细询问,询知患者在每次出疹
前则咳嗽、咽痒、胸紧,疹出后则咳嗽、咽痒等症状消失。根据这些症状家父给以杏苏散加味
治之,方用:杏仁、苏叶、枳壳、半夏、陈皮、茯苓、前胡、防风各 10 g,麻黄、甘草各 6 g。谁知服
上方 4 剂后疗效竟奇迹般地出现了,患者全身皮肤块疹完全消退,奇痒已止,咳嗽、咽痒等症
亦消除,患者非常高兴。本着效不更方之义,又以原方续服月剂,数年顽疾竟霍然而愈。1
年后随访未见复发。[秦艳梅.加味杏苏散治愈顽固性荨麻疹 1 例.江西中医药,1994,第 25
卷增刊:33]

桑 杏 汤

《温病条辨》

【组成】　桑叶　一钱（3 g）　　杏仁　一钱五分（4.5 g）　　沙参　二钱（6 g）　　象贝一钱（3 g）　　香豉　一钱（3 g）　　栀皮　一钱（3 g）　　梨皮　一钱（3 g）

【用法】　水二杯，煮取一杯，顿服之，重者再作服。（现代用法：水煎服。）

【功用】　清宣温燥，润肺止咳。

【主治】　外感温燥证。身热不甚，口渴，咽干鼻燥，干咳无痰或痰少而黏，舌红，苔薄白而干，脉浮数而右脉大者。

【方解】　方中桑叶清宣燥热，透邪外出；杏仁宣利肺气，润燥止咳，共为君药。豆豉辛凉透散，助桑叶轻宣透热；贝母清化热痰，助杏仁止咳化痰；沙参养阴生津，润肺止咳，共为臣药。栀子皮质轻而入上焦，清泄肺热；梨皮清热润燥，止咳化痰，均为佐药。本方乃辛凉甘润之法，轻宣凉润之方，使燥热除而肺津复，则诸症自愈。

因本方证邪气轻浅，故诸药用量较轻，且煎煮时间也不宜过长。正如原书方后注云："轻药不得重用，重用必过病所。"

【运用】

1. 辨证要点：本方为治疗温燥伤肺轻证的常用方。临床应用以身热不甚，干咳无痰或痰少而黏，右脉数大为辨证要点。

2. 现代运用：本方常用于上呼吸道感染、急慢性支气管炎、支气管扩张咯血、百日咳等证属外感温燥，邪犯肺卫者。

清燥救肺汤

《医门法律》

【组成】　桑叶　三钱（9 g），经霜者，去枝、梗，净叶　　石膏　二钱五分（8 g），煅　　甘草一钱（3 g）　　人参　七分（2 g）　　胡麻仁　一钱（3 g），炒，研　　真阿胶　八分（3 g）　　麦门冬一钱二分（4 g），去心　　杏仁　七分（2 g），泡，去皮尖，炒黄　　枇杷叶　一片（3 g），刷去毛，蜜涂，炙黄

【用法】　水一碗，煎六分，频频二三次，滚热服。（现代用法：水煎，频频热服。）

【功用】　清燥润肺，养阴益气。

【主治】　温燥伤肺，气阴两伤证。身热头痛，干咳无痰，气逆而喘，咽喉干燥，鼻燥，心烦口渴，胸满胁痛，舌干少苔，脉虚大而数。

【方解】　方中重用桑叶质轻性寒，轻宣肺燥，透邪外出，为君药。温燥犯肺，温者属热宜清，燥胜则干宜润，故臣以石膏辛甘而寒，清泄肺热；麦冬甘寒，养阴润肺。石膏虽沉寒，但用量轻于桑叶，则不碍君药之轻宣；麦冬虽滋润，但用量不及桑叶之半，自不妨君药之外散。君臣相伍，宣中有清，清中有润，是为清宣润肺的常用组合。《难经·十四难》云："损其肺者，益其气"，而土为金之母，故用人参益气生津，合甘草以培土生金；胡麻仁、阿胶助麦冬养阴润肺，肺得滋润，则治节有权；《素问·藏气法时论》曰："肺苦气上逆，急食苦以泄之"，故用少量杏仁、枇杷叶苦降肺气，以上均为佐药。甘草兼能调和诸药，是为使药。全方宣、清、润、降四法并用，气阴双补，且宣散不耗气，清热不伤中，滋润不腻膈，是为本方配伍特点。

【运用】

1. 辨证要点:本方为治疗温燥伤肺重证的常用方。临床应用以身热,干咳无痰,气逆而喘,舌红少苔,脉虚大而数为辨证要点。

2. 现代运用:本方常用于肺炎、支气管哮喘、急慢性支气管炎、支气管扩张、肺癌等属燥热犯肺,气阴两伤者;以及单纯性皮肤瘙痒症、手足皲裂症、日光性皮炎、银屑病、荨麻疹、斑秃、湿疹等属温燥伤肺,气阴两伤者。

【临床报道】

用清燥救肺汤化裁治疗单纯性老年皮肤瘙痒症18例,疗效满意。临床表现:躯干、四肢散在抓痕、血痂,皮肤肥厚,个别病例可见局部皮肤苔藓样变,以外侧为甚,瘙痒剧烈,夜间加重,呈阵发性,重者延及头颈部;患者均有神疲乏力、口干渴饮、舌红少津苔薄白、脉细弱等气阴两虚之症,其中伴有纳呆、夜寐不安等脾胃不调者2例。治疗方法:本组18例病人均采用清燥救肺汤治疗。方药组成:桑叶、胡麻仁、杏仁、炙枇杷叶各15 g,生石膏、党参、阿胶、麦冬各30 g,甘草6 g。上述药物除阿胶外,加冷水浸泡1小时,煮沸5分钟,取汁200 mL,温服,阿胶烊化分次冲服,日3次。加减法:纳呆、夜寐不安者,加白术15 g,茯苓、生龙骨、生牡蛎各30 g。痊愈9例,占50%;好转7例,占38.8%;无效2例,占11.1%。[黄虹,等.清燥救肺汤治疗单纯性老年皮肤瘙痒症18例.云南中医中药杂志,1996,17(5):76-77]

【验案举例】

王某,男,62岁,2003年3月17日初诊。全身皮肤瘙痒反复发作半年,既往体健,无糖尿病、高血压、心脏病等内科病史。半年前,出现全身皮肤瘙痒,无皮疹,口服"止痒"西药可减轻,停药仍又发。查:形体偏瘦,一般情况好,全身皮肤干燥,见抓痕,部分轻度苔藓化,舌红少津苔薄白,脉细弱。诊断:单纯性老年皮肤瘙痒症。中医辨证属血虚风燥,气阴两虚。治宜养血祛风润燥。方用清燥救肺汤加减:冬桑叶、炙枇杷叶、阿胶(另包烊化)、杏仁、炒胡麻仁各15 g,沙参、麦冬、煅石膏、白鲜皮、地肤子、乌梢蛇各30 g。3剂,2天1剂,水煎服。二诊:瘙痒明显减轻,纳眠可,二便调。守方续服1周,诸症消失。[黄虹,等.刘复兴老师运用清燥救肺汤治疗皮肤病举隅.云南中医中药杂志,2004,25(4):4-5]

第二节　滋阴润燥

适应证

适用于脏腑津伤液耗所致的内燥证。症见干咳少痰,咽干鼻燥,口中燥渴,干呕食少,消渴,便秘。

药物配伍

常用沙参、麦冬、生地、熟地、玄参等药为主组方,必要时可根据燥热程度酌配甘寒清热泻火之品。燥热耗气而兼气虚者酌配益气药物。

代表方

增液汤、麦门冬汤、益胃汤、养阴清肺汤、百合固金汤。

增液汤

《温病条辨》

【组成】　玄参 一两（30 g）　　麦冬 八钱（24 g），连心　　细生地 八钱（24 g）

【用法】　水八杯，煮取三杯，口干则与饮令尽；不便，再作服。（现代用法：水煎服。）

【功用】　增液润燥。

【主治】　阳明温病，津亏便秘证。大便秘结，口渴，舌干红，脉细数或沉而无力。

【方解】　方中重用玄参，苦咸而凉，滋阴润燥，壮水制火，启肾水以滋肠燥，为君药。生地甘苦而寒，清热养阴，壮水生津，以增玄参滋阴润燥之力；又肺与大肠相表里，故用甘寒之麦冬，滋养肺胃阴津以润肠燥，共为臣药。三药合用，养阴增液，以补药之体为泻药之用，使肠燥得润、大便得下，故名之曰"增液汤"。本方咸寒苦甘同用，旨在增水行舟，非属攻下，欲使其通便，必须重用。

【运用】

1. 辨证要点：本方为治疗津亏肠燥所致大便秘结之常用方，又是治疗多种内伤阴虚液亏病证的基础方。临床应用以便秘，口渴，舌干红，脉细数或沉而无力为辨证要点。

2. 现代运用：本方常用于温热病津亏肠燥便秘、习惯性便秘、慢性咽喉炎、复发性口腔溃疡、糖尿病、皮肤干燥综合征、肛裂、慢性牙周炎等证属阴津不足者；以及痤疮、过敏性紫癜、红斑狼疮等属阴虚液亏者。

【验案举例】

徐某，女，29 岁，1990 年 8 月 6 日初诊。患者 2 年前开始在额部出现红色的小疙瘩，继而向颊、颏部扩展，形成脓疱及囊肿，痒痛相兼，排出脓液后形成疤痕，缠绵不断，屡治不愈，伴有五心烦热，大便干结难解，口干咽燥等症。检查：面部除见密集之红色皮疹外，还可见脓疱、囊肿、部分萎缩性疤痕，皮脂溢出明显，舌红少津，脉细数。此乃阴液不足，虚火内生，上炎颜面，蕴阻肌肤而成。临床诊断为面部痤疮。治宜养阴清热，消肿散结。予增液汤加味：玄参 45 g，生地 30 g，麦冬 30 g，天花粉 30 g，半枝莲 15 g，生山楂 20 g，白花蛇舌草 30 g。水煎服，每日 2 次。病人连服 10 剂，红疹全部消失，脓疱及囊肿消退。1 年后随访，未见萌发。
[王道俊，张宏俊.加味增液汤治疗痤疮.湖南中医杂志，1993,(10):39-40]

麦门冬汤

《金匮要略》

【组成】　麦门冬 七升（42 g）　　半夏 一升（6 g）　　人参 三两（9 g）　　甘草 二两（6 g）　粳米 三合（3 g）　　大枣 十二枚（4 枚）

【用法】　上六味，以水一斗二升，煮取六升，温服一升，日三夜一服。（现代用法：水煎服。）

【功用】　清养肺胃，降逆下气。

【主治】

1. 虚热肺痿。咳嗽气喘，咽喉不利，咯痰不爽，或咳唾涎沫，口干咽燥，手足心热，舌红少苔，脉虚数。

2. 胃阴不足证。呕吐，纳少，呃逆，口渴咽干，舌红少苔，脉虚数。

【方解】方中重用麦冬为君,甘寒清润,既养肺胃之阴,又清肺胃虚热。人参益气生津为臣。佐以甘草、粳米、大枣益气养胃,合人参益胃生津,胃津充足,自能上归于肺,此正"培土生金"之法。肺胃阴虚,虚火上炎,不仅气机逆上,而且进一步灼津为涎,故又佐以半夏降逆下气,化其痰涎。半夏虽属温燥之品,但用量很轻,与大剂麦门冬配伍,则其燥性减而降逆之用存,且能开胃行津以润肺,又使麦门冬滋而不腻,相反相成。甘草并能润肺利咽,调和诸药,兼作使药。本方配伍特点:一是体现"培土生金"法;二是于大量甘润剂中少佐辛燥之品,主从有序,润燥得宜,滋而不腻,燥不伤津。

【运用】

1. 辨证要点:本方为治疗肺胃阴虚,气机上逆所致咳嗽或呕吐之常用方。

2. 现代运用:本方常用于慢性支气管炎、支气管扩张、慢性咽喉炎、矽肺、肺结核等属肺胃阴虚,气火上逆者;亦治胃及十二指肠溃疡、慢性萎缩性胃炎、妊娠呕吐等属胃阴不足,气逆呕吐者。

益 胃 汤
《温病条辨》

【组成】 沙参 三钱(9 g)　 麦冬 五钱(15 g)　 冰糖 一钱(3 g)　 细生地 五钱(15 g)　 玉竹 一钱五分(4.5 g),炒香

【用法】 水五杯,煮取二杯,分二次服,渣再煮一杯服。(现代用法:水煎两次分服。)

【功用】 养阴益胃。

【主治】 胃阴损伤证。胃脘灼热隐痛,饥不欲食,口干咽燥,大便干结,或干呕、呃逆,舌红少津,脉细数者。

【方解】 方中重用生地、麦冬,味甘性寒,功能养阴清热,生津润燥,为甘凉益胃之上品,共为君药。配伍北沙参、玉竹为臣,养阴生津,以加强生地、麦冬益胃养阴之力。冰糖濡养肺胃,调和诸药,为佐使。全方甘凉清润,清而不寒,润而不腻,药简力专,共奏养阴益胃之效。

【运用】

1. 辨证要点:本方为滋养胃阴的常用方。临床应用以饥不欲食,口干咽燥,舌红少津,脉细数为辨证要点。

2. 现代运用:本方常用于慢性胃炎、糖尿病、小儿厌食等证属胃阴亏损者。

养阴清肺汤
《重楼玉钥》

【组成】 大生地 二钱(6 g)　 麦冬 一钱二分(9 g)　 生甘草 五分(3 g)　 玄参 钱半(9 g)　 贝母 八分(5 g),去心　 丹皮 八分(5 g)　 薄荷 五分(3 g)　 白芍 八分(5 g),炒

【用法】 水煎服。一般日服1剂,重证可日服2剂。

【功用】 养阴清肺,解毒利咽。

【主治】 白喉之阴虚燥热证。喉间起白如腐,不易拭去,并逐渐扩展,病变甚速,咽喉肿痛,初起或发热或不发热,鼻干唇燥,或咳或不咳,呼吸有声,似喘非喘,脉数无力或细数。

【方解】 方中重用大生地甘寒入肾,滋阴壮水,清热凉血,为君药。玄参滋阴降火,解毒

利咽;麦冬养阴清肺,共为臣药。佐以丹皮清热凉血,散瘀消肿;白芍敛阴和营泄热;贝母清热润肺,化痰散结;少量薄荷辛凉散邪,清热利咽。生甘草清热,解毒利咽,并调和诸药,以为佐使。诸药配伍,共奏养阴清肺,解毒利咽之功。本方配伍特点是邪正兼顾,养肺肾之阴以扶其正;凉血解毒,散邪利咽以祛其邪。

【运用】

1. 辨证要点:本方是治疗阴虚白喉的常用方。临床应用以喉间起白如腐,不易拭去,咽喉肿痛,鼻干唇燥,脉数无力为辨证要点。

2. 现代运用:本方常用于急性扁桃体炎、急性咽喉炎、鼻咽癌等证属阴虚燥热者;以及痤疮、过敏性皮炎、荨麻疹、皮肤瘙痒症等属阴虚燥热者。

【临床报道】

采用养阴清肺汤加减治疗寻常性痤疮 50 例,取得了满意疗效。男 27 例,女 23 例;年龄 14~38 岁;病程 7 天~8 年;其中,Ⅰ级痤疮患者 20 例,Ⅱ级 22 例,Ⅲ级 8 例;肺经风热型 35 例,湿热蕴结型 12 例,痰瘀互结型 3 例。治疗方法:予养阴清肺汤加减。药物组成:生地黄 12 g,黄芩 10 g,玄参 10 g,浙贝 10 g,丹皮 8 g,薄荷(后下)3 g,麦门冬 8 g,夏枯草 30 g,白花蛇舌草 30 g,金银花 15 g,丹参 10 g,山楂 12 g,甘草 3 g。日 1 剂,水煎分早晚 2 次服。湿热蕴结型加茵陈 20 g,薏苡仁 30 g;痰瘀互结型加三棱 10 g,莪术 10 g。治疗期间,嘱忌肥甘辛辣酒品,慎用化妆品及洗面奶,停用其他对疗效有影响的药物。Ⅰ级患者总有效率为 100%,Ⅱ级患者总有效率为 81.81%,Ⅲ级患者总有效率为 62.5%。肺经风热型有效率为 100%,湿热蕴结型有效率为 50%,痰瘀互结型有效率为 66.67%。[冯璐,等.养阴清肺汤加减治疗寻常性痤疮 50 例疗效观察.云南中医中药杂志,2008,29(9):18-19]

【验案举例】

黄某,男,36 岁。从小患风疹疙瘩,经诊断为慢性荨麻疹,常复发。曾常服用苯海拉明治疗,并口服过麝香。脉细数,舌质红,舌苔薄白。予养阴清肺汤加当归 9 g、荆芥 9 g、蝉衣 6 g、浮萍 9 g、地肤子 6 g、红枣 5 枚,服 10 余剂后已多年未发。风疹疙瘩反复发作,经年难愈,耗阴伤血,致生燥热,复感风邪发为瘾疹,养阴润肤佐以养血疏风止痒,疗效较佳。[王应昌.养阴清肺汤临证论治发挥.青海医药杂志,1999,(4):46-47]

百合固金汤

《慎斋遗书》

【组成】 熟地　生地　归身　各三钱(9 g)　　白芍(6 g)　　甘草(3 g)各一钱　桔梗(6 g)　玄参(3 g)各八分　　贝母(6 g)　　麦冬(9 g)　　百合(12 g)各一钱半

【用法】 水煎服。

【功用】 滋养肺肾,止咳化痰。

【主治】 肺肾阴亏,虚火上炎证。咳嗽气喘,痰中带血,咽喉燥痛,头晕目眩,午后潮热,舌红少苔,脉细数。

【方解】 方中百合甘苦微寒,滋阴清热,润肺止咳;生地、熟地并用,滋肾壮水,其中生地兼能凉血止血,三药相伍,为润肺滋肾,金水并补的常用组合,共为君药。麦冬甘寒,协百合以滋阴清热,润肺止咳;玄参咸寒,助二地滋阴壮水,以清虚火,兼利咽喉,共为臣药。当归治咳逆上气,伍白芍以养血和血;贝母清热润肺,化痰止咳,俱为佐药。桔梗宣肺利咽,化痰散结,并载药上行;生甘草清热泻火,调和诸药,共为佐使药。本方配伍特点有二:一为滋肾保肺,金水并调,尤以润肺止咳为主;二为滋养之中兼以凉血止血,宣肺化痰,标本兼顾但以治本为主。本方以百合润肺为主,服后可使阴血渐充、虚火自清、痰化咳止,以达固护肺阴之目的,故名"百合固金汤"。

【运用】

1. 辨证要点:本方为治疗肺肾阴亏,虚火上炎而致咳嗽痰血证的常用方。临床应用以咳嗽气喘,咽喉燥痛,舌红少苔,脉细数为辨证要点。

2. 现代运用:本方常用于肺结核、慢性支气管炎、支气管扩张咯血、慢性咽喉炎、自发性气胸等属肺肾阴虚,虚火上炎者;以及扁平疣、尖锐湿疣等属肺阴不足者。

【验案举例】

李某,男,18岁,农民,1982年秋初诊。素易感冒、咳嗽。一月前因大叶性肺炎住院,出院月余,身体消瘦,神疲无力,干咳气短,痰带血丝,口咽干燥,五心烦热。右手背部皮肤先出现一"小瘊子",未引起注意,渐在前臂、胸部、下肢亦有发现,大者如高粱,小者如小米,逐渐增多。查舌红苔片微黄,脉细数。患者肺炎久咳,耗伤肺阴,失其清润肃降之机,故口咽干燥,气短干咳;肺阴不足虚热内蒸,伤及肺络,故五心烦热,痰有血丝。肺主气,外合皮毛,肺气不能宣发,肌表腠理不固,故易感冒,皮肤生疣。治宜滋阴润肺,补益肺气。方用百合固金汤:生地、麦冬、百合、玄参各15 g,熟地、白芍、当归、川贝、桔梗各10 g,黄芪20 g,甘草8 g。水煎服。服药5剂后,诸症好转,扁平疣减少,舌红苔白,脉细弱。前方加防风、白术益气固表,又服5剂后,症状消失,食欲体重增加。守原方再服10剂,一月后扁平疣脱落干净。[李学清.百合固金汤治愈扁平疣.上海中医药杂志,1984,(8):32]

小　结

治燥剂共选正方8首,按功用分为轻宣外燥和滋阴润燥两类。

1. **轻宣外燥**　适用于外燥证。杏苏散轻宣凉燥,理肺化痰,适用于外感凉燥,亦可用于风寒伤肺咳嗽。桑杏汤与清燥救肺汤均治温燥,但桑杏汤清宣温燥,用于温燥外袭,肺津受灼之轻证,以身热不甚、干咳少痰、右脉数大为辨证要点;清燥救肺汤清燥润肺,养阴益气,用于燥热伤肺,气阴两伤之重证,以身热轻、干咳较频、气逆而喘、脉虚大而数为辨证要点。

2. **滋阴润燥**　适用于内燥证。增液汤增液润燥,以补药之体作泻药之用,主治阳明温病,耗伤津液,液涸肠燥所致的大便秘结。由于本方功擅养阴增液,故又多用治内伤阴虚液亏诸证。麦门冬汤清养肺胃,降逆下气,主治虚热肺痿证,同时也可治疗胃阴不足证。益胃汤专于养阴益胃,主治胃阴损伤所致的饥不欲食、口干咽燥等。养阴清肺汤重在养阴清肺,兼解毒利咽,为主治白喉的有效方剂,亦治阴虚燥热所致的咽喉肿痛。百合固金汤滋养肺肾,止咳化痰,多用于肺肾阴亏,虚火上炎所致的咳嗽痰血证。

复习思考题

1. 外燥与内燥、凉燥与温燥的治法有何异同?

2. 应用治燥剂应注意哪些事项?

3. 试论杏苏散与桑杏汤主治病证、功效的不同点。

4. 比较桑杏汤与清燥救肺汤在功效、主治方面的异同。

5. 何为"增水行舟法"? 以方为例说明。

6. 麦门冬汤中为何配伍甘温的人参以及温燥的半夏?

7. 比较养阴清肺汤和百合固金汤在组成、功用、主治等方面有何异同。

8. 清燥救肺汤用于治疗损容性皮肤病的机理是什么?

（吴艳霞）

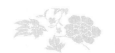

第二十章

祛 湿 剂

✦**含义**

凡以祛湿药物为主组成,具有祛湿化浊、渗利水湿作用,治疗水湿病证的方剂,统称祛湿剂。属"八法"中的"消法"。

✦**适应证**

湿邪侵袭,常与风、寒、暑、热相兼夹,且人体质有虚实强弱之分,邪犯部位又有表里上下之别,湿邪伤人尚有寒化、热化之异。因此,湿邪为病较为复杂。

1. 湿浊内阻,脾胃失和之证。

2. 外感湿热,或湿热内郁,或湿热下注所致的湿温、黄疸、霍乱、热淋、痢疾、泄泻、痿痹等病证。

3. 水湿壅盛所致的水肿、泄泻等证。

4. 阳虚不能温化水湿或湿从寒化所致的痰饮、水肿等。

5. 风寒湿邪在表所致的头痛身重,或风湿侵袭、痹阻经络所致的腰膝顽麻痛痹等证。

✦**分类**

燥湿和胃、清热祛湿、利水渗湿、温化寒湿、祛风胜湿五类。

✦**使用注意**

1. 湿为阴邪,其性重浊黏腻,最易阻碍气机。而气机阻滞,三焦水道不畅,湿邪难以运化。故祛湿剂中慎用阴柔滋腻之品,以免湿邪胶结难解,而常常配伍理气之品,以求气化则湿化。

2. 祛湿剂多由芳香温燥或甘淡渗利之药组成,易于耗伤阴津。故素体阴虚津亏,病后体弱,以及孕妇,均应慎用。

第一节 燥湿和胃

适应证

湿浊内阻,脾胃失和之证。症见脘腹痞满,嗳气吞酸,呕吐泄泻,食少体倦等。

药物配伍

常以苦温燥湿与芳香化湿药如苍术、藿香、厚朴、白豆蔻等为主,配伍砂仁、陈皮等理气和中之品组成方剂。

【代 表 方】

平胃散、藿香正气散等。

平 胃 散

《简要济众方》

【组成】　苍术　四两(120 g),去黑皮,捣为粗末,炒黄色　　厚朴　三两(90 g),去粗皮,涂生姜汁,炙令香熟　　陈橘皮　二两(60 g),洗令净,焙干　　甘草　一两(30 g),炙黄

【用法】　上为散,每服二钱(6 g),水一中盏,加生姜二片,大枣二枚,同煎至六分,去滓,食前温服。(现代用法:共为细末,每服4～6 g,姜枣煎汤送下;或作汤剂,水煎服,用量按原方比例酌减。)

【功用】　燥湿运脾,行气和胃。

【主治】　湿滞脾胃证。脘腹胀满,不思饮食,口淡无味,恶心呕吐,嗳气吞酸,肢体沉重,怠惰嗜卧,常多自利,舌苔白腻而厚,脉缓。

【方解】　方中苍术辛香苦温,入中焦能燥湿健脾,使湿去则脾运有权,脾健则湿邪得化,是为君药。湿邪易阻碍气机,气行则湿化,故方中臣以厚朴。厚朴芳化苦燥,长于行气除满,且可化湿,与苍术相伍,行气以除湿,燥湿以运脾,使滞气得行,湿浊得去。陈皮辛苦性温,燥湿醒脾,理气和胃,以助苍术、厚朴之力,为佐药。使以甘草,益气健脾和中,且能调和诸药。煎加姜、枣,大枣补脾益气,襄助甘草培土制水之功;生姜温散水湿,且能和胃降逆,姜、枣相合为调和脾胃的常用配伍组合。

【运用】

1. 辨证要点:本方为治疗湿滞脾胃证之基础方。临床应用以脘腹胀满,舌苔厚腻为辨证要点。

2. 现代运用:本方常用于湿滞脾胃所致的慢性胃炎、消化道功能紊乱、消化性溃疡,以及湿疹、扁平疣等病症。

【实验研究】

平胃散组方中各中药不同的化学成分有不同的美容作用。苍术内含有多量维生素A、维生素D,故可治夜盲症及软骨病、皮肤角化等,还可用于治疗睑缘赤烂、湿疮,尚能消退黄斑部肿胀。厚朴有效成分厚朴酚能够抑制NF-κB介导的基因表达,从而起到抑制表皮细胞过度增生及胶原的破坏等光老化过程,防止皮肤出现皱纹,变得粗糙、干燥和松散。厚朴酚对格兰氏阳性菌、耐酸性菌、丝状真菌有显著的抗菌活性,特别是对变形链球菌有更加显著的抗菌作用。变形链球菌、茸毛链球菌、黏性放线菌、乳杆菌被认为是最重要的致龋菌,它们通过对牙面的黏附,形成牙菌斑,使牙齿产生龋坏。因此,厚朴酚抑制和杀灭致龋菌对预防龋齿具有重要的作用。陈皮富含黄酮类化合物,具有很强的抗氧化活性,有较强的清除自由基能力。陈皮水提物和挥发油均有抗过敏作用,可能是通过抑制过敏介质释放的某个环节或是直接对抗过敏介质而发挥作用。甘草中含有的黄酮类成分有明显的抗氧化作用,其抗氧化能力与维生素E比较接近,清除多种自由基和抑制脂褐素生成,促进抗氧化防御系统等多种功能,具有改善机体微循环、调节机体内分泌系统、升高红细胞数、增强体质、延缓衰老、减轻色素沉着等作用。甘草含有蛋白质和多种氨基酸、脂类、多糖类、果酸、维生素类、微量元素等,这多种物质协同对皮肤、毛发有营养保湿作用,可以消除黑斑,防止皮肤粗糙,并对

损伤的皮肤、毛发有修复作用。生姜中所含的姜辣素和二苯基庚烷类化合物的结构均具有很强的抗氧化和清除自由基作用。生姜辣素对心脏、心血管有刺激作用,可以加速血液流动,促使排汗,带走体内多余的热量,具有排毒、养颜、减肥的作用。生姜还含一种类似水杨酸的化合物,相当于血液的稀释剂和抗凝剂,对降血脂、降血压、预防心肌梗塞有特殊作用。因此,生姜可防衰老。中医临床治疗中,已发现大枣具有抗过敏作用,可用于药物过敏及其他过敏性疾病所引起的过敏性紫癜。现代药理研究表明,大枣中的铁和钙等矿物质,能促进造血,防治贫血,使肤色红润。大枣还含有丰富的维生素C、P和环磷酸腺苷,能促进皮肤细胞代谢,促进皮下血液循环,防止色素沉着,使皮肤白皙细腻,毛发光润,面部皱纹平整,达到美白祛斑、护肤美颜的效果。

【临床报道】

平胃散加味治疗面部扁平疣23例,取得了较好的疗效。临床资料:46例患者均为门诊病人,其中男7例,女16例;年龄5~38岁,平均24.3岁;病程3月~3年,平均1.2年。药物及服用方法:陈皮10g,苍术12g,白术12g,厚朴9g,甘草5g,薏苡仁30g,马齿苋10g。如果皮疹红痒则加败酱草15g。每日1剂,水煎2次,分2次服,5剂为1疗程。疗效判定标准:根据国家中医药管理局发布的《中医病证诊断疗效标准》确定。痊愈:治疗后半年内,疣体消失且无复发;显效:治疗后皮损消失或减少70%以上;好转:治疗后皮损减少30%以上;无效:治疗后皮损减少30%以下或反增多。结果:痊愈17例,显效3例,好转2例,无效1例,总有效率95.65%。痊愈者随访1年无复发。[张雪.平胃散加味治疗面部扁平疣23例临床观察.医学理论和实践,2008,21(8):937-938]

【验案举例】

张某,男,20岁,学生,2000年6月25日初诊。患者半月来,腰腹部皮肤瘙痒,伴有丘疹、丘疱疹,水疱部分密集成片,局部皮肤充血,水疱因搔抓破裂,形成糜烂、渗出、结痂,部分有脱屑;胸闷,纳呆,便溏。经中西医治疗半月余,效果不显,故前来就诊。诊其脉濡,苔腻,病灶长期不愈与湿邪留恋有关。治以健脾利湿,用《医宗金鉴》除湿胃苓汤(即平胃散加猪苓、泽泻、茯苓、白术、滑石、防风、栀子、木通、肉桂、灯心)3剂内服,诸症减轻。效不更方,原方继服6剂,诸症痊愈。[熊玉仙,雷兴宏.平胃散在临床的运用及体会.山西中医,2002,23(3):278-279]

藿香正气散

《太平惠民和剂局方》

【组成】 大腹皮　白芷　紫苏　茯苓 去皮 各一两(30g)　半夏曲　白术　陈皮 去白　厚朴 去粗皮,姜汁炙　苦桔梗 各二两(各60g)　藿香 三两(90g),去土　甘草 二两半(75g),炙

【用法】 上为细末,每服二钱(6g),水一盏,姜三片,枣一枚,同煎至七分,热服。如欲出汗,衣被盖,再煎并服。(现代用法:散剂,每服9g,生姜、大枣煎汤送服;或作汤剂,加生姜、大枣,水煎服,用量按原方比例酌定。)

【功用】 解表化湿,理气和中。

【主治】 外感风寒,内伤湿滞证。恶寒发热,头痛,胸膈满闷,脘腹疼痛,恶心呕吐,肠鸣泄泻,舌苔白腻,以及山岚瘴疟等。

【方解】　本方主治外感风寒,内伤湿滞之证,为夏月常见病证。方中以藿香为君,既以其辛温之性可解在表之风寒,又取其芳香之气而化在里之湿浊,且可辟秽和中而止呕,为治吐泻之要药。半夏曲、陈皮理气燥湿,和胃降逆止呕;白术、茯苓健脾运湿以止泻,共助藿香内化湿浊而止吐泻,俱为臣药。湿浊中阻,气机不畅,故佐以大腹皮、厚朴行气化湿,畅中行滞,寓气行则湿化之义;紫苏、白芷辛温发散,助藿香外散风寒,紫苏尚可醒脾宽中,行气止呕,白芷兼能燥湿化浊;桔梗宣肺利膈,既益解表,又助化湿;煎用生姜、大枣,内调脾胃,外和营卫。使以甘草,调和药性,协助姜、枣以和中。诸药合用,外散风寒与内化湿滞相伍,健脾利湿与理气和胃共施,使风寒外散,湿浊内化,气机通畅,脾胃调和,清升浊降,则霍乱自已。感受山岚瘴气,及水土不服者,亦可以本方辟秽化浊,和中悦脾而治之。

【运用】

1. 辨证要点:藿香正气散主治外感风寒,内伤湿滞证。临床应用以恶寒发热,上吐下泻,舌苔白腻为辨证要点。

2. 现代运用:本方常用于湿滞脾胃,外感风寒所致急性胃肠炎、四时感冒,以及荨麻疹、湿疹等。

【实验研究】

经体外动物实验证实,藿香正气水在各时间对肥大细胞脱颗粒均呈现出显著阻断作用($P<0.05$),并且肥大细胞脱颗粒百分率与作用时间呈正相关,但相关性不大($P>0.05$)。藿香正气水具有抑制大白鼠的被动反应、抑制抗原体反应、稳定肥大细胞膜、阻断肥大细胞脱颗粒释放介质、减轻炎症反应、改善细胞结构和功能等作用。说明藿香正气水具有变态反应介质阻释药的作用,此为藿香正气水防治Ⅰ型变态反应性疾病提供了理论依据。[余传星,等.藿香正气水阻断肥大细胞脱颗粒的实验研究.中医药研究,1994,(4):60-61]

【临床报道】

运用藿香正气散加减治疗湿疹36例,取得了满意的疗效。临床资料:36例患者中,男25例,女11例;年龄最小6岁,最大40岁,其中6~10岁2例,11~20岁7例,21~30岁15例,31岁以上12例;病程最短40天,最长3年;头部11例,四肢8例,阴部17例;风湿型20例,风寒型9例,血热型2例,血虚型5例。方药组成:藿香10 g,苏叶10 g,桔梗10 g,茯苓20 g,苍术20 g,薏苡仁20 g,大腹皮15 g,陈皮10 g,半夏10 g,厚朴10 g,地肤子20 g,白芷15 g,甘草7.5 g,生姜3片,大枣2枚。日1剂,水煎早晚分服。必要时亦可日用2剂。头部加细辛;四肢加桂枝;阴部加槐花;湿重加贯众、车前子;寒加白鲜皮、肉桂;热重加知母、黄柏;虚者加党参、黄芪。36例病人中最少服用4剂,最多12剂,均获痊愈。[金权铉,全学洙.藿香正气散加减治疗湿疹.吉林中医药,1998,(2):29]

【验案举例】

张某,女,33岁,工人,1975年3月5日初诊。该患者全身皮肤风团泛起,反复发作已近2年。每发时瘙痒不已,越痒越搔,越搔则更痒,风团连接成片,形如地图。发作之时,心烦意乱,奇痒难忍,昼不安坐,夜不入寐。其发时稍有恶寒,颜面、眼睑虚浮似肿,舌尖略红、苔薄白,脉浮数。治宜祛风化湿,解表止痒。用藿香正气散加荆芥穗10 g、防风15 g、黄芩12 g,水煎服,每日1剂,早晚各温服1次。连续服用20剂,诸症悉除,病痊愈。经追访,未见复发。[封万富.藿香正气散治疗荨麻疹32例.吉林中医药,1982,(34):34]

第二节 清热祛湿

【适应证】

适用于外感湿热，或湿热内郁，或湿热下注所致的湿温、黄疸、霍乱、热淋、痢疾、泄泻、痿痹等病证。

【药物配伍】

常以清热利湿药，如茵陈、滑石、薏苡仁等，或清热燥湿药，如黄连、黄芩、黄柏等为主组方。

【代表方】

茵陈蒿汤、八正散、三仁汤、甘露消毒丹等。

茵陈蒿汤

《伤寒论》

【组成】 茵陈 六两(18 g)　　　栀子 十四枚(12 g)　　　大黄 二两(6 g)，去皮

【用法】 上三味，以水一斗二升，先煮茵陈，减六升，内二味，煮取三升，去滓，分三服。(现代用法：水煎服。)

【功用】 清热利湿退黄。

【主治】 湿热黄疸。一身面目俱黄，黄色鲜明，发热，无汗或但头汗出，口渴欲饮，恶心呕吐，腹微满，小便短赤，大便不爽或秘结，舌红苔黄腻，脉沉数或滑数有力。

【方解】 本方为治疗湿热黄疸之常用方。方中重用茵陈为君药，本品苦泄下降，善能清热利湿，为治黄疸要药。臣以栀子，清热降火，通利三焦，助茵陈引湿热从小便而去。佐以大黄，泻热逐瘀，通利大便，导瘀热从大便而下。三药合用，利湿与泄热并进，通利二便，前后分消，湿邪得除，瘀热得去，黄疸自退。

【运用】

1. 辨证要点：本方为治疗湿热黄疸之常用方，其证属湿热并重。临床应用以一身面目俱黄，黄色鲜明，舌苔黄腻，脉沉数或滑数有力为辨证要点。

2. 现代运用：本方常用于湿热内蕴所致急性黄疸型传染性肝炎、胆囊炎、胆石症、钩端螺旋体病，以及痤疮、带状疱疹、酒渣样皮炎和黄褐斑等皮肤科疾病。

【实验研究】

比较 β-胡萝卜素、八味地黄丸、小柴胡汤、五苓散、柴苓汤及茵陈蒿汤对光毒性的抑制作用，表明唯茵陈蒿汤在较低浓度下即显示光毒性的抑制作用。提示茵陈蒿汤完全可代替胡萝卜素，用于治疗光过敏的红细胞生成性原卟啉症。[长户纪，等.国外医学中医中药分册，1993,15(1):27]

【临床报道】

据报道，茵陈蒿汤加减治疗中重度痤疮，取得了明显效果。临床资料：取符合Ⅲ、Ⅳ度皮损患者，病程 1 个月～2 年，年龄 18～37 周岁。治疗前 4 周均未服用过治疗该疾病的相关药物，排除肝、肾功能不正常者，妊娠期妇女及不能坚持治疗者。选取确诊病例 62 例，其中Ⅲ

度 47 例,Ⅳ度 15 例,随机分为两组。对照组 28 例,男 17 例,女 11 例,平均年龄 23.3 岁;治疗组 34 例,男 21 例,女 13 例,平均年龄 22.6 岁。两组患者的男女比例、平均年龄、症状程度比较,无显著性差异(P>0.05),具有可比性。治疗方法:对照组口服丹参酮胶囊(0.25 g/粒),每次 4 粒,每日 3 次;治疗组口服复方茵陈蒿汤。组成:茵陈蒿、连翘、大黄、白芷、防风、天花粉、鸡内金、陈皮各 15 g,金银花、浙贝母、皂角刺各 30 g,鱼腥草、败酱草、苍术各 20 g,栀子、乳香、没药、甘草各 10 g。每日 1 剂,水煎后分 2 次口服。两组均不用其他口服药物及外用药物,4 周为 1 个疗程,连服 2 个疗程。疗效判定标准,痊愈:皮损完全消退,仅留有色素沉着,无新发皮疹;显效:皮损消退 70%以上,新发皮疹少于 5 个;有效:皮损消退 30%～69%,新发皮疹少于 10 个;无效:皮损消退小于 29%或无明显变化,甚至加重。结果:治疗组痊愈 20 例(占 49.02%),显效 7 例(占 12.01%),有效 4 例(占 3.36%),无效 3 例(占 2.21%),总有效率 91.18%。对照组痊愈 4 例(占 2.38%),显效 5 例(占 7.44%),有效 10 例(占 25.51%),无效 9 例(占 24.11%),总有效率 67.86%。通过临床观察,茵陈蒿汤加减组疗效明显优于对照组,说明本方是治疗中重度痤疮的良方,值得临床推广。[李怀军,徐进军,梁伟.复方茵陈蒿汤治疗中重度痤疮临床观察.吉林中医药,2008,28(3):194]

【验案举例】

胡某,女,42 岁,2003 年 10 月 21 日初诊。患者颜面鼻部出现红色小疙瘩 6 年,现口周与面部发红,有较多红色小丘疹,上有细小糠状鳞屑,微痒,反复发作,伴月经衍期,色紫有块。舌质暗有瘀点,苔黄腻,脉沉涩。证属肝郁血热,湿毒上泛。治宜清肝凉血,化湿解毒。选茵陈蒿汤加味:茵陈 20 g,栀子 10 g,大黄 5 g,赤芍 10 g,红花 10 g,野菊花 15 g,生地 10 g,升麻 5 g,黄芩 10 g,甘草 5 g。每日 1 剂,水煎服。共服药 26 剂,终获痊愈。追访 2 年未发。[郑芳忠.茵陈蒿汤治疗皮肤病验案举隅.四川中医,2006,24(7):95]

八　正　散
《太平惠民和剂局方》

【组成】　车前子　瞿麦　萹蓄　滑石　山栀子仁　甘草炙　木通　大黄 面裹煨,去面,切,焙 各一斤(各 500 g)

【用法】　上为散,每服二钱(6 g),水一盏,入灯心,煎至七分,去滓,温服,食后临卧。小儿量力少少与之。(现代用法:散剂,每服 6～10 g,灯心煎汤送服;或作汤剂,加灯心,水煎服,用量根据病情酌定。)

【功用】　清热泻火,利水通淋。

【主治】　湿热淋证。尿频尿急,溺时涩痛,淋沥不畅,尿色浑赤,甚则癃闭不通,小腹急满,口燥咽干,舌苔黄腻,脉滑数。

【方解】　方中以滑石、木通为君药,滑石善能滑利窍道,清热渗湿,利水通淋,《药品化义》谓之"体滑主利窍,味淡主渗热";木通苦而微寒,上清心火,下利湿热,使湿热之邪从小便而去。萹蓄、瞿麦、车前子为臣,三者均为清热利水通淋常用之品。佐以山栀子仁,清泄三焦,通利水道,以增强君、臣药清热利水通淋之功;大黄荡涤邪热,并能使湿热从大便而去,亦为佐药。甘草调和诸药,兼能清热,缓急止痛,是为佐使之用。煎加灯心,以增利水通淋之力。

【运用】

1. 辨证要点:本方为主治湿热淋证之常用方。临床应用以尿频尿急,溺时涩痛,舌苔黄腻,脉滑数为辨证要点。

2. 现代运用:本方常用于湿热下注所致的膀胱炎、尿道炎、急性前列腺炎、泌尿系结石、肾盂肾炎、术后或产后尿潴留,以及浸渍型足癣、生殖器疱疹、老年性皮肤瘙痒症等皮肤疾病。

【实验研究】

八正散组方中各中药不同的化学成分有不同的美容作用。动物实验证明,萹蓄对皮肤霉菌有抑制作用。桑氏等对大黄的抗衰老效果和作用机理进行研究,结果发现大黄可增强小鼠血中超氧化物歧化酶(SOD)、谷胱甘肽过氧化物酶(GSH-Px)活性,使过氧化脂质(LPO)含量降低,其中尤以中、高剂量给药组作用明显。因此,认为大黄可能具有延缓衰老的作用。大黄还有抑制酪氨酸酶作用,酪氨酸酶是细胞内黑色素合成酶,其活性增加可产生皮肤黑斑或肤色条黑以及黑色素瘤等皮肤病。车前子提取液给小鼠灌胃,能明显增加 SOD的活性,减少过氧化脂质(LPO)的生成,延缓衰老的进程。滑石对皮肤、黏膜有保护作用。滑石粉外用,撒布于发炎或破损组织的表面时,可形成保护性膜。既可减少局部摩擦,防止外来刺激,亦能吸收大量化学刺激物或毒物,并有吸收分泌液,促进干燥、结痂作用。在小鼠 2,4-二硝基氟苯(DNFB)变应性接触性皮炎(ACD)为迟发型超敏反应(DHR)的模型实验中,以栀子的高、中、低剂量于致敏期及诱发期给药,通过观察鼠耳肿胀、耳部组织重量,显示能明显抑制 ACD,且呈现出一定的量效关系。孙迅在中药对某些致病性皮肤癣菌抗菌作用的研究中发现,木通水煎剂(1∶5)对毛癣菌有不同程度的抑制作用。甘草中含有的黄酮类成分有明显的抗氧化作用,其抗氧化能力与维生素 E 比较接近,可清除多种自由基和抑制脂褐素生成,促进抗氧化防御系统等多种功能,具有改善机体微循环、调节机体内分泌系统、升高红细胞数、增强体质、延缓衰老、减轻色素沉着等作用。甘草含有蛋白质和多种氨基酸、脂类、多糖类、果酸、维生素类、微量元素等,这多种物质协同对皮肤、毛发有营养保湿作用,可以消除黑斑,防止皮肤粗糙,并对损伤的皮肤、毛发有修复的作用。

【临床报道】

王东庆将八正散化裁用于浸渍型足癣、生殖器疱疹、老年性皮肤瘙痒症等皮肤病的治疗,取得了较好疗效。[王东庆.八正散在皮肤病中的应用.安徽中医临床杂志,2001,13(3):211]

陈淑芬,何剑峰将八正散用于阴囊湿疹属于湿热蕴结于下而趋于外者。[陈淑芬,何剑峰.八正散新治举隅.黑龙江中医药,1999,(2):32-33]

【验案举例】

丁某,女,20 岁,学生,1997 年 9 月 7 日初诊。患者于 5 月份在南京实习期间,出现双足趾间皮疹,瘙痒,逐渐糜烂渗出。曾在数家医院诊治,症状时轻时重,且右踝至小腿出现肿胀。刻诊:见双足趾间及足背潮红、糜烂,趾间夹有卫生纸,取下卫生纸后有稀薄液体渗出,甚可滴下;右小腿肿胀按之无凹陷;舌红苔薄黄,脉滑。诊为湿热下注型足癣。治宜祛湿清热止痒。方用八正散加减:瞿麦 12 g,萹蓄 12 g,苍术 9 g,苦参 12 g,车前子 9 g,乌梅 12 g,白鲜皮12g,蛇床子12g,地肤子12g,土茯苓15g,川牛膝9g,黄芪15g,生甘草3g。水煎服,日2次,渣再煎外洗。3剂后皮损干燥无渗出,痒止。继服3剂,诸症消失。随访2年无复发。按:足癣中医称为"脚气"、"脚湿气",多发生在趾缝间,足底潮湿糜烂。《医宗金鉴·外科心法》曰:"此证由胃经湿热下注而生,脚丫破烂。其患虽小,其痒搓之不能解,必搓之皮烂,津腥臭水觉痛时,其痒方止……极其缠绵。"该患者本系北方人士,骤住南方,感受湿热之邪下注双足致病。方以瞿麦、萹蓄、苍术、苦参、车前子清湿热,白鲜皮、蛇床子、地肤子、土茯苓祛湿毒,黄芪益气,乌梅收涩止痛,川牛膝引经,生甘草调和诸药,共奏清热利湿,益气止痛之功。药症相符,故药到病除。[王东庆.八正散在皮肤病中的应用.安徽中医临床杂志,2001,13(3):211]

三 仁 汤
《温病条辨》

【组成】 杏仁 五钱(15g)　　飞滑石 六钱(18g)　　白通草 二钱(6g)　　白蔻仁 二钱(6g)　　竹叶 二钱(6g)　　厚朴 二钱(6g)　　生薏苡仁 六钱(18g)　　半夏 五钱(15g)

【用法】 甘澜水八碗,煮取三碗,每服一碗,日三服。(现代用法:水煎服。)

【功用】 宣畅气机,清利湿热。

【主治】 湿温初起及暑温夹湿之湿重于热证。头痛恶寒,身重疼痛,肢体倦怠,面色淡黄,胸闷不饥,午后身热,苔白不渴,脉弦细而濡。

【方解】 本方是治疗湿温初起,邪在气分,湿重于热的常用方剂。方中杏仁宣利上焦肺气,使气行则湿化;白蔻仁芳香化湿,行气宽中,畅中焦之脾气;薏苡仁甘淡性寒,渗湿利水而健脾,使湿热从下焦而去,三仁合用,三焦分消,是为君药。通草、滑石、竹叶甘寒淡渗,以加强君药利湿清热之功,是为臣药。半夏、厚朴行气化湿,散结除满,是为佐药。综观全方,体现了宣上、畅中、渗下,三焦分消的配伍特点,使气畅湿行,三焦畅通,湿去热清,诸症自除。

【运用】

1. 辨证要点:本方主治属湿温初起,湿重于热之证。临床应用以头痛恶寒,身重疼痛,午后身热,苔白不渴为辨证要点。

2. 现代运用:本方常用于肠伤寒、胃肠炎、肾盂肾炎、布氏杆菌病、肾小球肾炎、关节炎,以及带状疱疹、汗疱疹、接触性皮炎、脂溢性皮炎、黄褐斑、痤疮、湿疹、银屑病、扁平疣等皮肤疾病属于湿热内蕴,湿重于热,气机不畅者。

【实验研究】

三仁汤组方中各中药不同的化学成分有不同的美容作用。根据肺合皮毛理论,在临床上对某些皮肤疾病可从宣肺法论治,配伍杏仁,常获捷效。现代研究证明,苦杏仁中所含的脂肪油可使皮肤角质层软化,润燥护肤,有保护神经末梢血管和组织器官的作用,并可抑杀细菌。此外,被酶水解所生成的HCN能够抑制体内的活性酪氨酸酶,消除色素沉着、雀斑、黑斑等,从而达到美容的效果。我国医书古籍中有记载,薏苡仁是极佳的美容食材,具有治疣平痘、淡斑美白、润肤除皱等美容养颜功效,尤其是所含的蛋白质分解酵素能使皮肤角质软化,所含维生素E有抗氧化作用。竹叶提取物有效成分包括黄酮、酚酮、蒽醌、内酯、多糖、氨基酸、微量元素等,具有优良的抗自由基、抗氧化、抗衰老、扩张毛细血管、疏通微循环、美化肌肤等功效。厚朴煎剂对董色毛癣菌、同心性毛癣菌、红色毛癣菌等皮肤真菌有抑制作用，其有效成分冰片基厚朴酚有抗变态反应作用。氧化是肌肤衰老的最大威胁，饮食不健康、日晒、压力、环境污染等都能让肌肤自由基泛滥，从而产生面色黯淡、缺水等氧化现象。半夏中的 β-谷甾醇对氧自由基具有较强的抗氧化作用。

【临床报道】

皮肤病中皮红起疹、溃烂渗出、瘙痒疼痛，均与湿热病邪有关。三仁汤中以杏仁宣通上焦的肺气，盖肺主一身之气，气化则湿亦化；蔻仁开中焦之湿滞；苡仁利下焦之湿热；半夏、厚朴辅助杏仁、蔻仁宣通上、中二焦，滑石、木通、淡竹叶辅助苡仁清利下焦湿热。临证治疗皮肤病，以三仁汤为主，随证加减，或辅以祛风，或辅以养血，多能取得良好的疗效。据临床报道，三仁汤加减治疗湿盛型蛇串疮 45 例，取得了较好的疗效。临床资料：45 例患者均为门诊病人，其中，男 20 例，女 25 例，年龄 22～65 岁，病程 1～7 天。头面部 8 例，颈部 9 例，胸部 10 例，腰腹部 18 例；伴有疼痛 42 例，无疼痛 3 例。诊断标准：中医诊断标准参照《社区中医适宜技术》，辨证属湿盛型。证见皮损色不红，以水疱为主，疱壁松弛，疼痛略轻。伴口不渴或不欲饮，不思饮食或脘腹胀满，大便溏或少。舌质淡红或体胖，边有齿痕，苔白或白腻，脉沉滑或沉弦。西医诊断标准符合《皮肤病学》中带状疱疹的诊断标准。治疗方法：予三仁汤加减。药物组成：薏苡仁 30 g，白蔻仁 10 g，杏仁 10 g，淡竹叶 10 g，滑石 15 g，通草 6 g，厚朴 10 g，云苓 15 g，蒲公英 15 g，连翘 10 g。发于颜面者加牛蒡子 10 g、野菊花 10 g；发于腹部、下肢者加苍术 10 g、黄柏 10 g；疼痛较甚者加玄胡 10 g、川楝子 10 g；疱疹周围有红斑者加赤芍 10 g、紫草 10 g。水煎服，每日 1 剂，早晚 2 次口服。疗效标准：参照《中医病证诊断疗效标准》判定。痊愈：疱疹脱痂，临床症状和体征完全消失，能够正常工作和学习；显效：疱疹大部分结痂、脱痂，临床症状和体征基本消失，对日常生活和工作影响不大；好转：疱疹大部分结痂，并且往往遗留神经痛后遗症，症状和体征较前减轻；无效：疱疹及症状和体征无改变。结果：治疗 10 天为 1 个疗程，1 个疗程后统计疗效。痊愈 37 例(82.2%)，显效 4 例(8.9%)，好转 2 例(4.4%)，无效 2 例(4.4%)，总有效率 95.6%。[万桂芹.三仁汤加减治疗蛇串疮 45 例临床观察.中国医药导报,2010,7(16):109-110]

【验案举例】

岩某，男，40 岁，工人，2006 年 11 月 2 日初诊。患者 2 天前右侧臀部皮肤开始灼热疼痛，而后相继出现数群成片丘疹、水疱，呈带状分布，基底红晕，疼痛不适；伴食少腹胀，乏力，大便溏而不爽；舌红苔黄腻，脉滑数。辨证为脾虚湿热内蕴。治以健脾清热利湿，解毒止痛。处方：薏苡仁 30 g，杏仁 5 g，白蔻仁 6 g，滑石 18 g，法半夏 10 g，通草 6 g，厚朴 10 g，黄柏 10 g，苍术 15 g，土茯苓 20 g，生甘草 5 g。每日 1 剂，水煎服。服药 1 周水疱已干燥、结痂、脱屑，唯稍感疼痛、乏力，余无不适。守上方去滑石、通草、土茯苓，加生黄芪 15 g、乳香 6 g、没药 6 g，连服 3 剂，疼痛尽除，精神渐佳。按：带状疱疹中医称"蛇串疮"，多因肝胆火盛或脾虚湿蕴郁久，湿热内蕴，外受毒邪而诱发。本案是由于脾虚运化失常，湿浊内生，郁久化热，湿热内蕴，外受毒邪发于肌肤。故见红斑、丘疹、水疱；食少腹胀，大便溏而不爽；舌红苔黄腻，脉滑等湿热之象。治用三仁汤健脾利湿，加黄柏、苍术、土茯苓清热解毒燥湿，后期加黄芪、乳香、没药益气活血止痛。[余春艳.三仁汤治验举隅.云南中医中药杂志,2009,30(8):40]

甘露消毒丹

《医效秘传》

【组成】　飞滑石 十五两(450 g)　　淡黄芩 十两(300 g)　　绵茵陈 十一两(330 g)
石菖蒲 六两(180 g)　　川贝母　木通 各五两(各150 g)　　藿香　连翘　白蔻仁
薄荷　射干 各四两(各120 g)

【用法】　生晒研末,每服三钱,开水调下,或神曲糊丸,如弹子大,开水化服亦可。(现代用法:散剂,每服 6～9 g;丸剂,每服 9～12 g;汤剂,水煎服,用量按原方比例酌定。)

【功用】　利湿化浊,清热解毒。

【主治】　湿温时疫,邪在气分,湿热并重证。发热倦怠,胸闷腹胀,肢酸咽痛,身目发黄,颐肿口渴,小便短赤,泄泻淋浊等,舌苔白或厚腻或干黄,脉濡数或滑数。

【方解】　本方主治湿温、时疫,邪留气分,湿热并重之证。方中重用滑石、茵陈、黄芩为君药,其中茵陈善清热利湿而退黄;滑石利水渗湿,清热解暑,两擅其功;黄芩清热燥湿,泻火解毒,三药相合,正合湿热并重之病机。湿热留滞,易阻气机,故臣以藿香、石菖蒲、白豆蔻,行气化湿,悦脾和中,令气畅则湿行;木通清热利湿通淋,导湿热从小便而去,以益其清热利湿之力,亦为臣药。热毒上攻,颐肿咽痛,故佐以射干、连翘、贝母、薄荷,合以清热解毒,散结消肿而利咽止痛。综观全方,利湿清热,两相兼顾,且以芳香行气悦脾,寓气行则湿化之义;佐以解毒利咽,令湿热疫毒俱去,诸症自除。

本方与三仁汤均为清热利湿之剂,治疗湿热留滞气分之证。三仁汤配伍滑石、通草、竹叶,三焦分消,重在祛湿,宣畅气机,故宜于湿多热少,气机阻滞之湿温初起或暑温夹湿证。本方重用滑石、茵陈、黄芩,配伍悦脾和中,清热解毒之品,清热利湿并重,兼可化浊解毒,故宜于湿热并重,疫毒上攻之证。

【运用】

1. 辨证要点:本方治疗湿温时疫,湿热并重之证。为夏令暑湿季节常用方,故王士雄誉之为"治湿温时疫之主方"。临床应用以身热肢酸,口渴尿赤,或咽痛身黄,舌苔白腻或微黄为辨证要点。

2. 现代运用:本方常用于肠伤寒、急性胃肠炎、黄疸型传染性肝炎、钩端螺旋体病、胆囊炎,以及湿疹、复发性口腔溃疡、带状疱疹、荨麻疹、痤疮、扁平疣等皮肤疾病属于湿热内蕴,湿热并重者。

【实验研究】

甘露消毒丹组方中各中药不同的化学成分有不同的美容作用。茵陈二炔酮具有较高的抗菌作用,尤其对皮肤病原性丝状菌作用强大,表现为杀菌作用,经长时间100℃以上高温处理,其抗菌力仍不减低。在 0.25 μg/mL 浓度下还能完全阻止猩红色毛癣菌的生长繁殖。有研究表明,石菖蒲高浓度浸出液对常见致病皮肤真菌有抑制作用。黄芩可抑制紫外线照射所致的皮肤脂质过氧化,防治皮肤的光损伤。华晓东等人的实验就表明,黄芩具有明显的抗过敏作用,并可明显拮抗组胺,同时具有一定的抗炎作用。李兴泰等通过连翘花醇提物及水提取物分别对小鼠进行实验,发现连翘花醇提物和水提取物均能通过清除活性氧自由基及提高抗氧化酶活力来保护线粒体,具有一定的抗氧化及抗衰老的药用价值。刘宝密以小鼠皮肤中超氧化物歧化酶(SOD)及脂褐质(Lf)的含量变化为指标,探讨平贝母调节小鼠皮肤黑色素药效物质。证实平贝母水煎液具有祛斑美白作用,平贝母调节小鼠黑色素的药效物质可能存在于50%的乙醇洗脱物中。刘春平等研究结果表明,射干的乙醚部分提取物对5种常见皮肤癣菌的抑菌效果最好,具有量效反应关系,表明射干中极性小的亲脂性成分是其抗皮肤癣菌的有效成分。Tsuchiya等认为,以射干中鸢尾黄素为主要成分制成的顺粒剂可抑制卵清蛋白诱导的大鼠被动皮肤过敏反应。Kawai等从射干中提取得到的睾酮5α-还原酶可用于治疗痤疮。由射干提取物制成的细胞激动剂可防止皮肤老化,改善皮肤状态及促进伤口愈合。韩国和日本学者通过单细胞生物分析方法研究了射干中的活性成分——鸢尾黄素的抗真菌作用,发现其对发癣菌类皮肤癣菌具有显著的抗真菌活性(MIC为$3.12\sim6.25$ mg/mL),且抗菌谱广。

【临床报道】

用甘露消毒丹加减治疗湿疹47例,取得了较好的疗效。临床资料:89例患者均为2008年10月至2009年12月门诊病例,随机分为2组。其中治疗组47例,男26例,女21例;年龄20~75岁,平均(44.72±15.21)岁;病程6个月~16年不等,平均(4.44±2.54)年。对照组42例,男22例,女20例;年龄18~66岁,平均(39.55±13.09)岁;病程5个月~12年不等,平均(3.90±2.07)年。2组年龄、性别及病程无显著性差异,具有可比性。诊断标准:慢性湿疹西医诊断标准根据《临床皮肤病学》,中医诊断依据参照《中医病证诊断疗效标准》。排除标准:① 合并有心、肝、肾疾病及糖尿病、前列腺肥大者。② 治疗前2周接受过糖皮质激素、免疫抑制剂;前1周接受过抗组胺药、外用过糖皮质激素制剂者。③ 孕妇及哺乳期妇女。④ 全身或局部合并细菌及真菌感染者。⑤ 不能按规定用药,无法判定疗效,或中途退出者。治疗方法:治疗组采用中药甘露消毒丹加减内服的治疗方法。基本方:滑石15 g,茵陈20 g,黄芩10 g,石菖蒲5 g,浙贝母10 g,木通5 g,藿香10 g,射干10 g,连翘15 g,薄荷5 g,白豆蔻5 g。对照组内服地氯雷他定片。2组均每周复诊1次,疗程为1个月。1个月后停止治疗,观察疗效。如中途痊愈则停止用药。疗效评价指标:参照EASI及SCORAD评分法设立6个评价指标,包括瘙痒、红斑、丘疹及丘疱疹、糜烂渗出、鳞屑、肥厚浸润。在治疗前和治疗1个月后分别对患者的这6个主客观指标进行评价,上述指标根据程度和面积按0~3级评分,无症状体征为0分,轻度为1分,中度为2分,重度为3分。各项指标评分之和即为该患者病情积分。积分下降指数=(治疗前病情积分-治疗后病情积分)÷治疗前病情积分×100%。疗效判定标准,治愈:积分下降指数>90%;显效:积分下降指数61%~90%;好转:积分下降指数31%~60%;无效:积分下降指数≤30%。显效率=(治愈例数+显效例数)÷该组总例数×100%。治疗结果:治疗组显效率63.8%,对照组为26.2%。2组比较,治疗组明显优于对照组($P<0.01$)。在临床治疗过程中,2组均未出现不良反应。[徐一平.甘露消毒丹加减治疗慢性湿疹47例.中医药临床杂志,2010,22(6):514-515]

【验案举例】

王某,女,26岁,2003年4月6日初诊。述颜面部出现扁平丘疹两年余。曾用肤氢松软膏局部涂抹,口服病毒灵片剂,注射"抗疣灵"等药物治疗,效果不佳。诊见:面部散在针头至粟粒大小扁平丘疹,以前额为甚;皮疹略高出皮面,同肤色。面色淡黄,胸闷腹胀,肢酸困倦,口干不渴,舌淡、苔黄腻,脉濡数。诊断为扁平疣。证属湿热蕴毒,郁结肌肤而成。治当清热利湿,凉血祛风,解毒散结。用甘露消毒丹加减治疗,1周后,皮损有较明显的反应,表现为皮损局部轻度红肿及瘙痒;2周后皮损明显萎缩、变薄;3周后皮损消退痊愈,未留任何痕迹。随访2年未见复发。[华刚,管爱芬,刘守新.甘露消毒丹加减治疗扁平疣38例.云南中医中药杂志,2009,30(7):46]

连 朴 饮
《霍乱论》

【组成】　制厚朴 二钱(6 g)　　　川连 姜汁炒　　　石菖蒲　　　制半夏 各一钱(各3 g)
香豉 炒　　　焦栀 各三钱(各9 g)　　　芦根 二两(60 g)

【用法】　水煎,温服。

【功用】　清热化湿,理气和中。

【主治】　湿热霍乱。上吐下泻,胸脘痞闷,心烦躁扰,小便短赤,舌苔黄腻,脉滑数等。

【方解】　本方为主治湿热霍乱以呕吐为主之常用方。方中黄连清热燥湿,泻火解毒;厚朴行气化湿,且能除满,共为君药。石菖蒲芳香化湿而悦脾,半夏燥湿和胃,降逆止呕,以增强君药化湿和胃止呕之力,是为臣药。山栀子、豆豉清宣胸脘之郁热;芦根性甘寒质轻,功能清热和胃,除烦止呕,生津行水,皆为佐药。诸药相合,清热祛湿,理气和中,使清升浊降,湿热去,脾胃和而吐泻止。

本方与藿香正气散均为治疗霍乱吐泻之常用方。藿香正气散解表化湿,理气和中,宜于外感风寒,内伤湿滞之霍乱吐泻,多伴有恶寒发热等表证。本方则以清热祛湿,理气和中为功,用于湿热蕴伏,清浊相干所致之霍乱吐泻,以吐为主,伴见胸脘烦闷,小便短赤,舌苔黄腻,脉滑数等症。

【运用】

1. 辨证要点:本方为治疗湿热并重之霍乱的常用方。临床应用以吐泻烦闷,小便短赤,舌苔黄腻,脉滑数为辨证要点。

2. 现代运用:本方常用于急性胃肠炎、肠伤寒、副伤寒,以及皮肤疖肿、慢性湿疹等皮肤疾病证属湿热并重者。

【实验研究】

连朴饮组方中各中药不同的化学成分有不同的美容作用。厚朴有效成分厚朴酚能够抑制 NF-κB 介导的基因表达,从而起到抑制表皮细胞过度增生及胶原的破坏等光老化过程,防止皮肤出现皱纹,变得粗糙、干燥和松散。厚朴酚对格兰氏阳性菌、耐酸性菌、丝状真菌有显著的抗菌活性,特别是对变形链球菌有更加显著的抗菌作用。变形链球菌、茸毛链球菌、黏性放线菌、乳杆菌被认为是最重要的致龋菌,它们通过对牙面的黏附,形成牙菌斑,使牙齿产生龋坏。因此,厚朴酚抑制和杀灭致龋菌对预防龋齿具有重要的作用。黄连的水提物不但对小鼠红细胞溶血和脂质过氧化具有明显的抑制作用,还具有极强的清除超氧化和羟基自由基的活性,因此具有抗衰老作用。氧化是肌肤衰老的最大威胁,饮食不健康、日晒、压力、环境污染等都能让肌肤自由基泛滥,从而产生面色黯淡、缺水等氧化现象。半夏中的 β-谷甾醇对氧自由基具有较强的抗氧化作用。栀子具有抗氧化作用,从栀子的甲醇提取物中分离到京尼平苷酸以及京尼平苷。生物活性测试表明,京尼平苷酸和京尼平苷能显著抑制亚麻酸氧化产物硫代巴比妥酸,抑制率分别为100%和49%,京尼平苷酸(IC_{50}=15.6 mmol/L)的作用优于维生素 E(IC_{50}=19.5 mmol/L)。芦根的主要成分芦根多糖具有一定的抗氧化活性,前人的研究表明抗氧化活性物质对癌症、衰老、脑血管疾病等有一定的功效。所以,作为天然的抗氧化剂,芦根多糖可能在疾病的预防和治疗方面发挥作用。郑良朴等采用 D-半乳糖导致小鼠亚急性衰老,模拟痴呆模型研究石菖蒲水煎合剂、远志对脑功能衰退等方面的治疗作用。结果表明,石菖蒲水煎合剂能减轻和逆转氧自由基的损伤,增强学习记忆能力,防止脑组织萎缩。

【临床报道】

李凤霞曾报道采用连朴饮辨证加减治疗湿热并重蕴伏所致长期口腔溃疡、多发性疖肿,效果良好。[李凤霞.王氏连朴饮临床应用.陕西中医,1996,17(11):513]

【验案举例】

门某,男,17岁,学生,1994年6月18日初诊。下颌多发性疖肿半年余,经常口服消炎药和肌注青霉素等,结果是旧疖肿愈合不久,又出现新的疖肿。刻下:下颌部有2个散在的红肿突起,蚕豆大小,有灼热感,触之疼痛,其中1个也有白色脓头,伴胃脘胀痛,口渴烦躁;苔黄而腻,脉数有力。证属湿热内盛,郁于肌肤。治宜清热祛湿,解毒消肿。方用王氏连朴饮加减:厚朴、芦根、山栀、半夏、石菖蒲、白术、木香各10g,黄连6g,银花20g,蒲公英30g,紫花地丁、野菊花各15g。5剂水煎服。药后疖肿已结痂,新的疖肿再未出现,余症减轻;苔淡黄略腻,脉滑数。上方去木香,继服6剂巩固疗效。1年后随访,疖肿再未出现。按:本证为湿热内盛,邪郁肌表,发为疖肿。因湿热郁蒸,病邪难去,以致屡屡服药,病难根除。故用王氏连朴饮清热祛湿,加银花、紫花地丁、野菊花、蒲公英清热解毒,加白术、木香健脾祛湿,行气消胀。方药对症,疖肿得以根治。[李凤霞.王氏连朴饮临床应用.陕西中医,1996,17(11):513]

当归拈痛汤(拈痛汤)

《医学启源》

【组成】 羌活 半两(15g)　　防风 三钱(9g)　　升麻 一钱(3g)　　葛根 二钱(6g)　白术 一钱(3g)　　苍术 三钱(9g)　　当归身 三钱(9g)　　人参 二钱(6g)　　甘草五钱(15g)　　苦参 二钱(6g),酒浸　　黄芩 一钱(3g),炒　　知母 三钱(9g),酒洗　茵陈 五钱(15g),酒炒　　猪苓 三钱(9g)　　泽泻 三钱(9g)

【用法】 上锉,如麻豆大。每服一两(30g),水二盏半。先以水拌湿,候少时,煎至一盏,去滓温服。待少时,美膳压之。(现代用法:水煎服。)

【功用】 利湿清热,疏风止痛。

【主治】 湿热相搏,外受风邪证。遍身肢节烦痛,或肩背沉重,或脚气肿痛,脚膝生疮,舌苔白腻微黄,脉弦数。

【方解】 本方所治证候乃因湿热内蕴,复感风邪,或风湿化热而致风湿热三邪合而为患,但以湿邪偏重为其特点。方中重用茵陈、羌活为君,茵陈善能清热利湿,《本草拾遗》尚言其能"通关节,去滞热";羌活辛散祛风,苦燥胜湿,且善通痹止痛,两药相合,共成祛湿疏风,清热止痛之功。黄芩、苦参,清热燥湿;猪苓、泽泻,利水渗湿;防风、升麻、葛根,解表疏风,以上七味共为臣药,分别从除湿、疏风、清热三方面助君药之力。佐以白术、苍术,燥湿健脾,以运化水湿邪气。本证湿邪偏胜,所用诸除湿药性多苦燥,易伤及气血阴津,故佐以人参、当归,益气养血;知母清热养阴,能防诸苦燥药物伤阴,使祛邪不伤正。使以炙甘草调和诸药。

本方的配伍特点是：发散风湿与利湿清热相配，表里同治；苦燥渗利佐以补气养血，邪正兼顾。

【运用】

1. 辨证要点：本方为治疗风湿热痹及湿热脚气属湿邪偏重之常用方。临床应用以肢节沉重肿痛，舌苔白腻微黄，脉数为辨证要点。

2. 现代运用：本方常用于风湿性关节炎、类风湿性关节炎，以及湿疹、荨麻疹、神经性皮炎、过敏性皮炎、手足癣、头癣、扁平疣、带状疱疹、痤疮等皮肤疾病属湿热内蕴而兼风湿表证者。

【实验研究】

当归拈痛汤组方中各中药不同的化学成分有不同的美容作用。当归的水溶液有极强的抑制酪氨酸活性作用。酪氨酸酶能产生致人雀斑、黑斑、老年斑的黑色素，其活性愈高，则老年斑等出现愈早，而且数量也多。当归能抑制这种酶的活性，则有可能延迟衰老体征的出现。日本药学家熊泽义雄等发现了当归热水提取物（TE）可选择性地作用于小鼠淋巴细胞，是一种 B 细胞活化剂。这对于人体免疫功能的增强、防老抗衰老有特殊意义。当归还含有维生素 B_{12}，对治疗女性常见的贫血极为有效；它含有的维生素 E 和硒等微量元素还具有抗衰老作用。羌活含有的 falcarindiol 对金黄色葡萄球菌有抑制作用，对标准菌的最小抑菌浓度为 16 μg/mL，阳性对照药盐酸土霉素（OTC）为 0.25 μg/mL，但是对于 OTC 无效的从特应性皮炎患者皮肤采集的病原性皮肤金黄色葡萄球菌，falcarindiol 则有显著抗菌作用。研究表明，羌活对特应性皮炎有防治作用。在研究羌活对浅部真菌的抑菌实验及最小抑菌浓度（MIC）的测定时，发现羌活在 5% 浓度即可对部分真菌产生抑菌作用，其 MIC 为 11.88%。羌活挥发油经灌胃和腹腔注射给药，对 DNCB（2,4-二硝基氯苯）所致小鼠迟发型超敏反应有一定的抑制作用。防风对药物所致小鼠皮肤瘙痒、组胺所致豚鼠局部瘙痒、组胺引起的毛细血管通透性增加及二甲基亚砜所致豚鼠耳肿胀均有抑制作用。防风对致敏豚鼠离体气管、回肠平滑肌过敏性收缩以及 2,4-二硝基氯苯所致的迟发型超敏反应均具有明显抑制作用。Kim 等通过体内外模型研究了总状升麻提取物对过敏反应的作用，结果发现口服后可明显抑制抗 IgE 诱导的被动皮肤过敏反应，其作用机制可能和抑制组胺释放和调控肥大细胞中某些细胞因子基因的表达有关。葛根的主要成分葛根素可抑制脂质过氧化物所致衰老退行性病变。苍术内含有多量维生素 A、维生素 D，故可治夜盲症及软骨病、皮肤角化等。临床治疗睑缘赤烂、湿疮，尚能消退黄斑部肿胀。白术含挥发油，主要为苍术醇、苍术酮，并含有维生素 A 等。白术对皮肤起白皙效果，能有效控制或阻止黑色素的生成，并能提高免疫功能，具有明显的抗衰老作用。甘草中含有的黄酮类成分有明显的抗氧化作用，其抗氧化能力与维生素 E 比较接近，清除多种自由基和抑制脂褐素生成，促进抗氧化防御系统等多种功能，具有改善机体微循环、调节机体内分泌系统、升高红细胞数、增强体质、延缓衰老、减轻色素沉着等作用。甘草含有蛋白质和多种氨基酸、脂类、多糖类、果酸、维生素类、微量元素等，这多种物质协同对皮肤、毛发有营养保湿作用，可以消除黑斑，防止皮肤粗糙，并对损伤的皮肤、毛发有修复作用。人参对皮肤和毛发的保健作用也已被实践所证实，如对皮肤的滋润营养作用，通过促进血液循环防止皮肤脱水、硬化、起皱，起到增强皮肤弹性，防止皮肤衰老的作用。在护发方面主要是能被毛发直接吸收，增强毛发的抗拉强度和延伸性能，达到减少断发和脱发的效果。还有人观察到，人参皂苷等有效成分具有调节皮肤水分平衡、抑制黑色素的形成和抗辐射作用。苦参的主要成分苦参碱有很强的抗小鼠皮肤成纤维细胞增殖的作用，是通过抑制 PDGF-BB 诱导增殖作用来介导的。盖檬臣等以人成纤维细胞为靶细胞观察不同质量浓度的苦参碱在体外对成纤维细胞增殖的影响，发现苦参碱能抑制 TGF-β1 的细胞内合成，也会影响胶原蛋白的合成，从而证明了苦参碱能有效地抑制人增生性瘢痕成纤维细胞增殖，这将为该药作为治疗人增生性瘢痕提供理论依据。黄芩素、黄芩苷元是黄芩的主要有效成分之一，有研究表明黄芩素具有明显的抗炎抗变态反应作用，对于皮肤过敏和皮肤瘙痒等症状疗效明显。黄芩苷可抑制紫外线照射所致的皮肤脂质过氧化，防治皮肤的光损伤。知母的主要化学成分菝葜皂苷元可以提高痴呆模型小鼠脑中超氧化物歧化酶（SOD）的活性，降低脑组织中的丙二醛、脂褐素含量，有利于抗衰老。张美华等应用鼠黑素 B16F10 细胞，观察了 48 味中药水提物对黑素形成的影响，筛选出猪苓、白芷、白蔹等 10 味有抑制黑素生成的中药，其中以猪苓的抑制作用最强。猪苓还有抗衰老作用，猪苓多糖大、小剂量组每日腹腔注射猪苓多糖 0.4 mg/只和 0.2 mg/只，连续 10 日，能增加衰老模型小鼠体重，提高体温和胸腺系数，使其接近正常，还能降低衰老模型小鼠肝中过氧化脂质的含量，提高红细胞数量以及超氧化物歧化酶、过氧化氢酶的活力，均使其趋于正常水平。泽泻具有一定的减肥作用，泽泻水煎剂 20 g/kg 能降低谷氨酸钠肥胖大鼠的 Lee 指数、子宫及睾丸周围脂肪指数及血清甘油三酯含量。

【临床报道】

钱学庆用当归拈痛汤治疗湿疹 20 例，取得了比较满意的疗效。临床资料：38 例患者，随机分为 2 组。其中治疗组 20 例，男 4 例，女 16 例；年龄在 20～45 岁之间；病程最短者为 1 周，最长者为 3 年。对照组 18 例，男 5 例，女 13 例；年龄在 21～47 岁之间；病程最短者 5 天，最长者 2 年。2 组病例在性别、年龄、病程方面均无显著性差异，具有可比性。治疗方法：治疗组用当归拈痛汤辨证加减治疗。药物组成：羌活、人参、升麻、葛根、黄芩、茵陈、知母、苦参、当归、茯苓、猪苓、泽泻、白术、苍术、炙甘草。每日 1 剂，每剂煎 3 次，前 2 次所煎口服，第三次外洗。对照组赛庚定片每日 3 次，每次 4 mg 口服，并配合皮炎平软膏外涂。疗效标准：参照《中医病证诊断疗效标准》。皮损消退为治愈；皮损消退 30％以上为好转；皮损消退不足30％为未愈。治疗结果：治疗组 20 例中，治愈 10 例，好转 8 例，无效 2 例，总有效率 90％；对照组 18 例，治愈 3 例，好转 8 例，无效 7 例，总有效率 66.6％。2 组对比，治疗组明显优于对照组。注：2 组有效率经 X^2 检验，$X^2 = 4.36 * P < 0.05$。[钱学庆.当归拈痛汤治疗湿疹 20例.黑龙江中医药，2000，29(6)：21]

【验案举例】

患者，女，37 岁，1996 年 10 月 6 日初诊。自诉反复发作性湿疹样皮炎 10 余年，曾先后应用各种中西药物外用内服治疗数年，仍时发时止，发作时痛苦不堪。查：四肢及躯干皮肤可见多处丘疹、水疱，有的融合成片、脱屑、抓痕、血痂，自诉瘙痒剧烈，须抓破出血后方能止痒；舌红苔薄黄腻，脉沉滑数。结合脉证，辨证为湿热之邪浸润肌肤所致。拟方如下：当归10 g，茵陈 20 g，白术 15 g，云苓 15 g，泽泻 15 g，葛根 15 g，苍术 15 g，土茯苓 30 g，薏米 30 g，地肤子 30 g，桃仁 10 g，杏仁 10 g，冬瓜仁 10 g，蝉衣 10 g，地龙 15 g，白鲜皮 20 g，羌活 15 g，防风15 g，升麻 6 g，黄芩 15 g，苦参 15 g，知母 15 g，猪苓 15 g。水煎服，每日 1 剂，早晚各 1 次口服,并嘱其忌鱼腥辛辣之品。服药5剂后来诊,病情略有好转。宗效不更方之理,继投5剂,病情逐渐好转。先后共服药30余剂,皮疹基本消退,只遗有少量脱屑及局部少许色素沉着。嘱其再继服市售成药当归拈痛丸1~2个月以巩固疗效,并经常洗浴保持皮肤清洁,平素少食辛辣鱼腥等刺激之品。随访2年未再复发。[宋丹,姜立崴.当归拈痛汤的临床应用.中国社区医师·医学专业半月刊,2009,11(216):160]

二　妙　散
《丹溪心法》

【组成】　黄柏 炒　　苍术 米泔水浸,炒(各15 g)

【用法】　上二味为末,沸汤,入姜汁调服。(现代用法:为散剂,各等分,每次服3~5 g;或为丸剂;亦可作汤剂,水煎服。)

【功用】　清热燥湿。

【主治】　湿热下注证。筋骨疼痛,或两足痿软,或足膝红肿疼痛,或湿热带下,或下部湿疮、湿疹等,小便短赤,舌苔黄腻者。

【方解】　本方为治疗湿热下注之基础方。方中黄柏为君,取其苦以燥湿,寒以清热,其性沉降,长于清下焦湿热。臣以苍术,辛散苦燥,长于燥湿健脾。二药相伍,清热燥湿,标本兼顾。入姜汁调服,取其辛散以助药力,增强通络止痛之功。

【运用】

1. 辨证要点:本方为治疗湿热下注所致痿、痹、脚气、带下、湿疮等病症的基础方,其清热燥湿之力较强,宜于湿热俱重之证。临床应用以足膝肿痛,小便短赤,舌苔黄腻为辨证要点。

2. 现代运用:本方常用于湿热下注所致的关节炎、阴道炎,以及湿疹、阴囊湿疹、脓疱疮、结节性红斑、丹毒、扁平疣、皮炎、足癣等皮肤疾病。

【实验研究】

二妙散组方中各中药不同的化学成分有不同的美容作用。苍术内含有多量维生素A、维生素D,故可治夜盲症及软骨病、皮肤角化等。临床治疗睑缘赤烂、湿疮,尚能消退黄斑部肿胀。文献研究表明,黄柏煎剂或浸剂对多种常见的致病性皮肤真菌如堇色毛癣菌、絮状表皮癣菌、犬小芽孢子菌、许兰毛癣菌、奥杜盎小孢子菌等均有不同程度的抑制作用。刘春平等提取黄柏中盐酸小檗碱,观察其对红色毛癣菌、须癣毛癣菌、犬小孢子菌、石膏小孢子菌和絮状表皮癣菌的抑制作用。结果显示,黄柏中盐酸小檗碱对5种常见皮肤癣菌均有抑制作用,并且呈一定量效反应关系。徐强等观察了二妙散对迟发变态反应的影响。用PC(2,4,6-三硝基氯苯)致敏,6天后攻击,0、5及10小时后连续3次经口给予二妙散100 mg/kg、200 mg/kg和400 mg/kg。结果显示,各剂量组均显著地抑制了PC-DTH(小鼠接触性皮炎),抑制率分别为35.7%、49%和50%。攻击0或5小时后一次性给予400 mg/kg,也显著地抑制了DTH,抑制率分别为52.9%和47.8%;但10或15小时后给药则无抑制作用。[徐强,陈婷,朱梅芬,等.二妙散对迟发型变态反应的抑制作用.中国免疫学杂志,1993,9(4):244-245]

【临床报道】

二妙散加味治疗扁平疣95例取得了较好的疗效。临床资料:本组95例病人均为门诊病人。其中男性40例,女性55例;年龄最小9岁,最大47岁;病程最短1月,最长5年;42例面颈部、胸部、手背、手臂均有,23例仅在面部,18例仅见于颈部、胸部,12例仅发于手背及前臂。诊断标准:根据我国中医药行业标准《中医病证诊断疗效标准》。骤然出现,过程缓慢,为粟粒大的扁平丘疹,呈圆形、椭圆形或多角形,境界清楚,表面光滑,呈淡褐色、褐色或正常皮色,损害散在或密集,也可融合,因于搔抓,可自体接种,而呈半球状排列,或有轻度瘙痒感。好发于面、颈、胸部及手背、前臂、腿的屈侧,多对称性发生。药物治疗:苍术15g,黄柏10g,薏苡仁30g,刺蒺藜15g,生甘草5g,桑白皮10g,路路通10g,白花蛇舌草30g。以上药物用1500 mL冷水浸泡30分钟,武火煮开后,再以文火煮20分钟。1剂/日,分3次饭后服,7天为1疗程,2个疗程后评定疗效。嘱在服药期间进食清淡,忌海腥、油腻之品,戒酒。治疗结果:治愈(皮损消失,无新皮疹出现)79例(83.1%);好转(皮疹较前变平,消退30%以上,或有个别新疹出现)11例(12.6%);未愈(无皮疹变化,或消退不足30%)5例(5.2%)(其中2例治疗3个疗程后自动放弃),总有效率94.7%。[王珏.二妙散加味治疗扁平疣95例.江西中医药,2003,8(14):30]

【验案举例】

李某,男,14岁,1998年2月21日初诊。主诉:双小腿瘙痒渗水10天。现病史:10天前无明显诱因双小腿皮肤瘙痒,起米粒大小疙瘩,颜色淡红,搔抓后,浸淫流水。刻诊:两小腿前后均有密集粟粒至绿豆大小丘疹、丘疱疹,部分糜烂浸渍,底色红,上结黄痂;小溲黄赤,大便尚可;舌红苔腻,脉象滑数。西医诊断:小腿湿疹。中医诊断:湿臁疮。证属湿热下注,外袭体肤。治则:清热凉血,除湿通络。药用:苍术、黄柏、川牛膝、泽泻、丹皮、赤芍各10g,白茅根、生苡仁、生地各30g,茯苓皮12g。水煎服,7剂。外用:生地榆、马齿苋各20g,水煎取汁,冷敷患处。每日3次,每次10～15分钟。一周后复诊:皮损渐消退,渗水已少,瘙痒明显减轻,唯舌苔仍腻。方药对证,湿热尚存,遂于前方加入六一散10g,再进7剂,外治同前。药后瘙痒已止,残留少许皮损,其色已淡。又于前方略加化裁,复进7剂,终告痊愈。[荆永杰,陈重阳,石西康.加味二妙散在皮肤科中的应用.四川中医,2001,19(12):61-62]

第三节　利水渗湿

适应证

适用于水湿壅盛所致的水肿、泄泻等证。

药物配伍

常用甘淡利水药如茯苓、泽泻、猪苓等为主组方。

代表方

五苓散、猪苓汤。

五苓散

《伤寒论》

【组成】　猪苓　十八铢(9g),去皮　　泽泻　一两六铢(15g)　　白术　十八铢(9g)

茯苓 十八铢(9 g)　　桂枝 半两(6 g),去皮

【用法】 捣为散,以白饮和服方寸匕,日三服,多饮暖水,汗出愈,如法将息。(现代用法:散剂,每服 6～10 g;汤剂,水煎服,多饮热水,取微汗。)

【功用】 利水渗湿,温阳化气。

【主治】 膀胱气化不利之蓄水证。小便不利,头痛微热,烦渴欲饮,甚则水入即吐。或脐下动悸,吐涎沫而头目眩晕;或短气而咳;或水肿、泄泻。舌苔白,脉浮或浮数。

【方解】 本方主治病证虽多,但其病机均为水湿内盛,膀胱气化不利所致。方中重用泽泻为君,以其甘淡,直达肾与膀胱,利水渗湿。臣以猪苓、茯苓之淡渗,增强其利水渗湿之力。佐以白术,合茯苓健脾以运化水湿。《素问·灵兰秘典论》谓:"膀胱者,州都之官,津液藏焉,气化则能出矣",膀胱的气化有赖于阳气的蒸腾,故方中又佐以桂枝温阳化气,以助利水,解表散邪以祛表邪。《伤寒论》示人服后当饮暖水,以助发汗,使表邪从汗而解。诸药相伍,甘淡渗利为主,佐以温阳化气,使水湿之邪从小便而去。

【运用】

1. 辨证要点:本方为利水化气之剂。临床应用以小便不利,舌苔白,脉浮或缓为辨证要点。

2. 现代运用:本方常用于水湿内停所致急慢性肾炎、水肿、肝硬化腹水、心源性水肿、急性肠炎、尿潴留、脑积水,以及扁平疣、黄色瘤、脂溢性皮炎脱发、多形性红斑、水痘、带状疱疹、顽固性湿疹、水疱性湿疹等皮肤疾病。

【实验研究】

五苓散组方中各中药不同的化学成分有不同的美容作用。在古代美容方中茯苓的使用频率很高,养生美容学家把它当作重要的美容补品用于驻颜去皱,悦泽润肤。现代医学研究资料表明,茯苓含三萜类成分茯苓酸、乙酰茯苓酸、多糖成分 β-茯苓聚糖、β-茯苓聚糖分解酶、脂肪酶、胆碱、卵磷脂、腺嘌呤、组氨酸、树胶、甲壳质,以及钾、钠、镁、锰、氯等多种元素。茯苓不仅能显著提高人体免疫功能,而且可使毛细血管中氧合血红蛋白释放更多的氧,供给组织细胞(包括皮肤、黏膜、毛发等)足够的氧,延缓细胞衰老,使细胞迅速再生,滋润皮肤,增加弹性和光泽,从而起到增强青春活力和美容作用。于凌等研究表明,茯苓可能是通过提高皮肤中羟脯氨酸的含量来延缓皮肤衰老。白术含挥发油,主要为苍术醇、苍术酮,并含有维生素 A 等。白术对皮肤起白皙效果,能有效控制或阻止黑色素的生成,并能提高免疫功能,具有明显的抗衰老作用。桂枝内的挥发油可抑制 IgE 所致肥大细胞颗粒反应,降低补体活性,抗过敏作用。张美华等应用鼠黑素 B16F10 细胞,观察了 48 味中药水提物对黑素形成的影响,筛选出猪苓、白芷、白蔹等 10 味有抑制黑素生成的中药,其中以猪苓的抑制作用最强。猪苓还有抗衰老作用,猪苓多糖大、小剂量组每日腹腔注射猪苓多糖 0.4 mg/只和 0.2 mg/只,连续 10 日,能增加衰老模型小鼠体重,提高体温和胸腺系数,使其接近正常,还能降低衰老模型小鼠肝中过氧化脂质的含量,提高红细胞数量以及超氧化物歧化酶、过氧化氢酶的活力,均使其趋于正常水平。泽泻具有一定的减肥作用,泽泻水煎剂 20 g/kg 能降低谷氨酸钠肥胖大鼠的 Lee 指数、子宫及睾丸周围脂肪指数及血清甘油三酯含量。金亚宏等通过对Wista 大鼠造模,观察到茵陈五苓散具有明显的抗变态反应作用,对组胺引起的皮肤血管通透性增强有较强的抑制作用,并对被动皮肤过敏有抑制作用。对过敏性休克则无明显对抗

作用,对轻、中度变态反应有一定的对抗作用。药理研究证实,猪苓多糖、茯苓多糖均有免疫增强及免疫调节功能。[金亚宏.曹秀芳,原桂东,等.茵陈五苓散抗变态反应作用的研究.中国实验方剂学杂志,1999,5(2):49]

【临床报道】

五苓散加减治疗面部扁平疣 30 例,取得了较好的疗效。一般资料:本组 30 例均为门诊病人,其中男 6 例,女 24 例;年龄最小 6 岁,最大 26 岁;病程最短月余,最长 2 年。药物组成:麻黄 12 g,杏仁 12 g,白术 20 g,茯苓 20 g,泽泻 20 g,桂枝 15 g,猪苓 20 g,牡蛎 30 g,香附 15 g,枳壳 15 g,甘草 10 g。热甚者加银花、连翘。水煎服,2 天 1 剂,每天服 3 次,不需外用药。治疗效果:服药后疣块斑点消失,皮肤不留痕迹为痊愈。结果 30 例全部治愈。其中服药 2 剂痊愈者 6 例,3 剂痊愈者 14 例,服 4 剂以上痊愈者 10 例,治愈率为 100%。[陈华容.麻杏五苓散治疗面部扁平疣 30 例.国医论坛,2003,5(18):32]

【验案举例】

梁某,男,62 岁,2007 年 1 月 16 日初诊。患者诉皮肤瘙痒半年,西医诊断为荨麻疹,曾于多家医院中西医治疗无效,一度失去治疗信心,后闻吾名特来就诊。问诊:半年前起臀部、背部、胸部、皮肤瘙痒起风团,均在晚上发作,白天基本消失,皮肤基本恢复正常。风团主要以躯干、臀部、上肢为重,发时风团成片,高出于皮肤,其色浅淡,与正常肤色相近,皮肤无灼热感,瘙痒难忍,严重影响睡眠,自发病以来大便干燥。刻诊:肘部、背部因昨晚发斑后留下少许浅淡色风团,与正常皮肤基本相同,扪之无灼热感;舌苔白腻,舌质淡胖,脉濡缓。辨证:脾肾阳虚,湿浊阻滞三焦膜腠,兼夹风邪。治法:化气行水为主,佐以祛风止痒。处方:茵陈20 g,茯苓 20 g,猪苓 15 g,泽泻 30 g,白术 15 g,桂枝 15 g,地肤子 12 g,蛇床子 12 g,苦参 12 g,白鲜皮 10 g,防风 15 g,甘草 6 g。3 剂。2007 年 1 月 21 日二诊:患者述服完 3 剂后斑疹风团已减少大半;望其舌苔白腻,舌质淡胖。效不更方,再进 3 剂。2007 年 1 月 29 日三诊:患者述现晚上偶见皮肤少许散在风团轻微痒,大便通畅,患者大为喜悦;望舌苔薄白,质淡红。再服 3 付告终,随访半年无复发。按:湿为阴邪,湿浊阻滞于膜腠肌肤形成皮肤水肿、风团;湿为阴邪,晚上阴气主令,故加重。湿邪夹风故瘙痒。用五苓散气化三焦膜腠之水,使水邪从下焦小便排出;地肤子、蛇床子、苦参、防风、白鲜皮祛风胜湿止痒,甘草调和诸药。气化失职,水湿滞于皮下腠理,不走肠间故便秘。五苓散蒸腾化气布津以润肠通便。[何成莲.五苓散的临床运用.四川中医,2009,27(1):123-124]

猪 苓 汤

《伤寒论》

【组成】　猪苓 去皮　　茯苓　　泽泻　　阿胶　　滑石 碎 各一两(各 10 g)

【用法】　以水四升,先煮四味,取二升,去滓,内阿胶烊消,温服七合,日三服。(现代用法:水煎服,阿胶分二次烊化。)

【功用】　利水养阴清热。

【主治】　水热互结证。小便不利,发热,口渴欲饮,或心烦不寐,或兼有咳嗽,呕恶,下利等,舌红苔白或微黄,脉细数。又治血淋,小便涩痛,点滴难出,小腹满痛者。

【方解】　伤寒之邪传入于里,化而为热,与水相搏,遂成水热互结,热伤阴津之证。方中以猪苓为君,取其归肾、膀胱经,专以淡渗利水。臣以泽泻、茯苓之甘淡,益猪苓利水渗湿之力,且泽泻性寒兼可泄热,茯苓尚可健脾以助运湿。佐入滑石之甘寒,利水、清热两彰其功;阿胶滋阴润燥,既益已伤之阴,又防诸药渗利重伤阴血。五药合方,利水渗湿为主,清热养阴为辅,体现了利水而不伤阴,滋阴而不碍湿的配伍特点。水湿去,邪热清,阴津复,诸症自除。血淋而小便不利者,亦可用本方利水通淋,清热止血。

本方与五苓散均为利水渗湿之常用方,其中泽泻、猪苓、茯苓为二方共有药物,皆治小便不利,身热口渴。然五苓散证乃因水湿内盛,膀胱气化不利,故以泽泻、二苓利水渗湿,配伍桂枝温阳化气,兼解太阳未尽之邪,而成温阳化气利水之剂。本方所治之证乃因邪气入里化热,水热互结,灼伤阴津而成里热阴虚,水气不利之证,故以猪苓、泽泻、茯苓利水渗湿,佐以滑石清热利湿,阿胶滋阴润燥,共成利水清热养阴之方。

【运用】

1. 辨证要点:本方以利水为主,兼以养阴清热,主治水热互结而兼阴虚之证。临床应用以小便不利,口渴,身热,舌红,脉细数为辨证要点。

2. 现代运用:本方常用于泌尿系感染、肾炎、膀胱炎、产后尿潴留,以及慢性湿疹等属水热互结兼阴虚者。

【实验研究】

猪苓汤组方中各中药不同的化学成分有不同的美容作用。张美华等应用鼠黑素B16F10细胞,观察了48味中药水提物对黑素形成的影响,筛选出猪苓、白芷、白蔹等10味有抑制黑素生成的中药,其中以猪苓的抑制作用最强。在古代美容方中茯苓的使用频率很高,养生美容学家把它当作重要的美容补品用于驻颜去皱,悦泽润肤。现代医学研究资料表明,茯苓含三萜类成分茯苓酸、乙酰茯苓酸、多糖成分 β-茯苓聚糖、β-茯苓聚糖分解酶、脂肪酶、胆碱、卵磷脂、腺嘌呤、组氨酸、树胶、甲壳质,以及钾、钠、镁、锰、氯等多种元素。茯苓不仅能显著提高人体免疫功能,而且可使毛细血管中氧合血红蛋白释放更多的氧,供给组织细胞(包括皮肤、黏膜、毛发等)足够的氧,延缓细胞衰老,使细胞迅速再生,滋润皮肤,增加弹性和光泽,从而起到增强青春活力和美容的作用。于凌等研究表明,茯苓可能是通过提高皮肤中羟脯氨酸的含量来延缓皮肤衰老。阿胶对缺铁性贫血有明显的补血作用,促进造血功能,明显提高红细胞及血红蛋白含量,对缺铁性贫血和失血性贫血有显著的疗效。泽泻具有一定的减肥作用,泽泻水煎剂 20 g/kg 能降低谷氨酸钠肥胖大鼠的 Lee 指数、子宫和睾丸周围脂肪指数及血清甘油三酯含量。

【临床报道】

汤岱玉用猪苓汤治湿热蕴阻,阴虚血燥之慢性湿疹,收效颇佳。文某,男,5岁,1993年1月23日来诊。诉阴囊瘙痒、渗液已10年,屡治乏效。症见:阴囊皮肤潮红肿胀,增生肥厚,苔藓样变,间有糜烂渗液,揩之作痛,自觉痒处灼热,瘙痒无度。此乃湿热蕴阻下焦,血虚风燥之象。治宜滋阴清热,养血祛风。拟猪苓汤加味治之,药取猪苓、茯苓、泽泻、阿胶、滑石、地龙、蝉蜕、黄柏。服5剂,瘙痒肿痛减轻。守方续服20剂而愈,至今无复发。按:猪苓汤由猪苓、茯苓、泽泻、滑石、阿胶组成。用其加味治疗湿热困阻,血虚风燥之慢性湿疹,取猪苓、茯苓、泽泻、滑石、黄柏清热利湿;阿胶滋阴补血润燥;蝉蜕、地龙搜风止痒,全方利、滋相济,利湿而不伤阴,滋阴而不碍湿。且阿胶由驴皮熬制而成,用治皮肤病之阴虚血燥,寓"以脏补脏"之义。[汤岱玉.古方新用举隅.湖南中医杂志,1995,11(5):43-44]

【验案举例】

王某,女,46岁,2002年10月17日初诊。曾在某肿瘤医院确诊为恶性淋巴瘤(病理:高分化鳞癌),即行放疗联合化疗综合治疗。4天后,出现脱发,数量极多,仅3～4天几乎脱掉一半。就诊时患者头发稀疏,光泽欠佳,周身酸痛,易汗出,动则尤甚,心慌,语声低怯,睡眠及饮食尚可,形体肥胖,肌肉稍松弛,舌淡胖,边有齿痕,苔薄白而润,脉细。患者化疗后气阴两伤,湿热内蕴,加之大病后思想压力较大而致此证。目前当以益气养阴、清热利湿为主,配以疏肝解郁。拟方猪苓汤合小柴胡汤加减。方药:猪苓30 g,茯苓30 g,泽泻15 g,阿胶12 g(烊化),生地30 g,柴胡10 g,黄芩10 g,制半夏6 g,党参10 g,甘草3 g,连翘30 g,干姜6 g,大枣10枚。每日1剂,水煎服。二诊:服药半月后,脱发已经明显减少,每日晨起脱发约50～70根,出汗好转,周身酸痛较前减轻,但月经延后,量少,色暗,如咖啡色。原方阿胶加至20 g,再服半月。三诊:关节仍酸痛,头发脱落不甚,每日约30根左右,皮肤干燥,四肢皮肤色暗。化疗后阴血暗伤,拟加强滋阴养血,原方生地加到40 g,阿胶加到30 g,续服半月。四诊:复在某医院化疗,头发脱落不甚,每日20～30根,并生出部分新发。[符惠娟,李永.猪苓汤临床新用.吉林中医药,2003,23(9):43]

防己黄芪汤

《金匮要略》

【组成】 防己 一两(12 g)　　黄芪 一两一分(15 g)　　甘草 半两(6 g),炒　　白术七钱半(9 g)

【用法】 上锉麻豆大,每服五钱匕(15 g),生姜四片,大枣一枚,水盏半,煎八分。去滓温服,良久再服。服后当如虫行皮中,以腰以下如冰,后坐被中,又以一被绕腰以下,温令微汗,瘥。(现代用法:作汤剂,加生姜、大枣,水煎服,用量按原方比例酌定。)

【功用】 益气祛风,健脾利水。

【主治】 表虚不固之风水或风湿证。汗出恶风,身重微肿,或肢节疼痛,小便不利,舌淡苔白,脉浮。

【方解】 本方所治风水或风湿,乃因表虚卫气不固,风湿之邪伤于肌表,水湿郁于肌腠所致。方中以防己、黄芪共为君药,防己祛风行水,黄芪益气固表,兼可利水。两者相合,祛风除湿而不伤正,益气固表而不恋邪,使风湿俱去,表虚得固。臣以白术补气健脾祛湿,既助防己祛湿行水之功,又增黄芪益气固表之力。佐入姜、枣,调和营卫,补脾和胃。甘草补气和中,兼可调和诸药,是为佐使之用。诸药相伍,祛风与除湿健脾并用,扶正与祛邪兼顾,使风湿俱去,诸症自除。

【运用】

1. 辨证要点:本方是治疗风湿、风水属表虚证之常用方。临床应用以汗出恶风,小便不利,苔白脉浮为辨证要点。

2. 现代运用:本方可用于慢性肾小球肾炎、心源性水肿、风湿性关节炎,以及荨麻疹等属风水、风湿而兼表虚证者。

【实验研究】

防己黄芪汤组方中各中药不同的化学成分有不同的美容作用。黄芪能阻止自由基引起的过氧化反应,促进皮肤细胞新陈代谢速度,激活表皮细胞,从而增加皮肤弹性和光泽;黄芪益气推动血液运行可促进表皮局部血液循环,可将停滞在表皮组织中的代谢物驱散,提高皮肤自净能力,可达到淡化色素斑的作用。黄芪还具有补虚抗衰的功效。黄芪能延长家蚕和果蝇的平均寿命,增加人胎肾和乳鼠肾细胞与人胎肺二倍体细胞体外培养的传代数,并使每代细胞的存活时间延长;使因衰老致细胞内血清超氧化物歧化酶(SOD)的降低速率及高尔基复合体、线粒体等细胞器的细胞结构的变化速率变缓、程度变轻;显著提高老年大鼠的血浆皮质醇含量,降低动物血清中过氧化脂质和肝脏脂褐素含量;减少自由基的生成,促进其清除。现代医学研究证明,防己黄芪汤治疗肥胖症有较好的疗效。甘草中含有的黄酮类成分有明显的抗氧化作用,其抗氧化能力与维生素 E 比较接近,清除多种自由基和抑制脂褐素生成,促进抗氧化防御系统等多种功能,具有改善机体微循环、调节机体内分泌系统、升高红细胞数、增强体质、延缓衰老、减轻色素沉着等作用。甘草含有蛋白质和多种氨基酸、脂类、多糖类、果酸、维生素类、微量元素等,这多种物质协同对皮肤、毛发有营养保湿作用,可以消除黑斑,防止皮肤粗糙,并对损伤的皮肤、毛发有修复作用。白术含挥发油,主要为苍术醇、苍术酮,并含有维生素 A 等。白术对皮肤起白皙效果,能有效控制或阻止黑色素的生成,并能提高免疫功能,具有明显的抗衰老作用。生姜中所含的姜辣素和二苯基庚烷类化合物均具有很强的抗氧化和清除自由基作用。生姜辣素对心脏、心血管有刺激作用,可以加速血液流动,促使排汗,带走体内多余的热量,具有排毒、养颜、减肥的作用。生姜还含一种类似水杨酸的化合物,相当于血液的稀释剂和抗凝剂,对降血脂、降血压、预防心肌梗塞有特殊作用。因此,生姜可防衰老。现代药理研究表明,大枣中的铁和钙等矿物质,能促进造血,防治贫血,使肤色红润。大枣还含有丰富的维生素 C、P 和环磷酸腺苷,能促进皮肤细胞代谢,促进皮下血液循环,防止色素沉着,使皮肤白皙细腻,毛发光润,面部皱纹平整,达到美白祛斑、护肤美颜的效果。防己黄芪汤提取物或煎剂能明显降低实验性肥胖鼠或人体胆固醇、甘油三酯、低密度脂蛋白的血清水平,可用于减肥治疗。日·宫本氏用防己黄芪汤和防己通圣散提取物各 2.5 g,分别在早晚饭后内服,连用 21 天,休息 7 天,又连服 6 个月,治疗 19 例,其中 3 周后全部病例食欲减少,腹胀及空腹感消失,体重明显减轻($P<0.01$),总有效率 100%。[宫本尚.防己黄芪汤合防己通圣散对肥胖症的疗效.国外医学·中医药分册,1996,18(2):20]

【临床报道】

防己黄芪汤治疗狐臭 12 例,取得了较好的疗效。临床资料:12 例中男 3 例,女 9 例;年龄最大 48 岁,最小 14 岁;病程最长 25 年,最短 1 年。方剂组成:防己、黄芪各 30 g,炒白术 15 g,甘草 6 g,生姜 9 g,大枣 20 g。水湿甚者加茅术、车前子;脾虚明显者加茯苓皮、泽泻;伴有肥胖病者加茵陈、焦山楂各 20 g。12 例全部治愈。最短疗程个 2 个月,最长 6.5 个月,平均 3.5 个月。[阮士军.防己黄芪汤治疗狐臭 12 例.贵阳中医学院学报,1985,(3):34]

【验案举例】

周某,男,7 岁。患儿素体瘦弱,一周来全身起风团,灼热奇痒,入夜尤甚。服扑尔敏、维生素 C 等,皮疹隐后又现,此起彼伏,苔薄脉浮。证属表卫不固,湿热郁结肌肤。取防己黄芪汤加味:黄芪 14 g,防己、白术、连翘各 10 g,蝉衣、苍术各 6 g,甘草、生姜各 4 g,大枣 10 g。服药 3 剂,风疹块消失。随访未复发。[王伯群.防己黄芪汤的临床应用.江苏中医杂志,1984,(6):40]

五 皮 散

《华氏中藏经》

【组成】　生姜皮　　桑白皮　　陈橘皮　　大腹皮　　茯苓皮 各等分(各9g)

【用法】　上为粗末,每服三钱(9g),水一盏半,煎至八分,去滓,不拘时候温服,忌生冷油腻硬物。(现代用法:水煎服。)

【功用】　利水消肿,理气健脾。

【主治】　脾虚湿盛,气滞水泛之皮水。一身悉肿,肢体沉重,心腹胀满,上气喘急,小便不利,以及妊娠水肿等,苔白腻,脉沉缓。

【方解】　本方所治之皮水证,系由脾湿壅盛,泛溢肌肤而致。方中以茯苓皮为君,本品甘淡性平,功专行皮肤水湿,奏利水消肿之功。臣以大腹皮,行气消胀,利水消肿;橘皮理气和胃,醒脾化湿。佐以生姜皮,和脾散水消肿;桑白皮清降肺气,通调水道以利水消肿。五药皆用皮,取其善行皮间水气之功,利水消肿与利肺健脾同用,使气行则水行,则皮水自已。

【运用】

1. 辨证要点:本方药性平和,为治疗皮水之常用方。临床应用以一身悉肿,心腹胀满,小便不利为辨证要点。

2. 现代运用:本方常用于肾炎水肿、心源性水肿、妊娠水肿,以及湿疹、荨麻疹等属脾湿壅盛者。

【临床报道】

临床以五皮饮加味治疗荨麻疹9例,效果较好。简介如下:五皮饮由茯苓皮20g,陈皮、大腹皮各15g,桑白皮10g,生姜皮5g组成。水煎服,每日2次。典型病例(风热型):李某,男,49岁,工人,1976年3月9日就诊。患者既往有风湿史,前因醉酒卧地半日,醒后全身起大片"风疙瘩",瘙痒难忍,遇热重。曾服抗组胺药物治疗半年,但时好时犯。刻诊:周身呈现大小不等形状不一的疹块和红色丘疹,以面颈部及四肢为重;舌红嫩,苔薄黄,六脉弦数。予五皮饮加龙胆草10g、浮萍15g治疗。二诊:上方投2剂后,尿量增多,丘疹渐消,瘙痒减轻。前方加红花、桃仁,助其活血化瘀,连服4剂,余症痊愈。随访1年,未见复发。本组9例均用五皮饮利湿健脾,以利湿为主,湿祛则风散。本症再可分为风热、风寒、胃肠湿热三型,随证加减,故取得较好疗效。[徐铁汉.五皮饮加味治疗荨麻疹.中医杂志,1980,(4):40]

【验案举例】

谭某,女,4个月,1990年7月14日初诊。出生后两月,前额、两颊部发生潮红斑、丘疹、水疱。西医诊断为婴儿异位性皮炎。经激素、抗过敏治疗效果差。现满脸脓痂,大量浸出,红肿糜烂,昼夜啼哭不安,便秘、尿黄,舌红少苔。予五皮饮加黄柏、生大黄、栀子各10g,半枝莲15g。煎水外敷,每日3次,每次20分钟;然后撒湿疹散。8天连用4剂,皮肤恢复正常。嘱以后饮牛奶时加麦冬、青菜同食。随访半年未复发。[胡世俊.胡氏五皮饮治多种皮肤病.四川中医,1991,(11):43]

第四节　温化寒湿

适应证

适用于阳虚不能化水或湿从寒化所致的痰饮、水肿等。

药物配伍

常用温阳药,如干姜、桂枝、附子,与健脾祛湿药,如茯苓、白术等为主组方。

代表方

苓桂术甘汤、真武汤、实脾散。

苓桂术甘汤

《金匮要略》

【组成】　茯苓　四两(12 g)　　桂枝　三两(9 g),去皮　　白术　二两(6 g)　　甘草二两(6 g),炙

【用法】　上四味,以水六升,煮取三升,去滓,分温三服。(现代用法:水煎服。)

【功用】　温阳化饮,健脾利湿。

【主治】　中阳不足之痰饮。胸胁支满,目眩心悸,短气而咳,舌苔白滑,脉弦滑或沉紧。

【方解】　本方所治痰饮乃中阳素虚,脾失健运,气化不利,水湿内停所致。本方重用甘淡之茯苓为君,功能健脾渗湿,利水化饮。既能消除已聚之痰饮,又善平饮邪之上逆。桂枝为臣,功能温阳化气,平冲降逆;苓、桂相合,为温阳化气,利水平冲之常用组合。白术为佐,功能健脾燥湿,苓、术相须,为健脾祛湿的常用组合,用于本方体现了调治生痰之源以治本之意;桂、术同用,也是温阳健脾的常用组合。炙甘草用于本方,其用有三:一可合桂枝以辛甘化阳,以襄助温补中阳之力;二可合白术益气健脾,培土以利制水;三可调和诸药,功兼佐使之用。四药合用,温阳健脾以助化饮,淡渗利湿以平冲逆。全方温而不燥,利而不峻,标本兼顾,配伍严谨,为治疗痰饮病之和剂。

此方服后,当小便增多,是饮从小便而去之征,故原方用法之后有"小便当利"之说。此亦即《金匮要略》"夫短气有微饮者,当从小便去之"之意。

本方与五苓散均为温阳化饮之常用方,组成中同有茯苓、桂枝、白术。五苓散以泽泻为君,臣以茯苓、猪苓,直达下焦,利水渗湿为主,主治饮停下焦之头眩,脐下悸,或吐涎沫等症。苓桂术甘汤以茯苓为君,臣以桂枝温阳化饮为主,四药皆入中焦脾胃,主治饮停中焦之胸胁支满,头眩,心下悸等症。

【运用】

1. 辨证要点:本方为治疗中阳不足痰饮病之代表方。临床应用以胸胁支满,目眩心悸,舌苔白滑为辨证要点。

2. 现代运用:本方适用于慢性支气管炎、支气管哮喘、心源性水肿、慢性肾小球肾炎水肿、梅尼埃病、神经官能症,以及硬皮病、结节性红斑、毛发红糠疹等属水饮停于中焦者。

【实验研究】

苓桂术甘汤组方中各中药不同的化学成分有不同的美容作用。在古代美容方中茯苓的

使用频率很高,养生美容学家把它当作重要的美容补品用于驻颜去皱,悦泽润肤。现代医学研究资料表明,茯苓含三萜类成分茯苓酸、乙酰茯苓酸、多糖成分β-茯苓聚糖、β-茯苓聚糖分解酶、脂肪酶、胆碱、卵磷脂、腺嘌呤、组氨酸、树胶、甲壳质,以及钾、钠、镁、锰、氯等多种元素。茯苓不仅能显著提高人体免疫功能,而且可使毛细血管中氧合血红蛋白释放更多的氧,供给组织细胞(包括皮肤、黏膜、毛发等)足够的氧,延缓细胞衰老,使细胞迅速再生,滋润皮肤,增加弹性和光泽,从而起到增强青春活力和美容作用。于凌等研究表明,茯苓可能是通过提高皮肤中羟脯氨酸的含量来延缓皮肤衰老。白术含挥发油,主要为苍术醇、苍术酮,并含有维生素A等。白术对皮肤起白皙效果,能有效控制或阻止黑色素的生成,并能提高免疫功能,具有明显的抗衰老作用。甘草中含有的黄酮类成分有明显的抗氧化作用,其抗氧化能力与维生素E比较接近,清除多种自由基和抑制脂褐素生成,促进抗氧化防御系统等多种功能,具有改善机体微循环、调节机体内分泌系统、升高红细胞数、增强体质、延缓衰老、减轻色素沉着等作用。甘草含有蛋白质和多种氨基酸、脂类、多糖类、果酸、维生素类、微量元素等,这多种物质协同对皮肤、毛发有营养保湿作用,可以消除黑斑,防止皮肤粗糙,并对损伤的皮肤、毛发有修复作用。桂枝内的挥发油可抑制IgE所致肥大细胞颗粒反应,降低补体活性,具有抗过敏作用。

【临床报道】

用苓桂术甘汤合五皮饮治疗家族性女性眼圈发黑34例,取得了较好的疗效。临床资料:患者均为女性,年龄最小者29岁,最大者41岁。患者都是皮肤白皙,自幼眼圈发黑,与睡眠充足与否无明显关系,但经前多明显加重。所有患者均有家族性类似现象。其外婆、妈妈、姐妹中均为自幼眼圈发黑,综合检查其他器官亦无明显病变;月经、白带正常。方用苓桂术甘汤合五皮饮加减:茯苓皮12g,桂枝9g,生白术9g,炙甘草6g,生黄芪30g,附片9g,桑白皮12g,地骨皮12g,大腹皮9g,五加皮9g,陈皮6g,茜草根30g,泽兰12g,路路通9g,生薏米12g。水煎,先服5剂。眼圈发黑明显改善后,再以上方加减继服10剂。服5剂后无效则停药。治疗结果:34例患者中,30例服药5剂后眼圈发黑即明显改善,继续用药后眼圈发黑一般均能消失。随访半年以上无反复。4例患者用药5剂,眼圈发黑不明显即停药。[丁敬远.苓桂术甘汤合五皮饮治疗家族性女性眼圈发黑34例.湖南中医,2003,19(5):33]

【验案举例】

王某,男,7岁,1999年11月20日初诊。口唇干裂半年余,近两个月加重,有时略痒,经常舔唇,口干不欲饮,食纳如故,小便频数,每日10余次,大便正常。刻诊:面色稍黄,口唇干裂,有褐色薄痂,舌质淡红,少苔,脉缓无力。患儿平素有贪食冷饮习惯,曾口服多种抗生素、维生素及中药,均无显效。查体:心肺正常;血常规:WBC $8.2×10^9$/L,RBC $3.32×10^{12}$/L,PC $162×10^9$/L,S 0.68,L 0.27;尿常规正常。诊断:慢性唇炎。证属脾肾阳虚,气不化津,津不上承。治宜温补脾肾,升清降浊。药用:茯苓15g,肉桂7.5g,白术10g,甘草、干姜各5g,黄芪15g,乌梅、太子参各10g,山茱萸5g,木香3g。6剂后,二诊:口唇干裂减轻,薄痂消退,局部皮肤粗糙,浮白色干皮,排尿次数明显减少。效不更方,继服6剂,口唇干裂消失,口唇周围仅少许干皮未脱净,小便正常。继服3剂巩固疗效,随访半年无复发。[张瑞玲.苓桂术甘汤治疗小儿慢性唇炎举隅.辽宁中医杂志,2003,30(5):413]

真　武　汤

《伤寒论》

【组成】　茯苓　三两(9g)　　　芍药　三两(9g)　　　白术　二两(6g)　　　生姜　三两(9g),切
附子　一枚(9g),炮,去皮,破八片

【用法】　以水八升,煮取三升,去滓,温服七合,日三服。(现代用法:水煎服。)

【功用】　温阳利水。

【主治】　阳虚水泛证。畏寒肢厥,小便不利,心下悸动不宁,头目眩晕,身体筋肉瞤动,
站立不稳,四肢沉重疼痛,浮肿,以腰下为甚。或腹痛,泄泻;或咳喘呕逆。舌质淡胖,边有齿
痕,舌苔白滑,脉沉细。

【方解】　本方为治疗脾肾阳虚,水湿泛溢的基础方。本方以附子为君药,本品辛甘性
热,用之温肾助阳,以化气行水,兼暖脾土,以温运水湿。臣以茯苓利水渗湿,使水邪从小便
去;白术健脾燥湿。佐以生姜之温散,既助附子温阳散寒,又合苓、术宣散水湿。白芍亦为佐
药,其义有四:一者利小便以行水气,《本经》言其能"利小便",《名医别录》亦谓之"去水气,利
膀胱";二者柔肝缓急以止腹痛;三者敛阴舒筋以解筋肉瞤动;四者可防止附子燥热伤阴。如
此组方,温脾肾以助阳气,利小便以祛水邪。

【运用】

1. 辨证要点:本方为温阳利水之基础方。临床应用以小便不利,肢体沉重或浮肿,舌质
淡胖,苔白脉沉为辨证要点。

2. 现代运用:本方常用于脾肾阳虚,水湿内停所致慢性肾小球肾炎、心源性水肿、甲状
腺功能低下、慢性支气管炎、慢性肠炎、肠结核,以及荨麻疹、湿疹、带状疱疹、皮肤瘙痒症等。

【实验研究】

真武汤组方中各中药不同的化学成分有不同的美容作用。白芍总苷是从白芍中提取的
一组单萜类物质,具有调节免疫、抗炎、护肝、护肾、抗抑郁及影响细胞增殖等功能。研究发
现,白芍总苷对皮肤科疾病如系统性红斑狼疮、银屑病等与免疫相关的疾病有一定疗效,有
望在皮肤科获得更广泛的应用。用生姜浓缩萃取液或者直接用生姜涂抹头发,其中的姜辣
素、姜烯油等成分,可以使头部皮肤血液循环正常化,促进头皮新陈代谢,活化毛囊组织,有
效地防止脱发、白发,刺激新发生长,并可抑制头皮痒,强化发根。生姜辣素对心脏、心血管
有刺激作用,可以加速血液流动,促使排汗,带走体内多余的热量,具有排毒、养颜、减肥的作
用。在古代美容方中茯苓的使用频率很高,养生美容学家把它当作重要的美容补品用于驻
颜去皱,悦泽润肤。现代医学研究资料表明,茯苓含三萜类成分茯苓酸、乙酰茯苓酸、多糖成
分 β-茯苓聚糖、β-茯苓聚糖分解酶、脂肪酶、胆碱、卵磷脂、腺嘌呤、组氨酸、树胶、甲壳质,以
及钾、钠、镁、锰、氯等多种元素。茯苓不仅能显著提高人体免疫功能,而且可使毛细血管中
氧合血红蛋白释放更多的氧,供给组织细胞(包括皮肤、黏膜、毛发等)足够的氧,延缓细胞衰
老,使细胞迅速再生,滋润皮肤,增加弹性和光泽,从而起到增强青春活力和美容的作用。于
凌等研究表明,茯苓可能是通过提高皮肤中羟脯氨酸的含量来延缓皮肤衰老。白术含挥发
油,主要为苍术醇、苍术酮,并含有维生素 A 等。白术对皮肤起白皙效果,能有效控制或阻止
黑色素的生成,并能提高免疫功能,具有明显的抗衰老作用。王钰霞等对真武汤进行了药效
学实验研究,结果表明,本方能明显提高老龄小鼠红细胞 SOD 活性,显著降低老龄小鼠肝组

织及血浆 MDA 含量,提高机体抗疲劳和耐缺氧能力,提示真武汤可对抗自由基的氧化作用,促进自由基消除,减少脂质过氧化物 LPO 的形成,有利于延缓衰老。[王钰霞.真武汤的药效学研究.辽宁中医杂志,2000,(12):565-567]

【临床报道】

真武汤治疗寒冷性荨麻疹 56 例,取得了较好的疗效。临床资料:1994 年 10 月至 1997 年 3 月门诊寒冷性荨麻疹病人 56 例。男 39 例,女 17 例;年龄 24～52 岁,平均年龄 36 岁;全部病人均为病程 4 年以上,经多种方法治疗疗效不佳者且自愿接受中药治疗者。42 例寒冷性荨麻疹病人接受特非那丁治疗,为对照组,男 29 例,女 13 例;年龄 28～49 岁,平均年龄 35 岁。特非那丁 60 mg/次,每日 2 次口服。两组病人检查均未发现其他明显疾患。药物及服用方法:茯苓 5 g,白芍、白术各 3 g,生姜、附子各 1 g。水煎服,每日 1 剂,分 2 次服用。每周服 5 剂,停 2 日。1 周为 1 疗程。遇冷不再出现风团后再服药 1 周。病人服药前后查血、尿、肝功。疗效判定标准,痊愈:遇冷环境不再出现风团,且 1 年后仍不发病;有效:遇冷环境不再出现风团,1 年后遇冷环境仍出现风团;无效:停药即发病。治疗结果:服用真武汤 4 个疗程即有病人不再出现风团,8 个疗程后统计结果,随访 2 年,痊愈 32 例(57%),有效 16 例(29%),无效 8 例(14%)。服用特非那丁组有效 11 例(26%),其他停药即发病,无效者占 74%。[张书元,刘西珍,田蕾.真武汤治疗寒冷性荨麻疹临床观察.中医药学报,2000,(5):31]

【验案举例】

患者,女,35 岁,小学教师。现病史:1992 年 7 月初开始,每天洗澡或进入有空调的寒冷房间时,手足就会出现荨麻疹,身体变暖后 1 小时左右荨麻疹便自行消失。8 月 4 日来诊,查体四肢有数个膨出的疹子(在待诊室候诊时出现的);舌质淡红,薄白苔,脉沉细;脐部左侧二横指处有压痛。由以上所见诊为真武汤证,予真武汤(茯苓 5 g、芍药 3 g、生姜 1 g、白术 3 g、附子 1 g)煎服。服后即使到寒冷的地方也未再出现荨麻疹。[庄严.真武汤治疗荨麻疹.日本医学介绍,1995,17(4):189]

实 脾 散
《重订严氏济生方》

【组成】　厚朴 去皮,姜制,炒　　白术　　木瓜 去瓤　　木香 不见火　　草果仁　大腹子　　附子 炮,去皮脐　　白茯苓 去皮　　干姜 炮 各一两(各30 g)　　甘草 半两(15 g),炙

【用法】　上㕮咀,每服四钱(12 g),水一盏半,生姜五片,大枣一枚,煎至七分,去滓,温服,不拘时服。(现代用法:加生姜、大枣,水煎服,用量按原方比例酌减。)

【功用】　温阳健脾,行气利水。

【主治】　脾肾阳虚,水气内停之阴水。身半以下肿甚,手足不温,口中不渴,胸腹胀满,大便溏薄,舌苔白腻,脉沉弦而迟者。

【方解】　本方所治之水肿,亦谓阴水,乃由脾肾阳虚,阳不化水,水气内停所致。方中以附子、干姜为君,附子善于温肾阳而助气化以行水;干姜偏于温脾阳而助运化以制水,二药相合,温肾暖脾,扶阳抑阴。臣以茯苓、白术渗湿健脾,使水湿从小便去。佐以木瓜除湿醒脾和中;厚朴、木香、大腹子(槟榔)、草果行气导滞,令气化则湿化,气顺则胀消,且草果、厚朴兼可

燥湿,槟榔且能利水。甘草、生姜、大枣益脾和中,生姜兼能温散水气,甘草还可调和诸药,同为佐使之用。诸药相伍,脾肾同治,而以温脾阳为主;寓行气于温利之中,令气行则湿化。

真武汤与实脾散均主治阳虚水肿,具温补脾肾,利水渗湿之功。前者以附子为君,不用干姜,故偏于温肾,温阳利水之中又佐以芍药敛阴柔筋缓急止痛,故其主治阳虚水肿见腹痛下利,四肢沉重疼痛等。后方以附子、干姜共为君药,故温脾之力胜于真武汤,且佐入木香、厚朴、槟榔、草果等行气导滞之品,主治阳虚水肿兼有胸腹胀满等气滞见证者。

【运用】

1. 辨证要点:本方为治疗脾肾阳虚水肿之常用方。临床应用以身半以下肿甚,胸腹胀满,舌淡苔腻,脉沉迟为辨证要点。

2. 现代运用:本方可用于脾肾阳虚气滞所致慢性肾小球肾炎、心源性水肿、肝硬化腹水,以及结节性红斑等。

【实验研究】

实脾散组方中各中药不同的化学成分有不同的美容作用。现代医学研究资料表明,茯苓不仅能显著提高人体的免疫功能,而且可使毛细血管中氧合血红蛋白释放更多的氧,供给组织细胞(包括皮肤、黏膜、毛发等)足够的氧,延缓细胞衰老,使细胞迅速再生,滋润皮肤,增加弹性和光泽,从而起到增强青春活力和美容的作用。白术含挥发油,主要为苍术醇、苍术酮,并含有维生素 A 等。白术对皮肤起白皙效果,能有效控制或阻止黑色素的生成,并能提高免疫功能,具有明显的抗衰老作用。木瓜中含有大量的植物果酸和蛋白酶成分。经研究发现,果酸可以中和人体分泌在皮肤表面的盐碱物质,使皮肤变嫩;蛋白酶可置换黑色素形成过程中的铜离子,黑色素形成中断而使皮肤变白。甘草为补益中药,补益药类含有蛋白质和多种氨基酸、脂类、多糖类、果酸、维生素类、微量元素等,这多种物质协同对皮肤、毛发有营养保湿作用,可以消除黑斑,防止皮肤粗糙,并对损伤的皮肤、毛发有修复的作用。研究者发现,甘草中的有效成分甘草黄酮,其主要作用为对酪氨酸酶活性的抑制,对 Dopa 色素互变异构酶活性的抑制和对 indole-5、6-quinone 聚合的阻碍,从而有效地抑制黑色素的生成,从而达到美白作用,其美白效果较好,作用温和,安全无毒副作用。甘草中含有的黄酮类成分有明显的抗氧化作用,其抗氧化能力与维生素 E 比较接近,清除多种自由基和抑制脂褐素生成,促进抗氧化防御系统等多种功能,具有改善机体微循环、调节机体内分泌系统、升高红细胞数、增强体质、延缓衰老、减轻色素沉着等作用。甘草含有蛋白质和多种氨基酸、脂类、多糖类、果酸、维生素类、微量元素等,这多种物质协同对皮肤、毛发有营养保湿作用,可以消除黑斑,防止皮肤粗糙,并对损伤的皮肤、毛发有修复的作用。厚朴有效成分厚朴酚能够抑制 NF-κB 介导的基因表达,从而起到抑制表皮细胞过度增生及胶原的破坏等光老化过程,防止皮肤出现皱纹,变得粗糙、干燥和松散。厚朴酚对格兰氏阳性菌、耐酸性菌、丝状真菌有显著的抗菌活性,特别是对变形链球菌有更加显著的抗菌作用。变形链球菌、茸毛链球菌、黏性放线菌、乳杆菌被认为是最主要的致龋菌,它们通过对牙面的黏附,形成牙菌斑,使牙齿产生龋坏。因此,厚朴酚抑制和杀灭致龋菌对预防龋齿具有重要的作用。张涛和白晶研究发现,附子能提高老年大鼠血清总抗氧化能力(TAA)及红细胞超氧化物歧化酶(SOD)的活性,降低脑组织脂褐素(LPF)和肝组织丙二醛(MDA)含量,增加心肌组织 Na$^+$-K$^+$-ATPase 的活性,可改善肝细胞膜脂流动性(LFU)。附子能增强抗机体抗氧化能力,具有抗衰老作用。干姜辛热,含挥发油等辛辣成分,可以促进局部的血液循环,起到保护创面、促进愈合作用。

【临床报道】

实脾散加减治疗 36 例老年特发性水肿,取得了较好的疗效。一般资料:本组 36 例中,男 14 例,女 22 例;年龄 56~73 岁,平均 65 岁;病程半年~1 年。伴随症状多少不一,或伴有乏困,或伴有腰痛,或伴有心悸气短,或伴有纳呆食少,或伴有失眠多梦。治疗方法:全部患者均采用口服实脾散加减治疗。方药组成:党参、白术、木瓜各 15 g,黄芪 30 g,茯苓、大腹皮、白茅根各 20 g,厚朴、白扁豆各 12 g,木香、草果仁各 6 g,益母草 10 g,炙甘草 5 g,大枣 2 枚。每日 1 剂,水煎分 2 次服。疗效观察,治愈:水肿消失,半年内未复发;有效:服药后水肿消失,停药后复发;无效:水肿无明显变化。治疗结果:治愈 28 例,占 77.8%;有效 6 例,占 16.7%;无效 2 例,占 5.5%;总有效率为 94.5%。[李惠. 实脾散加减治疗老年特发性水肿. 山西中医,2010,26(5):23]

【验案举例】

王某,女,29 岁,2007 年 9 月 20 日初诊。病史:2 年前不明原因在双小腿起红色结节,疼痛明显,伴有关节酸痛,每到春秋季节发作。近半月皮疹又发,曾检查肝功、类风湿因子等,结果均正常,血沉稍增快。自服消炎痛,疗效不佳。自觉畏寒、乏力,二便正常。诊查:双小腿伸侧对称性分布数个蚕豆到枣大暗红色疼痛性结节;舌质淡胖,苔薄白,脉沉迟。西医诊断:结节性红斑。中医诊断:瓜藤缠。辨证:脾虚湿盛,气血瘀阻。治法:健脾燥湿,行气活血。处方:白术 10 g,茯苓 10 g,炙甘草 10 g,附子 6 g(先煎),干姜 6 g,厚朴 6 g,木香 6 g,草果 6 g,木瓜 6 g,牛膝 10 g,元胡 10 g,鸡血藤 10 g。二诊:服上方 10 剂,关节酸痛明显减轻,皮疹部分消退,色转暗,未出新结节,畏寒乏力缓解。去元胡加夏枯草 6 g 软坚散结。三诊:续服 10 剂,红斑结节全部消退,关节不痛。继服 5 剂,巩固疗效。[李霞. 实脾饮加减治疗结节性红斑 56 例. 中国医疗前沿,2008,3(22):89-90]

萆薢分清散(萆薢分清饮)

《杨氏家藏方》

【组成】　益智　　川萆薢　　石菖蒲　　乌药　各等分(各 9 g)

【用法】　上为细末,每服三钱(9 g),水一盏半,入盐一捻(0.5 g),同煎至七分,食前温服。(现代用法:水煎服,加入食盐少许。)

【功用】　温肾利湿,分清化浊。

【主治】　下焦虚寒之膏淋、白浊。小便频数,混浊不清,白如米泔,凝如膏糊,舌淡苔白,脉沉。

【方解】　本方主治之白浊,乃由下焦虚寒,湿浊不化所致。方中萆薢利湿而分清化浊,为治白浊之要药,故以为君。石菖蒲辛香苦温,化湿浊以助萆薢之力,兼可祛膀胱虚寒,用以为臣。《本草求真》谓石菖蒲能温肠胃,"肠胃既温,则膀胱之虚寒小便不禁自止"。二药相伍,总以祛湿浊为主,故佐入益智仁、乌药温肾散寒。益智仁能补肾助阳,且性兼收涩,故用之温暖脾肾,缩尿止遗;乌药温肾散寒,除膀胱冷气,治小便频数。入盐煎服,取其咸以入肾,引药直达下焦,用以为使。原书方后云:"一方加茯苓、甘草",则其利湿分清之力益佳。综观全方,利湿化浊以治其标,温暖下元以顾其本。

本方出自南宋医家杨倓的《杨氏家藏方》,原名"萆薢分清散",及至元代《丹溪心法》亦引用此方,并改名为"萆薢分清饮"。

【运用】

1. 辨证要点:本方为主治下焦虚寒淋浊的常用方。临床应用以小便混浊频数,舌淡苔白,脉沉为辨证要点。

2. 现代运用:本方常用于乳糜尿、慢性前列腺炎、慢性肾盂肾炎、慢性肾炎、慢性盆腔炎,以及湿疹、顽固性荨麻疹、带状疱疹、痤疮等属下焦虚寒,湿浊不化者。

【实验研究】

萆薢分清饮组方中各中药不同的化学成分有不同的美容作用。萆薢主要含有的化学成分为皂苷和甾体皂苷类化合物。其中薯蓣皂苷元的含量较高。薯蓣皂苷元、β-谷甾醇能抑制小鼠胆固醇的吸收,降低胆固醇浓度,减少胆汁酸的合成;薯蓣皂苷元能延长凝血时间,减少凝血酶原时间,可预防麻疹。有研究表明,石菖蒲高浓度浸出液对常见致病皮肤真菌有抑制作用,可用于真菌感染所引起皮肤病的治疗。益智仁含有大量的"聪明因子"——牛磺酸。牛磺酸是一种 β-氨基磺酸,属于非蛋白质氨基酸,是一种人体必需的营养素,即条件性必需氨基酸。它分布于人体的脑、卵巢、子宫、心脏、肝、肾、骨骼、血液、唾液和乳汁中,它对人体健康,特别是对婴幼儿的正常成长发育,以及对中老年人延缓衰老起着重要作用。阳辛凤等研究了益智及益智酒抗氧化活性。结果表明,益智水提液经发酵酿造成酒后,抗氧化活性增强,益智酒具有较高的清除自由基的活性,表明其可能有延缓衰老等保健作用。益智仁水提物能抑制由抗二硝基酚免疫球蛋白-E 抗体激活的鼠腹膜肥大细胞里致过敏物质——组织胺的释放,表明益智仁有明显的抗过敏反应作用。

【临床报道】

萆薢分清饮加味治疗带下病 50 例,取得了较好的疗效。一般资料:本组病例均为门诊病人,除 4 例外(但有性生活史)均为已婚。年龄最小 19 岁,最大 58 岁,其中<30 岁 22 例,31~40 岁 15 例,41~50 岁 11 例,>51 岁 2 例;病程最短 1 年,最长 5 年(仅 1 例),多数为1~2 年。临床表现带下增多,淋沥不断,色黄或白,质稠味臭;舌红或淡胖,苔黄腻或白腻,脉濡或滑;兼症可见腰酸胀痛,腹胀纳差,阴痒及月经不调等。以上病例经 B 超或妇科检查,提示有附件炎者 31 例,子宫颈炎 8 例,阴道炎 11 例,白带常规检出霉菌或滴虫者 13 例,有 2 种以上混合感染者 13 例。治疗方法:萆薢 20 g,乌药、益智仁、石菖蒲、云茯苓、黄柏、椿根皮各 15 g,香附 10 g。每日 1 剂,水煎服,5 日为 1 个疗程,一般用药 2~3 个疗程。疗效标准:参照我国中医行业标准《中医病证诊断疗效标准》拟定。治愈:阴道分泌物量、颜色、气味、质均恢复正常,症状及体征消失,妇检无异常,白带常规检查未再见滴虫或霉菌;好转:阴道分泌物明显减轻或部分消失;无效:带下有减,减不足言,症状或体征无明显改善。治疗结果:本组病例经 2~3 个疗程治疗后判定疗效。治愈 34 例,占 68%;好转 12 例,占 24%;无效 4例,占 8%。此类患者均合并有 III 度宫颈糜烂,加用抗生素后有好转。总有效率为 92%。
[罗熙财.萆薢分清饮加味治疗带下病 50 例.河北中医,1999,21(5):281-282]

【验案举例】

黄某,女,37 岁,1974 年 6 月 3 日初诊。阴痒已 3~4 年,近来加剧,局部灼热疼痛,带下黄稠,挟有血液,秽臭难闻;小溲短赤,烦闷不安,饮食不香;舌苔黄腻,脉弦小滑。在某医院妇检:外阴溃疡,阴道带多黄稠,黏膜充血。阴道分泌物悬滴检查:可见活动滴虫。证属湿毒下注,虫蚀阴中。治拟清利湿热,凉血杀虫。方用:萆薢 15 g,土茯苓 20 g,甘草梢 8 g,黄柏 10 g,山栀炭 12 g,地肤子 10 g,车前子 12 g,小蓟 12 g,丹皮 8 g。另配蛇床子、生矾、百部各 15 g,苦参 20 g,花椒 12 g 外洗。服上药 5 剂后,阴部痒痛逐减,带下稀白。守原方加芡实 12 g,再服 8 剂后,诸症消失。妇检:阴部溃疡红肿消退,带少色白。阴道分泌物悬滴检查:滴虫阴性。[周光耀.萆薢分清饮的临床应用.广西中医药,1982,(4):29-31]

第五节　祛风胜湿

适应证

适用于风寒湿邪在表所致的头痛身重,或风湿侵袭痹阻经络所致的腰膝顽麻痛痹等证。

药物配伍

常用祛风湿药如羌活、独活、防风、秦艽、桑寄生等为主组方。

代表方

羌活胜湿汤、独活寄生汤。

羌活胜湿汤

《脾胃论》

【组成】　羌活　　独活 各一钱(各 6 g)　　藁本　　防风　　甘草 炙 各五分(各 3 g) 蔓荆子 三分(2 g)　　川芎 二分(1.5 g)

【用法】　上㕮咀,都作一服,水二盏,煎至一盏,去滓,食后温服。(现代用法:作汤剂,水煎服。)

【功用】　祛风胜湿止痛。

【主治】　风湿在表之痹证。肩背痛不可回顾,头痛身重,或腰脊疼痛,难以转侧,苔白,脉浮。

【方解】　本方主治为风湿在表,其证多由汗出当风,或久居卑湿之地,风湿之邪侵袭肌表所致。方中羌活、独活共为君药,二者皆为辛温苦燥之品,其辛散祛风,味苦燥湿,性温散寒,故皆可祛风除湿,通利关节,宣痹止痛。其中羌活善去上部风湿,独活善祛下部风湿,两药相合,能散一身上下之风湿,通利关节而止痹痛。臣以防风、藁本,入太阳经,祛风胜湿,且善止头痛。佐以川芎活血行气,祛风止痛;蔓荆子祛风止痛。使以甘草调和诸药。综合全方,以辛苦温散之品为主组方,共奏祛风胜湿之效,使客于肌表之风湿随汗而解。

本方与九味羌活汤均可祛风胜湿,止头身痛。但九味羌活汤解表之力较本方为著,且辛散温燥之中佐以寒凉清热之品,故主治外感风寒湿邪兼有里热之证,以恶寒发热为主,兼口苦微渴;本方善祛一身上下之风湿,而解表之力较弱,故主治风湿客表之证,以头身重痛为主,表证不著。

【运用】

1. 辨证要点:本方长于祛风胜湿止痛,主治风湿在表之头身重痛而表证不明显者。临床应用以头身重痛或腰脊疼痛,苔白脉浮为辨证要点。

2. 现代运用:本方常用于风湿性关节炎、类风湿性关节炎、骨质增生症、强直性脊柱炎、以及麦粒肿、过敏性紫癜等属风湿在表者。

【实验研究】

羌活胜湿汤组方中各中药不同的化学成分有不同的美容作用。羌活含有 falcarindiol，对金黄色葡萄球菌有抑制作用，对标准菌的最小抑菌浓度为 16 μg/mL，阳性对照药盐酸土霉素（OTC）为 0.25 μg/mL，但是对于 OTC 无效的，从特应性皮炎患者皮肤采集的病原性皮肤金黄色葡萄球菌，falcarindiol 则有显著抗菌作用。研究表明，羌活对特应性皮炎有防治作用。在研究羌活对浅部真菌的抑菌实验及最小抑菌浓度（MIC）的测定时，发现羌活在 5% 浓度即可对部分真菌产生抑菌作用，其 MIC 为 11.88%。羌活挥发油经灌胃和腹腔注射给药，对 DNCB（2,4-二硝基氯苯）所致小鼠迟发型超敏反应有一定的抑制作用。兴安白芷中的水合氧化前胡素、欧芹素乙、珊瑚菜素、佛手内酯、花椒毒素能够激活小鼠脂肪组织细胞由肾上腺素诱导的脂肪分解，白当归素、新白当归脑、异虎耳草素则能抑制由胰岛素激活的脂肪生成。与王序报道的独活具有拮抗胆囊收缩受体（cck）作用相对应，此种活性与减肥作用相关。防风对药物所致小鼠皮肤瘙痒、组胺所致豚鼠局部瘙痒、组胺引起的毛细血管通透性增加及二甲基亚砜所致豚鼠耳肿胀均有抑制作用。防风对致敏豚鼠离体气管、回肠平滑肌过敏性收缩以及 2,4-二硝基氯苯所致的迟发型超敏反应均具有明显抑制作用。川芎的川芎内酯有防治雀斑、老年斑、皮肤粗糙和消炎止痒作用。川芎嗪（TMP）能保护或提高超氧化物歧化酶（SOD）活性，具有抗氧化作用，可提高对氧自由基的清除和抗脂质过氧化物反应。TMP 不但能抑制黑素细胞的增殖，而且使细胞数量逐渐减少，经 TMP 作用的细胞的黑素含量和酪氨酸酶活性都明显下降。TMP 可能通过阻止和清除活性氧基的作用使酪氨酸酶生成多巴，多巴生成多巴醌两个步骤受到阻碍，使黑素生成减少，酪氨酸酶活性下降。川芎煎剂对动物放射病实验治疗有一定的疗效。川芎水溶性粗制剂对大鼠、小鼠及犬的放射线照射与氮芥损伤均有保护作用。蔓荆子中酚性成分如香荚兰酸等具有抗氧化、清除氧自由基的作用。日本学者研究发现，松烷型二萜化合物铁锈醇具有抗氧化作用。另外，耐缺氧及游泳试验表明，蔓荆子具有增强小鼠体质的作用。这些药理实验结果表明，蔓荆子在延缓衰老方面将会有广阔的前景与应用。甘草中含有的黄酮类成分有明显的抗氧化作用，其抗氧化能力与维生素 E 比较接近，可清除多种自由基和抑制脂褐素生成，促进抗氧化防御系统等多种功能，具有改善机体微循环、调节机体内分泌系统、升高红细胞数、增强体质、延缓衰老、减轻色素沉着等作用。甘草含有蛋白质和多种氨基酸、脂类、多糖类、果酸、维生素类、微量元素等，这多种物质协同对皮肤、毛发有营养保湿作用，可以消除黑斑，防止皮肤粗糙，并对损伤的皮肤、毛发有修复作用。

【临床报道】

羌活胜湿汤治疗功能性水肿 25 例，取得了满意的疗效。临床资料：本组病例均系女性，年龄 8～24 岁。均见体态肥胖，胸闷气短，腹胀纳减，舌质淡、苔白腻。浮肿与体位无关，早晚体重无明显差异，浮肿局限于眼睑或两下肢，部分与季节有关，亦可于经前期加重。实验室检查：血、尿常规，肝、肾功能测定，血浆蛋白定量均正常，X 线检查、心电图、心功能测定均属正常，并排除其他因素引起的水肿。中医辨证属风湿郁表，肺失通降证型。治疗方剂：羌活、独活、藁本、防风、川芎、蔓荆子各 10 g，炙甘草 6 g。气虚加党参、炒白术；尿少加茯苓皮、泽泻、车前子、木通；食积加谷芽、麦芽、炒莱菔子、山楂；肾阳虚加巴戟天、仙灵脾。每日 1

剂,水煎服,连服2天停药1天。30天为1疗程。治疗结果:25例患者均在2剂后尿量增多,连服8剂后水肿基本消失。15例满1个疗程的患者浮肿完全消失,体重不同程度减轻,胸闷腹胀消除,随访1年未复发;连服10～15剂者6例,随访1年未复发者4例,另2例于半年后复发,仍用本方治疗同样有效;服6剂以下者4例,因服药偏少,未长期随访。[黄家瑜.羌活胜湿汤治疗功能性水肿25例.浙江中医杂志,1997,(5):206]

【验案举例】

江某,女,42岁,1985年4月22日初诊。主诉:双眼交替红肿,反复发作已1月余。现右眼疼痛较甚,痒痛并作,伴流泪、畏光、口干。曾叠服西药四环素、穿心莲、板蓝根冲剂,注射青霉素等,诸皆弗效,而求诊于余。余细察之,其右眼整个胞睑漫肿,局部红肿热痛;舌苔黄腻,脉象细数。因过食辛辣炙煿燥热之品,致脾胃湿热内蕴,复受风邪外袭,致热毒上攻壅阻于眼睑经络之间而发。治宜疏风解毒,祛湿明目。以羌活胜湿汤加减治之。药用:羌活、荆芥、防风、黄芩、白芷、枳壳、桔梗、柴胡、前胡、蒺藜、甘草各10g,云苓、天冬各12g,独活、川芎、薄荷各5g,生石膏(布包)40g。上方连服3剂,腻苔尽退,红肿消除大半。二诊以原方更进3剂,红肿并消,痒痛全除,病告痊愈。[吴海斌.羌活胜湿汤的临床应用.陕西中医,1990,(5):22]

独活寄生汤

《备急千金要方》

【组成】 独活 三两(9g)　桑寄生　杜仲　牛膝　细辛　秦艽　茯苓　肉桂心　防风　川芎　人参　甘草　当归　芍药　干地黄 各二两(各6g)

【用法】 上㕮咀,以水一斗,煮取三升,分三服,温服勿冷也。(现代用法:水煎服。)

【功用】 祛风湿,止痹痛,益肝肾,补气血。

【主治】 痹证日久,肝肾两虚,气血不足证。腰膝疼痛,肢节屈伸不利,或麻木不仁,畏寒喜温,心悸气短,舌淡苔白,脉细弱。

【方解】 本方为治疗久痹而肝肾两虚,气血不足之常用方。其证乃因感受风寒湿邪而患痹证,日久不愈,累及肝肾,耗伤气血而致。方中重用独活为君,本品辛苦微温,善治伏风,除久痹,且性善下行,以祛下焦与筋骨间的风寒湿邪。臣以秦艽、防风、细辛、桂心,秦艽祛风湿,舒筋络而利关节;防风祛一身之风而胜湿;细辛入少阴肾经,长于搜剔阴经之风寒湿邪,又除经络留湿;桂心温经散寒,通利血脉,君臣相伍,共祛风寒湿邪。本证因痹证日久而见肝肾两虚,气血不足,遂佐入杜仲、牛膝、桑寄生,以补益肝肾而强壮筋骨,且桑寄生兼可祛风湿,牛膝尚能活血以通利肢节筋络;地黄、川芎、当归、白芍养血和血;人参、茯苓、甘草健脾益气,以上诸药合用,具有补肝肾、益气血之功。且白芍与甘草相合,尚能柔肝缓急,以助舒筋止痛。当归、川芎、牛膝、桂心活血,寓"血行风自灭"之意。甘草调和诸药,兼使药之用。纵观全方,以祛风寒湿邪为主,辅以补肝肾益气血之品,邪正兼顾,祛邪不伤正,扶正不留邪。

【运用】

1. 辨证要点:本方为治疗久痹而致肝肾两虚,气血不足之证的常用方。临床应用以腰膝冷痛,肢节屈伸不利,心悸气短,脉细弱为辨证要点。

2. 现代运用:慢性关节炎、类风湿性关节炎、风湿性坐骨神经痛、腰肌劳损、骨质增生症、小儿麻痹、黄褐斑等属风寒湿痹日久,正气不足者,可用本方加减治疗。

【实验研究】

独活寄生汤组方中各中药不同的化学成分有不同的美容作用。兴安白芷中的水合氧化前胡素、欧芹素乙、珊瑚菜素、佛手内酯、花椒毒素能够激活小鼠脂肪组织细胞由肾上腺素诱导的脂肪分解,白当归素、新白当归脑、异虎耳草素则能抑制由胰岛素激活的脂肪生成。与王序报道的独活具有拮抗胆囊收缩受体(cck)作用相对应,此种活性与减肥作用相关。川芎的川芎内酯有防治雀斑、老年斑、皮肤粗糙和消炎止痒作用。川芎嗪(TMP)能保护或提高超氧化物歧化酶(SOD)活性,具有抗氧化作用,可提高对氧自由基的清除和抗脂质过氧化物反应。TMP 不但能抑制黑素细胞的增殖,而且使细胞数量逐渐减少,经 TMP 作用的细胞的黑素含量和酪氨酸酶活性都明显下降。TMP 可能通过阻止和清除活性氧基的作用使酪氨酸酶生成多巴,多巴生成多巴醌两个步骤受到阻碍,使黑素生成减少,酪氨酸酶活性下降。川芎煎剂对动物放射病实验治疗有一定的疗效。川芎水溶性粗制剂对大鼠、小鼠及犬的放射线照射与氮芥损伤均有保护作用。龚海洋等研究发现,秦艽能明显抑制绵羊红细胞所致的小鼠迟发超敏反应($P < 0.05$)。防风对药物所致小鼠皮肤瘙痒、组胺所致豚鼠局部瘙痒、组胺引起的毛细血管通透性增加及二甲基亚砜所致豚鼠耳肿胀均有抑制作用。防风对致敏豚鼠离体气管、回肠平滑肌过敏性收缩以及 2,4-二硝基氯苯所致的迟发型超敏反应均具有明显抑制作用。细辛具有抗衰老的作用,樊氏采用测定组织过氧化脂质(LPO)与超氧化物歧化酶(SOD)的方法,研究发现,细辛能有效地减少氢化可的松造模小鼠组织内 LPO 含量,能避免有害物质对组织细胞结构和功能的破坏作用,同时也有提高 SOD 活性的趋势,增强机体对自由基的清除能力,减少自由基对机体的损伤。据文献报道,细辛还能显著提高老龄小鼠心、肝组织中谷胱甘肽过氧化物酶(GSH-Px)的活性,进而可以抑制自由基反应。栗氏论述细辛抗衰老作用的可能机制是:通过提高 CAT、NOS 活性,降低 MDA 含量,清除自由基,阻断自由基连锁反应,增加 NO 含量,使其生物学效应能持久地发挥,从而起到抗衰老作用。当归的水溶液有极强的抑制酪氨酸活性作用。酪氨酸酶能产生致人雀斑、黑斑、老年斑的黑色素,其活性愈高,则老年斑等出现愈早,而且数量也多。当归能抑制这种酶的活性,则有可能延迟衰老体征的出现。地黄可以通过影响激素水平、影响酶活性和抗氧化来延缓衰老过程,其抗衰延寿作用是通过延长细胞生存期,调节机体免疫功能,以及提高机体应激能力而实现的。白芍总苷对环磷酰胺诱导小鼠迟发型超敏反应及溶血素生成量的降低均有恢复作用,并可拮抗环磷酰胺增强的小鼠迟发型超敏反应,呈现双向免疫调节作用。桂皮煎剂、桂皮的乙醇或乙醚浸出液对许兰氏毛癣菌等多种致病性皮肤真菌有很强的抑制作用。肉桂醛对 8 种酵母及酵母样真菌、7 种皮癣菌及 4 种深部真菌皆有一定的抑菌和杀菌作用。肉桂醛还可对口腔起杀菌和除臭的功效。现代医学研究资料表明,茯苓不仅能显著提高人体的免疫功能,而且可使毛细血管中氧合血红蛋白释放更多的氧,供给组织细胞(包括皮肤、黏膜、毛发等)足够的氧,延缓细胞衰老,使细胞迅速再生,滋润皮肤,增加弹性和光泽,从而起到增强青春活力和美容的作用。杜仲能增强机体的非特异性免疫功能,对细胞免疫具有双向调节作用,提示杜仲具有抗衰老作用。杜仲提取液中主要含有黄酮类、环烯醚萜类、木脂素类、有机酸类、酚类等化合物。其中,黄酮、桃叶珊瑚苷有对抗紫外线损伤作用。从细胞分子水平探讨牛膝药物血清抗衰老作用及作用机理,通过实验证明,动物血清有显著的促细胞增殖能力。马爱莲等以牛膝煎液灌服小鼠 30 天,可显著提高衰老模型小鼠 SOD 活力,降

低血浆 LPO 水平。甘草中含有的黄酮类成分有明显的抗氧化作用,其抗氧化能力与维生素
E 比较接近,清除多种自由基和抑制脂褐素生成,促进抗氧化防御系统等多种功能,具有改
善机体微循环、调节机体内分泌系统、升高红细胞数、增强体质、延缓衰老、减轻色素沉着等
作用。甘草含有蛋白质和多种氨基酸、脂类、多糖类、果酸、维生素类、微量元素等,这多种物
质协同对皮肤、毛发有营养保湿作用,可以消除黑斑,防止皮肤粗糙,并对损伤的皮肤、毛发
有修复作用。人参对皮肤和毛发的保健作用也已被实践所证实,如对皮肤的滋润营养作用,
通过促进血液循环防止皮肤脱水、硬化、起皱,起到增强皮肤弹性、防止皮肤衰老的作用。在
护发方面主要是能被毛发直接吸收,增强毛发的抗拉强度和延伸性能,达到减少断发和脱发
的效果。还有人观察到,人参皂苷等有效成分具有调节皮肤水分平衡、抑制黑色素的形成和
抗辐射作用。

【临床报道】

独活寄生汤治疗类风湿性关节炎 96 例,取得了较好的疗效。临床资料:诊断标准参照
1987 年美国风湿病协会修订的诊断标准,即:① 晨起关节僵硬至少 1 小时(>5 周);② 3 个
或 3 个以上关节肿(>5 周);③ 腕、掌指关节或近端指间关节肿(>5 周);④ 对称性关节肿
(>5 周);⑤ 皮下结节;⑥ 血沉指数男>45 mm/h,女>35 mm/h;⑦ 手 X 线片显示的骨侵
蚀或有明确的骨质疏松,类风湿因子阳性(滴度>1∶32)。具备以上 4 项或 4 项以上,并有
腰膝酸软,肢体麻木疼痛,屈伸不利,麻木不仁,畏寒肢冷,舌淡苔白,脉细弱等症状者,可确
诊为气血两虚型类风湿性关节炎。96 例中,男 34 例,女 62 例;年龄最大 62 岁,最小 20 岁,
平均 35 岁;病程最长 10 年,最短 6 周,平均 4 年。药物及服用方法:独活 15 g,桑寄生 24 g,
杜仲 15 g,牛膝 15 g,细辛 3 g,秦艽 10 g,茯苓 12 g,肉桂心 9 g,防风 9 g,川芎 9 g,白芍 24 g,干
地黄 18 g,人参 12 g,当归 9 g,甘草 3 g。水煎服,每日 1 剂,早中晚各服 1 次,3～6 周为 1 疗
程。疗效标准,临床缓解:① 晨僵时间<15 分钟;② 类风湿因子阴性;③ 无乏力;④ 无关节
疼痛及压痛;⑤ 无关节肿胀;⑥ 血沉指数男<20 mm/h,女<15 mm/h。6 项中具备 4 项者。
显效:① 晨僵时间<30 分钟;② 关节疼痛及压痛缓解;③ 关节肿胀减少 1/2;④ 整体功能提
高 50%;⑤ 血沉降低 50% 以上;⑥ C 反应蛋白、类风湿因子阴性。6 项中具备 4 项者。有
效:显效中的 6 项具备 3 项者。无效:显效中的 6 项未具备 3 项者。治疗结果:治疗 1～2 个
疗程后,临床缓解 14 例(14.6%),显效 25 例(26.0%),有效 49 例(51.1%),无效 8 例
(8.3%),总有效率 91.7%。[王晓平.独活寄生汤治疗类风湿性关节炎 96 例.实用中医药杂
志,2006,22(11):676-677]

【验案举例】

唐某,女,30 岁,2000 年 10 月初诊。面颊部生黑斑 2 年,予以西药内服外用无效,遂来
诊。诊见面颊部黑斑呈蝶形分布,前额、口周均不见,黑斑表面平滑,无鳞屑,亦无瘙痒、疼痛
等自觉症状。平素关节疼痛,双上肢有麻木感,腰酸乏力。舌苔薄白,脉沉细弱。辨证为肝
肾两亏,瘀血阻滞,诊为黄褐斑。治拟补益肝肾,活血祛瘀。投以独活寄生汤加减治疗。处
方:桑寄生 30 g,杜仲 20 g,川断 20 g,牛膝 20 g,独活 10 g,秦艽 10 g,防风 10 g,细辛 2 g,当归
10 g,川芎 6 g,熟地 20 g,白芍 15 g,炙甘草 6 g。水煎服,每日 1 剂。连服 5 剂后关节疼痛、上
肢麻木均消失,脸部黑斑稍变浅。继服 20 余剂而愈。按:黄褐斑是一种发于颜面的色素增
生性皮肤病,特点是呈蝴蝶状,常对称分布于颊部,斑片形状不一,边缘清楚,表面光滑无鳞

屑,中医称此为黧黑斑。中医认为,其发病与肝、脾、肾三脏关系密切,肝郁、脾虚、肾虚是发病之因;气机不畅、气血瘀滞、颜面失于濡养为致病之机。气血不能润泽面肤,则面若蒙尘,血滞于颜面故发斑。本例黄褐斑,历时2年,已成肝肾两亏、气血两虚、瘀血阻滞之证,又患者关节疼痛、肢体麻木,故兼风湿阻络之证,选用独活寄生汤化裁治疗。方中独活、秦艽补肝肾,祛风湿;桑寄生、杜仲、川断、牛膝补肝肾,强筋骨;防风、细辛祛风止痛;当归、川芎、熟地、白芍养血活血;炙甘草调和诸药。全方共奏补益肝肾,活血祛瘀之效。药后肝肾得补、气血流畅,则面斑自除;风湿去,则痹痛止。[钟翠琼.独活寄生汤新用举隅.江苏中医药,2002,23(2):41]

小　结

　　本章共选方19首。按其功效分为燥湿和胃、清热祛湿、利水渗湿、温化寒湿、祛风胜湿五类。

　　1. 燥湿和胃　平胃散燥湿运脾,行气和胃,为治疗湿滞脾胃之基础方,以脘腹胀满,舌苔厚腻为主要见症。藿香正气散外散风寒,内化湿浊,理脾和胃,升清降浊,主治外感风寒,内伤湿滞之霍乱吐泻证。

　　2. 清热祛湿　茵陈蒿汤清泻瘀热,利湿退黄,主治一身面目俱黄之湿热黄疸。八正散集滑石、木通等一派清热利水通淋药于一方,为治湿热淋证之常用方剂。三仁汤与甘露消毒丹皆可用治湿温,三仁汤利湿之力大于清热,适用于湿温初起,邪在气分之湿重于热证。甘露消毒丹清热与利湿并重,适用于湿温时疫,邪在气分之湿热并重证。连朴饮清热化湿,和胃止呕,主治湿热霍乱。当归拈痛汤清利湿热,祛风止痛,主治湿热内蕴,外受风邪或风湿化热之痹证。二妙散清热燥湿,为主治湿热下注之痿、痹的基础方。

　　3. 利水渗湿　五苓散与猪苓汤均为利水渗湿之常用方,泽泻、猪苓、茯苓为二方共有药物,皆治小便不利。然五苓散主治证乃因水湿内盛,膀胱气化不利,配伍桂枝、白术,而成温阳化气利水之剂。猪苓汤所主治证乃因邪气入里化热,水热互结,灼伤阴津,故佐滑石、阿胶,共成利水清热养阴之方。防己黄芪汤益气固表,祛风行水,主治汗出恶风,小便不利,苔白脉浮之风水或风湿证。五皮散利水消肿,理气健脾,主治一身悉肿,心腹胀满,小便不利之皮水。

　　4. 温化寒湿　苓桂术甘汤温阳化饮,是治中阳不足,饮停心下之痰饮病的基础方。真武汤与实脾散均主治阳虚水肿,具温补脾肾,利水渗湿之功。前者以附子为君,故偏于温肾,兼能敛阴缓急,主治阳虚水肿而见腹痛下利,四肢沉重疼痛者。后方以附子、干姜共为君药,故偏于温脾,兼能行气导滞,主治阳虚水肿兼有胸腹胀满者。萆薢分清饮温肾利湿,分清化浊,专治虚寒白浊。

　　5. 祛风胜湿　羌活胜湿汤祛风胜湿,适用于风湿在表,身痛肢重之证。独活寄生汤祛风湿且有补益作用,适用于痹证日久,肝肾不足,气血两虚之证。

复习思考题

1. 试述平胃散与藿香正气散的组方原理。
2. 试述三仁汤主治证的病因、病机及组方原理。
3. 大黄在茵陈蒿汤、八正散中的配伍意义是什么？
4. 比较三仁汤与甘露消毒丹在功用、主治病证等方面的异同。
5. 五苓散、五皮散、真武汤、实脾散均可治疗水肿，如何区别使用？
6. 比较五苓散与猪苓汤在组成、功用与主治方面的异同。
7. 比较羌活胜湿汤与九味羌活汤在组成、主治与功用方面的异同。
8. 祛湿剂用于美容与皮肤病的机理是什么？

（吴施国）

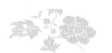

第二十一章

祛 痰 剂

> ✦ **含义**
> 　　凡以祛痰药为主组成,具有消除痰涎作用,治疗各种痰病的方剂,统称祛痰剂。属"八法"中的"消法"。
>
> ✦ **适应证**
> 　　痰病的范围很广,临床表现多样,"在肺则咳,在胃则呕,在头则眩,在心则悸,在背则冷,在胁则胀,其变不可胜穷也"(《医方集解》)。痰病的种类较多,就其性质而言,可分湿痰、热痰、燥痰、寒痰、风痰等,祛痰剂也相应地运用于各种痰证,包括湿痰证、热痰证、燥痰证、寒痰证和风痰证。
>
> ✦ **分类**
> 　　燥湿化痰、清热化痰、润燥化痰、温化寒痰、化痰熄风。
>
> ✦ **使用注意**
> 　　1. 应用祛痰剂时,应辨别痰病的性质,分清寒热燥湿的不同。
> 　　2. 应注意病情,辨清标本缓急。
> 　　3. 有咳血倾向者,不宜使用燥烈之剂,以免引起大量出血;表邪未解或痰多者,慎用滋润之品,以防壅滞留邪,病久不愈。

第一节　燥 湿 化 痰

适应证

　　湿痰证。症见咳吐多量稠痰,痰滑易咯,胸脘痞闷,恶心呕吐,眩晕,肢体困重,食少口腻,舌苔白腻或白滑,脉缓或滑等。

药物配伍

　　常用燥湿化痰药如半夏、南星等为主,配伍健脾祛湿及理气之品如白术、茯苓、陈皮、枳实等组成方剂。

代表方

　　二陈汤、温胆汤。

二 陈 汤

《太平惠民和剂局方》

【组成】半夏 汤洗七次　　橘红 各五两(各15g)　　白茯苓 三两(9g)　　甘草 一

两半(4.5g),炙

【用法】 上药㕮咀,每服四钱(12g),用水一盏,生姜七片,乌梅一个,同煎六分,去滓,热服,不拘时候。(现代用法:加生姜7片,乌梅1个,水煎温服。)

【功用】 燥湿化痰,理气和中。

【主治】 湿痰证。咳嗽痰多,色白易咯,恶心呕吐,胸膈痞闷,肢体困重,或头眩心悸,舌苔白滑或腻,脉滑。

【方解】 本方证多由脾失健运,湿无以化,湿聚成痰,郁积而成。方中半夏辛温性燥,善能燥湿化痰,且又和胃降逆,为君药。橘红为臣,既可理气行滞,又能燥湿化痰。君臣相配,寓意有二:一为等量合用,不仅相辅相成,增强燥湿化痰之力,而且体现治痰先理气,气顺则痰消之意;二为半夏、橘红皆以陈久者良,而无过燥之弊,故方名"二陈"。是为本方燥湿化痰的基本结构。佐以茯苓健脾渗湿,渗湿以助化痰之力,健脾以杜生痰之源。鉴于橘红、茯苓是针对痰因气滞和生痰之源而设,故二药为祛痰剂中理气化痰、健脾渗湿的常用组合;煎加生姜,既能制半夏之毒,又能协助半夏化痰降逆、和胃止呕;复用少许乌梅,收敛肺气,与半夏、橘红相伍,散中兼收,防其燥散伤正之虞。以甘草为佐使,健脾和中,调和诸药。综合本方,结构严谨,散收相合,标本兼顾,燥湿理气祛已生之痰,健脾渗湿杜生痰之源,共奏燥湿化痰,理气和中之功。

【运用】

1. 辨证要点:本方为燥湿化痰的基础方。临床运用以咳嗽,呕恶,痰多色白易咯,舌苔白腻,脉滑为辨证要点。

2. 现代运用:本方常用于湿痰所致的慢性支气管炎、慢性胃炎、美尼尔氏综合征、神经性呕吐,以及痤疮、湿疹、荨麻疹等皮肤疾病。

【实验研究】

二陈汤组方中各中药不同的化学成分有不同的美容作用。氧化是肌肤衰老的最大威胁。饮食不健康、日晒、压力、环境污染等都能让肌肤自由基泛滥,从而产生面色黯淡、缺水等氧化现象。半夏中的β-谷甾醇对氧自由基具有较强的抗氧化作用,因此,半夏具有较强的抗衰老作用。生姜中所含的姜辣素和二苯基庚烷类化合物的结构均具有很强的抗氧化和清除自由基作用。生姜辣素对心脏、心血管有刺激作用,可以加速血液流动,促使排汗,带走体内多余的热量,具有排毒、养颜、减肥的作用。生姜还含一种类似水杨酸的化合物,相当于血液的稀释剂和抗凝剂,对降血脂、降血压、预防心肌梗塞有特殊作用。因此,生姜可防衰老。在古代美容方中茯苓的使用频率很高,养生美容学家把它当作重要的美容补品用于驻颜去皱,悦泽润肤。现代医学研究资料表明,茯苓含三萜类成分茯苓酸、乙酰茯苓酸、多糖成分β-茯苓聚糖、β-茯苓聚糖分解酶、脂肪酶、胆碱、卵磷脂、腺嘌呤、组氨酸、树胶、甲壳质,以及钾、钠、镁、锰、氯等多种元素。茯苓不仅能显著提高人体免疫功能,而且可使毛细血管中氧合血红蛋白释放更多的氧,供给组织细胞(包括皮肤、黏膜、毛发等)足够的氧,延缓细胞衰老,使细胞迅速再生,滋润皮肤,增加弹性和光泽,从而起到增强青春活力和美容的作用。于凌等研究表明,茯苓可能是通过提高皮肤中羟脯氨酸的含量来延缓皮肤衰老。甘草中含有的黄酮类成分有明显的抗氧化作用,其抗氧化能力与维生素E比较接近,可清除多种自由基和抑制脂褐素生成,促进抗氧化防御系统等多种功能,具有改善机体微循环、调节机体内分泌系统、升高红细胞数、增强体质、延缓衰老、减轻色素沉着等作用。甘草含有蛋白质和多种氨基酸、脂类、多糖类、果酸、维生素类、微量元素等,这多种物质协同对皮肤、毛发有营养保湿作用,可以消除黑斑,防止皮肤粗糙,并对损伤的皮肤、毛发有修复的作用。日本的研究发现,陈皮中的维生素 C、钙质、柠檬酸、食物纤维等营养含量,都比其他的果肉高出数十倍。此外,陈皮含有大量的多酚,比番茄的抗氧化能力高 5 倍。因此,服用陈皮有很好的抗氧化效果,可以帮助女性保持肌肤年轻。苏丹等在探讨陈皮提取液抗衰老作用的实验研究中发现,EP 可延长果蝇寿命和增强其飞翔能力,提高果蝇头部 SOD 活性,并降低氧化脂质含量。乌梅能使唾液腺分泌更多的腮腺激素,可促进皮肤细胞新陈代谢,并能促进激素分泌物的活性,从而起到抗衰老的作用。刘永源等研究发现,二陈汤能提高 SOD 活性,增强机体内源性抗衰老物质活性,从而抑制自由基对细胞的损害。MDA 是自由基反应的最终产物。本方能使 MDA 含量降低,其作用机制可能是本方通过提高内源性抗衰老物质的活性,抑制脂质过氧化反应,或是本方具有直接清除自由基作用之故。[刘永源,贺松其,张锡滔,等.二陈汤对亚急性衰老小鼠的实验研究.辽宁中医学院学报,2003,5(4):373-376]

【临床报道】

二陈汤加减治疗腘窝囊肿 26 例,取得了较好的疗效。临床资料:本组 26 例,男 17 例,女 9 例;其中单侧 22 例,双侧 4 例;年龄最大 76 岁,最小 18 岁;病程最长 23 天,最短 2 天;有 8 例曾行手术治疗,后复发,其中 1 例行过 3 次手术。全部病例均为门诊患者,均经 B 超确诊。基本方:制半夏 10 g,陈皮 10 g,茯苓 15 g,贝母 10 g,制南星 10 g,瞿麦 30 g,竹沥 10 g。随证加减:偏寒者加干姜;偏热者加海藻、昆布;质地偏硬者加三棱、莪术。每日 1 剂,7 天为 1 疗程。疗效标准,治愈:囊肿完全消失;好转:囊肿明显缩小;无效:囊肿无变化或增大。治疗结果:本组治愈 19 例,有效 7 例,有效率 100%。疗程最长 35 天,最短 7 天。[王高元.二陈汤加减治疗腘窝囊肿 26 例.云南中医中药杂志,2006,27(6):65]

【验案举例】

患者,女,41 岁,2006 年 12 月 10 日初诊。2 年来全身反复发作红斑、风团,痒甚,每于睡前或晨起时发作,阴雨天气加重。平素胃纳差,口黏腻,便溏。患者面色萎黄,精神倦怠,舌质淡,苔白腻,脉濡滑。诊断为慢性荨麻疹。中医证属痰湿内蕴。治宜燥湿化痰,温中健脾,祛风和营。方药:陈皮 10 g,半夏 12 g,茯苓 15 g,苍术、白术各 10 g,山楂 10 g,神曲 10 g,干姜 8 g,蝉蜕 10 g,防风 10 g,荆芥 10 g,桂枝 8 g,赤芍、白芍各 10 g,甘草 3 g。3 剂,水煎服。二诊:服药后,皮疹症状减轻,精神好转,舌质淡红,苔薄,脉濡滑。继守上方 7 剂内服。三诊:患者已无皮疹出现,诸症好转。嘱患者勿食生冷,继服成药保和丸巩固疗效,调理脾胃。按:本病属中医"瘾疹"范畴。发无定时,发无定处,此乃风邪特性;脾胃虚弱,水湿内停,素有食滞,风邪与湿食相搏,则营卫不和,运化不行,发于肌表而成本病。投以二陈汤燥湿化痰,加山楂、神曲消食导滞,苍术、白术、干姜温中健脾,蝉蜕、防风、荆芥祛风止痒,桂枝、赤芍、白芍、甘草活血和营。风邪得去,痰湿得除,营卫调和则病自愈。追访半年未复发。[王朝霞.二陈汤加味皮肤科应用举隅.中医药临床杂志,2009,21(4):363-364]

温 胆 汤

《三因极一病证方论》

【组成】 半夏 汤　　洗七次　　竹茹　　枳实 麸炒,去瓤 各二两(各60g)　　陈皮三两(90g)　　甘草 一两(30g),炙　　茯苓 一两半(45g)

【用法】 上锉为散。每服四大钱(12g),水一盏半,加生姜五片,大枣一枚,煎七分,去滓,食前服。(现代用法:加生姜5片,大枣1枚,水煎服,用量按原方比例酌减。)

【功用】 理气化痰,和胃利胆。

【主治】 胆郁痰扰证。胆怯易惊,头眩心悸,心烦不眠,夜多异梦。或呕恶呃逆,眩晕,癫痫,苔白腻,脉弦滑。

【方解】 方中半夏辛温,燥湿化痰,和胃降逆止呕,为君药。臣以竹茹,取其甘而微寒,清热化痰,除烦止呕。半夏与竹茹相伍,一温一凉,化痰和胃、止呕除烦之功备;枳实辛苦微寒,降气导滞,消痰除痞;陈皮辛苦温,理气行滞,燥湿化痰。陈皮与枳实相合,亦为一温一凉,而理气化痰之力增。佐以茯苓,健脾渗湿,以杜生痰之源;煎加生姜、大枣调和脾胃,且生姜兼制半夏毒性。以甘草为使,调和诸药。综合全方,半夏、陈皮、生姜偏温,竹茹、枳实偏凉,温凉兼进,令全方不寒不燥,理气化痰以和胃,胃气和降则胆郁得舒,痰浊得去则胆无邪扰,如是则复其宁谧,诸症自愈。

【运用】

1. 辨证要点:本方为治疗胆郁痰扰所致不眠、惊悸、呕吐以及眩晕、癫痫的常用方。临床应用以心烦不寐,眩悸呕恶,苔白腻,脉弦滑为辨证要点。

2. 现代运用:本方常用于神经官能症、急慢性胃炎、消化性溃疡、慢性支气管炎、美尼尔氏综合征、更年期综合征、癫痫、斑秃等属胆郁痰扰者。

【实验研究】

温胆汤组方中各中药不同的化学成分有不同的美容作用。氧化是肌肤衰老的最大威胁。饮食不健康、日晒、压力、环境污染等都能让肌肤自由基泛滥,从而产生面色黯淡、缺水等氧化现象。半夏中的β-谷甾醇对氧自由基具有较强的抗氧化作用,因此,半夏具有较强的抗衰老作用。日本的研究发现,陈皮中的维生素C、钙质、柠檬酸、食物纤维等营养含量,都比其他的果肉高出数十倍。此外,陈皮含有大量的多酚,比番茄的抗氧化能力高5倍。因此,服用陈皮有很好的抗氧化效果,可以帮助女性保持肌肤年轻。苏丹等在探讨陈皮提取液抗衰老作用的实验研究中发现,EP可延长果蝇寿命和增强其飞翔能力,提高果蝇头部SOD活性,并降低氧化脂质含量。在古代美容方中茯苓的使用频率很高,养生美容学家把它当作重要的美容补品用于驻颜去皱,悦泽润肤。现代医学研究资料表明,茯苓含三萜类成分茯苓酸、乙酰茯苓酸、多糖成分β-茯苓聚糖、β-茯苓聚糖分解酶、脂肪酶、胆碱、卵磷脂、腺嘌呤、组氨酸、树胶、甲壳质,以及钾、钠、镁、锰、氯等多种元素。茯苓不仅能显著提高人体免疫功能,而且可使毛细血管中氧合血红蛋白释放更多的氧,供给组织细胞(包括皮肤、黏膜、毛发等)足够的氧,延缓细胞衰老,使细胞迅速再生,滋润皮肤,增加弹性和光泽,从而起到增强青春活力和美容的作用。于凌等研究表明,茯苓可能是通过提高皮肤中羟脯氨酸的含量来延缓皮肤衰老。甘草中含有的黄酮类成分有明显的抗氧化作用,其抗氧化能力与维生素E比较接近,可清除多种自由基和抑制脂褐素生成,促进抗氧化防御系统等多种功能,具有改善机体微循环、调节机体内分泌系统、升高红细胞数、增强体质、延缓衰老、减轻色素沉着等作用。甘草含有蛋白质和多种氨基酸、脂类、多糖类、果酸、维生素类、微量元素等,这多种物质协同对皮肤、毛发有营养保湿作用,可以消除黑斑,防止皮肤粗糙,并对损伤的皮肤、毛发有修复作用。生姜中所含的姜辣素和二苯基庚烷类化合物均具有很强的抗氧化和清除自由基作用。生姜辣素对心脏、心血管有刺激作用,可以加速血液流动,促使排汗,带走体内多余的热量,具有排毒、养颜、减肥的作用。现代药理研究表明,大枣中的铁和钙等矿物质能促进造血,防治贫血,使肤色红润。大枣还含有丰富的维生素 C、P 和环磷酸腺苷,能促进皮肤细胞代谢,促进皮下血液循环,防止色素沉着,使皮肤白皙细腻,毛发光润,面部皱纹平整,达到美白祛斑、护肤美颜的效果。枳实中含有的成分新橙皮苷可抑制毛细血管脆性,对损伤所致紫斑有康复作用;枳实水浸液有阻止肥大细胞脱颗粒作用,可以抑制过敏反应的发生。竹茹提取物的黄酮化合物等成分能促进皮肤细胞增殖,并可增强皮肤细胞的抗氧化能力,竹茹提取物可作为延缓皮肤衰老的活性物;竹茹提取物对脂联素的生成有很好的抑制作用,脂联素是一种人体内脂肪细胞激素,对它的抑制可减少和控制体内脂肪的积累,因此竹茹提取物可用于减肥。姚凤云等研究表明,加味温胆汤口服给药可使高脂饲料引起的营养性肥胖模型大鼠的体重明显减轻,血清 TC、TG、LDL 含量明显降低,血清 HDL 含量明显升高,显著降低大鼠脂肪指数,增加全视野的脂肪细胞数量,缩小脂肪细胞体积。表明该药具有对抗高脂饲料所致的营养性肥胖的发生,同时也间接表明,中医的"痰"与西医的"脂肪"之间具有一定的相关性,从而为该药临床应用提供了更加坚实的实验依据。[姚凤云,石强,王炳志,等.加味温胆汤抗大鼠营养性肥胖的实验研究.四川中医,2009,27(8):13-15]

【临床报道】

温胆汤加减治疗儿童单纯性肥胖症 30 例,取得了较好的疗效。一般资料:30 例中,男 19 例,女 11 例,年龄 7～13 岁。诊断:单纯性肥胖症儿童体型是痰湿之体,四肢肥胖,以上臂及股部为明显,并在腹部、股部及肩部脂肪积聚。体重超过标准体重 20％者为轻度肥胖,超过 30％～50％者为中度肥胖,超过 50％以上者为重度肥胖。需与内分泌异常所引起的肥胖鉴别。治疗方法:半夏、竹茹、枳实、茯苓各 6 g,黄连 3 g,大黄 3～6 g,陈皮 9 g,生姜 3 片,大枣 2 枚。气虚力乏者去黄连、竹茹,加连翘 6 g,黄芪 12 g,党参、白术各 6 g;苔腻湿重者加栝蒌、苍术、厚朴各 6 g。水煎服,日 1 剂,10 日为 1 个疗程。间歇 5 日,开始下一个疗程。治疗结果:30 例中,除 2 例不能坚持服用中药,体重无明显改变外,其余 28 例在坚持服用中药 2～3 个疗程后体重均有不同程度减轻,最低减轻 3 kg,最多减轻 8 kg。配合体育锻炼及合理饮食,半年内体重无反弹。[李淑霞.温胆汤加减治疗儿童单纯性肥胖症.江西中医药,2003,34(248):25]

【验案举例】

杜某,女,48 岁,2001 年 5 月 8 日初诊。自述 2 月前发现其后脑勺偏右处约拇指大无发。投医数家,均诊断为"斑秃",内服外擦均未见效,且秃面日渐增大,头顶亦见两处秃面。自以为患了不治之症,情绪紧张,导致失眠。查患者头顶部有两处秃面,分别为 2.5 cm× 1.5 cm 和 2 cm×2 cm,后脑勺偏右处的秃面已增至 4 cm×3 cm;表情苦闷,失眠多梦,头昏晕,胸闷食少;苔白腻,脉弦滑。治拟理气化痰,解郁宁神。遂用温胆汤加味:竹茹 10 g,陈皮

10 g,半夏 10 g,枳实 10 g,茯苓 20 g,远志 10 g,柏子仁 10 g,酸枣仁 10 g,川芎 10 g,夜交藤 15 g,合欢皮 15 g,甘草 3 g。2 剂,水煎服。5 月 12 日二诊:服上方 2 剂,能入睡,头仍晕。原方加钩藤,1 剂。5 月 16 日三诊:见黄白细软之发新生,胸闷头晕等症状缓解。继服 3 剂。5 月 27 日四诊:见新发白者转黄,黄者转黑,且由细变粗,由软变硬,长约 1～3 cm。嘱患者再服 3 剂,同时施以情志疏导。追访,现已满头青丝,未见病态。[朱家利.温胆汤治女性痰郁阻滞型斑秃.河南中医,2002,22(1):50]

茯苓丸(治痰茯苓丸)

《是斋百一选方》,录自《全生指迷方》

【组成】　茯苓 一两(30 g)　　枳壳 半两(15 g),麸炒去瓤　　半夏 二两(60 g) 风化朴硝 一分(0.3 g)

【用法】　上四味为末,生姜自然汁煮糊为丸,如梧桐子大,每服三十丸(6 g),生姜汤下。(现代用法:为末,姜汁糊丸,每服 6 g,生姜汤或温开水送下;作汤剂,加生姜水煎去渣,风化硝溶服,用量按原方比例酌定。)

【功用】　燥湿行气,软坚化痰。

【主治】　痰伏中脘,流注经络证。两臂疼痛或抽掣,不得上举,或左右时复转移,或两手麻木,或四肢浮肿,舌苔白腻,脉沉细或弦滑。

【方解】　方中以半夏燥湿化痰为君,茯苓健脾渗湿为臣,两者合用,既消已生之痰,又杜绝生痰之源。佐以枳壳理气宽中,有气顺则痰消之意。然中脘之伏痰,非一般化痰药所能及,故又佐以软坚润下之风化朴硝,取其消痰破结,与半夏相合,一燥一润,一辛一咸,意在消解顽痰,相制为用;与茯苓相伍,可从二便分消结滞之伏痰。更以姜汁糊丸,姜汤送服,既能开胃化痰,又可兼制半夏毒性。诸药配伍,标本兼顾,消下并用,不治四肢,但以丸剂渐消缓化中脘伏痰。俾脾运复健,自然流于四肢之痰亦潜消默运,实属"治病求本"之方。

【运用】

1. 辨证要点:本方主治痰伏中脘,流注经络之证。临床应用以两臂疼痛,舌苔白腻、脉沉细或弦滑为辨证要点。

2. 现代运用:本方常用于上肢血管性水肿、慢性支气管炎、颈椎病、前列腺增生症,以及多发性疖肿、银屑病、白癜风、结节性痒疹等皮肤疾病属顽痰停伏者。

【实验研究】

茯苓丸中各中药不同的化学成分有不同的美容作用。氧化是肌肤衰老的最大威胁。饮食不健康、日晒、压力、环境污染等都能让肌肤自由基泛滥,从而产生面色黯淡、缺水等氧化现象。半夏中的 β-谷甾醇对氧自由基具有较强的抗氧化作用,因此,半夏具有较强的抗衰老作用。在古代美容方中茯苓的使用频率很高,养生美容学家把它当作重要的美容补品用于驻颜去皱,悦泽润肤。现代医学研究资料表明,茯苓含三萜类成分茯苓酸、乙酰茯苓酸、多糖成分 β-茯苓聚糖、β-茯苓聚糖分解酶、脂肪酶、胆碱、卵磷脂、腺嘌呤、组氨酸、树胶、甲壳质,以及钾、钠、镁、锰、氯等多种元素。茯苓不仅能显著提高人体免疫功能,而且可使毛细血管中氧合血红蛋白释放更多的氧,供给组织细胞(包括皮肤、黏膜、毛发等)足够的氧,延缓细胞衰老,使细胞迅速再生,滋润皮肤,增加弹性和光泽,从而起到增强青春活力和美容的作用。于凌等研究表明,茯苓可能是通过提高皮肤中羟脯氨酸的含量来延缓皮肤衰老。生姜中所含的姜辣素和二苯基庚烷类化合物均具有很强的抗氧化和清除自由基作用。生姜辣素对心脏、心血管有刺激作用,可以加速血液流动,促使排汗,带走体内多余的热量,具有排毒、养颜、减肥的作用。枳壳中含有的成分新橙皮苷可抑制毛细血管脆性,对损伤所致紫斑具有康复作用;枳壳水浸液有阻止肥大细胞脱颗粒作用,可以抑制过敏反应的发生。

【临床报道】

茯苓丸药虽四味,然组方紧凑,功用不凡。有健脾燥湿,化痰软坚之功,以消顽痰,善祛皮里膜外之痰浊而著称。根据"百病皆由痰作祟"、"怪病多痰"等古之遗训,常用于疑难之皮肤疾患,辨证属湿痰壅滞,脾运失健者,辄取本方,随证加减,收效明显。司在和将其用于治疗多发性疖肿、银屑病、白癜风、结节性痒疹等皮肤疾病取得了较好的疗效。[司在和.指迷茯苓丸在皮肤病中的运用.四川中医,1992,(7):45-46]

【验案举例】

唐某,皮肤出现红斑、丘疹、皮屑,反复发作已3年。后不断增多,瘙痒,搔抓后层层银白色鳞屑,冬重夏轻。近年皮疹发作频繁,四季皆然。已用乙双吗啉、恩肤霜等药调治,皮疹不再出现,但药后白细胞数降至2×10^3/L。停药后,皮疹较前更为加重。检查:头皮、胸背、四肢伸侧呈硬币状红斑,大小不一,上布银白色鳞屑,薄膜及点状出血皆为阳性。舌苔薄腻,脉细滑。诊断:银屑病。辨证属脾虚失运,阴液不足,湿痰内阻,肌肤失于滋润。以指迷茯苓丸加减。服10剂后,痛痒明显减轻,新皮疹不再出现,旧皮疹颜色由红转为淡白色。宗原法继进15剂后,疹消病愈。[王洪然.指迷茯苓丸在临床的应用.中国医药指南,2010,8(2):35-36]

第二节　清热化痰

适应证

热痰证。症见咳吐黄痰,咯吐不利,舌红苔黄腻,脉滑数,以及由痰热所致的胸痛、眩晕、惊痫等。

药物配伍

多以胆南星、瓜蒌等清热化痰药为主,配伍理气药,如枳实、陈皮等组成方剂。

代表方

清气化痰丸、小陷胸汤、滚痰丸。

清气化痰丸

《医方考》

【组成】　陈皮 去白　　杏仁 去皮尖　　枳实 麸炒　　黄芩 酒炒　　瓜蒌仁 去油　茯苓 各一两(各30 g)　　胆南星　　制半夏 各一两半(各45 g)

【用法】　姜汁为丸。每服6 g,温开水送下。(现代用法:以上八味,除瓜蒌仁霜外,其余黄芩等七味粉碎成细粉,与瓜蒌仁霜混匀,过筛。另取生姜100 g,捣碎加水适量,压榨取汁,与上述粉末泛丸,干燥,即得。每服6～9 g,一日2次;小儿酌减。亦可作汤剂,加生姜水煎服,用量按原方比例酌减。)

【功用】 清热化痰,理气止咳。

【主治】 痰热咳嗽。咳嗽气喘,咯痰黄稠,胸膈痞闷,甚则气急呕恶,烦躁不宁,舌质红,苔黄腻,脉滑数。

【方解】 方中胆南星苦凉,瓜蒌仁甘寒,均长于清热化痰,瓜蒌仁尚能导痰热从大便而下,二者共为君药。制半夏虽属辛温之品,但与苦寒之黄芩相配,一化痰散结,一清热降火,既相辅相成,又相制相成,共为臣药。治痰者当须降其火,治火者必须顺其气,故佐以杏仁降利肺气以宣上,陈皮理气化痰以畅中,枳实破气化痰以宽胸。茯苓健脾渗湿,以杜生痰之源,亦为佐药。使以姜汁为丸,用为开痰之先导。诸药合用,化痰与清热、理气并进,俾气顺则火降,火清则痰消,痰消则火无所附,诸症悉除。

【运用】

1. 辨证要点:本方为治疗痰热咳嗽的常用方。临床应用以咯痰黄稠,胸膈痞闷,舌红苔黄腻,脉滑数为辨证要点。

2. 现代运用:本方可用于肺炎、急性支气管炎、慢性支气管炎急性发作等属痰热内结者。

【实验研究】

清气化痰丸组方中各中药不同的化学成分有不同的美容作用。氧化是肌肤衰老的最大威胁。饮食不健康、日晒、压力、环境污染等都能让肌肤自由基泛滥,从而产生面色黯淡、缺水等氧化现象。半夏中的 β-谷甾醇对氧自由基具有较强的抗氧化作用,因此,半夏具有较强的抗衰老作用。日本的研究发现,陈皮中的维生素 C、钙质、柠檬酸、食物纤维等营养含量,都比其他的果肉高出数十倍。此外,陈皮含有大量的多酚,比番茄的抗氧化能力高 5 倍。因此,服用陈皮有很好的抗氧化效果,可以帮助女性保持肌肤年轻。苏丹等在探讨陈皮提取液抗衰老作用的实验研究中发现,EP 可延长果蝇寿命和增强其飞翔能力,提高果蝇头部 SOD 活性,并降低氧化脂质含量。在古代美容方中茯苓的使用频率很高,养生美容学家把它当作重要的美容补品用于驻颜去皱,悦泽润肤。现代医学研究资料表明,茯苓含三萜类成分茯苓酸、乙酰茯苓酸、多糖成分 β-茯苓聚糖、β-茯苓聚糖分解酶、脂肪酶、胆碱、卵磷脂、腺嘌呤、组氨酸、树胶、甲壳质,以及钾、钠、镁、锰、氯等多种元素。茯苓不仅能显著提高人体免疫功能,而且可使毛细血管中氧合血红蛋白释放更多的氧,供给组织细胞(包括皮肤、黏膜、毛发等)足够的氧,延缓细胞衰老,使细胞迅速再生,滋润皮肤,增加弹性和光泽,从而起到增强青春活力和美容的作用。于凌等研究表明,茯苓可能是通过提高皮肤中羟脯氨酸的含量来延缓皮肤衰老。生姜中所含的姜辣素和二苯基庚烷类化合物均具有很强的抗氧化和清除自由基作用。生姜辣素对心脏、心血管有刺激作用,可以加速血液流动,促使排汗,带走体内多余的热量,具有排毒、养颜、减肥的作用。现代研究证明,苦杏仁中所含的脂肪油可使皮肤角质层软化,润燥护肤,有保护神经末梢血管和组织器官的作用,并可抑杀细菌。此外,被酶水解所生成的 HCN 能够抑制体内的活性酪氨酸酶,消除色素沉着、雀斑、黑斑等,从而达到美容的效果。枳实中含有的成分新橙皮苷可抑制毛细血管脆性,对损伤所致紫斑具有康复作用;枳实水浸液有阻止肥大细胞脱颗粒作用,可以抑制过敏反应的发生。黄芩可抑制紫外线照射所致的皮肤脂质过氧化,防治皮肤的光损伤。华晓东等人的实验结果表明,黄芩具有明显的抗过敏作用,并可明显拮抗组胺,同时具有一定的抗炎作用。瓜蒌富含油脂,能滋润肌肤,祛皯除皱,提高机体免疫功能,有瘦身美容之功效。

【验案举例】

李某,女,27岁,2002年6月7日初诊。口气有味两年余,甚为苦恼。经口腔科、耳鼻喉科检查,未见异常。用过多种含化片,效果不明显。诊见:口臭明显,闷闷不乐,纳食欠佳,大便不爽,自觉全身不适;舌质红、苔薄黄黏,脉滑数。证属痰火内蕴中焦,灼腐上溢。治宜清火化痰,利气通腑。方用清气化痰丸加减。处方:全瓜蒌、栀子各15g,黄芩、胆南星、陈皮、炒苦杏仁、枳实、佩兰各12g,茯苓、姜半夏各9g。5剂,每天1剂,水煎服。二诊:药后口臭明显减轻,大便畅利,自觉全身舒畅,舌质红苔薄白,脉滑。上方继服5剂。药后口气无臭,纳食转佳,全身无不适,痊愈。嘱清淡饮食,生活有节。[李文海,燕凯萍.清气化痰丸新用.新中医,2003,35(5):70]

小 陷 胸 汤

《伤寒论》

【组成】　黄连 一两(6g)　　　半夏 半升(12g),洗　　　瓜蒌 大者一枚(20g)

【用法】　上三味,以水六升,先煮瓜蒌,取三升,去滓,内诸药,煮取二升,去滓,分温三服。(现代用法:先煮瓜蒌,后纳他药,水煎温服。)

【功用】　清热化痰,宽胸散结。

【主治】　痰热互结证。胸脘痞闷,按之则痛,或心胸闷痛,或咳痰黄稠,舌红苔黄腻,脉滑数。

【方解】　方中全瓜蒌甘寒,清热涤痰,宽胸散结,用时先煮,意在"以缓治上"而通胸膈之痹。臣以黄连苦寒泄热除痞,半夏辛温化痰散结。两者合用,一苦一辛,体现辛开苦降之法;与瓜蒌相伍,润燥相得,是为清热化痰、散结开痞的常用组合。

【运用】

1. 辨证要点:本方为治疗痰热结胸的常用方。临床应用以胸脘痞闷,按之则痛,舌红苔黄腻,脉滑数为辨证要点。

2. 现代运用:急性胃炎、胆囊炎、肝炎、冠心病、肺心病、急性支气管炎、胸膜炎、胸膜粘连、带状疱疹等属痰热互结心下或胸膈者,均可用本方加味治疗。

【实验研究】

小陷胸汤组方中各中药不同的化学成分有不同的美容作用。氧化是肌肤衰老的最大威胁。饮食不健康、日晒、压力、环境污染等都能让肌肤自由基泛滥,从而产生面色黯淡、缺水等氧化现象。半夏中的β-谷甾醇对氧自由基具有较强的抗氧化作用,因此,半夏具有较强的抗衰老作用。黄连的水提物不但对小鼠红细胞溶血和脂质过氧化具有明显的抑制作用,还具有极强的清除超氧化和羟基自由基的活性,因此具有抗衰老作用。瓜蒌富含油脂,能滋润肌肤,祛皯除皱,提高机体免疫功能,有瘦身美容之功效。

【临床报道】

韩庆捷以小陷胸汤加味治疗带状疱疹、乳腺小叶增生属痰热蕴结体内者,取得了较满意的疗效。[韩庆捷.小陷胸汤临床新用.陕西中医,1992,13(2):77]

【验案举例】

丁某,女,35 岁,工人,1986 年 5 月 10 日初诊。半年前发觉左乳内有一硬结,因不痛而未介意,后因邻居妇女患乳腺癌手术治疗,内心生疑惴惴不安。不时用手摸弄乳内硬结,渐至口苦心烦,脘闷纳呆,硬结增生而痛。查体:左侧乳内左上方可触及 3.5 cm×3 cm 硬结,推之可移动,压痛明显,中等硬度,舌质红,舌尖有瘀点,苔黄厚,脉滑数。诊断:乳腺增生。证属痰瘀滞乳,蕴而化热。处方:川黄连 6 g,半夏 12 g,全瓜蒌 30 g,丹参 15 g,生牡蛎 30 g,昆布 30 g,大贝母 9 g,香附 6 g,通草 3 g。水煎服,1 日 1 剂。9 剂后硬结明显缩小,仅有花生米大小,已不痛。上方去川黄连加连翘 12 g,复进 6 剂,硬结消失。随访至今未见复发。[李成贤,李阳.小陷胸汤临床应用举隅.吉林中医药,1993,(6):33]

滚 痰 丸

《泰定养生主论》,录自《玉机微义》

【组成】 大黄 酒蒸　　片黄芩 酒洗净 各八两(各 240 g)　　礞石 一两(30 g),捶碎,同焰硝一两,投入小砂罐内盖之,铁线缚定,盐泥固济,晒干,火煅红,候冷取出　　沉香 半两(15 g)

【用法】 上为细末,水丸如梧桐子大。每服四五十丸,量虚实加减服,清茶、温水送下,临卧食后服。(现代用法:水泛小丸,每服 8～10 g,日 1～2 次,温开水送下。)

【功用】 泻火逐痰。

【主治】 实热老痰证。癫狂昏迷,或惊悸怔忡,或不寐怪梦,或咳喘痰稠,或胸脘痞闷,或眩晕耳鸣,大便秘结,苔黄厚腻,脉滑数有力。

【方解】 方中以礞石为君,取其咸能软坚,质重沉坠,功专下气坠痰,兼可平肝镇惊,为治顽痰之要药。臣以苦寒之大黄,荡涤实热,开痰火下行之路。佐以黄芩苦寒泻火,消除痰火之源;沉香降逆下气,亦即治痰必先顺气之法。方中大黄、黄芩用量独重,一清上热之火,一开下行之路,有正本清源之意,"得礞石、沉香,则能迅扫直攻老痰巢穴,浊腻之垢而不少留,滚痰之所以名也"《医宗金鉴·删补名医方论》。四药配合,确为降火逐痰之峻剂。

礞石入药须用火硝煅制,《本草问答》谓:"礞石坠降,必用火硝煅过,其性始发,乃能降痰,性烈而速,燥降之品也。"在服法上要求临睡用温开水送过咽,令药在咽膈间徐徐而下,使药力缓缓而发,是峻药缓用之义。

【运用】

1. 辨证要点:本方为治疗实热老痰证的常用方。临床应用以癫狂惊悸,大便干燥,苔黄厚腻,脉滑数有力为辨证要点。

2. 现代运用:本方常用于中风、精神分裂症、癫痫、偏头痛、神经官能症、湿疹等属实火顽痰胶固者。

【实验研究】

滚痰丸方中各中药不同的化学成分有不同的美容作用。现代医学证明,大黄对金黄色葡萄球菌、链球菌及多种皮肤真菌有显著作用,同时大黄能调节肌肤油脂分泌,促进细胞的新陈代谢,改善青春痘肌肤的不良状况,帮助有效祛除青春痘,淡化痘印、痘痕;大黄还具有降脂减肥的作用,大黄可降低总胆固醇、三酰甘油、低密度脂蛋白、极低密度脂蛋白及过氧化脂质水平。桑氏等对大黄的抗衰老效果和作用机理进行研究,结果发现大黄可增强小鼠血中超氧化物歧化酶(SOD)、谷胱甘肽过氧化物酶(GSH-Px)活性,使过氧化脂质(LPO)含量降低,其中尤以中、高剂量给药组作用明显。因此,认为大黄可能具有延缓衰老的作用。黄芩可抑制紫外线照射所致的皮肤脂质过氧化,防治皮肤的光损伤。华晓东等人的实验结果表明,黄芩具有明显的抗过敏作用,并可明显拮抗组胺,同时具有一定的抗炎作用。沉香的有效成分 2-苯乙基色酮类具有不同程度的抗过敏作用。

【临床报道】

秦冰亭等用滚痰丸治疗单纯性肥胖病胃热湿阻证 65 例,取得了较好的疗效。临床资料:根据全国第五届肥胖病研究学术会制定的单纯性肥胖病的诊断及疗效评定标准,选择符合标准并经中医辨证为胃热湿阻或兼挟痰热的单纯性肥胖病患者。本组 130 例患者均来自门诊,按就诊顺序的先后随机分为治疗组和对照组。治疗组男性 30 例,女性 35 例;年龄 35～58 岁;病程 5～15 年,平均 8 年;属轻度肥胖 18 例,中度肥胖 32 例,重度肥胖 15 例;合并其他疾病者 21 例。对照组男性 28 例,女性 37 例;年龄 38～60 岁,平均 45 岁;病程 5～18 年,平均 10 年;属轻度肥胖 20 例,中度肥胖 28 例,重度肥胖 17 例;合并其他疾病者 18 例。治疗组和对照组在性别、年龄、病程、病情轻重及合并症等方面,经统计学处理,$P>0.05$。治疗方法:治疗组给予滚痰丸。药物组成:煅礞石、熟大黄、黄芩、沉香,每次 6 g,每天 2～3 次,饭前 30 分钟服。患者每日保持 2～3 次大便,据此调整药量。对照组给予芬氟拉明。服法为第 1 周每天 40 mg(早晚餐前 20 分钟各服 20 mg),第 2～4 周每天 60 mg(早中晚餐前 20 分钟各服 20 mg),第 5～6 周每天 80 mg(早中餐前 20 分钟各服 20 mg,晚餐前 20 分钟服 40 mg),第 9～10 周递减剂量为每天 60 mg,第 11 周每天 40 mg,第 12 周每天 20 mg。服药期间,患者在保证营养的前提下,适当减少主食,增食蔬菜水果,不吃零食,禁吃高糖高脂饮食,并适当增加活动量。疗程以 3 个月为 1 个疗程,所有病例观察时间均为 1 个疗程。观察临床症状改善情况;进行标准体重、体重指数、脂肪百分率的测定;进行血脂、肝功能、血压测定。疗效标准,显效:临床症状消失或基本消失,体重下降≥30%,脂肪百分率下降≥5,体重指数下降≥4;有效:临床症状明显减轻,体重下降 25%～29%,脂肪百分率下降 3～<5,体重指数下降≥2～<4;无效:临床症状无明显改善,体重下降未达到 25%,脂肪百分率下降未达到 3,体重指数下降未达到 2。结果:滚痰丸组显效 26 例,有效 33 例,无效 6 例,总有效率 90.77%;芬氟拉明组显效 45 例,有效 15 例,无效 5 例,总有效率 92.31%。两组比较,滚痰丸组和芬氟拉明组在显效例数和总有效率上有显著差异($P<0.01$)。远期疗效:对治疗有效病例进行问卷式信访。治疗组随访 56 例,停药后复发者:0.5～1 年 4 例(7.14%),1～1.5 年 14 例(25%),累计 18 例(32.14%);对照组 50 例,分别为 6 例(12%),24 例(48%),累计 30 例(60%)。二组对比,对照组明显高于治疗组($P>0.01$)。不良反应:服滚痰丸的 65 例,经治疗前后检测对比肝功能无明显损害,只有部分患者有排便前轻度腹痛,排便后腹痛消失。服芬氟拉明患者有 12% 出现较重的头晕、嗜睡、乏力、眼压增高等副作用,其中有 3 人因副反应严重而停药,未列入统计。通过观察对比临床疗效确切,滚痰丸有效率与国际公认的减肥药芬氟拉明相似($P>0.05$),且远期疗效优于后者($P<0.01$),亦无明显副作用,观察中还发现滚痰丸有一定的降血脂、降血压作用。[秦冰亭,贾远怀,张铮.滚痰丸治疗单纯性肥胖病胃热湿阻证 65 例.中国中医药科技,2001,8(4):263-264]

【验案举例】

张某,男,16 岁,2003 年 4 月 2 日初诊。全身泛发皮疹,反复不愈 11 年。5 岁时初发上肢集簇性小丘疱疹,搔抓后渗黄水。继后范围扩大,遍及颜面、胸腹、四肢。曾在附近省、市多方医治,诊为"湿疹",但疗效不佳。刻诊:胸腹、四肢内侧可见成片红斑、丘疹及集簇性丘疱疹,渗水糜烂,抓痕结痂,部分呈暗褐色,瘙痒无度,神情痛苦;纳差,厌油腻,便软不爽;脉弦滑而缓,苔白腻。证属中医之浸淫疮,西医称泛发性湿疹。为脾虚湿泛,水毒走窜,浸淫肌肤所致。治当健脾渗湿,解毒燥湿。然扶案沉思,"怪病多为痰作祟",此渗水淋漓,结痂晦暗,岂非有形之"痰"耶? 虽体弱年幼,病之根本确为痰湿水毒为患。且久病多痰多瘀,不用重剂攻逐痰瘀湿毒,仅循常规辨治,恐难奏效。处方:① 礞石滚痰丸 4 g,日 2 次。② 苍术10 g,白术 10 g,茯苓 30 g,猪苓 15 g,薏苡仁 30 g,扁豆 10 g,茵陈蒿 15 g,地肤子 15 g,蛇床子10 g,黄连 6 g,干姜 8 g,凌霄花 10 g,玫瑰花 10 g,红花 10 g,日 1 剂,水煎服。③ 苦参 18 g,黄柏 18 g,黄连 10 g,土茯苓 30 g,水煎外洗,日 2 次。治疗 7 天,大见功效,瘙痒减轻,渗水减少,大便爽,日 1~2 次,纳食增。继续治疗 2 周,皮疹消退 2/3,精神较佳。停用外洗,继以原法,共治 6 周,皮疹痊愈。仍嘱礞石滚痰丸 3 g,间日 1 次,人参健脾丸 9 g,日 2 次,再服 1 月。随访 1 年未复发。[王占华.礞石滚痰丸治疗疑难病验案举例.中医药信息,2006,23(1):33-34]

第三节　润燥化痰

适应证

燥痰证。症见咳嗽甚或呛咳,咯痰不爽,或痰黏成块,或痰中带血,胸闷胸痛,口鼻干燥,舌干少津,苔干,脉涩等。

药物配伍

临证组方多以润肺化痰药如贝母、瓜蒌等为主,常配伍生津润燥药物如天花粉,以及宣肺利气之品如桔梗等。

代表方

贝母瓜蒌散。

贝母瓜蒌散
《医学心悟》

【组成】　贝母　一钱五分(4.5 g)　　瓜蒌　一钱(3 g)　　花粉　茯苓　橘红桔梗　各八分(各 2.5 g)

【用法】　水煎服。

【功用】　润肺清热,理气化痰。

【主治】　燥痰咳嗽。咳嗽呛急,咯痰不爽,涩而难出,咽喉干燥哽痛,苔白而干。

【方解】　方中贝母苦甘微寒,润肺清热,化痰止咳;瓜蒌甘寒微苦,清肺润燥,开结涤痰,与贝母相须为用,是为润肺清热化痰的常用组合,共为君药。臣以天花粉,既清降肺热,又生津润燥,可助君药之力。痰因湿聚,湿自脾来,痰又易阻滞气机。无论湿痰抑或燥痰,皆须配伍橘红理气化痰、茯苓健脾渗湿,此乃祛痰剂配伍通则。但橘红温燥、茯苓渗利,故用量颇轻,少佐于贝母、瓜蒌、花粉等寒性药中,则可去性存用,并能加强脾运、输津以润肺燥。桔梗宣肺化痰,且引诸药入肺经,为佐使药。全方清润宣化并用,肺脾同调,而以润肺化痰为主,且润肺而不留痰,化痰又不伤津,如此则肺得清润而燥痰自化,宣降有权而咳逆自平。

【运用】

1. 辨证要点:本方为治疗燥痰证的常用方。临床应用以咳嗽呛急,咯痰难出,咽喉干燥,苔白而干为辨证要点。

2. 现代运用:本方可用于治疗肺结核、肺炎、乳腺增生等属燥痰证者。

【实验研究】

贝母瓜蒌散组方中各中药不同的化学成分有不同的美容作用。贝母是极名贵的中药美容药物,对肌肤具有极佳的亲和力与渗透能力,能渗入肌肤内部激活细胞自身平衡修护能力,有效消除氧自由基,缓解肌肤干燥紧绷的状况,促进肌肤的新陈代谢,细胞再生。瓜蒌富含油脂,能滋润肌肤,祛奸除皱,提高机体免疫功能,有瘦身美容之功效。日本的研究发现,陈皮中的维生素 C、钙质、柠檬酸、食物纤维等营养含量,都比其他的果肉高出数十倍。此外,陈皮含有大量的多酚,比番茄的抗氧化能力高 5 倍。因此,服用陈皮有很好的抗氧化效果,可以帮助女性保持肌肤年轻。苏丹等在探讨陈皮提取液抗衰老作用的实验研究中发现,EP 可延长果蝇寿命和增强其飞翔能力,提高果蝇头部 SOD 活性,并降低氧化脂质含量。在古代美容方中茯苓的使用频率很高,养生美容学家把它当作重要的美容补品用于驻颜去皱,悦泽润肤。现代医学研究资料表明,茯苓含三萜类成分茯苓酸、乙酰茯苓酸、多糖成分 β-茯苓聚糖、β-茯苓聚糖分解酶、脂肪酶、胆碱、卵磷脂、腺嘌呤、组氨酸、树胶、甲壳质,以及钾、钠、镁、锰、氯等多种元素。茯苓不仅能显著提高人体免疫功能,而且可使毛细血管中氧合血红蛋白释放更多的氧,供给组织细胞(包括皮肤、黏膜、毛发等)足够的氧,延缓细胞衰老,使细胞迅速再生,滋润皮肤,增加弹性和光泽,从而起到增强青春活力和美容的作用。于凌等研究表明,茯苓可能是通过提高皮肤中羟脯氨酸的含量来延缓皮肤衰老。桔梗具有调血脂和抗肥胖作用,桔梗抗肥胖作用是通过桔梗皂苷类成分抑制胰脂肪酶活性来抑制对食物脂肪的吸收。桔梗和当归等中草药配合,不仅对面部色素斑有较好疗效,而且可单独用于皮肤的增白剂。研究证明,桔梗总皂苷和 PD 抑制酪氨酸酶活性的作用强。因此,桔梗皂苷作为美白护肤的活性成分得到广泛应用。

【临床报道】

张文平用贝母瓜蒌散合逍遥散加减治疗单纯乳腺增生 100 例,取得了较好的疗效。临床资料:150 例病例均来自我院乳腺病门诊,随机分为两组。对照组 50 例,年龄 20~50 岁,病程最短 3 个月,最长 3 年。治疗组 100 例,年龄 17~48 岁,病程最短 1 个月,最长 3 年。临床主要症状为乳房疼痛,以单侧多见,起初为弥漫性隐痛、钝痛、胀痛,后逐渐变为局限性刺痛或剧痛,疼痛可放射到腋窝甚至肩背部。疼痛大多有周期性,月经前期明显,经期后减轻或消失,少数疼痛为非周期性。体检时病人乳房内可触及片状、结节状、条索状肿块,有压痛,最大 2 cm×3 cm,中等硬度,与皮肤无粘连。所有病例经彩超、钼靶或红外线检查,确诊为单纯乳腺增生。两组病例在性别、年龄等方面经统计学分析差异无统计学意义($P>$

0.05),具有可比性。治疗方法:对照组口服乳癖消,每次 6 片,每日 3 次,20 天为 1 个疗程。治疗组口服逍遥散合贝母瓜蒌散加减,药物组成:柴胡 6 g,当归 10 g,白芍 10 g,白术 15 g,茯苓 15 g,瓜蒌 20 g,贝母 10 g。每日 1 剂,水煎早晚分服,月经干净后连服 20 天,20 剂为 1 个疗程。随证加减:乳房结块明显者加穿山甲、牡蛎、海藻、昆布、半夏;乳房胀痛甚者加元胡、郁金、陈皮、丝瓜络、通草。疗效标准:参照《中药新药临床研究指导原则》中单纯乳腺增生疗效标准拟定,在月经干净后 3～7 天复查。治愈:乳房疼痛及肿块消失。显效:局部疼痛明显减轻,增生变薄,较前缩小 2/3 以上。无效:疼痛减轻,肿块较前无明显变化。结果:对照组 50 例中,治愈 11 例,显效 17 例,无效 22 例,总有效率 56%;治疗组 100 例中,治愈 61 例,显效 36 例,无效 3 例,总有效率 97%,与对照组比较有显著差异($P<0.01$)。[张文平.逍遥散合贝母瓜蒌散加减治疗单纯乳腺增生 100 例临床观察.临床研究与经验,2009,10(5):51]

第四节　温化寒痰

适应证

　　寒痰证。症见咳吐白痰,胸闷脘痞,气喘哮鸣,畏寒肢冷,舌苔白腻,脉弦滑或弦紧等。

药物配伍

　　临证多以温化寒痰药如干姜、细辛、白芥子、半夏等为主组方。

代表方

　　三子养亲汤。

三子养亲汤

《皆效方》,录自《杂病广要》

　　【组成】　紫苏子(9 g)　　白芥子(9 g)　　莱菔子(9 g)(原书未著剂量)

　　【用法】　上药各洗净,微炒,击碎。看何证多,则以所主者为君,余次之。每剂不过三钱(9 g),用生绢小袋盛之,煮作汤饮,代茶水啜用,不宜煎熬太过。(现代用法:三药微炒,捣碎,布包微煮,频服。)

　　【功用】　温肺化痰,降气消食。

　　【主治】　痰壅气逆食滞证。咳嗽喘逆,痰多胸痞,食少难消,舌苔白腻,脉滑。

　　【方解】　方中白芥子温肺化痰,利气散结;苏子降气化痰,止咳平喘;莱菔子消食导滞,下气祛痰。三药相伍,各有所长,白芥子长于豁痰,苏子长于降气,莱菔子长于消食,临证当视痰壅、气逆、食滞三者之孰重孰轻而定何药为君,余为臣佐。

　　对于方中三药的炮制,原书要求"微炒、击碎",可防止辛散耗气,减少辛味对咽喉、肺胃的不良刺激,尤能使莱菔子由生用性升变为性降下气;捣碎则利于有效成分煎出。在用法上,每剂不过三钱,布包微煎,代茶频服,可使药力缓行。

　　【运用】

　　1. 辨证要点:本方为治疗痰壅气逆食滞证的常用方。临床运用以咳嗽痰多,食少胸痞,舌苔白腻,脉滑为辨证要点。

2. 现代运用:本方常用于顽固性咳嗽、慢性支气管炎、支气管哮喘、肺心病、扁平疣等属痰壅气逆食滞者。

【实验研究】

三子养亲汤组方中各中药不同的化学成分有不同的美容作用。有研究结果表明,苏子具有抗衰老作用,白芥子脂肪油能增强小鼠肝脏内 SOD 活性,降低 LPO 含量以及抑制心、脑组织中脂褐素的生成,即有清除自由基、抑制脂质过氧化的作用。Inaka Y. 曾报道,白芥子的醇提取物对毛发生长有显著的促进作用。白芥子含有丰富的不饱和脂肪酸,这可能是白芥子促进毛发生长的原因之一。药理研究表明,莱菔子所含的亚油酸、亚麻酸等不饱和脂肪酸,能使皮肤光滑,头发黑而亮;莱菔子所含的亚麻酸,对棕色脂肪组织有刺激作用,促进棕色组织粒体的活性,消耗过多的热量而使人体减肥;莱菔子所含的黄酮类是一种有效的自由基清除剂,能减少细胞内脂褐素的蓄积,消除面部黑色素的沉着,改善皮肤弹性,减少或消除面部皱纹,使面部滋润、柔嫩,白发减少或返黑;莱菔子所含的植物甾醇,对皮肤有很好的渗透性,可保持皮肤表面水分,促进皮肤新陈代谢,抑制皮肤炎症,可防日晒红斑和皮肤老化,还有生发和养发的功能;莱菔子所含的维生素 C,是一种强抗氧化剂,能有效地清除体内有害的自由基,滋润肌肤,增加肌肤弹性。

【临床报道】

三子养亲汤治疗扁平疣 66 例,取得了较好的疗效。临床资料:全部病例均为 2001 年 1 月至 2004 年 12 月门诊患者,其中男性 36 例,女性 30 例;年龄 8～42 岁,平均 21.5 岁;病程最短 1 个月,最长 17 个月;发病于面部 39 例,合并其他部位 25 例。药物组成:莱菔子、白芥子、紫苏子各 50 g,糯米、赤砂糖(红糖)各 250 g。制备:分别将三子炒至表面微鼓,有爆裂声,香气逸出时,取出摊凉。再将糯米炒至表面鼓起,有爆裂声,微具焦斑,取出摊凉。将炒好的莱菔子、白芥子、紫苏子与糯米混匀,粉碎机粉碎,过筛,加入赤砂糖混匀,装入棕色瓶,干燥保存。用量与用法:加工好的药粉分 10 日服用,每日 2 次,饭后 1 小时吞服。每 10 日为 1 疗程。疗效统计标准:皮损全部消退为痊愈;皮损消退>70% 为显效;皮损无改变为无效。全部病例服用 1～2 个疗程后,痊愈 49 例,显效 8 例,无效 9 例,总有效率 86%。体会:三子养亲汤来源于《韩氏医通》,功能顺气降逆,化痰消食。用三子养亲汤治疗扁平疣,为钟丽英医师祖传几代用法,疗效确切,且临床上也未见报道。作者认为,扁平疣为外邪侵扰肌表所致,而肺主宣发和肃降,外合皮毛,三子养亲汤功善顺气降逆、调理肺气,可把卫气、水谷精微和津液输布体表,荣养肌肤与皮毛,使皮肤致密,则抗御外邪的能力就增强,故三子养亲汤治疗扁平疣能屡获良效。实践证明,此方治疗扁平疣简便、快捷、价廉、效佳,值得临床推广应用。[刘英.三子养亲汤治疗扁平疣 66 例.浙江中医杂志,2006,41(2):90]

【验案举例】

李某,女,17 岁。1976 年春遍身渐突起赘瘤,从躯干蔓延至四肢。除头面及手足掌外,无处不生。夏秋之际逐渐变大。经中西医诊治未效。望其形体瘦削,面色萎黄,资生之肉瘤疙瘩大者如奶头,小如豆粒,躯干密集多于四肢。以手扣之,柔软下垂,不痒不痛。疲倦乏力,胸闷气促,腹部微胀。脉象濡弱无力,苔微白腻。此乃脾虚不能为胃行其津液,于是聚而成湿,停而成痰,痰湿积聚日久,渗透于皮里膜外,赘生而出。夏秋之际,属长夏湿土司令,脾因湿困而更虚,致使赘瘤变化长大。诊为痰湿为患。拟除湿化痰,先治其标。用大剂量三子养亲汤:白芥子60g,莱菔子40g,紫苏子30g。服药5剂,肉瘤萎缩,胸闷气促消失,腹仅时觉微胀,消化力增强。再将原方合陈平汤加味:白芥子40g,莱菔子30g,苏子18g,法夏9g,茯苓15g,苍术6g,厚朴12g,陈皮9g,赤芍9g,甘草6g。又服5剂,赘瘤已消大半,腹胀完全消失,并有易饥感。仍予三子养亲汤合健脾化痰的六君子汤,佐以活血化瘀之品:白芥子24g,莱菔子20g,苏子18g,党参15g,白术9g,法夏9g,茯苓15g,陈皮9g,当归9g,赤芍9g,甘草6g。服7剂后,症状消失,皮肤尚留有皱纹痕迹。后以健脾的六君子汤加减10余剂巩固疗效。半年后皮肤痕迹基本消失,唯赘生肉瘤处肤色微黯黑。[杜贵森.三子养亲汤治愈皮肤赘瘤.四川中医,1985,(7):56-57]

第五节　化痰熄风

适应证

内风挟痰证。症见眩晕头痛,或发癫痫,甚则昏厥、不省人事,舌苔白腻,脉弦滑等。

药物配伍

临证组方常以平肝熄风药与化痰药如天麻、半夏、胆南星、僵蚕、竹沥为主,配伍健脾祛湿药物如茯苓、白术等。

代表方

半夏白术天麻汤。

半夏白术天麻汤

《医学心悟》

【组成】　半夏　一钱五分(4.5g)　　天麻　茯苓　橘红　各一钱(各3g)　　白术三钱(9g)　甘草　五分(1.5g)

【用法】　生姜一片,大枣二枚,水煎服。

【功用】　化痰熄风,健脾祛湿。

【主治】　风痰上扰证。眩晕,头痛,胸膈痞闷,恶心呕吐,舌苔白腻,脉弦滑。

【方解】　方中半夏燥湿化痰,降逆止呕;天麻平肝熄风,而止头眩,两者合用,为治风痰眩晕头痛之要药。李杲在《脾胃论》中说:"足太阴痰厥头痛,非半夏不能疗,眼黑头眩,风虚内作,非天麻不能除",故以两味为君药。以白术、茯苓为臣,健脾祛湿,能治生痰之源。橘红燥湿化痰,理气和胃,俾气顺则痰消。使以甘草和中调药。煎加姜、枣以调和脾胃,生姜兼制半夏之毒。综观全方,风痰并治,标本兼顾,但以化痰熄风治标为主,健脾祛湿治本为辅。

本方亦系二陈汤加味而成,在原燥湿化痰的基础上,加入健脾燥湿之白术、平肝熄风之天麻,而组成化痰熄风之剂。

《医学心悟·头痛》条,另有一半夏白术天麻汤,较本方多蔓荆子三钱,白术减为一钱,治痰厥头痛,胸膈多痰,动则眩晕之证。

【运用】

1. 辨证要点:本方为治风痰眩晕、头痛的常用方。临床应用以眩晕头痛,舌苔白腻,脉弦滑为辨证要点。

2. 现代运用:本方常用于耳源性眩晕、高血压病、神经性眩晕、癫痫、面神经瘫痪、荨麻疹等属风痰上扰者。

【实验研究】

半夏白术天麻汤组方中各中药不同的化学成分有不同的美容作用。氧化是肌肤衰老的最大威胁。饮食不健康、日晒、压力、环境污染等都能让肌肤自由基泛滥,从而产生面色黯淡、缺水等氧化现象。半夏中的β-谷甾醇对氧自由基具有较强的抗氧化作用,因此,半夏具有较强的抗衰老的作用。白术含挥发油,主要为苍术醇、苍术酮,并含有维生素 A 等。白术对皮肤有美白作用,能有效控制或阻止黑色素的生成,并能提高免疫功能,具有明显的抗衰老作用。生姜中所含的姜辣素和二苯基庚烷类化合物均具有很强的抗氧化和清除自由基作用。生姜辣素对心脏、心血管有刺激作用,可以加速血液流动,促使排汗,带走体内多余的热量,具有排毒、养颜、减肥的作用。生姜还含一种类似水杨酸的化合物,相当于血液的稀释剂和抗凝剂,对降血脂、降血压、预防心肌梗塞有特殊作用。因此,生姜可防衰老。现代药理研究表明,大枣中的铁和钙等矿物质,能促进造血,防治贫血,使肤色红润。大枣还含有丰富的维生素 C、P 和环磷酸腺苷,能促进皮肤细胞代谢,促进皮下血液循环,防止色素沉着,使皮肤白皙细腻,毛发光润,面部皱纹平整,达到美白祛斑、护肤美颜的效果。在古代美容方中茯苓的使用频率很高,养生美容学家把它当作重要的美容补品,用于驻颜去皱、悦泽润肤。现代医学研究资料表明,茯苓含三萜类成分茯苓酸、乙酰茯苓酸、多糖成分 β-茯苓聚糖、β-茯苓聚糖分解酶、脂肪酶、胆碱、卵磷脂、腺嘌呤、组氨酸、树胶、甲壳质,以及钾、钠、镁、锰、氯等多种元素。茯苓不仅能显著提高人体免疫功能,而且可使毛细血管中氧合血红蛋白释放更多的氧,供给组织细胞(包括皮肤、黏膜、毛发等)足够的氧,延缓细胞衰老,使细胞迅速再生,滋润皮肤,增加弹性和光泽,从而起到增强青春活力和美容的作用。于凌等研究表明,茯苓可能是通过提高皮肤中羟脯氨酸的含量来延缓皮肤衰老。甘草中含有的黄酮类成分有明显的抗氧化作用,其抗氧化能力与维生素 E 比较接近,具有清除多种自由基和抑制脂褐素生成,促进抗氧化防御系统等多种功能,还有改善机体微循环、调节机体内分泌系统、升高红细胞数、增强体质、延缓衰老、减轻色素沉着等作用。甘草含有蛋白质和多种氨基酸、脂类、多糖类、果酸、维生素类、微量元素等,这多种物质协同对皮肤、毛发有营养保湿作用,可以消除黑斑,防止皮肤粗糙,并对损伤的皮肤、毛发有修复的作用。日本的研究发现,陈皮中的维生素 C、钙质、柠檬酸、食物纤维等营养含量,都比其他的果肉高出数十倍。此外,陈皮含有大量的多酚,比番茄的抗氧化能力高 5 倍。因此,服用陈皮有很好的抗氧化效果,可以帮助女性保持肌肤年轻。孔小卫等研究表明,连续 42 天给小鼠颈背皮下连续注射 5% D-半乳糖可造成亚急性衰老模型,通过检测模型小鼠血清和细胞中的抗氧化酶活性和脂质过氧化物含量,结果发现,模型小鼠无论血清还是脏器组织,其超氧化物歧化酶(SOD)、过氧化氢酶(CAT)、谷胱甘肽过氧化物酶(GSH-Px)活性均显著下降,而 MDA 含量明显上升。而灌服天麻多糖 32 天后,衰老模型小鼠上述各项指标均有明显改善或接近正常水平。由此可见,天麻多糖可能是通过清除过量的自由基,降低 MDA 的含量,起到延缓细胞衰老的作用。高脂血症是指血浆或血清中一种或多种脂质浓度超过正常值高限的状态,根据本病的发病特点和临床表现,主要与中医的"痰证"、"湿阻"、"肥胖"等相关。实验研究表明,半夏白术天麻汤可降低高脂血症小鼠模型的 TC、TG、LDL-C,具有降脂减肥的作用。[马飞,李军,李冬,等.半夏白术天麻汤化痰降脂的动物实验研究.新疆中医药,2010,28(1):32-33]

【临床报道】

半夏白术天麻汤治疗产后失血头痛,取得了较好的疗效。一般资料:共收治产后失血(失血量 500～1600 mL)伴头痛者 55 例,年龄 20～32 岁,平均 26 岁;病程 8 小时～7 天,平均 2 天。治疗方法:予李东垣半夏白术天麻汤加减。药用:天麻 10 g,制半夏 10 g,黄芪 20 g,人参 6 g,白术 15 g,苍术 10 g,陈皮 10 g,泽泻 12 g,茯苓 15 g,鹿角片 12 g,代赭石(先煎)30 g,当归 12 g,川芎 10 g。水煎服,日 1 剂。服药 3 剂后评定疗效。结果:55 例中痊愈(服药后头痛完全缓解,连续观察无复发)49 例,有效(服药后头痛缓解,但停药 6 小时后又复发;或头痛发作次数减少,疼痛程度减轻,头痛时间缩短)6 例,无无效者(服药后头痛症状无显著改善)。[孟立红,司继娟.半夏白术天麻汤加减治疗产后失血头痛 55 例.中国中医急症,2002,(5):336]

【验案举例】

胡某,男,41 岁,农民,2001 年 3 月 12 日初诊。主诉:全身瘙痒,起风团,反复发作 4 年。现病史:患者于 4 年前因酒后遇冷出现全身瘙痒,起风团,抓搔后融合成片,寝食难安。经中西药治疗(药物不详)后症状消失,半月后又出现上述症状,经治疗后好转。从此以后,反复出现上述症状,两次发作间隔最长不超过 2 个月。且随发病次数增加,治疗效果越来越差,严重时一次病程超过 1 个月而不愈,痛苦异常。近半月来奇痒难耐,全身密布风团块,经中西药反复治疗不见好转而来求治。现症:全身密布风团,高出于皮肤,色苍白,无脱屑,无渗出物。伴眩晕恶心,胃脘满闷,食欲减退,反酸,吐清水,形寒肢冷,夜寐不安,体胖。舌质淡胖、苔白厚腻,脉弦滑。西医诊断:慢性荨麻疹。中医诊断:瘾疹。病机分析:素体肥胖,又被酒湿所困,故易于痰湿为患,出现眩晕、恶心、食欲减退、吐清水等症;痰湿泛于肌肤,与风邪相搏,肌肤功能不能正常发挥,故反复出现瘾疹、瘙痒、久治不愈;痰湿困脾,中阳被阻,故胃脘满闷,形寒肢冷。辨证:饮泛肌肤,痰湿困脾,并夹风邪。治则:化痰饮,温脾阳,佐以祛风。方用李氏半夏白术天麻汤去黄柏加蝉蜕。处方:法半夏 9 g,陈皮 9 g,白术 12 g,天麻 9 g,苍术皮 9 g,党参 6 g,茯苓 15 g,泽泻 8 g,黄芪 8 g,干姜 1 g,麦芽 12 g,神曲 10 g,蝉蜕 6 g。每日 1 剂,水煎服。服 3 剂痒即大减,诸症显著好转。服至第 8 剂诸症消失。嘱其续服 10 剂,巩固疗效。随访 2 年未再发。[胡益利.李东垣半夏白术天麻汤临床应用举隅.江西中医药,2005,36(276):59]

小　结

祛痰剂共选方9首,按功用分为燥湿化痰、清热化痰、润燥化痰、温化寒痰,以及化痰熄风五类。

1. 燥湿化痰　二陈汤有燥湿化痰、理气和中的作用,为治痰的基础方剂,主治湿痰内阻的咳嗽痰多等证。温胆汤功能理气化痰,和胃利胆,主治胆郁痰扰之心烦不眠,呕吐呃逆,以及癫狂等证。茯苓丸具有燥湿行气,软坚化痰,主治痰停中脘所致的臂痛,或两手疲软,四肢浮肿等。

2. 清热化痰　清气化痰丸清热化痰,理气止咳,主治痰热内结,咳嗽痰稠色黄之证。小陷胸汤能清热化痰,宽胸散结,主治痰热互结胸脘的小结胸病。滚痰丸善能泻火逐痰,主治实热老痰所致的惊悸癫狂,怔忡昏迷,以及其他种种怪证。

3. 润燥化痰　贝母瓜蒌散具有润肺化痰之功,主治肺经燥痰所致的咳嗽痰稠,咯之不爽,涩而难出,咽喉干燥之证。

4. 温化寒痰　三子养亲汤温肺化痰,降气止咳之力较胜,兼能消食,多用治痰壅气逆食滞之咳嗽喘逆,食少难消者。

5. 化痰熄风　半夏白术天麻汤燥湿化痰与平肝熄风并用,善治风痰上扰的眩晕呕吐,以及痰厥头痛。

复习思考题

1. 祛痰剂为何要配伍健脾、理气药?
2. 试述二陈汤的组方原理,临证如何加减变化?
3. 试述温胆汤的主治证候及配伍意义。
4. 贝母瓜蒌散为润燥化痰剂,为何配伍温燥、渗利药?
5. 祛痰剂可用于治疗哪些皮肤疾病?

（吴施国）

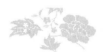

·第二十二章·

消 食 剂

✦含义

　　凡以消食药为主组成,具有消食健脾或消痞化积作用,治疗食积停滞的方剂,统称消食剂。属于"八法"中的"消法"。

✦适应证

　　本章主要论述食积内停的治法与方剂。食积之病,多因饮食不节、暴饮暴食,或脾虚饮食难消所致。

　　1. 食积内停证。本证多因饮食不节,暴饮暴食所致。若饮食过度,食积内停,气机不畅,则脘腹痞满胀痛;脾胃升降失职,浊阴不降,则嗳腐吞酸,恶食呕逆;清气不升,则大便泄泻等。

　　2. 脾胃虚弱,食积内停之证。本证因脾虚胃弱,运化失常,食积停滞,郁而生热所致。脾胃纳运无力,故见食少难消,大便溏薄;气血生化不足,则倦怠乏力,脉象虚弱;食积阻滞气机,生湿化热,故脘腹痞闷,苔腻微黄。

✦分类

　　消食化滞、健脾消食。

✦使用注意

　　1. 食积内停,易使气机阻滞,而气机阻滞,又可导致积滞不化。故消导剂中又常配伍理气药,使气行而积消。

　　2. 其他尚有兼寒或化热之异,处方用药亦应有温清之别。

　　3. 消导剂虽较泻下剂缓和,但毕竟属于攻伐之剂,故不宜久服,纯虚无实者禁用。

第一节　消食化滞

适应证

　　食积内停之证。症见胸脘痞闷,嗳腐吞酸,恶食呕逆,腹痛泄泻等。

药物配伍

　　常用消食药如山楂、神曲、莱菔子、麦芽等为主组成方剂。食积易阻气机,又容易生湿化热,因此常配伍理气、化湿、清热之品。

代表方

保和丸、枳实导滞丸。

保 和 丸

《丹溪心法》

【组成】 山楂 六两(180 g) 神曲 二两(60 g) 半夏 茯苓 各三两(各90 g) 陈皮 连翘 莱菔子 各一两(各30 g)

【用法】 上为末,炊饼为丸,如梧桐子大,每服七八十丸(9 g),食远白汤下。(现代用法:共为末,水泛为丸,每服6～9 g,温开水送下;亦可水煎服,用量按原方比例酌减。)

【功用】 消食和胃。

【主治】 食滞胃脘证。脘腹痞满胀痛,嗳腐吞酸,恶食呕逆,或大便泄泻,舌苔厚腻,脉滑。

【方解】 本方证因饮食不节,暴饮暴食所致。方中重用酸甘性温之山楂为君,消一切饮食积滞,长于消肉食油腻之积;神曲甘辛性温,消食健胃,长于化酒食陈腐之积;莱菔子辛甘而平,下气消食除胀,长于消谷面之积,共为臣药,三药同用,消各种食物积滞。食积易于滞气、生湿、化热,故以半夏、陈皮辛温,理气化湿,和胃止呕;茯苓甘淡,健脾利湿,和中止泻;连翘味苦微寒,既可散结以助消积,又可清解食积所生之热,均为佐药。诸药配伍,使食积得化,胃气得和,热清湿去,诸症自除。

【运用】

1. 辨证要点:本方为治疗一切食积之常用方。临床应用以脘腹胀满,嗳腐厌食,苔厚腻,脉滑为辨证要点。

2. 现代运用:本方常用于急慢性胃炎、急慢性肠炎、消化不良、婴幼儿腹泻、痤疮等属食积内停者。

【临床报道】

保和丸加减治疗儿童痤疮35例,取得了较好的疗效。一般资料:共收集35例患者。其中男21例,女14例;年龄最小者2个月,最大者12岁,平均年龄6.5岁;病程最短者15天,最长者1.5年。临床特点:① 皮损:有红斑、丘疹,散在黑头脂栓,偶有白色脓头。② 部位:以前额、两颊和颌下为主。③ 舌、脉象:舌质红或淡红,苔薄黄,脉数或弱。药物及服用方法:山楂12 g,神曲6 g,法半夏6 g,茯苓9 g,陈皮6 g,连翘6 g,莱菔子6 g。加减:若面黄食少,大便溏,舌黄苔薄脉虚者,加白术、山药;若见疹色红或有痒痛,舌红苔薄黄者,加枇杷叶、桑白皮;若先天禀赋不足,疹色红,伴有心烦、失眠多梦,舌红少苔或薄黄苔,脉数或细数阴虚火旺之相,加旱莲草、女贞子;伴脓头粉刺者加鱼腥草、蒲公英;病程久者加丹参、牡丹皮。服法:2个月～3岁者,上方用量减半;8～12岁者,上方可酌情加量。每日1付,水煎服。结果:痊愈18例,显效12例,无效5例,有效率85.7%。[李杰,陈信生,赵国玺.保和丸加减治疗儿童痤疮35例.河南中医,2001,21(6):64-65]

【验案举例】

范某,男,40岁,职员,2000年10月2日初诊。全身皮肤剧烈瘙痒反复5年余,一年前曾在北京某医院查出过敏源有100余种,甚至对番茄、韭菜等蔬菜也过敏。用药无数,不见好转,患者异常痛苦。诊时全身瘙痒,疹块隐隐不显,心烦失眠,面白,舌苔垢腻,脉滑数。用保和丸加味：山楂 10 g，神曲、制半夏、防风各 12 g，炒白术、党参、茯苓、当归各 15 g，陈皮、莱菔子、蝉蜕各 6 g，连翘 9 g，全蝎 2 g（研吞）。1 天 1 剂，水煎服。共服 17 剂，症状消失。按："脾胃一乱，百病由生"，本例病属病久脾胃虚弱，运化失司，宿食内停，湿浊内生，郁于肌肤而发。治用保和丸为主，酌加白术、党参健脾益气，以助运化，防风、蝉蜕祛风止痒，当归、全蝎养血活血，熄风止痒。[张银萍.保和丸治顽疾 3 则.陕西中医，2006,27(12):1583]

枳实导滞丸
《内外伤辨惑论》

【组成】　大黄 一两(30 g)　　枳实 麸炒　　神曲 炒 各五钱(各 15 g)　　茯苓 去皮　黄芩 去腐　　黄连 拣净　　白术 各三钱(各 9 g)　　泽泻 二钱(6 g)

【用法】　上为细末，汤浸蒸饼为丸，如梧桐子大，每服五十至七十丸，温开水送下，食远，量虚实加减服之。（现代用法：共为细末，水泛小丸，每服 6～9 g，温开水送下，每日 2 次。）

【功用】　消导化积，清热利湿。

【主治】　湿热食积证。脘腹胀痛，下痢泄泻，或大便秘结，小便短赤，舌苔黄腻，脉沉有力。

【方解】　本方证因湿热食滞，内阻胃肠所致。方中以苦寒之大黄为君，攻积泻热，使积热从大便而下；以苦辛微寒之枳实为臣，行气消积，除脘腹之胀满，佐以苦寒之黄连、黄芩，清热燥湿，又可厚肠止痢；茯苓、泽泻甘淡，渗利水湿而止泻；白术甘苦性温，健脾燥湿，使攻积而不伤正；神曲甘辛性温，消食化滞，使食消则脾胃和。诸药相伍，积去食消，湿去热清，诸症自解。此方用于湿热食滞之泄泻、下痢时，亦属"通因通用"之法。

【运用】

1. 辨证要点：本方为治疗湿热食积，内阻胃肠证的常用方。临床应用以脘腹胀满，大便失常，苔黄腻，脉沉有力为辨证要点。

2. 现代运用：本方常用于胃肠功能紊乱、慢性痢疾、湿疹等属湿热积滞者。

【验案举例】

乔某，男，44 岁，2004 年 3 月 14 日初诊。肛周顽固瘙痒 20 余年。病起于 20 年前，冬夜暴食后受风寒而致。近 10 余年来，逐年加重，夜不能寐，曾以肛周湿疹多方治疗，无明显效果。刻诊：面色晦滞，精神不安，肛周瘙痒难忍，夜不能寐，肛周皮肤增厚、潮湿，严重时烦躁，腹胀，畏寒，口疮频生，大便每日 2～3 次，黏滞不爽。舌绛、苔根部厚，脉沉而濡数。辨证属湿热停积肠道，久而伤及脾阳营阴。治以祛湿清热导滞，拟枳实导滞丸加减。药用：枳实、大黄(后下)各 10 g，黄芩、黄连各 8 g，干姜 5 g，泽泻、云苓各 6 g，厚朴、焦术、苦参各 9 g，土茯苓 20 g。3 剂，每日 1 剂，水煎服。连服 3 剂后瘙痒明显减轻，夜能稍寐。继以上方加党参 9 g、生地 12 g、白鲜皮 12 g。加减进退 60 余剂，诸症渐愈。为防复发，予益气健脾养阴之丸药收功。[花亚历，刘爱萍.枳实导滞丸治验 2 则.山西中医增刊，2004,(20):62-63]

第二节　健脾消食

适应证

脾胃虚弱，食积内停之证。症见脘腹痞满，不思饮食，面黄体瘦，倦怠乏力，大便溏薄等。

药物配伍

常选用消食药如山楂、神曲、麦芽等,配伍益气健脾药如人参、白术、山药等为主组方。

代表方

健脾丸、枳实消痞丸、葛花解醒汤。

健 脾 丸

《证治准绳》

【组成】　白术 二两半(75 g),炒　　木香 另研　　黄连 酒炒　　甘草 各七钱半(各22 g)　　白茯苓 二两(60 g),去皮　　人参 一两五钱(45 g)　　神曲 炒　　陈皮　　砂仁　　麦芽 炒取面　　山楂 取肉　　山药　　肉豆蔻 面裹煨热,纸包槌去油 各一两(各30 g)

【用法】　上为细末,蒸饼为丸,如绿豆大,每服五十丸,空心服,一日二次,陈米汤下。(现代用法:共为细末,糊丸或水泛小丸,每服 6～9 g,温开水送下,每日 2 次。)

【功用】　健脾和胃,消食止泻。

【主治】　脾虚食积证。食少难消,脘腹痞闷,大便溏薄,倦怠乏力,苔腻微黄,脉虚弱。

【方解】　本方证因脾虚胃弱,运化失常,食积停滞,郁而生热所致。本方重用白术、茯苓为君,健脾祛湿以止泻。人参、山药益气补脾,以助苓、术健脾之力;神曲、麦芽消食和胃,除已停之积,共为臣药。木香、砂仁、陈皮皆芳香之品,功能理气开胃,醒脾化湿,既可解除脘腹痞闷,又使全方补而不滞;肉豆蔻温涩,合山药以涩肠止泻;黄连清热燥湿,可清解食积所化之热,皆为佐药。甘草补中和药,是为佐使之用。诸药合用,使脾健则泻止,食消则胃和,诸症自愈。

本方的配伍特点是:补气健脾药与消食行气药同用,为消补兼施之剂,以达补而不滞,消不伤正之目的。因方中含四君子汤及山药等益气健脾之品居多,故补重于消,且食消脾自健,故方名"健脾"。

【运用】

1. 辨证要点:本方为治疗脾虚食滞之常用方。临床应用以脘腹痞闷,食少难消,大便溏薄,苔腻微黄,脉虚弱为辨证要点。

2. 现代运用:本方常用于慢性胃肠炎、消化不良、慢性荨麻疹、慢性湿疹及丘疹性荨麻疹等属脾虚食滞者。

【临床报道】

王锁杏将健脾丸用于属脾虚证的各种皮肤病,屡获良效。主要用于慢性荨麻疹、慢性湿疹及丘疹性荨麻疹等易复发的疾病。湿邪性重浊、黏滞,其致病变常缠绵留着,不易速去,为以上诸病的特征。因此,其病本在于脾虚湿滞,每遇风、热、湿等外邪时诱发。健脾丸中四君子汤和砂仁、肉豆蔻、陈皮、木香、山药共同醒脾、理脾、健脾,并渗湿、化湿、燥湿,神曲、麦芽、山楂消食健胃、助健脾,黄连清热燥湿,还可防止药的温燥,可谓切中以上诸病的发病病机,用之为治本之法,故在治疗和预防以上诸病的复发上能起到较好的作用,且用药简便。此方不失为治疗皮肤病的一种良药。[王锁杏.健脾丸在皮肤科的应用.陕西中医,2002,23(6):556-557]

【验案举例】

和某,女,43岁,1998年9月7日初诊。皮肤反复发痒,出风团3年。3年来,每受凉或受风即感皮肤发痒并出现风团,服扑尔敏等西药时症状消失。此次又因遇凉风而复发月余,风团时隐时显,伴神疲懒动,饮食、二便正常。查见形体肥胖,全身皮肤散在淡红色风团,皮肤划痕征阳性,舌淡红、苔腻微黄,脉弱。诊断为慢性荨麻疹。辨证为脾虚证,给健脾丸9g,日3次,并嘱注意保暖、防风。3天后改为日2次,连服半月。回访3年未复发。[王锁杏.健脾丸在皮肤科的应用.陕西中医,2002,23(6):556-557]

枳实消痞丸(失笑丸)

《兰室秘藏》

【组成】 干生姜 炙甘草 麦芽曲 白茯苓 白术 各二钱(各6g) 半夏曲 人参 各三钱(各9g) 厚朴 四钱(12g),炙 枳实 黄连 各五钱(各15g)

【用法】 上为细末,汤浸蒸饼为丸,如梧桐子大,每服五、七十丸,白汤下,食远服。(现代用法:共为细末,水泛小丸或糊丸,每服6~9g,饭后温开水送下,日2次;亦可改为汤剂,水煎服。)

【功用】 消痞除满,健脾和胃。

【主治】 脾虚气滞,寒热互结证。心下痞满,不欲饮食,倦怠乏力,大便不畅,苔腻而微黄,脉弦。

【方解】 本方证因脾胃素虚,升降失职,寒热互结,气壅湿聚所致。方中枳实苦辛微寒,行气消痞为君,厚朴苦辛而温,行气除满为臣,二者合用,以增行气消痞除满之效。黄连苦寒,清热燥湿而除痞,半夏曲辛温散结而和胃,又少佐干姜辛热,温中祛寒,三味相伍,辛开苦降,平调寒热,共助枳、朴行气开痞除满之功;麦芽甘平,消食和胃;人参、白术、茯苓、炙甘草(四君子汤)益气健脾,祛湿和中,共为佐药。炙甘草还兼调药之用,亦为使药。全方用药有消有补,有寒有热,体现了消补兼施,辛开苦降的配伍特点。

本方是从半夏泻心汤和枳术汤化裁而成。方中枳实、厚朴用量独重,故着重于行气消痞。且黄连用量大于干姜,其病当属热多寒少之证。较之健脾丸,虽皆属消补兼施之剂,但前方补重于消,本方则消重于补。虚实有轻重,消补有主次,处方用药,务使消积不伤正,扶正不助满,以收祛邪扶正之功。

【运用】

1. 辨证要点:本方为治疗脾虚气滞,寒热互结之心下痞满证之常用方。临床应用以心下痞满,食少倦怠,苔腻微黄为辨证要点。

2. 现代运用:本方常用于慢性胃炎、慢性支气管炎、胃肠神经官能症、便秘等属脾虚气滞,寒热互结者。

【临床报道】

便秘是大便秘结不通,排便时间延长,或欲大便而艰涩不畅的一种病症。便秘会增加体内毒素,导致机体新陈代谢紊乱、内分泌失调及微量元素不均衡,从而出现皮肤色素沉着、瘙痒、面色无华、毛发枯干,并产生黄褐斑、青春痘及痤疮等。因此,中医治疗便秘的方药具有美容的功效。陈辉等采用枳实消痞丸治疗便秘89例,取得了较好的疗效。一般资料:本组80例患者均为排除肠道器质性病变,并且符合慢性便秘罗马Ⅱ诊断标准。男32例,女48

例;平均年龄(61.6±3.1)岁;病程 5 个月~21 年,平均 5.7 年。治疗方法:所有患者均采用枳实消痞丸化裁治疗。基本方:枳实 30 g,黄连 10 g,厚朴 15 g,炒白术 30 g,法半夏 20 g,黄芪 60 g,党参 30 g,干姜 10 g,炙甘草 10 g,桔梗 20 g,槟榔 15 g。腹胀满甚者加木香 15 g、陈皮 10 g。每日 1 剂,水煎,分 2~3 次口服,14 天为 1 疗程。治疗期间停其他泻药,忌辛辣温燥食物。结果:痊愈 67 例,显效 7 例,有效 4 例,无效 2 例,总有效率 97.5%。随访 10 例,8 例 1 年未复发,2 例半年未复发,远期疗效较好。80 例中,服药最多者 30 剂,最少者 7 剂。[陈辉,魏锦慧.枳实消痞丸化裁治疗慢性便秘的临床分析.吉林中医药,2008,28(10):728]

【验案举例】

项某,女,3 岁,1989 年 1 月 6 日初诊。患儿 2 岁半时发病为疳,多方医治未效,继而双目生翳畏光,中度浮肿,颜面及下肢尤甚;口腔糜烂,腹胀便溏,烦躁不安,查体温 38℃;舌赤、苔微黄,脉细数而滑。证属脾胃阳虚,土失健运,致水饮内停。治宜温补脾胃,行气利水。药用:炒枳实、厚朴、人参、茯苓、白术、半夏、泽泻、山药各 9 g,黄连、桂枝各 5 g,鸡内金 6 g,玄参、炒二芽各 10 g。2 剂后,浮肿渐消,羞明畏光好转。续用上方去桂枝,加炒扁豆 10 g。又服 2 剂,浮肿全消,翳去目睁,唯口腔糜烂未痊。复用上方去泽泻,加车前子、木通各 6 g,金银花 10 g。3 剂服完,诸症悉除而告痊愈。[王恩浩.枳实消痞丸治小儿疳疾.四川中医,1992,(12):47]

葛花解醒汤

《内外伤辨惑论》

【组成】　木香　五分(1.5 g)　　人参　去芦　　猪苓　去皮　　白茯苓　　橘皮　去白,各一钱五分(各 4.5 g)　　白术　　干生姜　　神曲　炒黄　　泽泻　各二钱(各 6 g)　青皮　三分(1 g)　　缩砂仁　　白豆蔻仁　　葛花　各五钱(各 15 g)

【用法】　上为极细末,和匀,每服三钱匕,白汤调下,但得微汗,酒病去矣。(现代用法:共为极细末,和匀,每服 9 g,温开水调下;或作汤剂,水煎服。)

【功用】　分消酒湿,理气健脾。

【主治】　酒积伤脾证。眩晕呕吐,胸膈痞闷,食少体倦,小便不利,大便泄泻,舌苔腻,脉滑。

【方解】　本方证因嗜酒中虚,湿伤脾胃所致。方中葛花为君,甘寒芳香,长于解酒醒脾,其性轻清发散,能使酒湿从表而解;臣以神曲消食和胃,尤善消酒食陈腐之积;蔻仁、砂仁理气开胃醒脾,以除痞闷,增食欲;二苓、泽泻渗湿止泻,引酒湿从小便而去;饮酒过多,必伤脾胃,故又以人参、白术补中健脾,干姜温运化湿;木香、青皮、陈皮理气疏滞,以上共为佐药。诸药合用,酒湿得去,诸症自解。

【运用】

1. 辨证要点:本方为治疗酒积伤脾证之常用方。临床应用以眩晕呕吐,胸膈痞闷,食少体倦,小便不利等为辨证要点。

2. 现代运用:本方常用于饮酒过量致醉,或嗜酒成性者或嗜酒中虚,湿伤脾胃所致的荨麻疹等。

【验案举例】

陈某,男,33 岁,个体业主,1999 年 3 月 5 日初诊。酒后全身瘙痒,搔之红斑隆起,堆累成片,忽隐忽显,反复 2 年。曾经中西药多方治疗,症状未见好转。日前饮酒,瘾疹又发,瘙痒不断;舌红,苔黄微腻,脉弦。此为酒湿动火生风为患。药投青皮、陈皮各 5 g,木香、人参、白术、茯苓、猪苓、泽泻、砂仁(冲)、白蔻仁、神曲、苦参各 10 g,葛根(代葛花)、白鲜皮、地肤子各 15 g,生甘草 3 g。3 剂,每日 1 剂,分 2 次煎服。3 天后来述,服药 1 剂,是日晚与友人饮酒,瘾疹未发。继服 5 剂以善后。按:酒为辛热之品,多饮则动火生风遂致瘾疹之患。李时珍指出:"醉卧当风,则成癞风。"用葛花解醒汤健脾燥湿,升阳祛风,伍以白鲜皮、地肤子、苦参之品,除热化湿以解酒毒。[胡臻.葛花解醒汤的临床运用.安徽中医临床杂志,2000,12(3):230]

小　结

　　消食剂共选方 5 首,按其功效分为消食化滞和健脾消食两类。

　　1. 消食化滞　保和丸消食和胃,是消食化积的通用方,主治一切食积之脘痞腹胀,恶食嗳腐等症。枳实导滞丸能行气攻积,泄热导滞,兼能祛湿,适用于湿热食积内阻肠胃之脘腹胀痛,下痢泄泻,或大便秘结,小便短赤,舌苔黄腻,脉沉有力等症。

　　2. 健脾消食　健脾丸为消补兼施,以补为主之剂,主治脾虚食滞之食少难消,脘腹痞闷,大便溏薄,苔腻微黄,脉象虚弱等症。枳实消痞丸行气消痞,健脾和胃,消中有补,主治虚实相兼,寒热错杂,气壅湿聚之心下痞满,不欲饮食,倦怠乏力,大便不调等症。葛花解醒汤分消酒食,理气健脾,主治酒积伤脾所致的眩晕呕吐,胸膈痞闷,食少体倦,小便不利,大便泄泻,舌苔腻,脉滑等证。

复习思考题

1. 消导剂与泻下剂均能攻积导滞,二者应如何区别运用?
2. 保和丸、健脾丸均能消食,通过其组成意义说明二方的使用原则。
3. 健脾丸与枳实消痞丸均为消补兼施之剂,其配伍特点有什么不同?怎样鉴别应用?
4. 健脾丸与参苓白术散均有补脾止泻之功,临床上应如何区别运用?
5. 饮食停积引起皮肤疾病的机理是什么?

(吴施国)

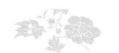

第二十三章

驱 虫 剂

✦含义

凡以安蛔、驱虫药物为主组成，用于治疗人体消化道寄生虫病的方剂，统称驱虫剂。

✦适应证

驱虫剂适用于人体消化道的寄生虫病症，本章主要讨论蛔虫病的治法与代表方剂。其成因多由饮食不洁，虫卵随饮食入口而引起。多见脐腹作痛，时发时止，痛定能食，面色萎黄，或面白唇红，或面生干癣样的白色虫斑，或睡中龂齿，或胃中嘈杂，呕吐清水，舌苔剥落，脉象乍大乍小等证。如迁延失治，日久则形体消瘦，不思饮食，精神萎靡，目暗视弱，毛发枯槁，肚腹胀大，青筋暴露，成为疳积之证。此外，如耳鼻作痒，嗜食异物，下嘴唇内侧有红白疹点，白睛上有青灰色斑块，亦是蛔虫的见证。若蛔虫钻入胆道，又会出现呕吐蛔虫，右上腹钻顶样疼痛，阵发阵止，手足厥冷等蛔厥症状。

✦使用注意

1. 驱虫剂宜在空腹时服用，尤以临睡前服用为妥，并应忌食油腻香甜之物。有时还需要适当配伍泻下药物，以助排除虫体。有的驱虫药(如槟榔、使君子等)本身就有缓下作用，一般无需配用泻药。服药后应检查大便内有无虫体排出。

2. 虫去之后，可适当调补脾胃，增加营养，使虫去而正不伤。尤其是脾虚的患者，纵有虫病，还当以健脾为主，若专事驱虫，恐虫去而正气亦伤，招致他变。

3. 要讲究卫生，注意饮食，避免重复感染。一定时间后，当复查大便，必要时可反复使用驱虫之剂。

4. 在运用安蛔驱虫剂时，还应根据人体寒热虚实的不同，适当配伍清热药如黄连、黄柏，温里药如干姜、附子，消导药如神曲、麦芽，补益药如人参、当归等。

5. 驱虫药多系攻伐或有毒之品，对年老、体弱、孕妇宜慎用或禁用。同时还要注意用量，剂量过大或连续服用则易伤正或中毒，剂量不足则难以达到驱虫之目的。

乌 梅 丸

《伤寒论》

【组成】 乌梅 三百枚(480 g)   细辛 六两(180 g)   干姜 十两(300 g)   黄连 十六两(480 g)   当归 四两(120 g)   附子 六两(180 g),炮去皮   蜀椒 四两(120 g),出汗   桂枝 六两(180 g),去皮   人参 六两(180 g)   黄柏 六两(180 g)

【用法】 上十味,异捣筛,合治之。以苦酒渍乌梅一宿,去核,蒸之五斗米下,饭熟,捣成泥,和药令相得,内臼中,与蜜杵二千下,丸如梧桐子大。每服十丸,食前以饮送下,日三服,稍加至二十丸。禁生冷、滑物、臭食等。(现代用法:乌梅用 50%醋浸一宿,去核捣烂,和入余药捣匀,烘干或晒干,研末,加蜜制丸,每服 9 g,日服 2~3 次,空腹温开水送下;亦可作汤剂,水煎服,用量按原方比例酌减。)

【功用】 温脏安蛔。

【主治】 脏寒蛔厥证。脘腹阵痛,烦闷呕吐,时发时止,得食则吐,甚则吐蛔,手足厥冷。或久泻久痢。

【方解】 方中重用乌梅,乌梅味酸,酸能安蛔,蛔静则痛止,为君药。蛔动因于肠寒,蜀椒、细辛辛温,辛可伏蛔,温可温脏祛寒,共为臣药。黄连、黄柏性味苦寒,苦能下蛔,寒能清解因蛔虫上扰,气机逆乱所生之热;附子、桂枝、干姜皆为辛热之品,既可增强温脏祛寒之功,亦有辛可制蛔之力;当归、人参补养气血,且合桂枝以养血通脉,以解四肢厥冷,均为佐药。以蜜为丸,甘缓和中,为使药。本方的配伍特点:一是酸苦辛并进,使"蛔得酸则静,得辛则伏,得苦则下";二是寒热并用,邪正兼顾。

关于久泻久痢,多呈脾肾虚寒,肠滑失禁,气血不足而湿热积滞未去之寒热虚实错杂证候。本方集酸收涩肠、温阳补虚、清热燥湿诸法于一方,切中病机,故每可奏效。

【运用】

1. 辨证要点:本方为治疗脏寒蛔厥证的常用方。临床应用以腹痛时作,烦闷呕吐,常自吐蛔,手足厥冷为辨证要点。

2. 现代运用:本方常用于治疗胆道蛔虫症、慢性菌痢、慢性胃肠炎、结肠炎,以及顽固性瘙痒、口腔扁平苔藓、慢性荨麻疹、蛇串疮等皮肤科疾病属寒热错杂,气血虚弱者。

【临床报道】

乌梅丸治疗慢性荨麻疹 27 例,取得了较好的疗效。一般资料:27 例均为门诊病例,其中男 15 例,女 12 例;年龄 15~59 岁,平均 34 岁;病程最短 1 个月,最长 14 个月。全部病例均曾用西药抗组织胺药物治疗,未能治愈。来诊时均作血常规检查,其中 4 例嗜酸性粒细胞增多;23 例血常规正常;8 例作 IgE 检查,2 例轻度升高,6 例正常。基本方:乌梅 12 g,细辛、蜀椒、干姜各 3 g,黄连、黄柏、桂枝、红参(或党参 30 g)、制附子各 10 g,当归、白芍各 15 g,黄芪 30 g。若偏热者加重黄连、黄柏用量;偏寒者加重干姜、制附子用量;血虚明显者加重当归用量,并加首乌 30 g;急性发作者加地肤子、蛇床子各 20 g。每日 1 剂,渣复煎取汁 600 mL,分早晚 2 次口服。3 周为 1 疗程。治疗结果:痊愈 17 例,有效 8 例,无效 2 例;疗程最短 18 天,最长 42 天。[老昌辉.乌梅丸治疗慢性荨麻疹 27 例.新中医,1995,27(6):48]

【验案举例】

魏某,女,82 岁,2002 年 1 月 21 日以双侧胯腹部奇痛 3 天就诊。患者家住农村,平素身体健康,操持着较重的家务劳动。5天前来到新乡儿子家,刚刚休息了2天就突发两胯腹部疼痛,奇痛难忍,夜不得眠。即诊:局部不红不肿,右寸脉、左尺脉弦大有力。舌质舌苔无明显异常。中医诊断:蛇串疮。据以往经验,蛇串疮发于胯腹部者水疱不易透出,极易造成误诊。治疗以乌梅丸为主随证加减,疗效甚佳。处方:乌梅15g,黄连10g,黄柏15g,川椒10g,桂枝12g,干姜10g,附子10g,细辛10g,当归20g,党参30g,川牛膝15g,苍术15g,辽沙参30g,黄芪30g。服药当天疼痛大减,睡眠良好;服药第二天右胯部出现成簇水疱,面积7cm×5cm。以后加减用药12付,疼痛轻微停止治疗。4～5周以后疼痛才逐渐消失。〔庄建西.乌梅丸的临床运用.河南中医,2003,23(1):14〕

小　结

　　本章共选方1首。乌梅丸功能温脏补虚,清热安蛔,适用于寒热错杂之蛔厥证。亦可用于脾肾虚寒,肠滑失禁,气血不足而湿热积滞未去之寒热虚实错杂的久泻久痢。

复习思考题

1. 乌梅丸为何既可治脏寒蛔厥证,又可治疗久泻久痢?
2. 乌梅丸治疗皮肤病的机理是什么?

（吴施国）

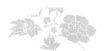

第二十四章

美容外用剂

✦含义

　　凡以美容药为主组成,具有祛斑除黑、疗渣消痘、祛痣消疣、抗皱驻颜、增白润肤、乌须防脱等作用,用于美容治疗或美容保健的外用方剂,统称美容外用剂。

✦适应证

　　皮肤各种损容性疾病,如色斑、痤疮、粉刺、酒渣鼻、黑痣、扁瘊、皮肤衰老、肌肤甲错、皲裂、白发脱发等。

✦分类

　　分祛斑除黑、疗渣消痘、去痣消疣、抗皱驻颜、增白润肤及乌须防脱六类。

✦使用注意

　　1. 本章所列美容剂均来源于古代医学文献。在使用这些美容剂时应注意有的配方中含有对人体有害的药品,如官粉、轻粉、密陀僧等,其所含的重金属成分长期使用对人的皮肤和身体均有伤害。

　　2. 美容剂配方中有的药物具有致敏性或皮肤刺激性,因此,皮肤敏感者在使用时要注意防敏。

　　3. 对于皮肤表面有破溃、创面的患者,不能使用美容外用方剂。

　　4. 美容外用剂所选用药材有的具有外用药剂独特的功效。这些美容功效与作用自古已有认识,它们散于中医药文献中,这些认识有的是"中药学"教材所未记载。因此,在美容外用剂中对它的运用其实也是对"中药学"的补充与发展。

第一节　祛斑除黑

适应证

　　适用于皮肤白斑、褐斑、黑斑及面色晦黑等。

药物配伍

　　面部色斑原因多样。对于外受风邪,内伤情志,五志不遂,气机逆乱,气血不和者,治当调和气血,疏风通络,外用药如硫黄、白菊花、白芷、乳香、僵蚕等;精血亏虚,肝肾不足或有痰浊瘀滞所致者,当补肝肾、益精血、涤痰浊、祛瘀血,外用药如鹿角霜、天冬、川芎、细辛、白术、白茯苓、白芨、白附子、细辛、羊乳、密陀僧、珍珠粉、白牵牛等;对于褐斑、黑斑及面色晦黑者,可用以香蠲黑之法,如用广陵香、檀香、沉香、藿香、山奈等以芳香行气,化浊增白。此外,亦有以花治黑之法,如桃花、杏花等,入药可除旧布新,使血脉畅达,浊秽尽去而使面色自然莹净红润,容光焕发。

代 表 方

摩风膏、消风玉容散、七白膏。

摩 风 膏

《证治准绳·疡医》卷三

【组成】　硫黄　　密陀僧　　铅粉　　乳香　　杏仁　　炒僵蚕 各等分

【用法】　上药为末,酥调成膏。先以浆水洗患处,再以新布擦破,涂患处,每日4~5次。

【功用】　活血,祛风,解毒。

【主治】　白驳(癜)风。

【方解】　本方是治疗白驳风的主要外用方。方中硫黄味酸而性温,能助阳活血,为君药。密陀僧治疗"面上瘢酐"(《新修本草》);乳香性味辛温,善能活血生肌;铅粉味辛性寒,具解毒止痒之功,三药共为臣药。杏仁具有滋润肌肤之功,又善于祛除面上斑块;僵蚕善能祛风解毒,二药共为佐药。酥为牛乳或羊乳经提炼制成的酥油,其滋补性与牛乳相近,但更具润泽之效,且能和上药为膏,用为佐使。诸药合用,具活血、祛风、解毒之功,使风毒除,气血和,而白斑自消。

【运用】

1. 辨证要点:皮肤出现点片状白色改变。气血失和者,皮肤突发乳白色圆形斑,逐渐扩展,中心可有点状肤色加深,边缘不整,界限清晰,进展缓慢,好发于面、颈、脐周、前阴等,可伴有情志抑郁,或烦躁易怒、失眠多梦、胁肋胀满、月经不调等。方中密陀僧、铅粉含有重金属铅,不可久用,以免皮肤吸收致铅中毒。

2. 现代运用:本方常用于白驳风属外受风毒,气血失和者。

三 黄 散

《杂病源流犀烛》

【组成】　雄黄　硫黄 各15g　黄丹　天南星　枯矾　密陀僧 各9g

【用法】　上药为末混匀。先以姜汁擦患处,再用姜片蘸药擦,后渐黑,次日再擦,黑散则愈。

【功用】　祛风化痰,解毒消斑。

【主治】　白驳风。

【方解】　本方为治疗白驳风常用方。方中雄黄、硫黄祛风杀虫,解毒疗疮,为君药。臣以黄丹、密陀僧、枯矾解毒杀虫,去腐生肌;天南星祛风化痰,散结消肿。生姜辛,微温,具有解表、发散的功效,用以外擦患处,可增加局部血液循环,加快治疗药物的吸收,为佐使药。诸药合用,有祛风化痰,解毒消斑之功。

【运用】

1. 辨证要点:皮肤颜色变白,境界清楚,无痒痛等自觉症状者。方中黄丹、密陀僧含铅,不可外用过久,以免铅中毒。

2. 现代运用:白驳风属风痰阻络,气血不畅,肌肤失养所致者。

密陀僧散

《外科正宗》

【组成】　硫黄　　雄黄　　蛇床子 各6g　　石胆　　密陀僧 各3g　　轻粉 1.5g

【用法】　共为细末,直接外扑或醋调后涂患处。

【功用】　祛风,杀虫,止痒。

【主治】　白驳风。

【方解】　方中药物多为矿物药。密陀僧消肿杀虫,收敛防腐,为君药。硫黄、雄黄解毒杀虫,去腐疗疮;蛇床子辛苦温,外用燥湿杀虫,祛风止痒,三药共为臣药。佐以石胆活血解毒,消肿止痛;轻粉祛风杀虫,解毒疗疮,去腐生肌。诸药合用,共奏祛风杀虫,解毒止痒之功。

【运用】

1. 辨证要点:皮肤见大小不一的白斑,周边可有色素沉着变黑。方中密陀僧含铅,轻粉含汞,不可外用过久,以免中毒。

2. 现代运用:本方常用于白驳风、汗斑、花斑、狐臭、脚丫烂等。

白 癜 膏

《杂病源流犀烛》

【组成】　附子　　天雄 各45g　　防风 30g　　乌头 45g　　猪膏 500 mL

【用法】　以猪膏500 mL煎之,敷上。

【功用】　散寒通络,调和气血。

【主治】　白驳风。

【方解】　方中附子、乌头、天雄名异而质同,皆为辛温大热之品,有回阳散寒通络之功,外用可刺激皮肤毛细血管扩张,增加血液循环,共为君药。臣以防风祛风活血,祛斑除赘。佐以甘凉之猪膏外用,润泽肌肤。诸药合用,共奏散寒通络,调和气血之功。

【运用】

1. 辨证要点:皮肤出现点片状白色改变,境界清楚,无痒痛等自觉症状。

2. 现代运用:本方常用于白驳风属感受寒邪,经脉不通者。

消风玉容散

《医宗金鉴》卷七十四

【组成】　绿豆面 90g　　白菊花　　白附子　　白芷 各30g　　白食盐 15g

【用法】　上为细末,加冰片1.5g,再研匀,收贮。每日以此代肥皂洗面。

【功用】　疏风清热,祛湿解毒。

【主治】　虫斑。

【方解】　本方所治疗的虫斑,中医认为多由风热袭肺,发于面肤,气血失和,不能荣润;或饮食不节,脾失健运,不能荣面所致。运用性味甘寒的绿豆作为君药,可清热解毒,善治热痱虫斑,疮痈烫伤。配用味甘性微寒的白菊花和性味咸寒的白食盐为臣,辅助君药疏风清热,疗疮解毒。配白芷祛风燥湿作为佐药;白附子引药势上行,故主"面上百病"(《名医别录》)作为使药。诸药合用,疏风清热,祛湿解毒,达到治疗虫斑的目的。

【运用】

1. 辨证要点:虫斑多见于小儿,好发于面部。大小如钱币,界限不清,上覆细糠样白屑。

2. 现代运用:本方常用于单纯糠疹。

七　白　膏
《太平圣惠方》

【组成】　白芷 30 g　　白蔹 30 g　　白术 30 g　　白附子(生用)9 g　　白茯苓 9 g　　白及 15 g　　细辛 9 g

【用法】　上述药捣罗为末,以鸡子白合为挺子,每挺如小指大,阴干。每夜洗净面后,用浆水于瓷器中磨汁涂之。

【功用】　光滑润泽,美白皮肤。

【主治】　黧黑斑,面尘晦暗,干燥起皱;亦可作日常美容保健之用,以美白滋养,嫩面防皱。

【方解】　脾胃共处中焦,经脉相互络属。脾主运化水谷精微和水液,主升清,上输精微物质充养头目,保持颜面荣润。胃主受纳腐熟,以通降糟粕和浊气为用,其循行面部经脉几乎覆盖整个颜面。脾胃不和,容颜不得滋润,则面生褐斑。白术健脾燥湿,芳香辟秽,善于消退面色晦暗或黧黑斑,历来为古方增白之要药,为君药。白茯苓健脾益气,利水渗湿为臣。白芷"祛面酐疵瘢"(《日华子本草》),且"长肌肉,润泽颜色"(《神农本草经》),且助白术芳香辟秽,辛香行气;细辛可祛皮肤之风;白及能去"面上酐疱,令人肌滑"(《药性论》),还可补肺阴而益皮毛,合白蔹敛疮生肌。这四味药同用,可防治其他皮肤疾患所诱发的面色黧黑,为佐药。白附子可治"面上百病,行药势"(《名医别录》);鸡子白可黏合诸药,且具滋养肌肤作用,与白附子共为使药。七药共同达到光滑润泽,美白皮肤之功。

【运用】

1. 辨证要点:皮肤出现点片状褐色斑,不高出皮肤,抚之不碍手者。

2. 现代运用:本方常用于黄褐斑。

【实验研究】

尚靖等报道,单味白茯苓对酪氨酸酶活力有显著的抑制作用。[尚靖,敖秉承,刘文丽,等.七种增白中药在体外对酪氨酸酶的影响.中国药学杂志,1995,30(11):653-655]

雷铁池等报道,单味白术、白芷、白及的乙醇提取物对酪氨酸酶活性的抑制率与熊果苷无统计学差异。[雷铁池,朱文元,夏明玉,等.中药对黑素生物合成影响研究.中草药,1999,30(5):336-339]

【临床报道】

1. 采用内服中药丹栀逍遥散合外用七白膏面膜治疗黄褐病 56 例,疗效满意。临床资料:56 例患者均为女性。年龄最小 20 岁,最大 42 岁,以 25～35 岁为多;病程最短 1 年,最长 8 年,以 3 年以内居多。内服方以丹栀逍遥散为基本方:丹皮 15 g,栀子 15 g,川芎 10 g,柴胡 10 g,当归 15 g,白芍 15 g,茯苓 15 g,白术 15 g,薄荷 6 g(后下),生姜 3 片,炙甘草 6 g。水煎服,隔日 1 剂。外用面膜由白芷、白蔹、白术、白及、白茯苓、白附子、细辛等组成。于蒸气喷面,皮肤穴位按摩后敷于面部,再加石膏热膜,每周1次,个别褐斑严重者每周2次。共经连续3疗程(每疗程为4周)的治疗。结果:56例中,痊愈(黄褐斑全部消退)21例,好转(色斑范围缩小,颜色变浅)26例,无效(治疗前后色斑基本无变化)9例,总有效率83.9%。[高慧琴,郭小平.丹栀逍遥散合七白膏面膜治疗黄褐斑56例.中国实验方剂学杂志,1996,2(6):45-46]

2."七白膏"原方主治䵟黑斑,具有美白嫩面的功效。临床治疗时辨证施治,师古不泥古,在原方基础上加减化裁,并配合不同手法,外敷治疗化妆品皮炎、皮肤老化及粉刺瘢痕皮肤等损容性病症,均获良效。[王萍.古方"七白膏"新用.甘肃中医学院学报,2007,22(4):31-32]

玉容散
《千金要方》

【组成】　白附子　密陀僧　牡蛎　茯苓　川芎　各60g

【用法】　上五味末之,和以羊乳。夜涂面,以手摩之,旦用浆水洗。

【功用】　祛风和血,消斑润肤。

【主治】　面黑䵟斑,皮皱皴。

【方解】　六淫之中风邪、暑邪阳毒最易伤及面部而引起色斑。《素问·太阴阳明论》说:"伤于风者,上先受之。"说明风邪致病常伤及人体的头面,面受风邪阳毒侵袭,则可致面生黑斑,皮肤皱皴。方中白附子祛风褪黑,《日华子本草》谓其可治"面䵟瘢疵",《名医别录》称其主"面上百病";密陀僧可除"面上瘢䵟"(《新修本草》),二者共为君药。茯苓能健脾而除痰湿,川芎祛除面部游风且活血行气,共为臣药。牡蛎滋润肌肤,助君臣消斑润肤,为佐药。羊乳滋润肌肤,调和药性为使药。全方合用,共奏祛风和血,消斑润肤之功。

【运用】

1.辨证要点:面黑或皮肤出现点片状褐色斑;皮肤皱皴。

2.现代运用:本方常用于黄褐斑、皮肤皲裂。

治皯䵟斑点方
《太平圣惠方》

【组成】　桃花　杏花　各100g

【用法】　上以东流水浸七日。相次洗面三七遍。

【功用】　和血祛斑,润肤养颜。

【主治】　面黑斑点,瘢痕。

【方解】　各种原因造成的气滞血瘀,或气不布津,津停痰阻,致气血不能温煦肌肤,颜面变生色斑或者瘢痕。桃花能除旧布新,可使血脉畅达,浊秽尽去,浊去清生,面色自然莹净红润,容光焕发,为君药。杏花补中益气,祛风通络兼除痰湿为臣,既可营养肌肤,又善除面上黑斑。二者相合,祛瘀而化痰浊,故具除色斑,消瘢痕之功。

【运用】

1.辨证要点:面黑或皮肤出现点片状褐色斑。

2.现代运用:本方常用于黄褐斑、瘢痕。

治雀子斑方

《医学入门》

【组成】　梅肉　　樱桃枝　　猪牙皂角　　　紫背浮萍　各等分

【用法】　为末,如常法洗面。

【功用】　祛斑养颜,洁肤爽肌。

【主治】　雀斑。

【方解】　风邪外袭,卫气不固,邪犯皮毛腠理,血气与风邪相搏,不能滋润肌肤,乃生雀斑。方中樱桃枝可祛除"雀卵斑䵟"(《本草纲目》),且"令人好颜色"(《名医别录》),为君药。紫背浮萍"为膏傅面䵟"(《本草拾遗》),梅肉"和药点痣,蚀恶肉"(《名医别录》),二者共为臣药。猪牙皂角洁肤爽肌,为佐药。全方祛斑养颜,洁肤爽肌而治雀斑。

【运用】

1. 辨证要点:面部皮肤出现点片状黑褐色斑,状如雀卵。

2. 现代运用:本方常用于雀斑。

连子胡同方

《景岳全书》

【组成】　白芷　　甘菊花　各三钱(9 g)　　　珠儿粉　五钱(15 g)　　　白果　二十个(30 g)　红枣　十五个(50 g)　　　猪胰　一个(100 g)

【用法】　甘菊花去梗,珠儿粉研细。上药捣烂拌匀,外以蜜拌酒酿顿化,入前药蒸过。每晚搽面,早洗去。

【功用】　祛斑养颜,白肤润燥。

【主治】　雀斑。

【方解】　中医学认为,本病因禀赋素弱,脾肾阴虚,精血不能上荣于面,以致虚火结滞而成斑。方中白芷"去面䵟疵瘢"(《日华子本草》),并能润泽肌肤;甘菊花平肝散风清热,且能"变白不老,益颜色"(《名医别录》),二者相合共为君药,可祛除雀斑。珠儿粉(珍珠粉)具有祛除雀斑,润泽肌肤的作用;白果"涂鼻面手足,去皶疱面黑皱皱"(《本草纲目》),共为臣药。红枣健脾益胃,补气养血;猪胰具益肺、健脾、润燥之功;蜂蜜益肤润燥,共为佐药。再用酒为使药,因酒"性善升透"(《本草纲目拾遗》),可益气活血,用以辅助诸药,并能引药直达病所。

【运用】

1. 辨证要点:面部皮肤出现点片状黑褐色斑,状如雀卵。

2. 现代运用:本方常用于雀斑。

改　容　丸

《医学心悟》

【组成】　大贝母（去心）　　白附子　　防风　　白芷　　菊花叶　　滑石　各15 g

【用法】　上为细末,用大肥皂10荚,蒸熟去筋膜,捣和药为丸,早晚洗面。

【功用】　清热疏风,化痰消斑。

【主治】　雀斑。

【方解】　方中贝母苦而性寒,入心肺经,清热化痰、散结解毒为君;以辛、甘、温,归胃、肝经,功能解毒、散结、止痛的白附子为臣,两药相合共除蕴结肌表之毒。防风、白芷疏风除湿,可治面部之风疹瘙痒。菊花甘寒,入肝经,可散风热兼清热解毒。甘寒的滑石可清热除湿。诸药相配,疏风清热,解毒散结,化痰祛斑。

【运用】

1. 辨证要点:鼻部和面颊见浅褐色或深褐色、棕色点状色素沉着斑,表面光滑。

2. 现代运用:本方常用于雀斑、酒刺、白屑风、皮肤瘙痒等症。

长 春 散
《普济方》

【组成】　生松　　藁本　　藿香　　白附子　　细辛　　广陵香　　小陵苓　　茅香　白檀　　山奈　　川芎　　白芷　各60g　　白丁香　　白芨　　白蔹　各90g　　天花粉　楮实　各120g　　滑石250g　　樟脑250g　　牵牛120g　　皂角1250~1750g　绿豆200g

【用法】　上药为细末,加白面500g,和匀一处,后入樟脑再和匀,外用甚妙。

【功用】　洁肤,消䵟。

【主治】　雀斑。

【方解】　本方主治因热伤津,气血不通所致的雀斑。方中天花粉、楮实、滑石、绿豆清热生津,滋阴润燥,消肿排脓,为君药。臣以白附子、白芷、白丁香、白芨、白蔹诸“白药”润肤泽颜,增白祛斑;生松、藁本、藿香、细辛、广陵香、小陵苓、茅香、白檀、山奈、樟脑诸香药,辛散走表,芳香辟秽,以悦肌肤。佐以川芎、牵牛活血通络,消肿排浊,使气血通畅,肌肤得养;皂角辛香温通,润滑去垢,加入白面增强润肤祛垢之功。诸药合用,共奏润肤泽颜,增白去斑之功。

【运用】

1. 辨证要点:面部见褐色或棕色点状色素沉着斑,表面光滑。

2. 现代运用:本方常用于颜面粗涩不润、黑暗无光,雀斑,粉刺等属热伤津,气血不通者。

驱风换肌膏
《古今图书集成·医部全录》

【组成】　肥皂荚1000g　　甘松　　山奈　　白芷　各60g　　薄荷　　花粉　黄柏末　　细辛　　葛根　　草果　　防风　　独活　各30g　　轻粉15g

【用法】　上药研末,为丸,每朝洗面用。

【功用】　除秽涤垢,祛斑润肤。

【主治】　雀斑。

【方解】　方中以皂荚为君药,洁肤去垢,润肤消斑。甘松、山奈、白芷、草果均为辛温芳香之品,外用疏畅气机,辟秽化浊,润肤消斑,与皂荚合用,具有良好的保健除疾作用。薄荷、葛根辛凉,解表透疹;细辛、防风、独活辛温,祛风解表,散寒胜湿,此两组药合用,辛散表邪,消疮止痒。佐以花粉、黄柏清热解毒,消肿排脓;轻粉杀虫攻毒以消斑。诸药合用,除秽涤垢,祛斑润肤。

【运用】

1. 辨证要点:雀斑,其色或黄或黑,碎点无数。

2. 现代运用:本方常用于治疗颜面粗涩不润、黑暗无光,肌肤瘙痒,雀斑,粉刺等。

八 白 散
《卫生宝鉴》

【组成】　白丁香　　白芨　　白僵蚕　　白牵牛　　白蒺藜　　新升麻(肉白者佳)各90g　　山柰　　白蔹　　白芷 各60g　　白附子　　白茯苓 各15g

【用法】　上药为末,用液津调涂面,次日清晨以莹肌如玉散洗之。

【功用】　祛风燥湿,散结除垢,润肌增白。

【主治】　鼾黑斑及颜面粗涩不润、黑暗无光,肌肤瘙痒,雀斑,粉刺等。

【方解】　方中以白芨、白牵牛、白丁香、升麻为君药,白芨祛除浊滞,擅长"治面上奸疱,令人肌滑"(《药性论》),体质滑润,又极黏腻,富含黏液质,具有成膜功效,润肤增白;白牵牛"甚滑,通泄是其专长",外用可刺激皮肤血管扩张,流通积滞,排泄积浊,改善营养供应,含有丰富的黏液质和脂肪油,润泽肌肤;白丁香为麻雀的粪便,能化积消翳,为清热祛风,除斑护肤的常用药;升麻发表透疹,是消散皮肤风热之要药。臣以辛温之白僵蚕与白附子,祛风化痰,灭鼾消癜,润肤白面;白蔹、白蒺藜与白茯苓除疾灭癜。佐以芳香之白芷润肤除皱,消斑白面,为美容方药中的佼佼者,具有良好的保健除疾作用;山柰辛温,芳香辟秽,消斑润肤。诸药合用,共奏祛风燥湿,散结除垢,润肌增白之功。

【运用】

1. 辨证要点:皮肤上出现网状、片状的黑斑,平齐于皮肤,抚之不碍手。

2. 现代运用:本方常用于黑变病。

杏 仁 膏
《圣济总录》

【组成】　杏仁(去皮尖、双仁、汤浸) 45g　　雄黄　　瓜子　　白芷 各30g零陵香 15g　　白蜡 90g

【用法】　上药除白蜡外,并入乳钵中研,令细。加入油300g,将药末入锅中以文火煎。候稠凝,即入白蜡又煎搅匀,纳瓷盒中。每日先涂药,后扑粉。

【功用】　祛风理气,辟浊润燥,护肤润泽。

【主治】　皮肤黑变病。

【方解】　方中杏仁苦温,悦颜色,疗皴疱,抗皱防衰,有润肤作用,为君药。臣以雄黄辛苦温,外用清热解毒,杀虫燥湿;冬瓜子性味甘微寒,有润肺化痰、利水除湿之效,《神农本草经》曰"令人悦泽好颜色,益气不饥",外用营养肌肤,润肤保湿,抗衰老除皱;白芷性温味辛,有祛风解表,散寒止痛,除湿通窍,消肿排脓之功效,《神农本草经》谓白芷"长肌肤。润泽颜色,可作面脂",可去面部黑斑。佐以芳香之零陵香,祛风寒,辟秽浊。佐使白蜡和油为基质,既可润泽肌肤,又可调和诸药。诸药合用,共奏祛风理气,辟浊润燥,护肤润泽之功效。

【运用】

1. 辨证要点:面部境界不清或互相融合的黄褐或灰褐色色素沉着斑片,皮肤干燥,少量细碎糠状鳞屑,状似蒙尘,兼有头昏,食少,消瘦等全身症状。

2. 现代运用:适用于黑变病等干性皮肤,粗糙、皱纹、晦暗、色斑者。

美 容 方
《备急千金要方》

【组成】　青木香　　白附子　　川芎　　白蜡　　零陵香　　香附子　　白芷 各28 g　茯苓　　甘松 各7 g　　羊髓 280 g(炼)

【用法】　上十味锉碎,以水、酒各 100 mL,浸药一宿,煎三沸。待水酒熬干,膏成去渣,用作化妆品搽面。

【功用】　疏风去黯,润肤增白。

【主治】　䵟黑斑。

【方解】　方中青木香、白芷、川芎、香附子行气活血,解毒消肿,润肤增白,为君药。臣以白附子祛风除赘,散寒化痰,有防治面部皮肤病及引诸药到达面部发挥药效之动力,外用防治面部皮肤病,敷脸可治疗黑斑、粉刺等。佐以零陵香、甘松等芳香药温通经络,散瘀行滞。佐使白蜡、羊髓为基质,既可营养滋润肌肤,又可调和诸药共同发挥治疗作用。诸药合用,疏风去黯,润肤增白。

【运用】

1. 辨证要点:皮肤上出现网状、片状黑斑,平齐于皮肤,抚之不碍手。

2. 现代运用:本方常用于皮肤黑变病。

第二节　疗渣消痘

适应证

酒渣鼻、痤疮粉刺。

药物配伍

酒渣鼻、痤疮粉刺是临床上较为常见的损容性皮肤病。对其发生,中医学认为肺胃二经热盛是主要因素。治疗当以清泄肺胃之热为主,辅以活血化瘀、行气散结。外用药多选用大黄、硫黄、防风、白附子、白芷、栀子、枇杷叶、凌霄花、轻粉、胡桃等。

代表方

颠倒散。

颠 倒 散
《医宗金鉴》

【组成】　大黄　　硫黄 各等分

【用法】　上药共研细末,拌匀,量出 5 g 放容器中,加凉水适量调成糊状。每晚临睡前温水洗净脸后,用毛笔或毛刷涂患处,次晨洗去。

【功用】　清热解毒,消痤去渣。

【主治】　粉刺（痤疮）、酒渣鼻属肺胃热盛证。

【方解】　本方为治疗粉刺、酒渣鼻的常用外用药。患者多因饮食不节，过食肥甘厚味，肺胃积热或湿热，复感风邪而发病。粉刺皮损多发于皮脂分布较多的部位，如面、前胸与后背部，常为黑头粉刺、丘疹、脓疱、囊肿结节等。酒渣鼻好发于颜面中部，损害特征为皮肤潮红，伴发丘疹、脓疱等。治以清解肺胃热毒。方中硫黄性热有毒，外用可解毒杀虫；大黄味苦性寒，外用清热解毒，活血散瘀。二药配伍，共奏清热解毒，散瘀消肿之功。

【运用】

1. 辨证要点：颜面及前胸、后背部出现毛囊口黑头粉刺、丘疹、脓疱、囊肿结节等。酒渣鼻好发于颜面中部，皮肤潮红，伴发丘疹、脓疱及鼻头肿大等。

2. 现代运用：本方常用于痤疮、酒渣鼻。

【实验研究】

复方颠倒散药膜对实验性兔耳痤疮的实验显示，兔耳用药后毛囊角化异常得到明显改善，与用药前比较差异有统计学意义，表明复方颠倒散药膜可通过纠正毛囊导管的角化异常治疗痤疮。实验组和对照组治疗前后差值间差异无统计学意义，提示复方颠倒散药膜和维A酸乳膏对痤疮的疗效无差异。本实验表明，复方颠倒散药膜对实验性兔耳痤疮的疗效显著，且无明显毒副作用，剂型先进，使用方便，可长期应用。[杨柳，杨文志，于林.复方颠倒散药膜对实验性兔耳痤疮的影响研究.中国全科医学杂志，2008，11(1B)：170-171]

【临床报道】

颠倒散治疗痤疮52例，取得较好疗效。52例痤疮病例均为门诊患者，其中男性37例，女性17例；年龄大多在15～35岁之间；病程自5个月至12年不等。皮疹以面部为主，其中丘疹脓疱型38例，黑头粉刺型6例，结节囊肿型5例，聚合型3例。治疗方法：患者在使用颠倒散期间停用一切有关药物。取颠倒散40g(硫黄、生大黄各20g)。研极细末，加石灰水(将石灰水与净水搅浑，待澄清后取中间清水)100mL混合即成。应用时先将配好的药水充分振荡后再涂擦患处，每日3次，2周为1个疗程。每次用药前先用热水和肥皂洗脸。治疗期间，限服脂肪、糖、酒及鱼腥辛辣发物。治疗结果：痊愈25例，占48%；显效12例，占23%；有效5例，占9.6%；无效9例，占17%。总有效率为83%。[曹恩博."颠倒散"治疗痤疮52例.中医临床与保健，1991，3(4)：18]

【验案举例】

患者，男，19岁。面部痤疮四载不愈。诊时见面部，尤其是额部及鼻翼部皮肤泛红、毛孔粗糙，间有粟粒样至米粒样大小不等的脓性丘疹，或夹有多数黑头。扩大的毛囊口中可挤出白色油腻样粉汁，有瘙痒感。日光照射后皮色泛红更甚，痛痒加剧，颈部及胸背部亦有散发。证属丘疹脓疱型痤疮。以颠倒散外擦2周后皮损明显减少，色红转淡。2月后皮损基本消退，皮肤恢复正常。[曹恩博."颠倒散"治疗痤疮52例.中医临床与保健，1991，3(4)：18]

治粉刺方

《太平圣惠方》

【组成】　硫黄　　密陀僧　　乳香　　白僵蚕　　腻粉　　杏仁 各一两(60g)

【用法】　杏仁汤浸去皮，研如膏。上药同研如粉，都以牛酥稠，稀稠得所。暖浆水洗面后，拭干，以药涂之。勿使皂荚。

【功用】　疗渣消痘,润肤去斑。

【主治】　粉刺。

【方解】　风热侵犯人体,多先犯于上部。肺首当其冲,功能失调,外现于皮毛,引起局部皮肤气血郁闭,日久渐成肺经风热型粉刺,证见颜面黑头或白头粉刺居多。方中用硫黄解毒杀虫,用味辛性寒的轻粉清热散结,共为君药。杏仁能"除肺热,治上焦风燥"(《珍珠囊》);乳香"消痈疽肿毒"(《本草纲目》);白僵蚕解毒散结,化痰软坚,三药为臣药。佐以密陀僧,可善除"面上瘢黑"(《新修本草》)而治面色晦黑、雀斑粉刺、酒渣鼻等。使以牛酥,用来润泽肌肤,调和药物。诸药共用,疗渣消痘,润肤去斑。

【运用】

1. 辨证要点:颜面黑头或白头粉刺。

2. 现代运用:本方常用于痤疮。

添 容 丸
《石室秘录》

【组成】　轻粉　　黄芩　　白芷　　白附子　　防风 各一钱(3 g)

【用法】　各为细末,蜜调为丸。于每日洗面之时,多擦数遍;临睡之时,又重洗面而擦之。

【功用】　清热祛风,消痘灭瘢。

【主治】　粉刺。

【方解】　外受风热不解,入里则可转化为肺热证。肺经积热上冲头面,熏蒸肌肤,以致局部血热蕴结,气血瘀滞而成粉刺。方中轻粉味辛性寒,寒能清热,辛可散结;黄芩味苦性寒,功善清泻肺火而消粉刺,二者共为君药。白附子"面上百病,行药势"(《别录》),能疏散内侵的风邪,并行药势而除粉刺;防风"能发邪从毛窍出,故外科疮痈肿毒,疮瘘风癫诸症亦必需也"(《本草汇言》),共为臣药。佐以白芷消肿排脓。用蜂蜜一则润泽肌肤,另可调和药物,为使药。全方合用,可清热祛风,消痘灭瘢。

【运用】

1. 辨证要点:颜面黑头或白头粉刺。

2. 现代运用:本方常用于痤疮。

白 丸 散
《世医得效方》

【组成】　生硫黄　　乳香　　生白矾 各等分

【用法】　上药为末。每次用手微抓动患处后涂药。

【功用】　散瘀解毒。

【主治】　痤疮。

【方解】　本方主治颜面丘疱疹或脓疱型痤疮。方中生硫黄、生白矾合用,解毒杀虫,蚀恶敛疮,为君药。臣以乳香辛温芳香,外用活血调气,生肌止痛,祛风益颜。诸药合用,共奏解毒杀虫,蚀恶敛疮,生肌止痛之功。

【运用】

1. 辨证要点:颜面丘疱疹或脓疱、结节。

2. 现代运用:本方常用于痤疮、酒渣鼻。

防 风 散
《普济方》

【组成】　防风　　轻粉　　荆芥 各 10 g　　密陀僧　　乳香 各 3 g

【用法】　上药共为细末,每晚睡前用药 3 g,以乳汁调涂面上,次日晨用盐荆芥汤洗净。

【功用】　祛风止痒,活血祛瘀。

【主治】　痤疮。

【方解】　本方主治风热袭表,气血郁闭所致肺经风热型痤疮。方中以荆芥、防风为君药,祛风活血,消疮止痒。臣以轻粉、密陀僧杀虫攻毒,去腐生肌,收湿敛疮;乳香辛温芳香,外用活血调气,生肌止痛,祛风益颜,与诸药合用,增强祛邪之功。佐以乳汁调药,悦泽肌肤。诸药合用,祛风止痒,活血祛瘀。

【运用】

1. 辨证要点:颜面白头或黑头粉刺,伴瘙痒。

2. 现代运用:本方常用于痤疮、酒渣鼻。

矾 石 散
《圣济总录》

【组成】　矾石（烧令汁尽）　　白石脂 各 7.5 g　　白蔹 22.5 g　　杏仁（汤浸、去皮、研）15 g

【用法】　上药为散,以鸡蛋清调匀,入瓷盒中盛之。临睡时,先用浆水洗面,后涂药。翌晨以井水洗之。

【功用】　清热燥湿。

【主治】　痤疮。

【方解】　本方主治囊肿型痤疮。方中白蔹苦寒,外用清热解毒,消肿散结,敛疮生肌,且色白质细,富含黏液质和淀粉,可滑肤去皱,为美容佳品,为君药。臣以矾石、白石脂解毒杀虫,蚀恶敛疮。佐杏仁润肤养颜,去头面诸风气渣疱。以鸡蛋清调药,紧肤去皱。诸药合用,清热解毒,消肿散结,敛疮生肌,用治囊肿型痤疮。

【运用】

1. 辨证要点:皮疹结成囊肿,或有纳呆,便溏,舌淡胖,苔薄,脉滑。

2. 现代运用:本方常用于囊肿型痤疮。

肥 皂 丸
《普济方》

【组成】　天南星　　朴硝 各 15 g　　巴豆 7 枚　　白梅肉 30 g

【用法】　上为细末和匀,将肥皂 1 个,酌量大小入药在肥皂内,麻线扎定。湿纸煨香熟取出,入消风散一贴,捣烂成膏,丸如弹子大。每日用之洗面。

【功用】　祛风消肿。

【主治】　痤疮。

【方解】　方中以天南星、朴硝为君药,祛风散结,消肿止痛。臣以巴豆、白梅肉杀虫蚀疮。佐以消风散疏风清热,除湿止痒。诸药合用,针对颜面丘疱疹或脓疱、结节起治疗作用。

【运用】

　　1. 辨证要点:颜面丘疱疹或脓疱、结节。

　　2. 现代运用:本方常用于痤疮、酒渣鼻。

去面上粉刺方

《葛洪肘后备急方》

【组成】　黄连 27 g　　糯米　　赤小豆　各 17.5 g　　吴茱萸 3.5 g　　胡粉　　水银各 21 g

【用法】　上药捣筛,先以水银研极细,再和药,用生麻油调稀稠适中,洗面后拭干敷用。

【功用】　清热解毒。

【主治】　粉刺。

【方解】　方中以黄连苦寒,清热燥湿,解毒杀虫,为君药。胡粉即铅粉,外用拔毒去腐,敛疮生肌,杀虫止痒;水银杀虫攻毒,此二药为臣药。佐以糯米、赤小豆、吴茱萸、麻油滋养通络,润泽肌肤。诸药合用,共奏清热解毒,杀虫敛疮之效。

【运用】

　　1. 辨证要点:颜面部的白头、黑头粉刺。

　　2. 现代运用:本方常用于痤疮、酒渣鼻。

二　黄　散

《外科启玄》

【组成】　大黄　　朴硝　　硫黄　　轻粉　　乌头尖 各等分

【用法】　上药为末,以萝卜汁调药搽患处,三次即愈。内服雄猪胆汁一个,每日早以好酒调汁,热服,不过半月痊愈。

【功用】　凉血解毒杀虫。

【主治】　酒渣鼻。

【方解】　本方是在颠倒散的基础上配伍而成的。方中以大黄、硫黄为君药。大黄苦寒,外用清热消肿,凉血解毒;硫黄性温,解毒杀虫,灭瘢除疣,二药相配,一温一寒,解毒杀虫疗疮。朴硝经鲜萝卜精制析出结晶即成芒硝,外用消肿止痛,润燥软坚;乌头辛热,外用消肿止痛,共为臣药。轻粉为治皮肤病要药,与硫黄合用杀虫攻毒,去腐生肌。佐以苦寒之猪胆汁内服,更增强清热消肿,解毒杀虫之功。

【运用】

　　1. 辨证要点:鼻部及颜面部的红斑、丘疹、脓疱等。

　　2. 现代运用:本方常用于酒渣鼻、颜面痤疮。

槟榔散

《瑞竹堂经验方》

【组成】 鸡心槟榔　　舶上硫黄 各等分　　冰片 少许

【用法】 上药为细末,用结实布包裹,时时于鼻上搽磨。另加蓖麻子肉为末,酥油调,临睡少搽于鼻上,终夜得闻。

【功用】 解毒杀虫。

【主治】 鼻头赤(酒渣鼻)。

【方解】 方中槟榔苦辛温,外用杀虫破积;硫黄性温,解毒杀虫,灭瘢除疣,二药共为君药。臣以微寒之冰片清热止痛,且芳香辛散,促进药物吸收。佐以蓖麻子肉、酥油润肤消肿。诸药合用,共奏解毒杀虫,疗疮止痛之效。

【运用】

1. 辨证要点:鼻部及颜面部的红斑、丘疹、脓疱等。

2. 现代运用:本方常用于酒渣鼻。

搽鼻去红方

《东医宝鉴》

【组成】 白矾　　水银　　京墨 各3g　　杏仁　　大枫子　　五味子 各49个　　轻粉 2.1g　　白杨叶　　核桃 各7个

【用法】 上药为末,鸡子清调搽患处。

【功用】 燥湿攻毒。

【主治】 酒渣鼻。

【方解】 方中以皮肤病常用药物白矾、水银、轻粉、大枫子为君药,解毒杀虫止痒,燥湿敛疮。臣以杏仁苦温,富含油脂,润肤疗皴,抗皱防衰;白杨叶苦寒,清热解毒,消肿止痛;核桃甘温,散肿消毒,且富含油脂,滋润肌肤。佐以京墨、五味子止血敛疮。诸药合用,共奏解毒杀虫,燥湿敛疮之效。

【运用】

1. 辨证要点:鼻部及颜面部的红斑、红丝、丘疹、脓疱等。

2. 现代运用:本方常用于酒渣鼻、颜面痤疮。

治酒渣鼻方

《普济方》

【组成】 生硫黄 三钱(9g)　　黄连　　白矾　　乳香 各一钱半(4.5g)　　轻粉半钱(1.5g)

【用法】 上为细末。用唾津蘸药搽之,一日二次涂,须去赤为度。

【功用】 清热解毒,杀虫疗渣。

【主治】 酒渣鼻。

【方解】 本病病因病机为肺胃积热上蒸,或因嗜酒,或喜食肥甘厚味,助升胃火、肺胃积热、熏蒸颜面,而生红斑、丘疹、脓疱。方中硫黄解毒杀虫,为君药,是治疗粉刺、酒渣鼻的常用药物。黄连清泻肺胃积热;白矾解毒杀虫,燥湿止痒;轻粉攻毒杀虫,三药共为臣药。佐以乳香消肿生肌。唾液,古代养生家均非常重视,称之为"金津玉液"。中医认为唾液为脾肾所化,用其调和药物。诸药合用,清热解毒,杀虫疗渣。

【运用】

1. 辨证要点:鼻部及颜面中部出现红斑、丘疹、脓疱。

2. 现代运用:本方常用于酒渣鼻。

石殿撰鼻皱方
《外科证治全书》

【组成】 天台乌药　　铜绿　　樟脑 各三钱(9 g)　　大枫子 三两(90 g)

【用法】 上三药为细末,将大枫子去壳,捣如泥,入瓷罐内隔水重汤煮三炷香,取出炸油和药。搽鼻患处。搽后患处肿痛勿畏。未搽时与搽后皆戒酒色一月,除根不发。

【功用】 祛风杀虫,攻毒疗渣。

【主治】 酒渣鼻。

【方解】 脾胃素有积热,加之偏嗜烟酒及过食辛辣肥甘之品助湿生热,火热循经熏蒸,使经脉充盈,鼻部潮红肿胀。方中用大枫子祛风燥湿,攻毒杀虫,主治"风癣疥癞,杨梅诸疮,攻毒杀虫"(《本草纲目》),为君药。配天台乌药可治"痈疖疥癞"(《日华子本草》);樟脑除湿杀虫,止痒止痛,共为臣药。佐以铜绿"去肤赤"(《本草拾遗》)。诸药合用,祛风杀虫,攻毒疗渣而治疗酒渣鼻。

【运用】

1. 辨证要点:鼻部及颜面中部出现红斑、丘疹、脓疱。

2. 现代运用:本方常用于酒渣鼻。

第三节　去痣消疣

适应证

黑痣、扁瘊、疣目。

药物配伍

黑痣的病因病机中医认为主要由于人体脉络失疏,浊气瘀毒聚结,或肾中浊气混滞于阳,阳气收束所致;扁瘊、疣目则多因风热湿毒、肝郁气滞、肝虚血燥或脾肺气虚所致。对此类损容性皮肤病的治疗,传统外治方法主要采用具有腐蚀恶肉的中药去除,如石灰、碱、桑柴灰及硇砂等药。

代表方

灰米膏。

灰 米 膏
《医部全录》

【组成】 石灰 一块(30 g)　　白糯米 适量

【用法】 石灰用碱水调稠,将白糯米插入灰内,留半米在外,经一宿,候米色变如水晶。痣上用针微微拨破,置少许水晶者于上。

【功用】 腐蚀恶肉,消除黑痣。

【主治】　黑痣、黑黡及粉刺。

【方解】　明代陈实功《外科正宗》记载："黑子,痣名也,此肾中混气,混滞于阳,阳气收束结成黑子,坚而不散。"生石灰具腐蚀恶肉之功,"去黑子蚀肉"(《神农本草经》),为君药。碱具腐蚀恶肉之功,"碱同石灰烂肌肉"(《本草纲目》),为臣药。糯米黏腻调和为使药。三药合用腐蚀恶肉,消除黑痣。

【运用】

1. 辨证要点:皮肤上生长褐黑色略高出皮肤的圆形小斑点。

2. 现代运用:本方常用于痣。

【临床报道】

用灰米膏治疗痣疣等多种皮肤病,取得良好效果。本组男 62 例,女 52 例;年龄 10 岁以下 10 例,11～19 岁 25 例,20～29 岁 25 例,30～39 岁 17 例,40～49 岁 12 例,50～60 岁 73 例;病种:瘢痕疙瘩 12 例,慢性溃疡 14 例,疣 29 例,胬肉 13 例,神经性皮炎 9 例,神经纤维瘤 3 例,鸡眼 15 例,痣 19 例。治疗方法:直接将药膏涂于病变部位,以掩没表皮为度,待药膏干后拭去再涂,直至基底充血表皮剥脱时再涂一次留药其上,待疣痣自行脱落即可。此法适用于高出皮肤的疾患,一般一次可愈。对于皮肤慢性溃疡可直接涂药,1～2 分钟后拭去即可。视愈合情况,可多次点涂。对鸡眼、胼胝等表面角质层较厚者,先将病损部位周围之健康皮肤用胶布保护,将药涂上后用纱布或胶布覆盖,每 2 天换药一次,直至脱落为止。本组中疤痕、胬肉、鸡眼、痣、神经纤维瘤等治愈率为 90％,疗效满意。慢性溃疡、疣等治愈率为82％。总有效率为 94.7％。神经性皮炎 9 例,仅见好转,无一例治愈。[朱燕斌.灰米膏临床应用体会.交通医学杂志,1997,11(2):254]

【验案举例】

1. 鸡眼病人陈何氏,女,64 岁,居民。左足跟部生鸡眼已二十余年,以灰米膏隔日敷,计7 次,疼痛消失,鸡眼全部脱落愈好。

2. 瘊子病人刘某,男,24 岁,工人。右眉弓长瘊子五个多月,以灰米膏间日一次敷,共 4次,全部脱落愈好。

3. 蹠疣病人刘某,男,18 岁,工人。左足蹠疣已半年余,以灰米膏敷 6 次后,走路不感疼痛,蹠疣全部脱掉愈好。[曾昭炜,臧孙聪.灰米膏治疗鸡眼、瘊子、蹠疣、胼胝的经验介绍.中医杂志,1963,(3):310]

去 疣 目 方

《千金要方》

【组成】　石灰　适量

【用法】　苦酒渍六七日,滴取汁。点疣上。

【功用】　腐蚀恶肉,软坚消疣。

【主治】　疣目。

【方解】　疣可因风热、血瘀、湿滞而形成。肝肾精血不足之体,复感风热毒邪,风热血燥,蕴于皮肤之间;或因劳汗当风,营卫不和,与肺胃郁热搏于肌表而发;或因情志不畅,怒动肝火,血热瘀积于皮腠之间而发为疣赘。另本病久治不愈,耗伤脾胃之气,脾虚不运则水湿内生,湿性黏滞,又导致本病缠绵难愈。方用生石灰具腐蚀恶肉之功,"去黑子蚀肉"(《神农本草经》),为君药。苦酒即米醋,具有消坚软积作用,为臣药。二药合用,腐蚀恶肉,软坚消疣。

【运用】

1. 辨证要点:好发于面部、颈部及手足背部的常见皮肤赘生物。皮疹初发小如绿豆,继则大如黄豆,高出皮面,边界清楚,角质增生,色呈暗褐,表面干燥,蓬松枯槁,状如花蕊,触之坚硬,少则一个,多则数十。其中疣体簇集成多指状者名指状疣。

2. 现代运用:本方常用于寻常疣。

治疣目及痣等方

《太平圣惠方》

【组成】　桑柴灰　四升(500 g)　　附子　一二颗(50 g)　　硇砂　一分(0.3 g)　　糯米五十粒(50 g)

【用法】　以汤一斗,淋桑柴灰取汁,银锅中慢火煎如饧。附子去皮脐生用,同硇砂、糯米捣罗为末,入煎内调令匀。每取少许点疣目上。

【功用】　腐除恶肉,消蚀疣痣。

【主治】　疣目,痣,一切肿毒要作头者。

【方解】　中医认为,疣的起因系风热、血瘀、湿滞综合作用的结果。痣为肾中浊气,混滞于阳,阳气收束而形成。二者都为皮肤赘生物。本方用桑柴灰可"灭痣疵黑子,蚀恶肉"(《新修本草》),为君药。硇砂具有较强的消蚀疣痣作用,可"除痣靥疣赘"(《本草纲目》),为臣药。佐以附子"破癥坚积聚血瘕"(《神农本草经》)。糯米黏腻调和,为使药。全方配伍腐除恶肉,消蚀疣痣,达到治疗疣、痣等皮肤赘生物的作用。

【运用】

1. 辨证要点:好发于面部、颈部及手足背部常见皮肤赘生物或褐黑色略高出皮肤的圆形小斑点。

2. 现代运用:本方常用于扁平疣、寻常疣、痣。

水晶膏

《医宗金鉴》

【组成】　矿石灰　(水化开,取末)15 g　　浓碱水　75 mL

【用法】　将浓碱水浸入石灰末内,以碱水高石灰二指为度,再以糯米50粒,撒于石灰,如碱水渗下,陆续添之,泡一日一夜,冬季二日一夜,将米取出,捣烂成膏,备用。先用针挑破患部,挑少许膏点于痣上,不可太过,恐伤好肉。

【功用】　腐蚀祛痣。

【主治】　黑痣。

【方解】　本方主要以腐蚀性药物腐蚀祛痣。方中石灰具有腐蚀恶肉的作用,古书记载"去黑子息肉","主治瘿瘤疣子,妇人粉刺",为君药。臣以浓碱水,腐蚀作用更强,李时珍说"石碱,同石灰烂肌肉,溃痈疽瘰疬,去瘀血,点痣黡疣赘痔核"。此方之妙就在于用糯米作媒介,以减少副作用。

【运用】

1. 辨证要点:高出皮肤、呈半球形隆起、颜色多为褐色或黑色的色素痣。

2. 现代运用:本方常用于扁平疣、鸡眼、尖锐湿疣、小儿血管瘤、瘢痕疙瘩等皮肤表面赘生物。

【临床报道】

刘氏运用改良水晶膏治疗色素痣 100 例,取得了满意疗效。临疗资料:100 例中,男 28 例,女 72 例;10 岁以下者 8 例,11~20 岁 18 例,21~30 岁 46 例,31~40 岁 16 例,41~50 岁 5 例,50 岁以上者 7 例;年龄最小者 7 岁,最大者 62 岁;共治疗 216 枚色素痣,面部 94 例,颈部 2 例,胸部 3 例,前臂 1 例。每个患者接受治疗的色素痣数目不等,最少者 1 枚,最多者 10 数枚,色素痣大小不等,小者如粟粒,大者如棋子,有的高出皮肤,有的呈半球形隆起,颜色多为褐色或黑色,个别痣表面生有毛发。治疗方法:一律采用点涂上药方法。选用直径 1~2 毫米的细探针(可用卷棉子把螺旋部分去掉或用曲别针伸直即可)或竹签蘸取药直接点涂于痣表面,点药面积与色素痣面积相等。点药后约 5~10 分钟药膏变干,可继续蘸取药液,重复点涂于痣表面。一般可重复点涂 2~3 次,待病损周围出现一明显的水肿性苍白圈时,即可停止涂药,此时苍白圈周围皮肤可表现潮红。色素痣较小,病损较浅者,一般涂药一次即可收效。药膏干燥后即不再起作用,因此,治疗后不必将药擦掉。个别因点药过量或时间过长,局部反应较大者,为防止过度腐蚀,可用生理盐水将药膏擦掉。治疗后的痣组织,已经被腐蚀形成结痂,经一周左右可自行脱落而愈。100 例患者的 216 枚色素痣,全部脱落治愈,治愈率为 100%。98 例经一次治疗而愈,2 例治疗后留有残余病损,再次点涂药膏而愈。色素痣脱落后出现轻度凹陷性瘢痕者 3 例(1 例涂药过多,2 例因轻度感染而致)。出现肥大性瘢痕者 4 例,约豆粒大小,凸起于皮损处,呈暗红色,略有痒感,1 例经半年左右消失,3 例正在观察中,亦趋向好转。[刘忠恕,李光平,李彦.改良水晶膏治疗色素痣 100 例临床观察.天津中医,1989,(4):13]

四　白　散
《外科大全》

【组成】　糯米 350 粒　　　巴豆(取肉)5 个

【用法】　取石灰鹅卵大一块,用夏布包扎冲滚水 250 mL 泡化,以其水煮米包成饭,取出。趁热加硇砂末 3 g 杵匀,仍加灰水,研如糊,瓷罐收之备用。

【功用】　腐蚀皮肉,消痣退斑。

【主治】　黑痣。

【方解】　本方为外科常用方。方中以石灰水煮糯米成饭,甚为巧妙,使之在保留腐蚀恶肉作用的同时减轻对健康肌肤的损害,并具有一定吸附性,为君药。臣以巴豆、硇砂消积软坚,杀虫蚀疮,为治疣赘、疔疮、瘰疬、痈肿、恶疮之常用药。诸药合用,共奏蚀恶消痣之功效。

【运用】

1. 辨证要点:高出皮肤,呈半球形隆起,颜色多为褐色或黑色的色素痣。

2. 现代运用:本方常用于扁平疣、鸡眼、尖锐湿疣、小儿血管瘤、瘢痕疙瘩等皮肤表面赘生物。

神　手　膏
《普济方》

【组成】　石灰 14 g　　　斑蝥 7 个

【用法】　上药蘸苦竹、麻油少许,和匀,石灰揭调,然后加醋少许,搅和,不拘多少。先用刀剔破痣,入药于内涂之。

【功用】 腐蚀祛痣。

【主治】 黑痣。

【方解】 方中石灰为君药,具有腐蚀恶肉的作用,古书记载"去黑子息肉","主治瘰瘤疣子,妇人粉刺"多以此品为主药。臣以斑蝥散结消癥,攻毒蚀疮。两药相配,腐蚀祛痣功效更佳。佐以苦竹、麻油调和,清热润肤。诸药合用,共奏腐蚀恶肉,消除黑痣之功。

【运用】

1. 辨证要点:高出皮肤、呈半球形隆起、颜色多为褐色或黑色的色素痣。

2. 现代运用:本方常用于扁平疣、鸡眼、尖锐湿疣、小儿血管瘤、瘢痕疙瘩等皮肤表面赘生物。

第四节 抗皱驻颜

适应证

未老先衰,皮肤干燥无光泽、颜面肤色晦暗且现皱纹。

药物配伍

人体以五脏为中心,通过经络的联络并且运行气血津液以濡养人的皮肤、五官、须发、四肢九窍。脏腑气血旺盛则面色红润有光泽,肌肉坚实丰满,皮毛荣润。若面部肤色晦暗且皱纹增多,多属肺、肝、肾之精气不足,肌肤失其濡润而致苍老、干枯,皱而无华。治当润肺、滋肝、补肾,外用药如鹿角、杏仁、天门冬、天花粉、红枣、白芷、沉香、蛋清、丹砂、僵蚕等。

代表方

鹿角散。

鹿 角 散
《千金要方》

【组成】 鹿角 长一握　　牛乳 三升　　杏仁 二七枚　　川芎　　细辛　　天门冬　白芷　　白附子　　白术　　白蔹　　酥 各三两(90 g)

【用法】 取鹿角先以水渍一百日,出与诸药内牛乳中,缓火煎令汁尽,出角,以白练袋贮之,余药勿取。至夜,取牛乳石上摩鹿角,取涂面,旦以清浆水洗之。

【功用】 滋润肌肤,除皱防衰。

【主治】 未老先衰,形容憔悴,皮肤干燥无光泽、颜面肤色晦暗且现皱纹。

【方解】 人体的"生长壮老已"取决于肾气的盛衰变化,而皮肤荣润枯槁又与肾密切相关,故衰老的信息常体现在皮肤上。衰老最早表现为皮肤松弛起皱,多出现于额部及面部眼周。皮肤逐渐出现松弛、皱纹、枯燥、晦滞、毛发疏松脱落为衰老的预兆。女性面部皮肤失华而松弛尤为早衰征兆,如《素问·上古天真论》曰"女子……五七阳明脉衰,面始焦,发始堕"。本方用鹿角霜"益肾补虚,强精活血"(《本草纲目》),为君药。用味甘性平的牛乳补虚损,益肺胃,生津润肤;酥(为牛乳或羊乳经提炼而制成的酥油),其滋补性与牛乳相近,但更具润泽之效。这两种药物都是滋养皮肤的圣药,用来辅助鹿角霜,能使皮肤变得细腻白嫩、皱纹渐舒;天门冬"润燥滋阴,清金降火"(《本草纲目》),"去寒热,养肌肤"(《别录》);杏仁富含油脂,滋润肌肤,四药共为臣药。佐以白术补脾益胃,滋养后天,使气血生化有源,且芳香辟秽,为古方增白之要药;白芷"去面皯疵瘢"(《日华子本草》),并能润泽肌肤;川芎能祛除面部游风,又具活血之效;白附子辛温行气,疏风祛斑。佐使白蔹清热生肌,且含丰富的黏液质,其黏性调和诸药。诸药合用,共奏驻颜防皱,美白泽面之功,既可作日常保养面部皮肤之用,又可治疗黑斑、褐斑等损容性皮肤疾患。

【运用】

1. 辨证要点:额部及面部眼周皮肤出现松弛、皱纹、枯燥、晦滞、毛发疏松脱落等。

2. 现代运用:本方常用于皮肤老化、脱发等。

【实验研究】

鹿角膏能显著提高小鼠衰老皮肤中过氧化氢酶的含量,实验表明鹿角膏具有抗自由基、预防衰老的作用。[李凌霞,李季委,戴毓丽.鹿角膏对皮肤过氧化氢酶含量影响的实验观察.中医美容医学杂志,2009,18(10):1509-1510]

孙仙少女膏
《鲁府禁方》

【组成】　黄柏皮　三寸(30 g)　　土瓜根　三寸(30 g)　　大枣　七个(15 g)

【用法】　上同研细为膏。常早起化汤洗面。

【功用】　清热养阴,润肤抗衰。

【作用】　却老去皱。

【方解】　肝肾不足,阴虚内热熏蒸头面,颜面肌肤失于精血濡养,则易出现皮肤松弛起皱。方用黄柏清热燥湿,泻火解毒,滋阴降火,为君药。土瓜根是葫芦科植物王瓜的根,可用于治疗"面黑面疮"(《本草纲目》),甚至有"百日光彩射人,夫妻不相识"作用(《肘后方》);大枣补益脾阴、生津液,调补气血、滋润肌肤,二药共为臣药。三药合用,滋润肌肤,延缓衰老,防治疾病。

【运用】

1. 辨证要点:颜面肤色晦暗且现皱纹。

2. 现代运用:本方常用于皮肤老化。

洁白莹润方
《圣济总录》

【组成】　杏仁 30 g　　天花粉 30 g　　红枣 10 枚　　猪胰子 1 具

【用法】　将上药捣如泥,入酒 50 毫升,入净瓶贮存。每晨洗后抹之。

【功用】　润肤去皱。

【主治】　面色枯槁无华、晦暗,皮肤粗糙、皲裂。

【方解】　本方为润肤去皱的外用古方。方中杏仁苦温,悦颜色,疗皱疱,抗皱防衰,且含有大量油脂,具润肤之功,为君药。天花粉甘苦酸凉,润白肌肤,为外用常用基质;大枣甘平,抗衰泽面,二药为臣药。猪胰子甘平,润肌肤,悦颜色,为佐使药。四药合用,润肤泽面,常用令肌肤洁白莹润,光滑细腻。

【运用】

1. 辨证要点:面色枯槁无华、晦暗,皮肤粗糙、皲裂。

2. 现代运用:本方常用于因气血不和,肌肤失养而见面色枯槁无华、晦暗,皮肤粗糙、皲裂及色斑、痤疮等患者。亦可作为颜面部皮肤日常护理用品。

【实验研究】

洁白莹润方中各种中药不同的化学成分有不同的美容作用。天花粉古代多外用作为基质，用来护肤、润肤、增白皮肤，也常配入治疗雀斑、色斑、粉刺、皮肤皲裂等外用方中。现代药理研究发现，天花粉具有抗菌、抗病毒、抗凝血、增强免疫力等作用。大枣具有增强免疫功能，抗变态反应，增加白细胞等作用。杏仁中所含的脂肪油可使皮肤角质层软化，润燥护肤，有保护神经末梢血管和组织器官的作用，并可抑杀细菌。此外，被酶水解所生成的 HCN 能够抑制体内的活性酪氨酸酶，消除色素沉着、雀斑、黑斑等，从而达到美容效果。[李颖.杏仁新用探略.陕西中医函授,1992,(4):12]

面脂方
《千金翼方》

【组成】 防风　川芎　白芷　白僵蚕　藁本　葳蕤　茯苓　白蔹　细辛　土瓜根　瓜蒌仁　桃仁（去皮尖）　蜀水花　青木香　当归　辛夷　各 45 g　鹅脂 500 g　羊肾脂 500 g　猪脂 1000 g

【用法】 将上药细切，细白布包裹，用酒 1000 mL 浸渍一昼夜，内脂中，急火煎之，三上三下。然后用缓火煎一夜，药成去渣，以寒水石粉 15 g 内脂中，以柳木搅匀贮器中。夜晚涂面，晨洗去。

【功用】 润肤去皱。

【主治】 面色枯槁无华、晦暗，皮肤粗糙、皲裂及面癣、扁平疣、黄褐斑。

【方解】 本方为唐朝宫廷使用频率较高的外用方。方中白芷、白蔹、白茯苓为宫中常用之养颜美容佳品。白芷气味芳香，质极滑润，外用可润肤除皱，消斑白面；白蔹和白茯苓富含淀粉和黏液质，可在皮肤表面成膜，润肤白面，紧肤防皱，且白蔹解毒生肌，三药共为君药。防风、白僵蚕、藁本、辛夷、细辛祛风止痒，消斑散结，为臣药；桃仁、当归养血和血，通行血脉；瓜蒌仁和桃仁富含脂肪油，可使肌肤滋润滑腻；土瓜根、川芎消肿行血，疗面疮；青木香芳香辟秽，燥湿杀虫；蜀水花能去黑䵟瘢痕，共为佐药。寒水石粉质极滑润；鹅脂、羊肾脂、猪脂富含脂肪酸，能润泽皮肤，灭瘢瘢，配合葳蕤滋阴润燥，嫩肤除皱，悦色增容，为佐使药。诸药合用，共奏润肤美白去皱之功。

【运用】

1. 辨证要点：面色枯槁无华、晦暗，皮肤粗糙、皲裂。兼面癣、扁平疣、黄褐斑。

2. 现代运用：本方常用于各种原因导致的肌肤失养而见面色枯槁无华、晦暗，皮肤粗糙、皲裂及兼面癣、扁平疣、黄褐斑等患者。亦可作为颜面部皮肤日常护理用品。

定年方
《太平圣惠方》

【组成】 白芨 125 g　白术 250 g　白芷 100 g　细辛 100 g　白附子 100 g　防风 100 g　白矾 75 g　土瓜根 100 g　蔱仁 100 g　葳蕤 100 g　白玉屑 250 g　琥珀末 25 g　珍珠末 25 g　钟乳粉 25 g

【用法】 上药共捣研为细末，取鸡蛋白和蜜和匀，捻成挺子，装入布袋，悬挂阴干。60日后如铁，再捣研成末。每夜用浆水洗面，即以面脂调药涂之。

【功用】 祛风胜湿，活血通络，润肤除皱。

【主治】　面皱,面部粉刺。

【方解】　本方主治风邪在表,气血不荣而见面皮皱而无泽及面黯黯、粉刺者。方中以白芨、白芷、白矾、土瓜根、琥珀末活血通络,消肿生肌,爽滑肌肤为君。臣以防风、细辛、白附子辛散走表,发散郁于面部皮肤之风邪;白术利水胜湿。佐以蕤仁、葳蕤养阴润燥;白玉屑、珍珠末、钟乳粉等矿物药粉润滑肌肤,泽颜除瘢。调以鸡子白并白蜜,更具滋养濡润之功。诸药合用,使滞于肌表之风湿尽去,经络得通,气血调和,肌肤润泽光滑。

【运用】

1. 辨证要点:本方为治疗风邪郁表,气血不荣而致肌肤失养的常用方。临床应用以面色晦暗,皮肤粗糙,多皱纹为辨证要点。

2. 现代运用:本方常用于面色晦暗、面皱、粉刺、日光过敏、花粉过敏等属风邪在表,气血不荣而致的皮肤疾患。

皇后洗面方

《御药院方》

【组成】　川芎　　细辛　　附子　　藁本　　藿香　　冬瓜子　　沉香　各30 g
白檀 60 g　　楮桃 250 g　　白术 15 g　　丝瓜 4 个　　甘草 60 g　　白蔹 45 g
土瓜根 30 g　　阿胶　　吴白芷 各60 g　　白茯苓 60 g　　脑子 7.5 g　　皂角末 30 g
糯米粉 750 g　　生栗子 第二皮 15 g　　杜零陵 60 g　　广零陵 30 g　　白芨 60 g

【用法】　上为细末,洗面用。

【功用】　润肤,增白,去皱。

【主治】　面色晦暗,面糙,面皱。

【方解】　本方为元代皇家洗面秘方,为宫廷皇后专用。由于诸药配伍巧妙,经常洗面可使人青春永驻,美丽动人。方中白术、白蔹、白芷、白茯苓、白芨、白附子诸"白药"润肤泽颜,增白去皱,为君药。臣以细辛、藁本、藿香、沉香、白檀、脑子、杜零陵、广零陵诸香药,辛散走表,芳香辟秽,以悦肌肤;川芎、土瓜根、丝瓜、冬瓜子活血通络,消肿排脓,使气血通畅,肌肤得养。佐以楮桃儿、阿胶、糯米粉、生栗子第二皮滋阴润燥,润泽肌肤,去皱养颜;皂角辛香温通,润滑去垢。且白芨、楮桃儿、糯米粉富含淀粉,质地黏腻,极具黏性,不仅能润肤防皱,还在方中起到增黏和胶化作用,以利全方药物发挥疗效。以甘草为使药。诸药合用,可润肤泽颜,增白去皱,对皮肤起到较好的保护作用。

【运用】

1. 辨证要点:临床应用以面色晦暗,面糙,多皱为辨证要点。

2. 现代运用:本方常用于面色晦暗,面皱及面生色斑等气血不荣而致的皮肤疾患。亦可作为颜面部皮肤日常护理用品。

常傅面脂方

《普济方》

【组成】　细辛　　葳蕤　　黄芪　　白附子　　薯蓣　　辛夷　　川芎　　白芷
各0.3 g　　瓜蒌　　木兰皮 各0.6 g　　猪脂 1 g

【用法】　上药切,以绵裹,用少量酒浸一宿,纳脂膏煎之,七上七下。另出一片白芷,煎色黄,药成。去滓,搅凝,以傅面,任用之。

【功用】　润肤,去皱。

【主治】　皮肤粗涩,面皱黑斑。

【方解】　本方为古代润肤去皱的常用方。方中白附子辛甘温,为阳明经要药,外用润肤白面,灭瘢除皯;白芷辛温,外用可润肤除皱,消斑白面,此二药为祛面部黑斑常用之品,共为君药。细辛可养肤悦色,具有“行孔窍而直透肌肤”的特点;辛夷入面脂有除色斑、疗皱痕、生光泽之效;川芎外用可润肤、悦颜、消瘢,三药均为辛温芳香之品,可祛风开窍,活血祛瘀,改善皮肤血液循环,从而达到养颜目的,共为臣药。佐以黄芪、葳蕤、薯蓣益气滋阴,营养肌肤,同时三药均富含黏液质,可形成面膜而除皱美肤;木兰皮、瓜蒌可清热而祛除面疮。佐使猪脂润养肌肤。诸药共奏润肤洁面,去皱增白之功。

【运用】

1. 辨证要点:本方为润肤去皱的外用古方。临床应用于面色枯槁无华、晦暗,皮肤粗糙、皲裂,面部多皱纹及色斑、痤疮为辨证要点。

2. 现代运用:本方常用于面色枯槁无华、晦暗,皮肤粗糙、皲裂,面部多皱纹及色斑、痤疮等患者。亦可作为颜面部皮肤日常护理用品。

茯 苓 膏
《备急千金要方》

【组成】　猪蹄（制如食法）2 具　　白粱米 10 L　　白茯苓　　商陆 各 250 g
葳蕤　甘松　零陵香 各 50 g　　白芷　藁本 各 100 g　　桃仁 1 L

【用法】　以水 50 L 合煮前 2 味至猪蹄烂,取清汁 30 L 与诸药煎取汁 15 L,去滓,纳甘松、零陵香,搅匀。每夜洗手面。

【功用】　润肤。

【主治】　面部皮肤干燥、多皱,萎黄、黑黯、色斑。

【方解】　本方主治脾虚湿停,气血不能上荣肌肤所致的皮肤干燥、萎黄、黑黯诸症。方中以茯苓为君药,甘淡渗湿,利水消肿,健脾补中,长于治疗因脾虚不制水,水气上泛,气血不荣于面所致的面部黑斑及雀斑等,是美容方中常选的去黑增白之品。《医心方》中即有以单味茯苓治疗黑黯、雀斑的记载。臣以商陆逐水消肿,散结洁面;白芷、藁本祛风除湿,增白添香。佐以葳蕤、桃仁滋阴润燥,润肤泽颜;甘松香、零陵香诸香药理气行滞,辟秽除恶。猪蹄甘咸小寒,能解百药毒,滑肌肤,去寒热,去恶肉;白粱米甘微寒,除热益气,去手足生疣。二者极富黏性,以其煎诸药能润肤白面,防皱防裂,有类似于面膜的作用,有助于药物功效的发挥。

【运用】

1. 辨证要点:面部皮肤干燥、松弛、多皱、萎黄、黑黯、色斑、痤疮等。

2. 现代运用:本方常用于面黄、面黑、皮肤松弛、黄褐斑、痤疮等属脾虚湿困,气血不荣者。

无皂角洗面药
《御药院方》

【组成】　藿香叶　白芷　藁本　檀香　瓜蒌根　楮桃儿　白茯苓
防风 各 30 g　　甘松　零陵香　茅香 各 75 g　　丁香 30 g　　麝香 9 g（研）

沉香 30 g　　黑牵牛 125 g　　赤小豆 90 g　　川芎 30 g　　糯米 2000 g

【用法】　上为细末。每日如常洗面。

【功用】　悦色驻颜，消斑增白。

【主治】　皮肤衰老，肤色黯淡，皮肤松弛。

【方解】　全方18味药，按功效可分为5组：一为芳香药，如藿香、藁本、檀香、甘松、零陵香、茅香、丁香、麝香、沉香辛香走窜，可开毛窍、走肌肉、通经络、行气血，为外用方中常用药物，以加速药物吸收，增强疗效；二为皮肤保健药，如黑牵牛，防风祛风杀虫；三为营养皮肤药，如白芷、赤小豆、糯米，可营养滋润肌肤；四为美容之品，如楮桃儿、瓜蒌根、白芷，可悦颜色，充肌肤；五为祛除肤疾药，如麝香、甘松、藁本、白茯苓，可去面部黑斑、粉刺。妙在用一味川芎活血行气，有利皮肤吸收药物，发挥药效。诸药合用，共奏悦色驻颜，永葆青春之效。

【运用】

1. 辨证要点：面色苍老、晦暗，皮肤粗糙。

2. 现代运用：本方常用于面色枯槁无华、晦暗，皮肤粗糙、皲裂及色斑、痤疮等患者。

嫩面回春蜜

《太平圣惠方》

【组成】　白附子 15 g　　杏仁 15 g(开水浸泡去皮尖，研烂如泥)　　香附子 15 g　白檀香 15 g(锉成极细末)　　紫檀香 15 g(锉成极细末)　　玛瑙 15 g(研成极细末)

【用法】　上药研细后，用箩筛筛过，取极细粉末加白蜜合匀如膏状，瓷盒保存备用。每于夜睡前洗净面部，涂上此药膏少许，涂后用两手在脸上摩擦，直到面部发热，次晨洗去。

【功用】　养颜驻颜，却老还春。

【主治】　皮肤干燥、粗糙、脱屑。

【方解】　本方以杏仁宣肺，散结润燥，去头面诸风气疱，为君。白附子辛温，香附子甘平，可散时气寒邪，祛游走之面风，共为臣。白檀辛温，入气分；紫檀咸微寒，入血分，二药可调和营卫之气，白檀并可消面部黑子；玛瑙辛寒，可滋养局部皮肤，三药合用佐助臣药，祛风散寒，行气通络。白蜜滋养肌肤，且黏腻调和，为使药。诸药合用，养颜驻颜，却老还春。

【运用】

1. 辨证要点：面部皮肤干燥、粗糙、脱屑。

2. 现代运用：本方常用于面色枯槁无华、晦暗，皮肤粗糙、皲裂及色斑等属肺气不宣，风邪郁表者。

千金悦泽方

《千金要方》

【组成】　猪胰 5 具　　芜菁子 100 g　　瓜蒌子 250 g　　桃仁 150 g

【用法】　上四味以酒和，熟捣，傅之。

【功用】　悦色驻颜，润泽肌肤。

【主治】　皮肤粗糙、干燥、松弛,晦暗无光泽。

【方解】　本方药味较少,配伍精当,用后可"令人洁白悦泽,颜色红润"。方中猪胰为君,具涤垢洁净之功,且又能滋阴润燥,濡润肌肤,去皱防裂。瓜蒌子亦有涤垢化痰之能,辅助君药去除皮肤垢腻,使面部爽利,为臣药。桃仁活血破瘀,润面生肌;芜菁子清热利湿,解毒攻积,对面部黑斑、粉刺等面疾的发生有一定的预防作用,共为佐药。使以酒和,在于借酒势通经活络,更有利于药物的吸收。诸药合用,将洁肤与护肤相结合而收驻颜美容之效。

【运用】

1. 辨证要点:皮肤衰老,肤色黯淡,皮肤松弛。

2. 现代运用:本方常用于皮肤粗糙、皲裂,颜面松弛,晦暗无光泽,痤疮,色斑。

面 脂 方
《普济方》

【组成】　冬瓜仁　　白芷　　商陆　　川芎　各90 g　　当归　　藁本　　蘼芜　　土瓜根　　桃仁　　葳蕤　　细辛　　防风　　木兰皮　　辛夷　　甘松香　　麝香　　白僵蚕　　白附子　　栀子花　　零陵香　各30 g　　猪胰汁　适量

【用法】　上药薄切绵裹,以猪胰汁渍一宿。平旦,以煎猪胰6 L,微火三上三下,待白芷色黄,膏成,去滓,入麝香。收入瓷器中,取涂面。

【功用】　滋润抗皱,悦泽颜色。

【主治】　皮肤粗糙,黯淡无光,囊肿痤疮。

【方解】　本方主治外感风寒湿邪,气血壅滞所致的皮肤粗糙、黯淡无光、囊肿痤疮等。方中白芷、川芎辛散温通,散风活血,消肿止痛;冬瓜仁、商陆性寒,利水消肿散结,四药合用,祛风除湿,消肿散结,共为君药。臣以藁本、细辛、辛夷辛散温通,散风活血,辟秽香身;防风、白僵蚕、白附子祛风行滞。佐以当归、土瓜根、桃仁活血散结,增加君药散结之力;蘼芜、甘松香、麝香、零陵香、栀子花皆为香药,辛散走窜,行肌表之郁滞,同时加强其他药物的吸收。更加葳蕤润燥养阴,除黑黯,令人"好颜色";木兰皮气味芬芳,清热解毒散结,善治面热赤疱、酒渣鼻疾。以猪胰汁调入,滋润肌肤,去垢洁肤。诸药合用,可收滋润抗皱,悦泽颜色,祛黑增白之效。

【运用】

1. 辨证要点:皮肤粗糙,黯淡无光,痤疮。

2. 现代运用:本方常用于皮肤黑糙,无光泽,囊肿痤疮。

面 膏 方
《普济方》

【组成】　防风　　川芎　　白芷　　白僵蚕　　蜀水花　　白蔹　　细辛　　茯苓　　藁本　　葳蕤　　青木香　　辛夷仁　　当归　　土瓜根　　瓜蒌　各1 g　　桃仁 1.8 g　　猪脂　　鹅脂　　羊肾脂　各1 L

【用法】　上药细切裹,酒2 L,浸一日一夜,便纳脂,急火煎之,三上三下。然后慢火煎一夜,药成去滓,以寒水石粉1 g纳脂中,以柳木篦搅之,任用之。

【功用】　悦色驻颜,润肤去皱。

【主治】　皮肤粗糙、干燥、松弛,晦暗无光泽。

【方解】　方中白芷、白蔹、白茯苓为宫中常用之养颜美容佳品。白芷气味芳香,质极滑润,外用可润肤除皱,消斑白面;白蔹和白茯苓富含淀粉和黏液质,可在皮肤表面成膜,润肤白面,且白蔹解毒生肌,三药共为君药。防风、白僵蚕、藁本、辛夷、细辛祛风止痒,消斑散结,共为臣药。桃仁、当归养血和血,通行血脉;瓜蒌和桃仁富含脂肪油,可使肌肤滋润滑腻;土瓜根、川芎消肿行血,疗面疮;青木香芳香辟秽,燥湿杀虫;蜀水花能去黑黯瘢痕,共为佐药。寒水石粉质极滑润;鹅脂、羊肾脂、猪脂富含脂肪酸,能润泽皮肤,灭疤瘢,配合葳蕤滋阴润燥,嫩肤除皱,悦色增容,共为佐使药。诸药合用,共奏润肤美白去皱之功。

【运用】

1. 辨证要点:面色枯槁无华、晦暗,皮肤粗糙。兼面癣、扁瘊、黯黑斑。

2. 现代运用:本方常用于各种原因导致的肌肤失养而见面色晦暗,皮肤粗糙、皲裂及兼面癣、扁平疣、黄褐斑等的患者。亦可作为颜面部皮肤日常护理用品。

令人面色悦泽如桃花方

《普济方》

【组成】　香附子 250 g　　茯苓　　白芷 各 60 g　　零陵香　　麝香 各 15 g　蔓荆子 60 g　　牛髓　　羊髓　　白蜡 各 250 g

【用法】　上药入油髓,微火煎五物令色变,去滓,纳麝香研千遍,凝。洗面后涂傅之。

【功用】　悦色养颜,嫩肤却皱。

【主治】　皮肤粗糙、干燥、松弛,晦暗无光泽。

【方解】　本方主治外邪侵袭肌表致气血不和而出现的皮肤粗糙、干燥、松弛,晦暗无光泽。方中香附子气香行散,可升可降,行气止痛,外用可散经络之郁滞,为君药。臣以淡渗之茯苓、辛温之白芷祛湿止痒,润白肌肤;蔓荆子上行头面,祛风燥湿,清热解毒。佐以零陵香、麝香辛香走窜,开毛窍,走肌肉,通经络,行气血,加强君药、臣药的功效。使以牛髓、羊髓、白蜡润泽肌肤,调和诸药。

【运用】

1. 辨证要点:皮肤粗糙、干燥、松弛,晦暗无光泽。

2. 现代运用:皮肤粗糙、干燥、松弛,晦暗无光泽,色斑等属外邪袭表,气血不和者。

净面驻颜方

《千金要方》

【组成】　白蔹　　白术　　白附子　　白芷 各 100 g　　藁本 150 g　　猪胰 3 具

【用法】　猪胰 3 具,水渍去赤汁煮烂,余六味为末,酒水各半升相和煎数沸。研如泥,合诸药于酒中,以瓷器贮封三日。每夜取敷面,旦以浆水洗去。

【功用】　祛风散寒,悦泽容颜。

【主治】　皮肤粗糙、干燥、松弛,晦暗无光泽。

【方解】　本方主治风寒在表所致的皮肤粗糙、干燥,皮肤松弛等症。风寒袭表,腠理闭塞,气血不通,肌肤失养,故见皮肤粗糙、干燥、松弛,晦暗无光泽。方中以香药藁本为君药,辛散走表,善达头之巅顶,祛风散寒,芳香辟秽。臣以辛温之白附子、白芷,入阳明经,以散面表之风寒,同时白附子可治面上百病,有消皮肤黑槁及瘢痕的作用;白蔹辛凉,清热解毒,散结止痛,生肌敛疮;白术利水祛湿,能祛除皮肤黑斑黑晕,粉刺瘢痕。佐以甘寒滑泽之猪胰,甘寒则津液生,滑泽则垢腻去,其能专在去垢腻,同时因其质地黏稠,便于药物黏附于肌表。诸药合用,祛风散寒,悦泽容颜。

【运用】

1. 辨证要点:皮肤粗糙、干燥,皮肤松弛。

2. 现代运用:本方常用于皮肤粗糙、皲裂、皱纹等属风寒在表者。

手 膏

《太平圣惠方》

【组成】 栝蒌瓤 二两(60 g) 杏仁 一两(30 g)

【用法】 杏仁汤浸去皮,与栝蒌瓤同研如膏,以蜜调令稀稠得所。每夜涂手。

【功用】 滋润皮肤,抗裂防皱。

【作用】 令手光润,冬不粗皱。

【方解】 秋冬季节,气候寒冷干燥,手脚皮肤易粗糙、皲裂、疼痛。本方用味甜而富有黏性栝蒌瓤作为君药,可滋润肌肤,抗裂防皱。辅以多油脂的杏仁增强滋润皮肤作用,为臣药。再加蜂蜜滋阴润燥,调和药物为佐使。诸药合用,滋润肌肤,抗裂防皱。

【运用】

1. 辨证要点:皮肤粗糙皲裂。

2. 现代运用:本方常用于秋冬季节手部皮肤粗糙皲裂者。

第五节 增白润肤

适应证

皮肤灰黑无华或呈现黧黑之色。

药物配伍

皮肤着色,灰黑无华或面带黧黑则属脏腑气机郁闭,腠理不和,痰浊内生所致。治当调节脏腑气机,润肤增白,祛痰除垢。外用药多选用白芷、半夏、皂荚、白僵蚕、白附子、白蜜、白梅肉、白鲜皮、白丁香等药,宣通腠理气机而能润肤、除垢、增白。

代表方

令面白如玉色方。

令面白如玉色方

《肘后方》

【组成】 羊脂 狗脂 各1 L 白芷 30 g 半夏30 g 乌喙(草乌头) 14 枚 炙甘草 30 g

【用法】　上六味合煎,以白芷色黄去滓,以白器盛。涂面。

【功用】　温阳和血,悦泽白肤。

【主治】　肤色晦暗无光泽。

【方解】　肤色晦暗一般都因风、寒、湿所致。风、寒、湿致气血运行不畅,则手脚冰凉,面色晦暗无光泽。本方用白芷"去面酐疵瘢"(《日华子本草》),并能润泽肌肤,祛风胜湿,为君药。辅以乌喙温阳和血,祛风胜湿,穿经入络;半夏味辛性滑,可"悦泽面目"(《名医别录》),二药共为臣药。佐以味甜性润的炙甘草,能补气益血,营养肌肤,并具解毒作用,还可佐制乌喙温燥之性。且用羊脂和狗脂调和,共具补虚、润燥、解毒,具有良好的"润肌肤"(《本草纲目》)作用,为佐使之药。诸药合用,温阳和血,悦泽白肤。

【运用】

1. 辨证要点:手脚冰凉、面色晦暗无光泽。

2. 现代运用:本方常用于皮肤晦暗少光泽者。

崔氏澡豆
《外台秘要》

【组成】　白芷 210 g　　川芎 150 g　　皂荚末 120 g　　葳蕤 150 g　　白术 150 g　蔓荆子 50 g　　冬瓜仁 150 g　　栀子仁 100 g　　栝蒌仁 100 g　　毕豆 100 g　　猪脑 1 个　　桃仁 50 g　　鹰屎 20 g　　商陆 100 g

【用法】　桃仁去皮,商陆细剉。诸药捣末,其冬瓜仁、桃仁、栀子仁、栝蒌仁别捣如泥,猪脑、鹰屎合捣令相得,然后下诸药,更捣令调,以冬瓜瓤汁和为丸。每洗面,用浆水,以此丸当澡豆,用讫傅面脂,如常妆饰。朝夕用之,亦不避风日。

【功用】　白肤嫩肤,悦泽人面。

【主治】　面色晦暗,鼾黑斑。

【方解】　澡豆是古代用于洗涤颜面身体的一种清洁剂。一般制成小丸如豆状,洗涤时随用随取。本方用药制成,不仅清洁肌肤,还可滋养皮肤,增白除黑。方中白芷气味芳香,"长肌肤,润泽颜色,可作面脂"(《神农本草经》),"去面酐疵瘢"(《日华子本草》),并能润泽肌肤,祛风胜湿;白术补脾益胃,滋养后天,使气血生化有源,善治脾胃气弱、肌肤失养导致的面色晦暗或鼾黑斑,且芳香辟秽,为古方增白之要药,二者共为君药。用川芎能祛除面部游风,又具活血之效,祛斑之力独胜一筹;葳蕤(玉竹)"去面黑酐,好颜色润泽"(《神农本草经》);毕豆(豌豆)性甘平无毒,"研末,涂痈肿痘疮;作澡豆,去酐蹭,令人面光泽"(《本草纲目》);"冬瓜仁……令人好颜色光泽"(《本草图经》);栝蒌仁善于润泽肌肤,故《名医别录》说它能"悦泽人面";桃仁甘润多脂,富有营养,能使人脸面光滑润泽,斑晕不生;鹰屎主"伤挞灭痕"《神农本草经》,共为臣药。佐以皂荚末除垢涤痰浊,并使粉剂更加爽滑;商陆擅长清逐痰湿以排泄湿浊;栀子仁清热凉血;蔓荆子疏散风热,清利头目;猪脑性味甘平,滋养补虚,"治手足皲裂出血,以酒化洗并涂之"(《本草纲目》)。使以冬瓜瓤汁滋润肌肤,且可将诸药调和为丸。诸药合用,白肤嫩肤,悦泽人面。

【运用】

1. 辨证要点:面色晦暗或鼾黑斑。

2. 现代运用:本方常用于皮肤晦暗无光泽、黄褐斑者。

羊 胫 骨 方

《肘后方》

【组成】 羊胫骨粉 15 g　　鸡子白 一只

【用法】 傅面,且以白粱米泔汁洗之。

【功用】 补肾补血,嫩肤悦色。

【主治】 皮肤粗糙黯黑。

【方解】 人体肝肾不足,精血匮乏,肌肤失以濡养,则皮肤粗糙黯黑。本方用性温味甘的羊胫骨补肾补血,《本草纲目》称其可用于"脾弱肾虚,不能摄精,白浊,除湿热,健腰脚,固牙齿,去䵟斑,治误吞铜钱",为君药。用鸡子白(鸡蛋清)不仅能使皮肤变白,而且能使皮肤细腻白净,《本草纲目》称其"每夜涂面,去䵟斑皱疱,令人悦色",为臣药。佐以白粱米(粟米)益气和中,滋养肌肤。全方配伍补肾补血,嫩肤悦色。

【运用】

1. 辨证要点:面体黧黑,肤色粗陋,血浊皮厚,容状丑恶。

2. 现代运用:本方常用于皮肤粗糙晦黑者。

莹肌如玉散

《普济方》

【组成】 皂角 1500 g　　糯米 1600 g　　绿豆　　楮实子　　白芨　　白丁香
缩砂仁　　升麻 各 15 g　　甘松 21 g　　山柰子 9 g

【用法】 将皂角去皮、子,和诸药共研细粉调匀,每日洗手、洗脸。

【功用】 润泽肌肤,悦色美白。

【主治】 皮肤枯燥、粗糙,黯淡无光,面黄、面黑。

【方解】 本方既可润滑肌肤,荡涤去垢,又可祛风除湿,对面部皮肤粗黑、黑斑或粉刺有一定治疗作用。经常以本方洗面,可令颜面柔润光洁,故名"莹肌如玉散"。方中皂角味辛、性温、微毒,多脂黏滑,去垢涤浊,润泽肌肤,为君药。臣以绿豆清热解毒,粉质细滑,洁肤爽肌;白芨、白丁香消肿生肌,润泽肌肤,善治面疮、雀斑;楮实子能"充肌肤,悦颜色,壮筋骨";升麻既可升散,又可清泄,善祛风邪,解肌热;山柰子内含龙脑,有类似冰片的作用,可辟秽化浊;甘松、砂仁辛香行散,善开脾郁,而除面部黑斑。佐以黏润之糯米,与楮实子、白芨富含淀粉和黏液质的药物合用,可在皮肤表面成膜以去皱,滋润肌肤。诸药合用,香气袭人,除湿解毒,润白肌肤。

【运用】

1. 辨证要点:皮肤枯燥、粗糙,黯淡无光,面容枯槁。

2. 现代运用:本方常用于皮肤粗糙,晦暗无光,面黄、面黑者。

白面泽颜液

《太平圣惠方》

【组成】 白蔹 30 g　　白附子 30 g　　白芷 30 g　　藁本 30 g　　猪胰 3 具(水浸泡,去血汁,切碎,研烂)　　芜菁子 50 g

【用法】 先取芜菁子 50 g,白酒、净水各 1000 mL,放锅内煎 2 小时,取出后研如浆。再将以上诸药研得极细,与芜菁子酒水浆相合均匀,贮于瓷器中密封 3 日后备用。于每晚睡前将面部洗涤干净后,将本方取少许涂于面部,次晨洗去。

【功用】　增白褪黑,泽颜润燥。

【主治】　皮肤枯燥,黯淡无光,面黄、面黑。

【方解】　方中以芜菁子清热利湿,解毒攻积,对面部黑斑、粉刺等面疾的发生有一定的预防作用,为君药。白芷气味芳香,外用可润肤除皱,消斑白面;白蔹解毒生肌,且富含淀粉和黏液质,可在皮肤表面成膜,润肤白面,紧肤防皱,二药共为臣药。佐以藁本、白附子祛风止痒,消斑散结。使以猪胰涤垢化痰,可去除皮肤垢腻,使面部爽利洁净,且猪胰又能滋阴润燥,濡润肌肤,去皱防裂。诸药合用,共奏润肤美白去皱之功。

【运用】

1. 辨证要点:皮肤枯燥、黯淡无光,面容枯槁。

2. 现代运用:本方常用于皮肤粗糙,晦暗无光,面黄、面黑者。

第六节　乌须防脱

适应证

白发脱发,焦黄不泽。

药物配伍

外用药如黑芝麻、桑葚、酸石榴花、黎勒皮大豆、没食子、胡桃瓤、蔓荆子、侧柏叶等。

代表方

令发润泽方。

令发润泽方
《太平圣惠方》

【组成】　生麻油 150 g　　干桑葚 30 g　　栀子花 30 g　　酸石榴花 30 g　　诃黎勒皮 30 g　　莲子草 30 g　　细辛 15 g　　白芷 15 g　　藁本 30 g　　零陵香 30 g　　白蔹 30 g　　生铁落 1500 g(捣碎)　　消石 30 g　　地骨皮 30 g　　没食子 30 g

【用法】　上药细挫,并生铁,以绵裹入油中,浸经四十九日后,药成。常用梳头。

【功用】　滋阴补肾,润发黑发。

【主治】　发白枯黄无泽之证。

【方解】　肝肾不足,精血亏虚,须发失于滋润,则枯黄无泽,甚至出现白发。本方以味甘性凉之生麻油为君药,补益肝肾,滋润五脏,润发黑发。用干桑葚、莲子草补肝滋阴益肾;生铁落经油浸后变黑,可使白发染黑,共为臣药。佐以酸石榴花、诃黎勒(即诃子)皮、没食子,均为酸敛收涩之品,附着力强,配伍生铁,可使染发着色坚固,不易掉色;细辛、白芷、藁本、零陵香具有辛香透达的作用,可香发生发;消石可"润燥软坚"(《本草蒙筌》);栀子花、地骨皮清热凉血。使以富含黏液质的白蔹,既能增加头发的滑腻感,又可增强药物对头发的附着力。全方配伍,共奏滋阴补肾,润发黑发之功。

【运用】

1. 辨证要点:须发枯黄变白。

2. 现代运用:本方常用于头发枯黄或白发者。

洗发菊花散

《御药院方》

【组成】 甘菊花 二两(60 g)　　蔓荆子　　干柏叶　　川芎　　桑根白皮　　白芷　　细辛　　旱莲草 各一两(30 g)

【用法】 桑根白皮去粗皮,细辛去苗,旱莲草取根茎花叶俱全者。上药粗筛。每用药二两,浆水三大碗,煎至二大碗,去滓,沐发。

【功用】 祛风止痒,凉血生发。

【主治】 头发脱落或白发。

【方解】 脱发可因过食辛辣肥甘之品,或情志抑郁化火,损耗阴血,以致皮肤失荣,腠理不固,风邪乘虚而入,风盛血燥,发失所养而脱落;或因肝肾不足,则发无生长之源,故而形成脱发。本方用甘菊花清热祛风,且"能令头不白"(《名医别录》),"染髭发令黑"(《本草拾遗》),为君药。配伍旱莲草补肝肾,乌须发,"汁涂眉发,生速而繁"(《新修本草》),"乌髭发"(《本草纲目》);蔓荆子疏散风热,清利头目,且"长髭发"、"令发长而黑"(《药性论》);侧柏叶清热凉血,生发乌发,"黑润鬓发"(《日华子本草》),"治头发黄赤"(《太平圣惠方》);桑白皮清泄肺热,且"治人须鬓脱落不生"(《肘后方》),"发鬓不得润泽"(《太平圣惠方》),共为臣药。佐以辛温香窜的川芎上行于头,祛风活血;芳香走窜的细辛祛风止痒。佐使以芳香上达的白芷燥湿祛风以止痒,且领诸药上行。诸药合用,祛风止痒,凉血滋阴,标本兼治,并具止痒生发乌发之功。

【运用】

1. 辨证要点:脱发、白发。

2. 现代运用:本方常用于脂溢性脱发,白发者。

摩　顶　膏

《太平圣惠方》

【组成】 生油 1000 g　　黄牛酥 150 g　　莲子草汁 1000 mL　　淡竹叶 1 握　　大青叶　　葳蕤　　石长生　　槐子　　川朴硝　　栀子仁 各75 g　　曾青　　吴蓝 各50 g　　青盐 100 g

【用法】 绵裹,先下油、酥及莲子草,后下诸药文火煎半日。再以武火煎,候莲子草汁尽膏成去渣。每取少许,涂顶上,匙摩。

【功用】 生发。

【主治】 脱发。

【方解】 本方以寒凉药为主组成,用治因热所致的脱发。方中莲子草汁微甘、淡,凉,清热凉血,利湿消肿,拔毒止痒,为君药。臣以栀子仁、淡竹叶、大青叶、槐子、曾青、吴蓝、石长生、青盐清热泻火,凉血解毒,散瘀止血;葳蕤养阴润燥;川朴硝清热燥湿。佐以生油、黄牛酥滋养润泽毛发,同时还可调和诸药,令发生长。

【运用】

1. 辨证要点:脱发。

2. 现代运用:本方常用于脱发,偏正头风,脑热,心中烦热等属热盛者。

宫廷生发方

《外台秘要》

【组成】　黄芪　　当归　　独活　　川芎　　干地黄　　白芷　　芍药　　莽草　防风　　辛夷　　藁本　　蛇衔　　薤白　　乌麻油　　马鬐膏 各30 g

【用法】　上药切碎,加水适量,微火煎汁去渣收贮。先将头发洗净,涂药于发上,候一两个时辰洗净。

【功用】　补气养血,生发乌发。

【主治】　气血亏虚,血虚生风之头痛发落。

【方解】　本方主治因气血亏虚,血虚生风所致的头痛发落。方中黄芪、当归、川芎、地黄共为君药,补气血,滋须发。臣以独活、白芷、莽草、防风、辛夷、藁本祛风止痒,燥湿止痛。佐以白芍养血柔肝;蛇衔、薤白行气活血。用乌麻油、马鬐膏润泽毛发,共为使药。诸药合用,补气养血,生发乌发。

【运用】

1. 辨证要点:头痛、脱发、神疲倦怠。

2. 现代运用:本方常用于脱发、少发、头痒、头痛等属气血亏虚,血虚生风者。

治白屑立效方

《太平圣惠方》

【组成】　大麻子 半斤(250 g)　　秦椒 半斤(250 g)　　皂荚末 一两(30 g)

【用法】　秦椒去目。上诸药,捣碎,以水一斗,浸一宿,去滓。密室中沐头。

【功用】　祛风止痒,润燥去屑。

【主治】　头皮屑。

【方解】　发为血之余,血虚生风则头皮燥痒,搔落白屑。方用甘平滋润的大麻子作为君药,滋润皮毛。秦椒祛风为臣药。佐以皂荚洁肤止痒。全方祛风止痒,润燥去屑,而治疗头皮屑过多。

【运用】

1. 辨证要点:头皮屑。

2. 现代运用:本方常用于有头皮屑者。

广济生发方

《外台秘要》

【组成】　细辛　　防风　　续断　　川芎　　皂荚　　柏叶　　辛夷仁 各40 g　桑寄生 71 g　　泽兰　　零陵香 81 g　　蔓荆子 125 g　　桑根汁 1000 mL　　韭根汁 66 mL　　竹叶 1200 g　　松叶 1200 g　　乌麻油 2400 mL　　白芷 226 g

【用法】　以上 17 味以苦酒、韭根汁浸一宿,以绵裹煎,微火三上三下,待白芷色黄,去渣,滤以器盛之。用以涂摩头发,日三两度。

【功用】　生发。

【主治】　风痒白屑、脱发、白发。

【方解】　方中以竹叶、松叶为君药,竹叶性寒,清热解毒,可治头疮赤燉疼痛,竹叶提取物高度浓缩了黄酮类化合物和香豆素类内酯营养素,具有良好的抗自由基能力,抗炎症,抗过敏,抑制细菌,抑制寄生虫等作用;松叶辛温,祛风燥湿,杀虫止痒,活血安神。以两药煎水洗发,可杀虫止痒,润泽头发。臣以防风、细辛、白芷、辛夷等辛温之品上行头面,散风祛邪;川芎、泽兰活血行瘀;续断、桑寄生、韭根汁补养肝肾,肝肾足则发毛长。佐以辛温芳香的零陵香辟秽化浊,通行经络;蔓荆子疏散风热,清利头目;柏叶和桑根汁都有黑须发的作用,可令白发变黑。配以乌麻油养发润燥为使。诸药合用,生发润发,令白发变黑。

【运用】

1. 辨证要点:风痒白屑、脱发、白发。

2. 现代运用:本方常用于头皮屑、脱发、白发者。

旱 莲 膏
《圣济总录》

【组成】　旱莲子草 5000 g,捣取汁 400 mL　　桐木白皮 125 g　　松叶　　防风　　川芎　　白芷　　辛夷仁　　藁本　　沉香　　秦艽　　商陆　　犀角屑　　青竹皮　　细辛　　杜若　　蔓荆子　　零陵香 各 60 g　　甘松　　天雄　　白术　　升麻　　柏木白皮　　枫香脂 各 30 g　　生地黄 5000 g,捣绞取汁 1000 mL　　乌麻油 800 mL　　马脂 2000 g　　熊脂 2000 g　　猪脂 2000 g　　蔓菁子油 200 mL　　枣根白皮 90 g

【用法】　以上 30 味除脂油外,并细锉。以旱莲子草、地黄等汁入瓷瓶内浸一宿,取出与脂油同入大锅内,微火煎。候白芷黄色膏成,去渣入干净器皿内贮存。先洗发令净候干,用药涂摩。明日取桑白皮 100 g 细锉,以水 3000 mL,煮取 2000 mL,放温洗发。每夜涂药一次。

【功用】　长发令黑。

【主治】　风痒白屑、脱发、发少、白发。

【方解】　方中以旱莲草、生地黄为君药,旱莲草因搓揉茎叶时,可见黑色的汁液流出,所以又叫"墨旱莲",其在中医美容古方中使用频率极高,是乌须黑发,生长毛发的要药,《新修本草》记载用旱莲草"汁涂发眉,生速而繁";生地黄汁受热也呈黑色,可乌须黑发,令毛发生长。臣以桐木白皮、枣根白皮、柏木白皮、青竹皮等以皮治皮,沐发去头风,滋润头皮,令发易长。佐以防风、白芷、辛夷仁、藁本、秦艽、细辛、升麻、天雄辛温之品,散风燥湿,上行头面;沉香、杜若、甘松、零陵香、枫香脂辛温,芳香辟秽,乌髭发;加白术、川芎行滞,活血;商陆、犀角、蔓荆子清热消疮;乌麻油、马脂、猪脂、熊脂、蔓菁子油等可润肤乌发。诸药合用,可治头风白屑,长发令黑。

【运用】

1. 辨证要点:风痒白屑、脱发、发少、白发。

2. 现代运用:本方常用于头皮瘙痒脱屑、脱发、白发者。

是 斋 染 方
《是斋医方》

【组成】　没食子　　母丁香　　杏仁　　胡桃瓤

【用法】　上药等分,逐件以针扎于灯焰上烧过,存性,同研为细末。同时以浆水洗髭令清,拭干,捻药于上,每一次用可黑两月。

【功用】 乌髭固发,润须泽毛。

【主治】 须发白或枯黄。

【方解】 发乃血之余,血旺则发有所养,血亏则发失荣润,甚则失其色,而变得枯黄或出现白发。肝藏血,肾藏精,精血同源。肝肾不足,则精血匮乏,就会变生白发或发质枯黄现象。本方用没食子作为君药固肾涩精,且具乌须黑发之功,外用染发,借其收涩之性亦可保护毛发。辅以胡桃瓤,可补肾固精,润血脉,乌须发,故《开宝本草》谓之"沐头至黑",为臣药。佐以母丁香(丁香的果实),外用有乌髭发之效,《本草再新》谓之"开九窍,舒郁气,去风,行水",故能防治因风湿外袭所致的脱发,在乌发的同时有护发固发之功;杏仁富含油脂,《本草纲目》称其能"散风"、"润燥"。诸药配伍,共奏乌髭固发,润须泽毛之功。四药均烧炭存性,其炭黑可加重染发之效。

【运用】

1. 辨证要点:须发枯黄变白。

2. 现代运用:本方常用于头发枯黄或白发者。

子和黑药方

《儒门事亲》

【组成】 没食子 石榴皮 干荷叶(另捣)各 30 g 五倍子(炒) 诃子皮 百药煎 金绿矾 绿矾(另研)各 15 g

【用法】 上药共捣细粉,加入炒熟面 5～6 匙,用好醋打成糊状。将药粉和面糊调和,涂匀头发,用荷叶裹头,后再用皮帽裹 24 小时,去帽与荷叶后发即黑。如再要头发乌黑发亮一些,就取猪胆浆水泽洗。

【功用】 染发乌发,洁净光亮。

【主治】 白发。

【方解】 本方为古代染发剂。方中金绿矾、绿矾是古代常用染料,在方中作为染黑头发的主要原料,共为君药。没食子、石榴皮、五倍子、诃子皮、百药煎、干荷叶含大量鞣质,在染发方药中可起两方面作用:一是与头发中的蛋白质形成一种不溶解化合物,以加强染料药物的着色效果;二是具有较广泛的抑菌、杀菌功能,对头发起到保护作用,而成臣使之药。诸药合用,可令白发染黑。

【运用】

1. 辨证要点:白发。

2. 现代运用:本方常用于白发者。

石室生眉乌发方

《石室秘录》

【组成】 桑葚 250 g(取汁一碗) 骨碎补 50 g(为末) 生赤何首乌 熟地黄焙干 各100 g 青盐 当归 各50 g 没食子 雌雄各 4 对

【用法】 桑葚汁以骨碎补末浸之,晒干,无日则用火焙干,再浸,以汁干为度,余药具为细末。每日擦牙七七擦,左右各如数,一月之间即黑如漆。

【功用】　乌发。

【主治】　肾阴虚血热之发白、齿落。

【方解】　本方主治因血热阴伤所致的须发白、齿落。方中何首乌功能滋养精血,乌须黑发,是中药中著名的乌发延寿之品;桑葚补血滋阴,生津润燥;熟地补血滋阴,益精填髓,三药合为君药,滋阴养血,补益肝肾以黑发固齿。臣以骨碎补、没食子补肾,活血,止血;当归补血活血。佐以青盐凉血止血。诸药合用,滋养阴血,补益肝肾,令白发变黑。

【运用】

1. 辨证要点:须发白、齿落。

2. 现代运用:本方常用于眩晕耳鸣,心悸失眠,须发早白,津伤口渴,内热消渴,血虚便秘等属血热阴伤者。

小　结

　　美容外用剂按功用分为祛斑除黑、疗渣消痘、去痣消疣、抗皱驻颜、增白润肤、乌须防脱六类。

　　1. 祛斑除黑　适用于皮肤白斑、褐斑、黑斑及面色晦黑。面部色斑多属肝肾不足,精血亏虚,或有痰浊瘀滞而渍于肌肤所致。摩风膏、三黄散、密陀僧散、白癜膏等祛风通络消斑以治白驳风;消风玉容散疏风清热,祛湿解毒,用于治疗少儿面生虫斑。七白膏、玉容散、治䵟𪒟斑点方可光滑、润泽、美白皮肤,适用于𪒟黑䵟𪒟,面尘晦暗,干燥起皱;治雀子斑方、连子胡同方、改容丸、长春散、驱风换肌膏等祛斑养颜,洁肤爽肌,主治面生雀子斑。八白散、杏仁膏、美容方等祛风和血,消斑润肤,治面貌粗涩不润、黑暗无光。

　　2. 疗渣消痘　适用于酒渣鼻、痤疮。中医学认为,肺胃二经热盛是其发病的主要因素。若素体肺、胃热盛;或嗜食辛辣气腥肥甘等,致使热循经上蒸,血亦随热妄行,上壅于胸、面鼻等部位而发病,亦有血热郁滞,令血液凝塞及血瘀痰结等类型。治疗当以清泄肺胃之热为主,兼以活血化瘀、行气散结。颠倒散、治粉刺方、添容丸、白丸散、防风散、矾石散、肥皂丸、去面上粉刺方等疗渣消痘,润肤去斑,治面上粉刺痤疮。二黄散、槟榔散、搽鼻去红方、治酒渣鼻方、石殿撰鼻皶方等清热解毒,杀虫疗渣,用于治疗酒渣鼻。

　　3. 去痣消疣　适用于黑痣、扁疣等皮肤赘生疾病。灰米膏、去疣目方、治疣目及痣等方、水晶膏、四白散、神手膏均是选用石灰等腐蚀性药物来腐蚀恶肉,消除黑痣,疗治面身黑痣、黑靥及粉刺;治疣目及痣等方能腐除恶肉,消蚀疣痣,点疣目即自落,且可除痣。

　　4. 抗皱驻颜　适用于皮肤失养所致的面皱、苍老、干枯、无华等。治当润肺、滋肝、补肾。鹿角散、孙仙少女膏、洁白莹润方、面脂方、定年方、皇后洗面方、常傅面脂方、茯苓膏、无皂角洗面药、嫩面回春蜜、千金悦泽方、面脂方、面膏方、令人面色悦泽如桃花方、净面驻颜方等润肤增白去皱，令面光洁如玉；手膏滋润皮肤，抗裂防皴，令手光润，冬不粗皴。

5. 增白润肤　适用于皮肤枯燥、粗糙，黯淡无光，面黄、面黑等。令面白如玉色、崔氏澡豆、羊胫骨方、莹肌如玉散、白面泽颜液等均选用常用增白润肤之良药，以达到增白美肤的效果。

6. 乌须防脱　适用于白发或须眉稀疏、脱落等，治疗发白枯黄无泽之证。令发润泽方、洗发菊花散、摩顶膏宫廷生发方等滋阴补肾，润发生发；治白屑立效方、广济生发方、旱莲膏等可祛风止痒、润燥去屑而治疗风痒白屑、脱发、白发；是斋染方、子和黑药方、石室生眉乌发方染发乌发，洁净光亮。

复习思考题

1. 美容外用剂有什么特点？使用时该注意哪些问题？
2. 治疗白驳风的配方中常使用硫黄，为什么？
3. 七白膏可光滑、润泽、美白皮肤，在方中为何配细辛？
4. 试分析玉容散的组方特点。
5. 中医如何认识酒渣鼻和痤疮发病的主要因素？试述颠倒散的配方特点。
6. 在有的治疗粉刺、酒渣鼻的外用配方中使用轻粉起什么作用？
7. 去痣消疣剂中经常会用到石灰，对该药的使用你是如何认识的？
8. 水晶膏使用糯米有何妙用？
9. 试述中医是如何认识衰老的？鹿角散怎样起到抗皱驻颜作用？
10. 孙仙少女膏为何以黄柏为君药，能起到却老去皱作用？
11. 令面白如玉方为何以乌喙为臣？它的配伍有何特点？
12. 美容外用方剂常使用辛温及芳香药物，有何作用？
13. 试分析洗发菊花散配以祛风活血药的机理。
14. 治白屑立效方用于治疗血虚生风则头皮燥痒，搔落白屑，试分析该方的配伍。
15. 试分析具有染发作用的方剂的配伍特点。

（吴志明，孙艳红）

方 名 索 引

参 考 文 献

1. 邓中甲. 方剂学. 北京：中国中医药出版社，2003.
2. 赵永耀. 中医美容学. 北京：人民卫生出版社，2002.
3. 刘宁. 中医美容学. 北京：中国中医药出版社，2006.
4. 黄丽萍. 美容中药方剂学. 北京：人民卫生出版社，2010.
5. 孙思邈. 千金方. 北京：华夏出版社，1993.
6. 方春阳. 千金美容方. 北京：中医古籍出版社，1986.
7. 张民庆. 中医皮肤美容方剂大全. 北京：中国中医药出版社，2001.
8. 朱仁康. 中医外科学. 北京：人民卫生出版社，1987.

后　记

　　仲夏时节，繁花似锦。酝酿已久的可供高等中医药院校使用的《美容方剂学》教材终于杀青付梓。成书之时，我们既激动不已，又忐忑不安。它不仅凝聚了全体参编人员的心血与智慧，而且实现了多年梦寐以求的宿愿。由于国内外可供借鉴的资料尚少，因此，书中必定有许多不足之处，有待同仁及饱学之士予以斧正，我们将不胜感激。

　　本书中的部分编写内容来自主编秦竹、吴志明的云南省教育厅自然科学基金资助项目"中医美容方剂组方配伍规律研究"（04Z362C），以及主编吴志明主持完成的云南省教育厅自然科学基金资助项目"中医美容皮肤科学文献整理与研究"（04Y380C）。

　　本教材为云南省"十二五"规划教材。云南省教育厅、云南中医学院教务处和基础医学院及北京大学出版社等相关单位和部门为本书的出版给予了鼎力支持。云南中医学院中医美容教研室、方剂学教研室、中医临床基础教研室、康复治疗学教研室，以及昆明市中医医院、保山中医药高等专科学校、昆明吴氏嘉美美容医院的同仁协助参与本书资料收集、文献整理、文稿录入等工作。谨此一并致谢！

编　者
2012 年 6 月 9 日